SV

Viktor von Weizsäcker
Gesammelte Schriften

Herausgegeben von
Peter Achilles
Dieter Janz
Martin Schrenk
Carl Friedrich von Weizsäcker

Viktor von Weizsäcker

7

Allgemeine Medizin
Grundfragen medizinischer Anthropologie

Bearbeitet von
Peter Achilles

unter Mitwirkung von
Dieter Janz
Mechthilde Kütemeyer
Wilhelm Rimpau
Walter Schindler
Martin Schrenk

Suhrkamp Verlag

Foto: Viktor von Weizsäcker, 1952
(Aufnahme von Marianne Lesser)

Erste Auflage 1987

Druck: Wagner GmbH, Nördlingen
Printed in Germany

CIP-Kurztitelaufnahme der Deutschen Bibliothek
Weizsäcker, Viktor von:
Gesammelte Schriften / Viktor von Weizsäcker.
Hrsg. von Peter Achilles...
Frankfurt am Main : Suhrkamp
NE: Weizsäcker, Viktor von: [Sammlung]
Bd. 7. Allgemeine Medizin.
Grundfragen medizinischer Anthropologie
Bearb. von Peter Achilles.
Unter Mitw. von Dieter Janz...
1. Aufl. – 1987
NE: Achilles, Peter [Bearb.]
ISBN 3-518-57787-5 Kart.
ISBN 3-518-57789-1 Gewebe

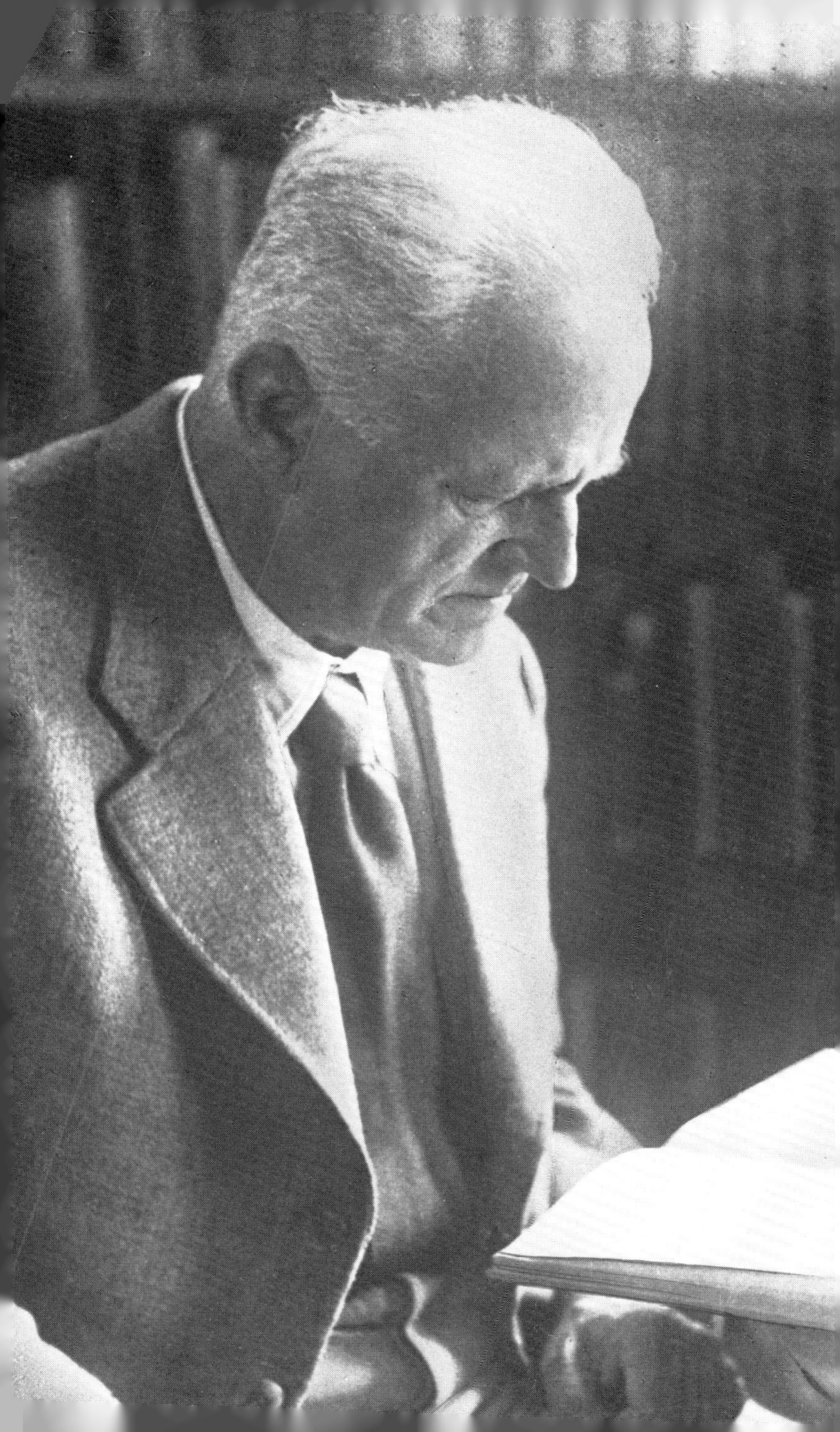

Inhalt

Anhang

Die Grundlagen der Medizin

Die Grundlagen der Medizin sind Naturerkenntnis, Menschenerkenntnis und Kunstfertigkeit. Während die Naturerkenntnis in unserer Zeit ohne Zweifel auf hoher Stufe steht, ist die Menschenerkenntnis in den letzten drei Jahrhunderten von der Medizin meistens vernachlässigt worden. Dies geschah in Reaktion auf das umgekehrte Verhältnis besonders im Mittelalter und im Jahrhundert der Reformation. Dadurch hat schließlich auch die dritte, die Kunstfertigkeit, einen großartig einseitigen Charakter bekommen. Aber sie muß doch auch mit dem Wesen des Menschen vertraut sein. Während PARACELSUS im 16. Jahrhundert noch eine tiefsinnige Lehre vom Wesen des kranken Menschen besitzt, kann sich die heutige Medizin dessen nicht rühmen. Die Biologie der Tiere kann dafür keinen Ersatz bieten, da der Mensch weder ein besonders kompliziertes Tier noch ein besonders gescheites Tier ist. Daher werden die biologischen Vergleiche, so interessant sie sind, hier nicht besonders behandelt.
Zur Erläuterung der naturwissenschaftlichen Einseitigkeit gebe ich folgendes Beispiel: Im Jahre 1877 hielt Hermann v. HELMHOLTZ bei der Stiftungsfeier der Militärärztlichen Akademie zu Berlin eine Rede über »Das Denken in der Medizin«. Diese berühmte Rede galt der Generation meiner Lehrer als Katechismus ihrer medizinisch-wissenschaftlichen Überzeugung. HELMHOLTZ, welcher der Akademie 35 Jahre zuvor als junger Mediziner selbst angehört hatte, führt darin aus, wie er in seiner Jugend noch im Kampfe mit der naturphilosophischen Spekulation (er denkt dabei an SCHELLING) und der deduktiven Systemmedizin (er denkt dabei an STAHL und BROWN) gestanden; wie er und seine Freunde jedoch einen jungfräulich fruchtbaren Boden für die physikalische Betrachtung in der Medizin vorgefunden, dessen Beackerung unter der Führung des Gesetzes von der Erhaltung der Energie dann reiche Frucht getragen. Niemand als er selbst war ja einer der Entdecker dieses Gesetzes (1847), aber auch der Erfinder des Augenspiegels gewesen (1851). Und so schloß er mit dem Satze: »Um endlich unsere Consultation über den Zustand der Dame Medizin rite mit der Epikrisis zu schließen: so meine ich, wir haben alle Ursache, mit dem Erfolge der Behandlung zufrieden zu sein, die ihr die naturwissenschaftliche Schule hat angedeihen

lassen, und wir können der jüngeren Generation nur empfehlen, in derselben Therapie fortzufahren.« Noch hören wir den stürmischen Beifall, welchen der hochberühmte Mann mit solchem Optimismus und in solchem Einklang mit den Gefühlen der Jugend von damals ernten konnte.

Auch heute noch, nach 66 Jahren, ist der Schwung der naturwissenschaftlichen Schule nicht erlahmt. Ein Jahr vor jener Rede hatte Robert KOCH den Milzbrandbazillus (1876), fünf Jahre danach den Tuberkelbazillus entdeckt (1882), und in ununterbrochener Folge wurden dann die mikroskopischen Feinde des Menschen-, Tier- und Pflanzengeschlechts entdeckt, verfolgt und zurückgejagt. Seit 1886 ging die Chirurgie von LISTERS Antiseptik zum Verfahren der Asepsis über, die noch heute ihre Grundlage ist. 1880 fand PASTEUR die aktive Immunisierung der Hühner gegen deren Cholera, 1890 BEHRING die passive Immunisierung gegen Diphtherie und den Tetanus. Es gelang, die Infektionskrankheiten eine gewaltige Strecke zurückzudrängen, und dem vor allem wird verdankt, daß die mittlere Lebensdauer der Menschen der Kulturländer von 35 auf gegen 50 Jahre verlängert wurde. Hatte der Neugeborene früher kaum die Hoffnung, den dritten Teil eines Jahrhunderts zu erleben, so durfte er nun in Aussicht nehmen, wohl bald den doppelten Zeitraum in Rechnung zu stellen.

Freilich gab es auch Rückschläge. Schon nach 1890 begann ein solcher, nachdem KOCH gehofft hatte, die Tuberkulose durch getötete Tuberkelbazillen, also gleichsam homöopathisch zu bekämpfen. Die Ausrottung der Infektionskrankheiten blieb doch auf halbem Wege. Das Krebsproblem wurde nicht gelöst. Dann aber kamen neue großartige Entdeckungen. Die Strahlentherapie gegen Haut- und Krebsleiden war eine solche. Das Insulin war ein glänzender Erfolg beim Siechtum der Zuckerkranken. Das Germanin versprach, Afrika von der Schlafkrankheit zu befreien. Die Sulfonamide zerstören in absehbarem Ausmaß die Lebensbedingungen der gefährlichen Erreger der Lungenentzündung, der Sepsis, der Genickstarre. Neuen Aufschwung nimmt die Hoffnung, Geisteskranke durch Fieber- und Elektroschocktherapie zu heilen. Auch seltenere, aber tödliche Krankheiten dürfen auf überraschende Entdeckungen hoffen, nachdem die Lebertherapie bei perniziöser Anämie oder das Prostigmin bei der Myasthenie wirksam gefunden wurde. Zu schweigen von der unbeschreiblichen Kunst der Chirurgen. Auf die lebenrettenden folgen die lebenverlängernden, und auf diese die lebenverbessernden Methoden. Selbst ein Kurzbericht könnte nur eine lange Ehrentafel der Forscher und Ärzte sein, denen wir solches verdanken. Die Medizin wurde gleich stolz wie die Technik, und sie verdankt dies, HELMHOLTZ hat recht, der naturwissenschaftlichen Schule.

Wenn ich mich trotzdem bemühe, Ihnen heute auch noch eine andere Seite der Heilkunde nahe zu bringen, dann von der Annahme aus, daß der akademische Vortrag die Aufgabe hat, auch einen Blick in die Werkstatt zu verschaffen. In Deutschland hat die Medizin sich immer als ein Glied der akademischen Gemeinschaft und darum als nur eine unter den Facultates der Universitas des Wissens und der Bildung betrachtet. Als Kulturausdruck ist sie abhängig von allen, auch den Geisteswissenschaften und trägt ihren Anteil am wissenschaftlichen Weltbilde. Aber auch dieses ist nicht isoliert zu denken. Die Wissenschaft steht inmitten der politischen Ordnung, und wir vergessen nicht, daß, wie GOETHE einmal ausspricht, »Religion, Kunst und Wissenschaft eins sind von Anfang und am Ende, wenngleich in der Mitte getrennt«.[1]

Die Behauptung aber, daß das, was die Medizin zum Weltbilde beiträgt, ebenso wesentlich sei wie das, was sie zur Heilung der Krankheiten leistet, darf mit Gewißheit auf Widerspruch zählen. Zum mindesten der Kranke scheint ein Recht zu haben, nach dem Erfolge viel mehr zu fragen als nach der Theorie. Ein Bild mag falsch sein, wenn mit ihm der Arzt nur hilft, kann er sagen. Aber jeder Lehrer der Jugend weiß das doch besser. Bilder nämlich sind auch Mächte; denn sie wirken das, was wir Bildung nennen. Es ist ein Unterschied, so läßt PLATON im Protagoras den Sokrates sagen, ob jemand Speisen beim Kaufmann oder Krämer einkauft, oder ob er Wissen bei einem Lehrer erwirbt. Die gekauften Speisen kann er, wenn sie schädlich sind, wegwerfen, aber die Erkenntnisse muß man unmittelbar in die Seele aufnehmen, und dann ist, sind sie etwa schlechte, der Schaden nicht mehr gut zu machen. Es ist also ein gefährliches Spiel mit Bildern, welche eigentlich Erkenntnisse sind; denn Bilder wirken Bildung, Bildung aber wirkt Taten, und diese bekommt beim Arzte auch der Kranke zu fühlen.

Ferner aber: Das Bild, welches die Medizin zeigt, wirkt nicht nur auf ihre Schüler, sondern auch auf die Laien. Die Laien aber, die dann auch die Kranken sind, werden ebenfalls gleichsam Schüler.

1 Zit. nach MITSCHERLICH.

Was sie dann von der Medizin erwarten, wirkt auch in ihnen fort und schafft in ihnen, mehr als man glaubt, an ihrem Kranksein. Diese ihre »Imaginatio«, wie PARACELSUS das nannte, wirkt plastisch. Wer vom Arzte Spritzen und Tabletten erwartet, ist auf andere Art krank, als wer Wahrheit und Klarheit von ihm erwartet.

Nun gehört das Weltbild der naturwissenschaftlichen Schule auch heute zu den Grundlagen der Medizin. Seit jener Zeit aber, als HELMHOLTZ sprach, ist der Begriff der Natur nicht ganz der gleiche geblieben. Um es mit einem Worte zu sagen: Der Mensch ist es, der seinen Einzug in den Naturbegriff zu vollziehen strebt. Und dies vorzüglich in der Medizin.

Ich übergehe die am Rande der medizinischen Wissenschaft auftauchenden Unruhezeichen. Zumal in unserem Vaterlande verstärkten sich homöopathische, vegetarische, naturheilkundliche Strömungen, welche sich nicht selten mit privatweltanschaulicher Gruppenbildung verbanden. Oft in offener Feindschaft gegen das mechanistische Weltbild, welches man der Schulmedizin unterschob, im Kampf etwa gegen Pockenschutzimpfung und Diphtherieserum zeigte sich Unsicherheit und Mißtrauen weiter Kreise, ja Massen, gegen den Professoralismus der Schule. Aber auch innerhalb der Schule gab es Männer, welche im Geiste des HIPPOKRATES im Arzte den Philosophen suchten. Man begann sich zu erinnern, daß im Leibe die Seele wohnt. Man beklagte die spezialistische Zersplitterung, den Mangel einer führenden Idee, bestimmte das Wesen des Arztes als künstlerische Einheit. Nicht unpersönliche Analyse, sondern persönliche Synthese sollte drohenden Zerfall aufhalten. Man sagte: es gibt nicht Krankheiten, es gibt nur kranke Menschen. Man suchte die Ganzheit und fand neue Wege in der Psychotherapie einzelner Individuen oder in der Arbeitstherapie der sozialen Gemeinschaft. Was aber so aufs Ganze drängte, ergab nur Ergänzungen und neue Spezialitäten. Über dem Ganzen leuchtete der vergessene Name des PARACELSUS auf, doch mehr als Symbol einer Hoffnung denn als Ausweis eines neu geschauten Bildes.

Nur im Binnenraume der Forschung ist zu erfahren, um was es sich handelt. Was hatte die Ablösung der wissenschaftlichen Medizin von der Theologie im 17., von der Metaphysik im 18. und von der Philosophie im 19. Jahrhundert bedeutet? Es wird am besten sein, am Leitfaden einer konkreten Frage vorzudringen, und ich

wähle dafür jene, welche Giovanni Baptista MORGAGNI zu Padua, Begründer der pathologischen Anatomie und Verfasser des Werkes: »De sedibus et causis morborum« (1761) in den Mittelpunkt gestellt hatte, die Frage also nach Sitz und Ursache der Krankheiten. Es ist ja keineswegs so, daß erst die Ära des mittleren 19. Jahrhunderts, welche HELMHOLTZ bezeichnet, es ist, welche die Medizin zur exakten Naturwissenschaft erhebt. Mehr als zwei Jahrhunderte zuvor, zugleich mit GALILEI und DESCARTES tritt die Wendung ein, mit der der Forscher den Menschen nicht anders studiert als LINNÉ (1735) die Pflanzen – und das ist SYDENHAM (1666) in Westminster, oder die tierische Bewegung nicht anders als GALILEI und KEPLER, und das ist HARVEY (1628) in London und Albrecht v. HALLER (1753) in Göttingen. Das Programm des MORGAGNI soll ein für allemal besagen, daß die Krankheit einen Ort im Raume hat und so Ursache aller Störungen ist.
Was uns hier als selbstverständlich gilt, war es also nicht immer gewesen. Die meisten älteren Definitionen der Krankheiten lauteten anders. Falsche Mischung der Säfte durch falsche Ernährung war die hippokratische und galenische Auffassung, Überfall durch feindliche Dämonen oder böser Blick, Strafe Gottes für Sünde sind andere Beispiele. Mit der Bestimmung von Ort und Ursache erfüllt MORGAGNI wörtlich das, was René DESCARTES unter claire et distincte verstanden und als Methode der Erkenntnis gefordert hatte. Wenn also ein Mensch stirbt und die Sektion befragt wird, dann gilt als causa morbi et mortis dieser lokale Prozeß. Die geistige Voraussetzung dafür ist aber, daß alle Erscheinungen auf materielle Bewegung im Raume zurückgeführt werden, und diese Methode siegte. So ist schon DESCARTES nicht nur der Begründer dieser Methode, sondern auch der erste Verfertiger einer mechanischen Physiologie geworden. Sein Buch »De homine« erschien 1662, erst 12 Jahre nach seinem Tode. Denn die Erfahrungen, welche GALILEI mit seinem Prozeß in Rom gemacht, veranlaßten ihn, sein Werk zurückzuhalten.
Wir sehen darin ein Bild, worauf ein Kind, vom Feuer gebrannt, den Fuß wegzieht, die Hand ausstreckt und Kopf und Augen nach der Ursache des Schmerzes wendet. Eine Nervenbahn, als Röhre gedacht, leitet die erregten »Lebensgeister« vom Fuß zum Rückenmark und Gehirn, und von dort zurück zu jenen Muskeln, welche die Glieder bewegen. Dies ist die berühmte erste Darstellung eines »Reflexes«, welcher Begriff die Nervenphysiologie bis heute gelei-

tet hat. Ein anderes Bild zeigt den Ort, an welchem DESCARTES sich die Seele konzentriert gedacht hat: es ist die Zirbeldrüse des Gehirns.[2] Die Veranlassung, gerade hier den Sitz der Seele zu vermuten, war seine Überlegung, daß wir, obwohl mit zwei Augen sehend, doch nur ein Bild der Umwelt erhalten; es müsse also ein unpaariges Organ für diese Vereinigung dienen, und das einzige, ihm bekannte, war eben die Zirbel (1649). Die Frage, wie aber nun die im Gehirn reflektierten Erregungen in die jeweils richtigen Kanäle zu den Muskeln gelangen, löst er mit einem bestechenden Vergleich – »une belle comparaison« –, nämlich mit einer Orgel. Wie der Luftstrom durch das Tastenspiel des Organisten den verschiedenen Pfeifen zugeleitet wird, so daß sie harmonisch erklingen, so läßt das Gehirn durch Öffnen der Poren in der Hirnhöhle die Lebensgeister in die richtig zusammenwirkenden Muskelnerven fließen. Wer aber der Spieler sei, wo er sich befinde, hat DESCARTES nicht gesagt und hat die Reflexphysiologie niemals bis heute sagen können. Der äußerste Widerspruch dieser Lehre zeigt sich gleich zu Beginn.

Die geistige Gegenbewegung läßt nicht auf sich warten. Gottfried Wilhelm LEIBNIZ ist für die folgenden drei Jahrhunderte und bis heute der geschichtliche Träger der Lehre der leib-seelischen Einheit geworden. Ohne mit der aristotelischen und mittelalterlichen Philosophie so zu brechen, wie DESCARTES und die Physiker es getan, ist er der Brückenbauer über zwei Weltzeiten. Ohne jemals davon abzuweichen, hat er stets gelehrt, daß die leibliche und die seelische Reihe in metaphysischer Zuordnung stehen und eines Wesens sind; und er hat diese Lehre von den Erfahrungen der Naturforscher bis in die Spitzen seiner Theologie und Metaphysik durchgeführt. Jene Lehren von der All-Beseelung des Weltalls, wie sie die arabischen und die Renaissancedenker zeigen, wandeln sich bei LEIBNIZ in eine geistesphilosophische Erkenntnis vom individuellen Wesen der Substanzen, welches, nach dem Bilde Gottes, vor allem als Subjekt begriffen wird. Hätte die Physik LEIBNIZENS Monadenlehre (1714) übernehmen können, und wäre die Biologie festgeblieben in der Erkenntnis, daß Leben Beseelung voraussetzt, dann hätte die Wissenschaft der letzten drei Jahrhunderte, so

2 Es ist unrichtig, daß DESCARTES die Seele nur hier lokalisierte; bloß eine besonders innige Beziehung verlegt er in das von ihm überschätzte Organ. Seine Methode in dieser Sache war doch noch mehr logisch-deduktiv als empirisch.

könnte man sich ausdenken, überhaupt einen anderen Verlauf genommen. Es zeigt sich hier aber, daß ein richtiger Gedanke noch nicht genügt. Die Beziehungen der Wissenschaft sind so vielfältige und die Hindernisse der Naturforschung so gewaltige, daß sie nur in Hunderten von Jahren und von Tausenden von Arbeitern Schritt um Schritt bewältigt werden können.

Während nun DESCARTES dem Tiere die Seele überhaupt abspricht, beim Menschen sie aber in der Zirbeldrüse lokalisiert, lehrt LEIBNIZ, daß es irgendeine Trennung von Materie und Seele nirgends und zu keiner Zeit gibt. Mehrfach hat er bekundet, daß ihm die Entdeckung der Samentierchen durch LEEUWENHOEK den tiefsten Eindruck gemacht und ihn überzeugt habe, daß das Leben sich überall nur fortsetze, daß also nirgends in der Zeit ein völliger Anfang oder ein völliges Ende vorkommen und auch keineswegs eine Beseelung nur an bestimmten Stellen oder zu bestimmten Zeiten stattfinde. Allerdings mußte sich die Methode seines Philosophierens die strengste Kritik durch KANT gefallen lassen. KANT (1781) hat in den Paralogismen der reinen Vernunft gezeigt, daß die dogmatischen Aussagen über die Seele weder aus der Erfahrung beweisbar noch widerspruchslos auf Erfahrung anwendbar sind. Seitdem zählt die Frage, wo die Seele ihren Sitz habe, nicht mehr eigentlich zu den wissenschaftlichen Fragen. Es ist folgerecht, daß vielmehr die Forschung nun den Weg nimmt, durch Experiment und Pathologie stattdessen nur bestimmte Funktionen im Gehirn zu lokalisieren. Denn dieses Organ, so schien sich zunächst herauszustellen, ist es, welches bei den höheren Tieren den Ansprüchen an eine Führungsrolle unter den Funktionen besonders genüge. Da war das Ergebnis dann freilich ein völlig anderes. Was man im Gehirn zu lokalisieren vermochte, war weder die Seele, noch das Bewußtsein, noch die Führung, und überdies erwies sich sein allergrößter Teil als nicht einmal lebensnotwendig. Was vielmehr lokalisierbar ist, das sind ausnahmslos funktionelle Beziehungen von Gehirnteilen zu Funktionen aller übrigen Organe. Durch physiologische und pathologische Beobachtungen entstand im Laufe der letzten 80 Jahre die Lokalisationslehre des Gehirns, besonders der Hirnrinde. Man verfolgt ihre allgemeine Entwicklung am besten an Hand der sogenannten Gehirnkarten.

Da ist eines merkwürdigen Mannes, des Schwarzwälders Franz Joseph GALL, zu gedenken, welcher aus den individuellen Vorwölbungen des Schädels auf die stärkere Ausbildung darunterliegender

Hirnteile und aus der auf die Eigentümlichkeiten des Charakters zu schließen glaubte. Wir sehen hier z. B. die Gutmütigkeit auf der vorderen Mitte des Schädeldaches, gleich dahinter das Gotteswissen, die »Theosophie«, verzeichnet. Aber über dem Ohr findet er die Rauflust, am Hinterkopf die Kinderliebe und darunter die Geschlechtsliebe verzeichnet usw. GALLS Phrenologie darf wohl als ein anatomisches Seitenstück zu LAVATERS (1775-1778) Physiognomik gelten. Seine Lehre ist ein bemerkenswertes Beispiel jener geistreichen und fruchtbaren Irrtümer, welche die Wissenschaft aufwecken und weitertreiben, und ich finde immer noch zuweilen Einzelfälle, in denen sein anatomisch-psychologischer Tiefblick recht zu behalten scheint. Jedenfalls war er der Wahrheit näher als jene Gelehrten, welche im Gehirn nichts als eine Art großer Blutdrüse erblickten. Als dann BROCA (1861a,b) in Paris ein Sprachgebiet auf der linken Stirnseite, FERRIER (1873), JACKSON (1873), HITZIG (1870, 1872) die zu den Gliedmaßen gekreuzten motorischen Felder des seitlichen Gebietes, MUNK (1881) die Sehrinde im Hinterhaupt, WERNICKE (1874) die Lokalisation des Sprachverständnisses im linken Schläfenhirn entdeckten, da war der Umschwung zu jener Methode vollzogen, durch welche eben bloß die Beziehungen von einzelnen Rindenfeldern zu Funktionen der einzelnen Muskeln und Sinne des übrigen Organismus zutage kamen. Sie erlangte vielleicht den Höhepunkt ihrer speziellen Durchführung bei O. FOERSTER (1936a, b), nach welchem dann ein Rückschlag einsetzt, indem die wechselseitige Verbundenheit und funktionelle Einheit des Gesamtorgans wieder zu ihrem Rechte kommt. Denn ohne diese wäre ja die Ordnung in unseren Lebenstätigkeiten nicht zu erlangen. Aber auch der Gedanke kam wieder zu seinem Rechte, daß die psychologischen Gesetze und die Eigentümlichkeit des Charakters denn doch nicht so ganz unabhängig von dem Zustande der Hirnregionen sind. v. MONAKOW (1902, 1913, 1914) und PÖTZL (1928) stellten die oft allzu vernachlässigte Forderung, daß man, wenn man lokalisieren will, doch auch genauer fragen muß, was man denn eigentlich überhaupt unter der »Funktion« zu verstehen hat, welche lokalisiert wird. Denn diese Frage war allzu vernachlässigt, wenn man, wie KLEIST (1934), eine Hirnkarte schuf, auf der so Verschiedenes, wie z. B. Augenbewegungen und soziale Gesinnungen, einfach nebeneinander gesetzt erscheint. Hier zeigt sich, wie völlig unverbunden die Extreme etwa der GALLschen Ideen und die der physiologischen

Schule bis heute geblieben sind. Wir sind darum jetzt dabei, nicht so sehr die Lokalisation als den Formenwandel zu studieren, welchen die Leistungen der Hand, des Auges, der Sprache usf. erfahren, wenn sie vom Gehirn geleitet oder auch fehlgeleitet sind. Erst dabei erfahren wir, welchen Anteil das Gehirn an den Sinneswahrnehmungen und Körperhandlungen nimmt, die doch unser praktisches Leben erst gestalten.

Denn nicht innig genug können wir uns die Verflochtenheit des allgemeinen Zellebens unseres ganzen Körpers mit dem nervösen Zentralorgan vorstellen. Hat doch die stärkere Beachtung der unzugänglicheren tiefen Teile, des sogenannten Zentral- oder Stammhirns, nun weiter ergeben, daß von dort aus auch Herz, Atmung, Stoffwechsel, Wachstum, aber auch Schlafen und Wachen, Gemütsstimmung aufs stärkste beeinflußt werden. Es gibt überhaupt keine Drüse, keine intime Zelltätigkeit, von der wir heute erwarten dürften, sie geschehe ganz unabhängig vom nervösen Organ. Das alles ist doch von tiefer Bedeutung. Denn wenn jede Körperzelle durch Vermittlung unendlich reicher Versorgung mit Nervenfasern vom Zentralorgan abgestimmt wird, so muß doch dieses selbst in irgendeiner Weise wieder einen Spiegel des gesamten Körperlebens in sich enthalten. Jetzt kommt also das allgemeine Prinzip einer durchgehenden Entsprechung vom Zentrum und Peripherie in den Vordergrund. Und die Idee der Entsprechung wird dem Gedanken der Lokalisation ein verändertes Gesicht geben. Auf die Dauer hat daher die allgemeine Feststellung, daß alle Körperorgane oder -zellen vom Nervensystem irgendwie abhängig und reguliert seien, nicht befriedigt. Vor allem die angelsächsische Schule kam immer mehr zu der Meinung, daß die Bedeutung des Nervensystems nur richtig zu definieren wäre, wenn man wüßte, was im Nervensystem selbst eigentlich vor sich geht.

Als man daran gegangen war, durch Färbungen die Feinstruktur von Rückenmark und Gehirn aufzudecken und mit den äußersten Hilfsmitteln des immer mehr verbesserten Mikroskops darzustellen, zeigten sich Verhältnisse von einer Vielfältigkeit und Verworrenheit, die jeder vernünftigen Klärung für alle Zeiten zu spotten scheinen.

Die mikroskopische Durchforschung der Nervenzellen und ihres architektonischen Aufbaues in der Hirnrinde seit Brodmann (1909) hatte hier die äußerste Spezialisierung gezeigt. Wohl weit über 200 verschiedene Bautypen können hier in den benachbarten Feldern unterschieden werden. Eine merkwürdige Starrheit scheint diesen Ganglienzellen eigen zu sein. Sie sitzen unbeweglich fest und sind, einmal gebildet, keiner Vermehrung mehr fähig. Unermeßlich ist der Reichtum ihrer faserigen Fortsätze und deren Verzweigungen und damit ihrer Berührungsmöglichkeiten, Verflechtungen. Eine große Schwierigkeit tauchte hier auf. Besteht dieses Fasergewirr zuletzt doch aus einheitlichen Individuen, die wie die Bäume des Waldes für sich bestehen, oder verschmelzen ihre Wurzeln und Zweige zu einem gemeinsamen Netze oder Wabengehäuse, wie es die Bienen bauen? Seit Jahrzehnten wogt hier ein Streit ohne Entscheidung. Man sieht, es geht auch hier um den Begriff des Individuums und des Kollektivs. Zuletzt kommt es auf den physikalisch-philosophischen Gegensatz von Atom und Kontinuum hinaus. Gleichviel, wie man ihn deute: wenn sich der Physiologe die Aufgabe stellt, den Spuren einer einzelnen sich ausbreitenden Erregung zu folgen, so kommt er etwa in die Lage eines Menschen, den man vom Flugzeug aus in die Mitte der Urwälder des Amazonas absetzte, und der sich seinen Weg in der grünen Hölle suchen müßte.

Während also die Lokalisationsforschung und allgemeine Architektonik das Bild einer rüstig fortschreitenden Ordnung ergeben hatte, führt die Aufdeckung der feinsten Strukturen ins Unübersehbare, ja in ein Chaos. Man kann auch sagen, die Wirklichkeit zeige hier zwei Seiten: erstarrte Form und Chaos. Wo die einander gegenüberstehen, fragen wir nach Führung. Wenn nun gerade das Gehirn, von dem man solche Führung erwartet hat, dafür versagt, so scheint das enttäuschend. Man hat oft gemeint, nicht beim kompliziertesten dürfe man beginnen, sondern dem einfachsten Lebewesen müsse man sich zuwenden. Betrachten wir deshalb noch ein Beispiel aus der Biologie der niedersten Organismen, dann wird sich zeigen, daß die Dinge hier um nichts besser stehen. Ich wähle dazu das von Alfred KÜHN (1943) kürzlich aufgegriffene Bild eines Schleimpilzes (Dictyostelium mucoroides). Sein Lebenszyklus beginnt damit, daß aus einigen Sporen eine Anzahl von einzelligen Amöben hervorgeht, welche sich ganz selbständig und unabhängig voneinander bewegen, ernähren und fast unbegrenzt vermehren können. Ihr zerstreutes Bild ändert sich erst, wenn der Nährboden erschöpft ist und der Hunger droht. Nun sammeln sie sich da und dort zu Gruppen, von denen einige untergehen, andere aber durch zuströmende neue Anhänger sich verdichten und zu einem Amöbenhügel gestalten. Ein kegelförmiger Knauf erhebt sich, eine Gewebesäule steigt empor, an der Spitze des Stieles zeigt sich eine Kugel, aus der eines Tages eine neue Aussaat von Sporen entsandt wird. Sie schwärmen aus, und gibt man ihnen frische Nahrung, so beginnt das gleiche Spiel von vorne. – Beim gleichen Lebewesen erblicken wir einmal den extremsten beziehungslosen Individualismus und ein andermal die straffste arbeitsteilige Staatenbildung. Die Ernährungsfrage ist dabei von entscheidender Bedeutung; »welcher Art der Einfluß ist, der von den Ansammlungszentren auf die zuströmenden Amöben wirkt, wissen wir nicht«. Die Biologie bleibt auch hier die Antwort schuldig, wo und wie ein führendes Prinzip sich Geltung verschafft. Man kann auch sagen, die kausal forschende Biologie schließt ihrer Methode nach den Begriff eines führenden Prinzips aus. Auch bei den einfachsten Lebewesen ist diese Frage ungelöst wie bei dem höchstentwickelten Organ, welches wir kennen, dem Nervensystem des Menschen.

Wenn es erlaubt ist, das Ergebnis ein wenig summarisch auszusprechen, so lautet es: Wir haben sehr viel erfahren über die Verknüpfungen der Organfunktionen untereinander, aber nichts über eine wirksame Einheit im Organismus, geschweige denn über einen seelischen Anteil und die Art, wie dieser im Körperlichen sich durchsetzen und Einheit bewirken könnte. Solch ein negatives Ergebnis sollte in seinem Werte nicht unterschätzt werden. Es ist ein unentbehrlicher mühsamer Prozeß in den Wissenschaften, diejenigen Fragen aus ihr auszuscheiden, welche falsch gestellt und ihrem Wesen nach unlösbar sind. Zu diesen gehört in diesem Sinne die Abdankung der räumlichen Auffassung des Leib-Seele-Problems.

In der Medizin ging nun die Frage nach Sitz und Ursache der Krankheit ihren eigenen, sehr bezeichnenden Gang: die Praxis ist es, welche dem Forscher nicht erlaubte, bei der materiellen Lokalisation der Krankheiten im Geiste der kartesischen Methode MORGAGNIS sich zu beruhigen. In der Medizin hat der Gegensatz von DESCARTES und LEIBNIZ immer Leben behalten.

Nun war zunächst das Prinzip der sedes et causa morborum in dem Maße erfolgreich, daß es heute nur noch wenige Krankheiten gibt, bei denen man einen anatomischen Befund nicht angeben kann. Wir erwarten, daß dies auch bei diesem Reste noch gelingen wird, zu dem z. B. die Schizophrenie gehört. Besonders eindrucksvoll waren Entdeckungen wie die Veränderung der Bauchspeicheldrüse bei der Zuckerkrankheit oder des Zwischenhirns bei Schlafkrankheiten. Der Reihe nach erwiesen sich alle Gebiete des Stoffwechsels, des Wachstums, der Formbildung, der Vererbung der lokalistischen Methode als zugänglich.

Und dazu erfahren wir noch von den Pathologen, daß praktisch alle Menschen, die zur Sektion kamen, nicht von selbst, sondern an Krankheit oder durch Gewalt gestorben sind. Danach stürbe niemand eines natürlichen Todes.

Und doch breitet sich schon vor der Wende zum 20. Jahrhundert die Überzeugung aus, daß damit nicht genug gesagt ist. Sehr wirksam war z. B. die Beobachtung, daß die Anwesenheit vieler pathogener Bakterien im Organismus nicht genügt, um eine Infektionskrankheit hervorzurufen. Wenn nun z. B. in einer von Genickstarre heimgesuchten Gegend auf einen Kranken vierzig Gesunde fallen, die ebenfalls mit diesem Erreger behaftet waren, – warum erkrankte dieser eine, und die andern nicht? Ich habe mir erzählen lassen, daß Robert Koch wenig erbaut war, als bewiesen wurde, daß es beim Typhus solche gesunde Bazillenträger gibt. Sein Auftrag in Elsaß-Lothringen, das Aufmarschgebiet gegen Frankreich zu sanieren, war dadurch merklich in Frage gestellt. Warum erkrankt der eine Syphilitiker an Paralyse, der andere nicht? Warum entsteht eine Angina, eine Pneumonie, obwohl deren Erreger eigentlich dauernd in jedem Munde sind? Und warum gerade dieser Mensch, und gerade jetzt? Und traten nicht die Pest, die Cholera, die Grippe, die Dysenterie und der Flecktyphus besonders dann auf, wenn die Völker von den ungeheuren Erschütterungen der Kriege betroffen wurden, welche Geist und Seele zuerst und viel mehr ergreifen als Leib und Materie? Die erste große Dysenteriewelle von 1914 fiel zusammen mit der Krise der Marneschlacht, die schwere Influenza des Sommers 1918 schien der Vorbote der Entscheidung des ersten Weltkrieges. Versucht man aber solche Zusammenhänge genauer zu analysieren, so bleibt es bei Überzeugungen, die sich um so mehr verflüchtigen, je mehr man sie zu beweisen sucht. Immerhin: die gewaltige Bedeutung des Widerstandes des Organismus gegen Krankheit war wieder ins Bewußtsein gebracht, und die war nun wieder nicht lokalisierbar. Auf allen Gebieten, bei Magengeschwür, bei Herz- und Blutdruckkrankheiten, bei Erbleiden erwies sich der Faktor der Konstitution. Damit entstand zunächst eine entschieden antilokalistische Betrachtungsform. Auch PARACELSUS war schon ein heftiger Gegner der aufblühenden Anatomie gewesen. Man schritt zum Aufbau einer Konstitutionspathologie, und da sah man sich dann alsbald zu einem zweiten Schritt, nämlich zur Anerkennung eines individuellen Faktors gedrängt. Denn jeder Mensch hat seine eigene, nur ihm gehörende Konstitution, und so war die erste Tochter der Konstitutionspathologie die Personalpathologie. Mit dieser war man dann vom Begriff des allgemeinen Naturgesetzes geradezu zu einem Gegenpol gedrängt: zur Anerkennung eines Einmaligen in allen Lebenserscheinungen, zum Prinzip des Historischen. Wir sind jetzt unversehens auf ein Gebiet der Krankheitsbetrachtung gelangt, wo weder die Orte noch die Ursachen MORGAGNIS etwas aussagen können. Im Innern der Natur erschien jetzt die eigentliche Bedingung, unter der allein eine äußere Ursache wirksam werden kann. Die Ursachen, gut; aber wirksam werden sie doch nur, wenn etwas im Organismus ihnen entgegenkommt, und am wichtigsten wäre nun, dies Entgegenkommen zu erkennen.

Im Kampfe der geistigen Strömung geht es wie im Schachspiel zu. Lange steht ein Bauer irgendwo abseits, ungedeckt von den starken Figuren. Dann ändert sich die Lage, und plötzlich kämpfen Türme und Königinnen um diesen einen Mann. Gruppen, die sich bekämpften, werden Bundesgenossen in dem Bestreben, diesen einen Eckbauern so auszuzeichnen, als ginge es nur um ihn. Als Friedrich KRAUS (1897, 1919) sich für die Konstitution, Ludolf KREHL sich für die Person, August BIER (1939) für die biologische Heilweise erklärten, war der Eckbauer der Mensch geworden. Was nun kommt, nannten manche die Krise der Medizin. Wie ist das entstanden?

Es liegt ja im Wesen des Menschen, daß er mit keinem Erfolge länger als eine kurze Frist zufrieden ist. An die Verlängerung der Lebensdauer war man sehr rasch gewöhnt. Nun wollte man nicht nur, daß das Leben länger währe, sondern auch, daß es weniger weh tue. Eine Zahnbehandlung, die Schmerzen macht, nimmt man schon übel. Nicht nur eine Operation, sogar eine Geburt sollte schmerzlos sein. Der Schlaf soll unserem Willen gehorchen. Unruhe, Zerstreutheit, Müdigkeit, Verstimmung, Pessimismus sollen verschwinden; wenn nicht Opium und Kokain, dann doch Koffein und Pervitin vermögen das. Nach dem Leiden soll auch das Leid verschwinden. In diesem Augenblick erfolgt ein Umschlag.

Ein scheinbar begrenztes Erscheinungsbild war dann berufen, fruchtbare Unruhe in die naturwissenschaftliche Zufriedenheit zu tragen. Es war das Bild der Neurose, jene für das ausklingende bürgerliche Zeitalter gewiß bezeichnende, aber keineswegs verschwundene Erscheinung versagender Lebensbeherrschung. Nicht nur darum ging es, daß hier vereinzelte, oft besonders wertvolle Individuen an Schlaflosigkeit, Süchten, Angstzuständen, Hysterie oder Zwangsneurose litten. Sondern diese Art von Zuständen gewann eine massenhafte Verbreitung, zumal in den Jahren der Millionenarbeitslosigkeit. Und sie knüpfte sich besonders leicht an Unfälle, Kriegsverletzungen geringfügigster Art an, so daß man vor einer neuen Art von Volksseuche stand. Man mußte schließlich erkennen, und dies wurde gegen Ende des ersten Weltkrieges Allgemeingut, daß es durchaus seelische Zusammenhänge waren, welche sich, obzwar in körperlichen Symptomen sichtbar, doch durchaus auf unbewußt psychischem Wege entwickelten und nur auf psychischem geheilt werden konnten. So entstand die Psychotherapie der Neurosen. Denn der Teufel muß durch die gleiche Lücke ausgetrieben werden, durch die er hereingekommen. War dies aber einmal begriffen, dann erschienen auch wieder andere Krankheiten in anderem Lichte, welche man bis dahin als rein körperliche betrachtet hatte. Auch Bilder wie das Asthma, die Basedowsche Krankheit, Hautekzeme, Blutdrucksteigerung ließen sich als wenigstens psychisch entstanden und von hier aus sich allmählich materialisierend auffassen. War man einmal so weit gelangt, so ließ sich der ganze Vorgang auch in stürmischer Weise denken, und überzeugte und energische Ärzte gingen daran, die seelische Entstehung von Infektionskrankheiten, wie Appendizitis, Angina, Tuberkulose, aber auch Angina pectoris oder Magengeschwür wenigstens in charakteristischen Einzelfällen nachzuweisen.

Hier nun zeigte sich freilich doch eine Grenze. Obwohl auch solche Krankheiten ohne allen Zweifel auf dem Boden seelischer Verbildung oder Erschütterung erwachsen können, war doch jedenfalls *die* medizinische Psychologie, welche bis dahin entwickelt worden war, kaum ausreichend, bis an die Wurzeln zu dringen. Die Methoden der Suggestion, Hypnose und Tiefenpsychologie erwiesen sich für ein derartiges Unternehmen in der Überzahl der Fälle als unzureichend, und sie waren dafür auch nicht ausgebildet worden. Aber der Vorstoß war doch sehr bedeutsam und hatte zugleich die belebende Wirkung auf das allgemeine Bewußtsein: Ärzte wie Kranke wurden daran erinnert, daß im Leibe eine Seele wohnt. Und dann lernte man noch etwas verstehen: eine Neurose bekommt ein Mensch, welcher sich in unlösbarem Konflikt befindet und unbewußt auf *geistige Wandlung* drängt. Man begriff, daß es u.U. besser ist, eine Neurose zu bekommen, als in untermenschlicher Stumpfheit als Spielball unbeherrschter Gewalten umhergeworfen zu werden. Freilich, der Neurotiker erledigt eine geistige Frage auf einer geringeren Stufe als der, worauf sie gestellt ist. Zum ersten Male seit Tagen der Romantik kamen die großen metaphysischen und religiösen Gegenstände der Menschenerkenntnis wieder in die Reichweite der Medizin, und sie zeigten sich in unlösbarer Verstrickung mit dem, was in der Krankheit an den Menschen an Schwerem herantritt. Wichtig war doch, daß die ganze Entstehung der Krankheit im Menschen eine Weise seines Menschseins ist, daß er seine Krankheit nicht nur hat, sondern auch macht, daß sie etwas mit seiner Wahrheit oder, um das Stichwort gleichzeitiger Philosophie zu brauchen, etwas mit seiner Existenz zu tun hat. Man sah, wie aus Lebenslügen Krankheiten werden.

Vielleicht hätte aus solchen revolutionären Anfängen sogar eine Bilderstürmerei entstehen können. Aber der Trägheitswiderstand der naturwissenschaftlichen Schule war ein wohl nur zu guter Schutz gegen einen allzu raschen Erfolg, und so ist es verständlich, wiewohl nicht eigentlich befriedigend, daß er einer Verständigung und gründlicheren Herausarbeitung des eigentlichen Kernes der aufgeworfenen Frage vorerst eine Schranke setzte. Die führenden Kliniker gaben sich der Sache doch nicht recht hin, und die es taten, waren nicht führend.

Zu der inneren Unruhe in der Neurosenfrage kamen die Wirkungen der politischen Bewegung. Es war klar, daß die Massenausbreitung der sogenannten Versorgungs- und Rentenneurosen doch viel wirksamer durch die Überwindung der Arbeitslosigkeit zu bekämpfen war. Dies war eine hochpolitische und zugleich außenpolitische Frage. Es entsprach aber überhaupt dem Entschluß, den Übeln des Kulturlebens durch einen Schnitt in die Wurzeln beizukommen, wenn man nun in der vorbeugenden Gesundheitsführung eine volkspolitische und zugleich wesentlich medizinische Aufgabe erkannte, welche auf rein *natur*wissenschaftlicher Basis überhaupt *nicht* zu lösen war. Diesmal erhält die Medizin von der

Staatsführung die Aufgabe, nicht die schon Kranken zu heilen, sondern die Gesundheit zu führen. So kam zur psychischen Therapie die soziale Therapie. So verschieden beide sind, indem die eine ganz individuell und von der Innenwelt, die andere mehr kollektivpsychologisch und von der Lebensform ausgeht, so haben sie doch das Gemeinsame, daß man diesmal nicht das Organ und die einzelne Funktion direkt zu beeinflussen sucht, sondern von der Situation, von der Totalität der Voraussetzung ausgeht. Die Formen der Therapie sind hier nicht kausal, sondern konditional oder final.

Erst jetzt eigentlich beginnt die Möglichkeit, das Verhältnis zwischen der naturwissenschaftlichen Schule und den neueren Bestrebungen klarer zu bestimmen. Solange diejenigen, welche neue Grundlagen suchten, etwa geglaubt hatten, es müsse der sogenannte Mechanismus bekämpft werden, um den ganzen Menschen in den Mittelpunkt zu bringen, solange mußte man in einem unlösbaren Dilemma hängen bleiben. Exakte Naturforschung *nicht* zu wollen, ist unmöglich; aber mit *der* allein eine Menschenerkenntnis zu begründen ebenso unmöglich. Solche Alternativen wie Mechanismus und Vitalismus konnten als abstrakte Philosopheme gar nicht entschieden werden. Vom Standpunkt der Wissenschaft war und ist bedenklicher, wenn infolge einer Erschlaffung der philosophischen Kritik die unvereinbarten Prinzipien einfach nebeneinander gestellt und selbst in der Theorie durcheinander gemischt werden. Man kann nicht dasselbe Naturobjekt nach den Prinzipien der Mechanik und Energetik und gleichzeitig nach vitalistischem, ganzheitlichem und psychologischem Prinzip sich gestalten und bewegen lassen. Daß in der Physiologie und Medizin die erkenntnistheoretischen Voraussetzungen nicht mit derselben Schärfe durchdacht werden, wie die theoretischen Physiker und Mathematiker dies mit so großem Vorteil getan haben, kann leider nicht bestritten werden.

Ein Beispiel sind hier die berühmten Versuche von Pawlow (1897), die noch immer vielen Ärzten als eine Grundlage für das Verhältnis leib-seelischer Zusammenhänge gelten. Pawlow zeigte, daß dressierte Hunde auf ein bloßes Glockenzeichen Magensaft absondern. Man sprach jetzt von psychischem Magensaft, obwohl Pawlow selbst eine ganz andere Stellung eingenommen: er suchte eine rein mechanistische Reflextheorie damit zu begründen (1903). Ihm selbst war allerdings aufgefallen, daß der Versuch nur gelingt, wenn diese Tiere sich in Stimmung, d. h. in einer gierigen Erregung befinden und überhaupt eine ganz bestimmte Umwelt innegehalten wird. In einer merkwürdigen Verkennung dieser Verhältnisse verbiß er sich in eine reine Reflexologie und erklärte sehr konsequent und von ihm aus gesehen unanfechtbar die psychologische Betrachtung für unwissenschaftlich. Seine Versuche hatten eine bedeutende Folge. Man war doch auf den Zusammenhang von Magen, Darm, Drüsen, Herz und Lunge mit dem Seelenleben aufmerksam geworden. Man begann, diese Dinge beim Menschen zu studieren. Heyer (1921 a, b; 1923) gelang es durch hypnotische Einwirkungen die Lage des Magens, die Zusammensetzung des Magensaftes zu verändern. Marx (1926) suggerierte einer hypnotisierten Kranken, sie habe ein Liter Wasser getrunken, was zu einer prompten Ausscheidung einer nichtgetrunkenen Menge führte. Man erfuhr also jetzt, daß die inneren Organe wohl ohne Ausnahme Ausdrucksorgane für seelische Vorgänge sind – freilich nicht dem Willen unterworfen, aber von Gefühlen abhängig, von Trieben beherrscht, durch Vorstellungen auslösbar. Es waren also doch seelische Kräfte, welche sich der bewußten Lenkung und verstandesmäßigen Analyse zwar nicht ganz entziehen, aber vor allem in der Phantasie sich auszudrücken vermögen. Das sympathische Nervensystem nun, welches diesen Organen vorsteht, hatte also mit Unrecht den neueren Namen »autonomes Nervensystem« erhalten. Der alte »sympathisch« war richtiger. Durch seine Vermittlung kann sich jetzt der seelische Ausdruck bis ins intime Zellgeschehen erstrecken. Es war aber im Grunde sinnlos und gar nicht zu begründen, wenn man die seelische Ausdrucksfähigkeit auf die Nervenzellen beschränkte, denn auch sie waren eben nichts anderes als Zellen. Man kann sagen, daß hier die experimentelle Physiologie wider Willen dazu beitrug, die klinische Betrachtung auf die richtige Fährte zu setzen. Aber entscheidender war doch, daß von der Klinik, namentlich von der Klinik der Neurosen aus, Sinn und Tiefsinn der Organleistung zum Bewußtsein gebracht wurde.

Es ist also gleich sinnlos, die Seele überall wie nirgends zu lokalisieren. Das läßt Kants (1781) Kritik der rationalen Psychologie voraussehen, das zeigt die psychophysische Experimentalforschung, das wird erst recht sinnverständlich in der Klinik. So sind wir durch das Krankenbett doch wieder leibnizisch geworden.

Die Medizin aber stieß am weitesten vor in eine zwar vorwissenschaftliche, aber einheitliche seelisch-leibliche Gesamtauffassung. Sie erfreute sich dabei eines Vorteils, der freilich einen Nachteil einschließt. Der Arzt nämlich steht in einer Notlage, weil der Kranke sich in solcher befindet. Beide können nicht warten, bis die Wissenschaft schwerwiegende Probleme gelöst hat. Der Arzt macht sich eines Versäumnisses schuldig, wenn er Stimmungen, Gedanken oder Träume der Kranken übersieht, welche Wichtiges beitragen zur Diagnose, zur Einschätzung seiner Kräfte. Gleichso entstehen Kunstfehler, wenn Untersuchungen unterlassen werden, die nur das Laboratorium liefert. Er darf sich mit wissenschaftlichen Halbheiten begnügen, er darf aber nur, weil er muß. Aus solchen Halbheiten macht er Ganzheiten, die er für sein Handeln braucht. Unbekümmert um methodische Reinheit, wendet er sich bald zur Chemie, bald zur Psychologie. So entsteht zunächst ein Dualismus, eine Art von psychophysischem Parallelismus, dessen Parallelen aber eigentlich keine sind, denn beständig kreuzen sich die Linien und wechseln den Platz. Wir sehen, was jetzt aus den Lokalisationen geworden ist: ein Herüber und Hinüber, ein Sich-Wenden oder Drehen, ein beständiges Abschreiten eines Kreises. Wendet man sich dem psychischen Felde zu, dann muß man dem physikochemischen den Rücken kehren; analysiert man die Bewegung in Raum und Zeit, dann muß man den seelischen Eindruck vergessen. Diese Lage gleicht der eines Menschen, welcher, in einer Drehtür eingesperrt, im Kreise gehen muß, um dabei abwechselnd den Innenraum des Hauses und die Außenwelt desselben zu Gesicht zu bekommen.

Dabei ist nun aber doch auch die Wissenschaft in eine der merkwürdigsten Situationen geraten, worin sie sich seit langer Zeit befunden. Man darf behaupten, sie ist die sonderbarste seit der Entstehung der modernen Analyse im 17. Jahrhundert, dem Jahrhundert von Descartes und Leibniz. Das Ideal jener Zeit war, in diesem Punkte wie im Mittelalter, der Universalismus, die systematische Beherrschung der Welt durch Erkenntnis. Völlige Widerspruchslosigkeit und lückenlose Kausalbestimmtheit waren das Ziel. Aber der Versuch, von der Allerkenntnis zur Beherrschung der Natur fortzuschreiten, trägt selbst in sich einen Widerspruch. Solange man nur immer nach außen strebt, stößt man in die Unendlichkeit von Raum und Zeit an keine Grenze. Dann aber leuchtet wie ein Blitz die Einsicht auf, die Grenze sei nicht außen, sondern innen im Menschen selbst. Das ist Kant. Immer mehr schiebt sich dann über das Ideal des Universalismus das modernwissenschaftliche des Aktivismus. Am Anfang war die Tat. Und dieser homo faber, dieser Mensch als Schmied vermag die alte innere Einheit nicht mehr zu finden. Denn im Gegenteil: wenn wir alles schon wüßten, könnten wir nicht handeln. Und wenn wir im Handeln nicht innehielten, könnten wir nichts erkennen. Diese gegenseitige Begrenzung ist unaufhebbar, sie ist sogar sinnvoll, und so ist der Mensch gemacht. Wir haben in die Natur eingreifen, sie verändern müssen, um sie zu Gesicht zu bekommen. Indem wir dies taten, haben wir sie verändert, sind wir selbst ein Stück Natur, ist Natur ein Stück von uns geworden. Ohne diesen Widerspruch würden wir nicht sein, und das Leben ist ein sinnvoller Widerspruch.

Von daher also rührt auch jene eigenartige Doppelstellung im Ärztlichen. Es ist nun ein gewisser Trost, daß das, was ich vorhin als Drehtürsituation bezeichnete, auch in einer anderen Wissenschaft zutage getreten ist. Sie haben durch den Vertreter der Physik Kenntnis davon genommen, daß die Physik in der Gegenüberstellung von Korpuskel und Welle sich gleichfalls in einer Art von Drehtür befindet. Ich möchte meine Gefühle bei diesem Hinweis nicht geradezu als Schadenfreude bezeichnen, kann vielmehr eine Genugtuung darüber aussprechen, daß die Gleichartigkeit dieser Situation eine Annäherung zwischen Physik und Lebenswissenschaft anzukündigen scheint, die bisher nicht möglich war, solange der Wagen der Biologie von der Physik allein gezogen werden sollte. Jetzt kann es vielleicht so kommen, daß Physik und Lebenswissenschaft als ebenbürtiges Gespann nebeneinander gehen.

Sogar wäre der Versuch zu wagen, auf der Seite der Lebens- und Menschenerkenntnis einen kleinen Vorsprung anzumelden. Es ist kein Verdienst dabei, er ist nur eine Gunst des Gegenstandes. Die Bekanntschaft mit Physikern hat uns immer darüber belehrt, daß es das Glück des Physikers ist, in der Natur dem Gesetzmäßigen zu begegnen. Als Arzt müßte ich sagen, das Glück meines Berufes ist, dem Individuellen zu begegnen. Während aber der Physiker verurteilt scheint, das Individuelle auszuschließen, ist der Arzt angehalten, das Gesetz mit einzuschließen. So will mir scheinen, als sei der Begriff des Menschlichen der umfassendere. Ich vermag nun nicht zu beurteilen, ob die Physik auf dem Wege ist, ihre klassischen Grundbegriffe, wie Raum, Zeit, Materie, Energie, Funktion, bis zu dem Punkte umzugestalten, daß sie sich schließlich den biologischen Grundbegriffen, wie Individuum, Form, Gestalt, Entwicklung, Geschlecht, Gattung, Leben, Freiheit, so sehr annähern, daß man an den Aufbau gemeinsamer Grundlagen herantreten kann. Gewisse Anzeichen in dieser Richtung sind ohne Zweifel vorhanden.

Wenn ich zum Schluß kurz andeuten darf, in welcher Richtung sich ein Ausweg anzudeuten scheint, so kann es sich nur um einen sehr behutsamen Versuch handeln.

Das schwerste der Biologie aufgegebene Problem ist doch überhaupt die unbewußte Vernünftigkeit der Organismen. Ob wir uns jenen Schleimpilz betrachten oder das menschliche Gehirn, immer stehen wir vor diesem Rätsel. Und immer wieder drängte sich den Betrachtern die Vermutung auf, daß es sich bei dieser unbewußten Vernünftigkeit überhaupt um eine letztgültige Seinsordnung der ganzen Natur mitsamt dem Menschen handele. Wir kämen einen Schritt weiter, wenn sich ergäbe, daß die Teile der Natur kraft Gesetz in einem Verhältnis gegenseitiger Verborgenheit zueinander stehen müssen, und daß die gegenseitige Verborgenheit sogar die Bedingung jeder Ordnung dieser Teile ist. Es ist nicht leicht anschaulich zu machen, um was es sich hier handelt, und es mag gewagt sein, hier ein sehr triviales Beispiel aus dem Alltag heranzuziehen. Das Beispiel soll zeigen, wie die Unbewußtheit selbst eine Bedingung der Ordnung werden kann. Sie sehen ein Blatt aus einem Lehrgang für Schlosser. Falsch ist, wenn der Lehrling den Blick auf den Kopf des Meißels heftet, gegen den er mit dem Hammer schlägt. Richtig ist, wenn er weder Hammer noch Meißelkopf beachtet, sondern nur das zu bearbeitende Holz- oder Eisenstück. Im ersten Fall geschehen die meisten Fehler und Verletzungen; nur im zweiten bildet sich die Sicherheit aus. Unser Lehrling wird ein Meister werden, wenn er die Angst vor der Fehlleistung verliert und Vertrauen zu seinem Unbewußten faßt.

Was wir dem entnehmen, ist folgendes: Die Bedingung eines sinnvoll geordneten Ablaufes ist, daß sein kausaler Mechanismus unbewußt wirke. Hier liegt eine Seinsvorschrift zugrunde, welche erfüllt werden kann, aber keineswegs immer erfüllt ist. Die sorgfältige Untersuchung gerade auch menschlicher Tätigkeit (sowohl von Wahrnehmungen wie von Bewegungen) hat uns nun immer wieder gezeigt, daß die Organe sich in beträchtlichem Umfang unbewußt so verhalten, als wären sie denkende Physiker oder auch planende Psychologen. Was dabei herauskommt, ist dann zum Teil das, was man Anpassung oder auch Zweckmäßigkeit zu nennen pflegt. Wenn demnach Übereinstimmung gefunden wird zwischen den bewußten Aussagen der Physik (oder der Psychologie) einerseits und dem unbewußten Wirken der Organe andererseits, dann weist eine solche Übereinstimmung nach den logischen Grundsätzen jeder Forschung auf eine gemeinsame Wurzel hin. Diese gemeinsame Wurzel muß daher eine Realität sein, welche Bewußtes und Unbewußtes vereinigt.

Nun ist aber jene Seinsvorschrift der wechselseitigen Verborgenheit durchaus eine Kannvorschrift, keine Mußvorschrift. Nur wenn Bewußt und Unbewußt in dem gehörigen Verhältnis gegenseitiger Verborgenheit stehen, tritt Ordnung aus der Unordnung hervor. Dieses also kann, muß aber nicht erfolgen, und damit wäre denn der Spielraum der Freiheit in der Natur wiederhergestellt, den wir in der klassischen Naturwissenschaft verloren hatten.

Ich meine nun, wir haben mit dem Bilde des Schlosserlehrlings ein befriedigenderes Gleichnis als mit dem der Drehtür erreicht. Es ist nicht befriedigend zu denken, daß es zwei Ansichten von der Welt gibt, die beide recht haben, sich aber, wer weiß warum, schlechthin im Wege stehen. Besser, aber auch nicht ganz, will uns gefallen, wenn die beiden Ansichten wenigstens einen logischen oder mathematischen Bezug haben, wie dies im sogenannten Komplementarismus der theoretischen Physik der Fall ist. Einleuchtend dagegen würde es sein, wenn sich herausstellte, daß die gesamte Natur mit dem Menschen dies gemeinsam hat, daß ihre Teile im Verhältnis eines vor sich selbst verborgenen Bewußtseins stehen. Es liegt auf der Hand, wie weit die Naturwissenschaften davon noch entfernt sind. Man darf aber behaupten, daß sie diese Erkenntnis keineswegs ausschließen. Es ist dieselbe Erkenntnis, welche die Metaphysik aller Zeiten und aller Völker übereinstimmend gelehrt hat.

Ich möchte in unserem Schlosserlehrling daher einen guten Vermittler zwischen unserem überstolzen Bewußtsein und einer unbewußten Welt sehen, der gegenüber die Jahrzehnte der exakten und rationellen Naturwissenschaften ohne Zweifel teils Abneigung, teils Verachtung, Unsicherheit, zum Teil auch Angst empfunden haben. Der erste Auftrag dieser Wissenschaften war ja gewesen, den Naturbegriff von der Willkür und Unverbindlichkeit magischer und zauberischer Vorstellungen gründlich zu reinigen; ihn zum tatsachengerechten Gesetz zu erheben, in jene »blendend klare Region von Eis und Schnee, in der alles Leben erstorben ist«, von der Werner HEISENBERG (1941) spricht. Daß nun aber, wenn man die Kälte des Naturgesetzes in den Menschen selbst hineintrug, der Kopf erst recht zur Hitze entbrannte, ist weder verwunderlich noch unerwünscht. Daß dabei die alten Heere der totgesagten Dämonen, der bösen wie der guten Geister, sich neu erhoben, ist offenkundig und heute sozusagen gerichtsnotorisch beglaubigt. Aber auch die in der äußeren Form maßvolleren Streitigkeiten der Wissenschaft zwischen Mechanismus und Antimechanismus stammen im Grunde von dorther. Der große Kampf, der auch die Medizingeschichte bis heute erfüllt, würde sonst nicht solche Ausmaße haben. Denn die Fragen verstandesmäßiger Erkenntnis sind immer im Grunde moralische Fragen gewesen. Um was es ging, das war immer die menschliche Freiheit.

Nehme ich alles in allem, so meine ich, diese Konsultation über den Zustand der Dame Medizin mit der Empfehlung abschließen zu sollen, daß wir uns noch stärker als bisher dem Menschen zuwenden, nicht weil wir vom Erfolge befriedigt sind, sondern weil hier noch am meisten zu tun ist.

Der Begriff des Lebens

Über das Erforschliche und das Unerforschliche

Die leichteste Aufgabe, die wir uns unter diesem Thema stellen können, wäre, die Wandlung des Lebensgefühls festzuhalten und klarzumachen, wie ganz außerordentlich verschieden wir das Leben erleben. Man braucht ja nur einen Blick auf die Straße oder noch besser in das eigene Innere zu tun, um zu wissen: das Leben erleben wir nun nicht als das Harmonische, nicht als das Ganze, nicht als Gleichgewicht, nicht als Erfüllung, überhaupt nicht als das große Ja zum Dasein, welches einmal aus dem Worte klang – sondern als das Unvollkommene, die Dissonanz, das Desequilibrierte; als das gar sehr Ergänzungsbedürftige, das Leiden, das wir überwinden wollen, aber nicht können – durchaus viel mehr Nein als Ja, und kurzum: das Leben wäre zum mindesten doch eine große Gegenüberstellung, eine einzige Begegnung mit dem Tode, der einer unbekannt großen Anzahl, vielleicht Überzahl, von uns erwünschter ist als das Leben.

Vielleicht ist es aber als eine Voranzeige zu solchen Tatsachen zu betrachten, daß in den neuzeitlichen Naturwissenschaften, seit diese bestehen, auch eine wachsende Unsicherheit gegenüber dem Begriffe des Lebens besteht. Es gibt in der ganzen Welt keinen Hörsaal der Physik, in welchem die Mechanik den Begriff der Kraft anders definiert denn als das Produkt der Masse mit der Beschleunigung. Etwas Derartiges gibt es für den Begriff des Lebens nicht. Das ist nicht gut für den Lernenden. Denn der Lernende wird ein Nichtwissen stets respektieren; aber eine Unsicherheit des Lehrenden nimmt er, und mit einem gewissen Rechte, übel. Was aber ist der Grund davon? Wir sagen etwa, das Leben sei ein Geheimnis, fügen vielleicht hinzu, es müsse es am besten bleiben. Warum aber analysieren wir es dann, warum treiben wir biologische Forschung? Stehen wir dann im Laboratorium, sitzen wir über dem Buche, dann kommt der Augenblick, in dem wir sagen: das ist doch kein Leben, das ist nicht *das* Leben. Jetzt ist das Leben schon soviel wie der Gegensatz, vielleicht der unversöhnliche Widerspruch zur Wissenschaft. Das Wort Leben hat einen überquellenden Sinn, und wir werden uns vornehmen, keine Angst vor diesem Worte zu haben. Wir werden keine Selbstbeschränkung vornehmen gegen das, was die Dichter, die Philosophen und die Religionen mit diesem Worte bezeichnen. Wir werden nicht damit beginnen, daß im Hörsaal das Leben »natürlich nur biologisch« betrachtet werden solle, denn das wäre überdies nur ein gemeiner logischer Zirkelschluß, da wir so tun, als wüßten wir schon, wo die Grenzen liegen, und die eben wollen wir ja erst herausbekommen.

Ich beginne damit, die Antwort mitzuteilen, welche Immanuel Kant (1790) gegeben hat. Auch im achtzehnten Jahrhundert gab es bereits den Zwist der Mechanisten und Vitalisten. Das heißt derjenigen, welche meinten, das Leben müsse als eine Art Maschine erklärt werden und dies sei auch möglich, und jenen andern, welche lehrten, daß dazu eine besondere und zweckmäßig eingreifende Lebenskraft angenommen werden müsse. Der Grund aber dieses Widerstreits, so lehrte Kant, liege nun nicht in der Natur der Dinge, sondern in der Vernunft des Menschen selbst. Dies also wäre auch der Grund jener Unsicherheit. Die Folge aber dieser Auflösung des Problems ist erstens: unsere Beurteilung der Lebewesen *muß* eine in sich widersprechende sein, und zweitens: mit einer Aufhebung dieses Widerspruches ist niemals zu rechnen. Denn die Beschaffenheit der Vernunft ist unveränderlich. Die Folge ist Resignation.
Die geschichtliche Entwicklung seitdem scheint Kant recht zu geben. Denn der Streit der Parteien ging weiter und blieb ergebnislos. Man könnte höchstens sagen, die biologischen Forscher hätten eben nichts von Kant gelernt, indem sie fortfuhren, eine Frage zu stellen, deren Unbeantwortbarkeit schon längst bewiesen war. Dem steht entgegen, daß keine Resignation die Forschung aufhielt, daß sie von Erfolg zu Erfolg schritt und daß ein beachtenswerter Erfolg der Biologie sich in der Medizin gezeigt hat. Freilich: er zeigte sich ganz einseitig auf der Seite des Mechanismus und bestünde also selbst in einer großartigen Einseitigkeit. Allerdings ist es überhaupt unangenehm, den Wert der Wahrheit nur nach ihren Erfolgen zu beurteilen, und dann möchten wir auch fragen, was heißt hier Erfolg? Und immer begleiten die Biologie gewisse besondere Überzeugungen, die wir nicht beweisen können, gewisse grundlose Gewißheiten, welche doch eine Sonderstellung des Lebens in der Natur anzuzeigen scheinen. Eine von diesen ist die Gewißheit des Todes. Es gibt niemanden, der sie für sich oder andere bestreitet, so unbewiesen sie ist. Eine andere wäre, daß man

Lebewesen nicht machen kann. Um die Herstellung des Homunculus bemüht sich kein Biologe. Aus Physik ergibt sich die Herstellung von Maschinen, in der Chemie folgt auf die Analyse die Synthese; Leben aber erzeugen wir nur, indem wir leben, genauer: indem wir unsere Zeugungsorgane leben lassen. Daß wir allerdings das Leben vernichten können, von dieser Kunst haben wir große Erfolge wahrgenommen. Aber wir können es nicht machen, und diese Doppelstellung wird für unseren Begriff vom Leben noch von Bedeutung werden.

Indes hat sich gegenüber dem achtzehnten Jahrhundert die wissenschaftliche Situation doch beträchtlich verschoben. Was eintrat, ist nämlich eine gegenseitige Annäherung von Physik und Biologie. Nicht nur sieht man die Biologie sich der Physik mit steigendem Erfolge nähern, was wir als Physikalismus der Biologie bezeichnen können; es scheint mir auch das Umgekehrte stattzufinden und erlaubt zu sein, versuchsweise von einem Biologismus der Physik zu sprechen, und beides soll nacheinander an Beispielen besprochen werden.

Für den Physikalismus der Biologie liegen die dem Mediziner vertrauten Beispiele auf der Hand. Der Gesichtspunkt aber, unter dem sie hier betrachtet werden, sei vorausgeschickt. Immer zeigt sich, wie der Fortgang in zwei Schritten erfolgt. Beim ersten Schritt wird ein unverständliches, sinnloses Gebilde aufgeklärt; beim zweiten taucht das Rätsel des Lebendigen von neuem auf. Im Blick auf das Problem des Lebens kommt man also dem Ziele niemals näher. Das Bild der Forschung als Anmarsch auf einen entfernten Punkt der Landschaft erweist sich als unzutreffend, ohne daß wir uns im Grunde darüber wundern. Daher stammt jenes Bedürfnis, anstatt des Marsches auf ein Ziel das Bild einer Kreisbewegung zugrunde zu legen; um aber den Kreis zu schließen, müßten wir das jeweils Erforschte durch eine zusätzliche Hypothese ergänzen. Nicht ganz mit historischem, aber einigem traditionellen Rechte pflegt man die Entdeckung des Blutkreislaufs durch Harvey (1628) als den Anfang naturwissenschaftlicher Physiologie zu bezeichnen. Wo vordem Lebensgeister die Ursache der eigentümlichen organischen Bewegung waren, da verstehen wir jetzt den Blutkreislauf als ein Pumpwerk, welches eine Blutmenge weitertreibt, durch ein angeschlossenes Röhrensystem verteilt, wieder sammelt und zum Herzen zurückführt. Nichts anderes geschieht als bei einem städtischen Wasserwerk mit Kläranlage. Schon hier nehmen wir wahr, daß für den Forscher jener von KANT (1790) behauptete unvereinbare Gegensatz zwischen kausaler Erklärung und teleologischer, das ist zweckhafter, Beurteilung gar nicht erlebt wird. Es ist im Gegenteil nicht anders, wie wenn ein Laie ratlos in ein Uhrwerk blickt. Nachdem ihm aber der mechanische Zusammenhang erklärt wird, vermag er die Geschicklichkeit des Uhrmachers und das Genie des Erfinders zu bewundern. Nicht ein einziger der Naturforscher des siebzehnten Jahrhunderts war Mechanist in dem Sinne, daß er die göttliche Schöpfung geleugnet hätte, alle waren auch Theologen, und sie schieden sich nur etwa in Theisten und Deisten, also in solche, welche annahmen, daß Gott auch in seine geschaffene Welt erhaltend eingreife, und solche, welche annahmen, er habe sie gleich so vollkommen geschaffen, daß die Uhr von selbst weiterlaufe. In dem berühmten Briefwechsel zwischen LEIBNIZ (1715/16) und dem Newton-Schüler CLARKE ist diese physikalisch-theologische Dialektik vollständig durchgefochten worden. Wir sehen aber nichts von jener selbstentzweienden Antinomie zwischen der Erklärung des Verstandes und der Beurteilung der Vernunft.

Eine merkliche Verschiebung wird wahrnehmbar, als LAVOISIER kurz vor der Französischen Revolution den Sauerstoff und die Verbrennung entdeckt. Seitdem ist die lebenspendende Luft ein Gasgemisch, die lebenerhaltende Atmung eine Oxydation. Diesmal aber ist der Eindruck auf die Philosophen, und das ist die Gesellschaft der Gebildeten, umgekehrt. Die Entdeckung trägt nicht bei zu Ruhm und Rechtfertigung göttlicher Weisheit, sondern sie scheint zu beweisen, daß Laboratorium und Mensch selbst das können, was nur Gott und Leben gekonnt zu haben schienen. Den geschichtlichen Höhepunkt solcher Eindruckswirkung erblickt man mit Recht um das Jahr 1840, den Stichtag ⟨*bei*⟩ WÖHLERS (1828) Synthese des Harnstoffs aus Ammoniak und ⟨*Cyan*⟩säure. Auch auf einem anderen Gebiete, etwa dem der Reflexphysiologie, sieht man um diese Zeit den radikalsten Sieg des Mechanismus, von dem an alsbald wieder gegenläufige Bewegungen eintreten. Noch kurz vorher gab es etwas wie eine Kampflage, vor allem durch GOETHE, dessen Ohnmacht gegen die physikalische Schule offenbar geworden und zur Verdüsterung seines Alters beigetragen hatte. Der Vater der deutschen physiologischen Schule, Johannes MÜLLER, war in seiner Jugend noch Vitalist gewesen. Keiner seiner

Schüler, zu denen Helmholtz, Brücke, du Bois-Reymond und auch Carl Ludwig zählten, hat die Annahme einer Lebenskraft, einer vis formativa, vertreten, die dann nur noch vereinzelt, aber im strengen Sinne wirkungslos – wie durch Hans Driesch – gelehrt worden ist. Nun kommt die Zeit, in der man scheidet zwischen lösbaren Aufgaben und ewig verborgenen Rätseln, und solche sind nun: die Zeugung und Vererbung, die zusammen die Fortpflanzung ausmachen. Was mechanisch erklärbar ist, ist nicht das Leben, und was lebt, ist nicht mechanisch erklärbar. Diese Form der Resignation wird zugespitzt auf das Problem der Urzeugung. Es gibt sie nicht, denn: omne vivum ex vivo.[1] Pasteur hat sich jahrelang dem experimentellen Beweis dieses Satzes gewidmet. Nun aber bilden sich langsam neue Aussichten. Das methodisch Wesentliche an Mendels (1866) Untersuchungen war doch, daß eine statistisch-rationale Analyse erblicher Eigenschaften allem Verzichte zum Trotz möglich war. Und als Boveri (1887-1907) die Vorgänge der Kernteilung, die Karyokinese und die Chromosomen entdeckt hatte, da waren die Voraussetzungen geschaffen, die materiellen Träger der Vererbung zu bezeichnen. Man brauchte die Vererbung nur in ihre Teilfaktoren zu zerlegen, um die Wandlung in der Entwicklung, die Entstehung verschiedener Rassen aus einem Prinzip zu erklären. Diesmal also schien die Forschung wieder nicht haltmachen zu müssen vor dem, was man als schöpferisches Wunder hatte stehenlassen müssen. Gerade in dieser Richtung erfolgte der Fortgang.

Durch ein Zusammenwirken von Eiweißchemie, Infektionsforschung und Mikroskopie entsteht dann die neue Situation. Nämlich: daß der Begriff »lebend« aufgespalten wird in Teilbestimmungen wie »sich vermehrend«, »variabel«, »organisiert«. Es werden materielle Einheiten entdeckt, welche nur die einen dieser Teilbestimmungen haben und die anderen nicht. Jetzt wird zweifelhaft, welches Gebilde man als lebend bezeichnen soll und welches nicht; und der Unterschied zwischen Lebendem und Unbelebtem wird relativiert. Zuerst kam wohl die Untergrabung der Zelltheorie und der Gleichsetzung von Lebewesen und Organismus. Nachdem schon Driesch (1891, 1909) gezeigt hatte, daß aus dem Stück eines Organismus ein ganzes Tier sich wiederherstellen kann, wurde nun auch die Regeneration verstümmelter Protisten bewiesen. Aus

1 Alles Lebendige (entsteht nur) aus Lebendigem.

unbefruchteten Eiern konnte man durch Chemikalien oder bloßes Schütteln ganze Larven entstehen lassen: künstliche Parthenogenese. Während eine verbreitete Richtung die Behauptung aufrechtzuerhalten suchte, daß das Eigentümliche des Lebenden in seiner Ganzheit beruhe, drängte sich im Gegenteil die Fähigkeit zur Lebenstätigkeit auf kleine und immer kleinere Teilchen zusammen. Die Fähigkeit zur Vererbung mußte in den Chromosomen lokalisiert werden und wurde als »Gen« bezeichnet. Aber auch die Gene zeigten die Fähigkeit zur Variation durch thermische Wirkungen oder Elektronenbeschuß; es gab jetzt labile Gene. Die Virusforschung ergab, daß Gebilde, welche ebenso wie Parasiten, Protisten, Bakterien und Kokken vermehrungsfähig und ansteckend sind, nach Größe und Beschaffenheit sich überhaupt nicht anders von Eiweißmolekülen unterscheiden lassen als eben durch diese ihre vitalen Fähigkeiten. Gegen Erwartung und Forderung der Ganzheitstheorie und trotz Verzicht auf alles, was bisher als organismische Struktur bekannt war, zeigte sich jetzt, daß mit dem Herabsteigen zu den kleinsten und einfachsten Gebilden gewisse Eigenschaften des Lebendigen nicht verschwinden, und unter diesen Gebilden fanden sich die machtvollsten und gefährlichsten Feinde von Pflanzen, Tieren und Menschen.

Noch 1937 schreibt ein Forscher: Leben ist, was nicht mechanistisch erklärt werden kann. Aber 1935 machte Stanley die Mitteilung, es sei ihm gelungen, das Virus der Mosaikkrankheit der Tabakspflanze in kristallinischer Form darzustellen. Es bedeutet wenig, daß diese Eiweißkristalle nicht in allen Eigenschaften mit denen anorganischer Salze übereinstimmen. Wenn die Infektion und die Vermehrung des Virus auf der Wirtspflanze ein Lebensvorgang ist, dann ist der Satz »omne vivum ex vivo« im alten Sinne nicht mehr haltbar. Man stellt sich jetzt vor, daß das Virus als Gast den Wirt zwingt, nicht mehr sein arteigenes Eiweiß, sondern das des Gastes zu produzieren. Hat der Gast nur die Macht, so zwingt er den Wirt, nach dem Willen des Gastes tätig zu sein. Die Diskussion dieser Dinge lehrt, es gebe kein wissenschaftliches Mittel, anzugeben, wo Unbelebtes aufhört und Lebendes anfängt. Zwar sind willkürliche Stellungnahmen nicht ausgeschlossen, aber die Lage ist die, daß eine Methode zu einer konkreten Entscheidung nicht vorhanden ist und voraussichtlich niemals gefunden werden wird. Diese Lage hat eine erkenntnistheoretische Seite: man kann von einer Methode der sinnlosen Frage zwecks Aus-

scheidung bestimmter Möglichkeiten sprechen. Will man sich bei dieser erkenntnis-theoretischen Methode nicht beruhigen, dann kann man auch darauf verweisen, daß genau dieselbe Situation bei andern Gegenständen der Naturforschung angetroffen wird. Darum möchte ich noch auf ein eigenes Forschungsgebiet, nämlich die Analyse der willkürlichen Bewegung und der sinnlichen Wahrnehmung hinweisen. Auch hier ergab sich nämlich, daß es niemals möglich ist, eine räumliche oder eine zeitliche oder eine energetische Grenze anzugeben, an welcher die biologische Tätigkeit des Organs aufhört und die physikalische Wirkung anfängt. Daraus ergibt sich, daß eine analytische Trennung von Umwelt und Innenwelt bei biologischen Akten grundsätzlich nicht möglich ist. Sie machen eine gleichsam astrologische Einheit aus.
Jetzt ist der Grund einsehbar, warum jenen zusätzlichen Hypothesen in der Geschichte der Biologie ein geringer Wert zukommt. Wir meinen die »Lebenskraft« des Vitalismus, den Ganzheitsbegriff einiger theoretischer Biologen, die psychophysische Kausalität in der Vulgärbiologie und die Begriffe der »Regulation« und der »Anpassung«, die ein verhältnismäßig legales oder wenigstens toleriertes Leben aus der Zeit des Darwinismus und der Reflexphysiologie bewahrt haben. Ihre Ausscheidung aus der Biologie fällt zusammen mit jener allmählichen Beseitigung des methodischen Unterschiedes zwischen dem Denken der Biologie und dem Denken der Physik.

Wenn wir es wagen, nunmehr von einem Biologismus in der Physik zu sprechen, so kann es aus Gründen der Zuständigkeit dabei nur als Frage und Hinweis geschehen. Es handelt sich nicht darum, daß eine stoffliche Identität lebender und nicht lebender Gebilde in allgemeiner Form behauptet werden könne. Es sind vielmehr methodische Analogien und zunehmende Übereinstimmungen in den Axiomen, auf welchen das Forschen beruht und mit welchen es arbeitet. Besonders durch Mittasch (1940) ist daran erinnert worden, daß Robert Mayer schon zu der Zeit, als er sein Gesetz von der Erhaltung der Kraft aufstellte, davon beunruhigt war, daß in der Natur wichtige und für Organismen entscheidende Ereignisse in dem ersten Hauptsatz der Wärmetheorie nicht dargestellt werden können. Damals war die Katalyse entdeckt worden, und sowohl die explosive Auslösung wie ihre Hemmung kann nicht durch einen Grundsatz erfaßt werden, in dem die

Zeitgestalt des Vorganges nicht determiniert ist. Auch der von CARNOT (1824) und CLAUSIUS (1850, 1864, 1867) aufgestellte Entropiesatz enthält keine Aussage darüber, wann die Umwandlungen der Energie einen bestimmten voraussehbaren Endzustand erreichen werden. Aber doch hat der Begriff des »Wärmetodes« eine biologische Analogie in der Physik sichtbar gemacht: ihrem Weltbild wird so ein historisches Moment hinzugefügt, das sonst nur den Lebenserscheinungen eigen ist. Es sind Anzeichen vorhanden, daß eine sehr viel einschneidendere Bedeutung eines Tages aber jenem Begriffe der Aktion oder der »kleinsten Wirkung« zukommen wird, der zuerst 1707 bei LEIBNIZ nachweisbar ist und der in der Folge von MAUPERTUIS (1746), HAMILTON (1834) und in Varianten von GAUSS (1829) und HERTZ (1854) benutzt wurde. Seine physikalische Realität hat er bekanntlich in den Quanten durch Max PLANCK (1900) erhalten. Wir schreiben diesen Ausdruck als das Produkt von Energie mal Zeit; und diesmal ist also die Zeit der integrierende Faktor des Vorgangs. Gleichviel, ob man darin eine teleologische Form der Physik bereits erreicht glaubt oder nicht, entscheidend wird doch bleiben, daß in den Integralgesetzen der Physik Vergangenheit und Zukunft in der gleichen Weise zur vollständigen Bestimmung gehören, wie dies in der Darstellung aller und insbesondere auch der morphologischen Lebenserscheinungen selbstverständlich ist. – Im gleichen Sinne kann aber die Entwicklung des Relativismus von seiner Form bei NEWTON zu der bei Ernst MACH und weiter über EINSTEIN und HEISENBERG herangezogen werden, um klarzustellen, daß die gegenseitige Vertretbarkeit zeitlicher und räumlicher, dann aber auch energetischer und lokalisatorischer Messungsgrößen besagt, es sei mit der Relativität jeder physikalischen Darstellung die willkürliche Wahl eines Standpunktes dieser Darstellung notwendig verbunden, sobald eine konkrete Aussage über einen Naturgegenstand gemacht werden soll. Diese Standpunktswahl bezieht sich dann aber nicht etwa nur auf die Überführung einer Darstellungsweise in eine andere, sondern auf den Akt des Beobachtens selbst. Der Beobachter muß den Vorgang bereits stören, um ihn beobachten zu können, und dieser sogenannte Indeterminismus zusammen mit dem Relativismus der Physik hat die Einführung des Subjektes in das physikalische Weltbild erzwungen.

Die Wissenschaft von lebenden Wesen hat es mit Objekten zu tun, welche selbst ein Subjekt enthalten. Wagen wir es, die neuere

Entwicklung der Physik auf dem Wege zu eben einer solchen Einführung des Subjektes ins Objekt zu erkennen, dann ist die Behauptung berechtigt, daß die Einheitlichkeit der Naturbetrachtung zunimmt, und zwar durch eine Annäherung von beiden Seiten. Indem aber diese Einheitlichkeit zunimmt, nimmt der ältere Anspruch der Naturwissenschaft auf Weltbildlichkeit und Universalismus ab. Er ist jetzt nicht nur unerfüllbar, sondern er wird falsch. Unter Verzicht auf das Ideal des Weltbildes sollen sich nun dafür einheitliche Grundlagen, wie man forschen könne, bilden. Eine solche Grundlage der Forschung, welcher die nächste Zukunft gehört, zeigt bereits jetzt, daß die unwandelbare Stellung, welche KANT (1781) dem Raume, der Zeit, der Intensität und der Kausalität zugesprochen hatte, nicht zu Recht besteht. Sein Apriorismus sagt nicht mit Unrecht aus, es komme darauf an, was man in den Wald hineinruft, um ein Echo zu bekommen. Es ist nicht falsch, daß wir die Eier finden, die wir selbst versteckt haben. Aber wir können auch anderes in den Wald rufen als die Kategorientafel, anderes verstecken als Eier. Jene Verschiebungen in der biologischen Forschung lassen auch einiges erkennen, was eine solche Wandelbarkeit der Grundbegriffe anzeigt. Und es ist doch von großem Gewicht für Fragen, die wir uns nicht im Raume der Wissenschaft, sondern im unwissenschaftlichen Leben stellen müssen, wenn in der Biologie der Unterschied zwischen Leben und Tod ein relativer wurde, da sich zeigte, daß der Übergang vom einen zum andern zwar wohl in Sprüngen, aber doch in kontinuierlichen Sprüngen erfolge. Der Satz »natura non facit saltus«[2] – das Kontinuitätsprinzip – ist dann für Tod und Leben eben dadurch gültig geworden, daß wir eine sprunghafte Kontinuität erkannt haben. Und ganz ebenso paßt dazu, wenn wir verstehen, auch die Grenze zwischen Organismus und Umwelt, zwischen vitaler Aktivität und physikalischer Umwelt sei nicht lokalisierbar, sondern nur eine unvermeidliche Fiktion des Betrachters. Auch der Tod ist nur mehr als bedingt notwendig zu erkennen, seitdem wir durch CARREL (1910, 1938) über die Nichtsterblichkeit der Gewebskulturen belehrt worden sind.[3] In der Biologie von Leben und Tod, in der Relativierung der Grenze zwischen beiden, in der

2 Die Natur macht keine Sprünge.

3 Dies hat Curt OEHME (1944), die Ideen von WEISMANN (1892a, b) ausbauend, gezeigt in seiner Heidelberger Akademie-Rede »Über Altern und Tod«.

Einsicht, die Notwendigkeit des Todes sei nur eine bedingte, wird nun freilich eines der menschlichsten aller Interessen berührt. Die Erinnerung an die eigene Geburt, die Voraussicht des eigenen Todes sind uns ja ebenso verhüllt wie offenbar gewiß. Die »Materie« der klassischen Physik besitzt weder Gedächtnis noch Voraussicht. Das höchst entwickelte Lebewesen aber beides, wiewohl in Grenzen. Zwischen jener Unbewußtheit in der Zeit und dieser Herrschaft des Bewußtseins über die Zeit müssen wir nicht weniger Stufen des Überganges erwarten wie zwischen toter und lebender Substanz. Wo nun etwas erinnert wird, da geschieht es, daß, was im Raume war, in zeitliche Gegenwart übersetzt wird. Raum wird durch Zeit ersetzt. Wo ich in Voraussicht eines räumlichen Zustandes handle, der in der Zeit erst folgen wird, da wird Zeit durch Raum ersetzt. Wir haben nun gelernt, daß unsere Sinnesorgane in der Tat so arbeiten, daß Raum durch Zeit ersetzbar ist, und daß unsere Bewegungsorgane so tätig sind, daß Zeit durch Raum ersetzt wird. Die materiellen Grundlagen sowohl des Gedächtnisses wie der Voraussicht entziehen sich nun nicht mehr unserem Verständnis, aber unter der Hand bereitet sich damit eine Wandlung der allgemeinen Grundlagen selbst vor.

Diese zeigt, daß in der Wissenschaft vom Menschen die Wahl des Fragens und die Natur des Gegenstandes nicht so unabänderlich unfrei sind, wie JASPERS dies jüngst zu sagen schien.[4] Zwar hat er stark die Würde und das hohe Gut der Freiheit des Menschen betont. Aber mit dem besonderen Hinweis auf den Erlaß bestimmter Staatsgesetze, die wissenschaftlich schlecht oder falsch begründet waren, gelangt er zu dem Satz, daß wir in der Wissenschaft nicht frei sind. Mir scheint nun, die Wissenschaft sei nicht nur Begegnung, sondern Umgang. Sie findet ein Objekt nur, indem sie es auch gestaltet. Auch die experimentelle Biologie handelt, operiert, amputiert, arrangiert Bedingungen, muß Vorgänge stören, ja sogar vergewaltigen. Und insoferne sie hier frei ist, ist sie auch verantwortlich, und bei ihren Begriffen ist es nicht anders. Jeder Begriff ist ein Angriff. Die Natur schlägt zurück, und zuweilen schlägt sie im Zorne zurück. Das eben ist es, was jene Einführung, besser gesagt jene Anerkennung, des Subjektes im Objekte der Wissenschaft und in *jedem* ihrer Objekte bedeutet. Ein Beispiel

4 Nämlich: in seiner Rede über die »Erneuerung der Universität« (1945); es handelt sich im besonderen um eine Stelle auf S. 72.

dafür ist nun auch jene Entfernung des Gottesbegriffes aus der Naturwissenschaft gewesen, deren Konsequenzen nicht mehr so ganz unsichtbar geblieben sind, wie sie es waren. Jene Erkenntnis, daß wir Leben vernichten, aber nicht machen können, besagt doch, daß wir nach der einen Seite unfrei und nach der andern frei sind. Aber die Seite der Unfreiheit – daß wir das Leben nicht machen können – ist gerade die, auf welcher damals Gott gestanden hatte. Und die Seite der Freiheit gerade die der menschlichen Wissenschaft. Wo aber ist die Grenze? Nicht ist die Grenze eine Schranke des Erkenntnisvermögens, dessen Ausdehnung unabsehbar ist. Sondern die Grenze ist jener Takt, den wir wohl besser als Ehrfurcht vor dem das Leben Hervorbringenden bezeichnen.

Ich habe nun versucht, den Begriff des Lebens in der Biologie nach seinem heutigen Stande flüchtig zu kennzeichnen. Es sind nur Vorerwägungen. Über den Sinn des Lebens war damit nichts gesagt, und wir halten uns offen zu dem, was die Dichter, die Philosophen und die Religionen darüber wissen; so geht es meistens, wenn Biologen sich unterhalten. Als ich vor vielen Jahren mit einem unserer bekanntesten Physiologen bei einem Kongresse zu Tische saß, kamen wir auf die Frage nach dem *Sinn des Lebens.* Er vertrat die Ansicht, der Sinn des Lebens sei das Leben, also die Erhaltung des Lebens. Ich aber vertrat die Ansicht, der Sinn des Lebens sei das Opfer des Lebens. Dieser Meinung bin ich auch heute, doch wußte ich zu jener Zeit noch nicht, wie schwer das zu begreifen, und wie noch viel schwerer es ist, danach zu handeln. Noch kürzer und einfacher ist die Antwort, die ich einer anderen Reminiszenz entnehme. Ein alter Freund von mir hatte in einem Institut für junge Damen einen Vortrag über das Leben gehalten. Nachdem er geendigt, frug eine der Hörerinnen:
»Herr Professor, was ist denn aber der Sinn des Lebens?« Die Antwort war:
»Der Sinn des Lebens ist die Liebe«,
worauf die Vorsteherin einwarf:
»Der Herr Professor meint natürlich die christliche Liebe.«
Worauf mein Freund antwortete:
»Nein, ich meine die Liebe in jedem Sinne.«
Wir haben erfahren, daß das Leben eine besonders optimistische Einschätzung nicht verdient. Die eigentümliche Unsicherheit aber der neuzeitlichen Naturwissenschaft dürfte wohl daher kommen,

daß sie den Gottesbegriff aus Wissenschaft und Biologie entfernt und durch ein geschlossenes Naturbild, eine Art Weltanschauung zu ersetzen versucht hat. So etwas gibt es nicht und ist nicht möglich. Zwar scheint eine derartige Annäherung zwischen den Grundbegriffen der Physik und der Biologie einzutreten, daß man mit einer einheitlichen wissenschaftlichen Haltung wohl rechnen darf, so daß jene Begriffsunsicherheit beseitigt werden wird. Aber ein Weltbild entsteht dadurch nicht, und einen eigentlichen Begriff des Lebens gibt es auch nicht.

Da wir jetzt wissen, daß ein prinzipieller Unterschied zwischen Lebendem und Nichtlebendem nicht feststellbar ist, und eine Grenze zwischen Leben und Tod nicht wissenschaftlich sinnvoll erfragt werden kann, verstehen wir auch hier besser, was es heißt, das Leben sei eigentlich ein beständiges Sterben, Opfer und Wandlung zu neuem Leben hin. Dieser Einsicht setzt die Wissenschaft keinen Widerstand entgegen, ja sie ist geeignet, uns zu nötigen, damit Ernst zu machen.

Einen Begriff des Lebens gäbe es also eigentlich nicht. Er fiele zusammen mit dem der Natur. Daraus ist zu lernen, daß auch der Sinn des Lebens, den wir, da es nun einmal soviel mehr Haß gibt, in der Liebe, und gewiß in einer trotzigen Liebe, sehen – daß auch dieser Sinn nicht feststellbar ist. Denn dieser Sinn ist eigentlich eine Forderung, auch ein Geschenk; eine Passion, auch eine Hoffnung. Man kann den Sinn des Lebens also nicht direkt aussagen, aber man kann ihn sonnenklar erfahren und erleiden. Und das ist dann wohl dasselbe, was wir meinen, wenn wir von der Unsterblichkeit oder dem ewigen Leben reden.

Anonyma

Vorwort

Diese Aufzeichnungen möchten ihren Leser nicht belehren, sondern in einen Zustand versetzen, der ihn belehren kann. Sie scheinen schwierig zu verstehen und Gedankenarbeit zu fordern, um verstanden zu werden. Aber nicht dies ist es, was ich hier unter Verstehen verstehe. Wenn der Leser aber Einfälle bekommt, Einwendungen erhebt, abschweift und widerspricht, so ist es das, was ich unter Verständnis meine.

Wenn ein Mensch nie lügen würde, so wäre er kein Mensch; und wenn einem Menschen alles geglaubt würde, dann wäre alles wahr, das Wahre und das Gelogene.

Die Einfälle und die Einwendungen des Lesers machen also zusammen den Gebrauch dieser Lektüre. Freilich, er kommt um die Art meiner Darstellung nicht herum. Die Autoren, im Nachgefühl ihrer Anstrengung, verlangen oft, man müsse das Ganze in einem Zuge, womöglich in einer Nacht und dann gleich noch einmal lesen. Sie tun das im Glauben, sie hätten ein System zu bieten, in dem Anfang, Mitte und Ende sich gegenseitig tragen und nur das Ganze aus Teilen sich gegenseitig beweise. Der Zauber, der vom Kristall ausgeht, ist dem System eigen. Ich glaube, daß er meiner Aufzeichnung fehlt. Sie ist auch noch nicht überarbeitet, und sie könnte nur gereinigt und, wie die Chemiker sagen, umkristallisiert werden, wenn die Anmerkungen und Ausführungen, die ich vorhabe, gemacht werden. Diese sollen nämlich zeigen, wie einzelne Sätze gemeint sind.

Man muß bedenken, daß die wesentlichen Dinge in der Sprache sehr schwer auszudrücken sind. Es sind nämlich nicht eigentlich Gedanken, die ich hier aussprechen möchte; dafür ist die Sprache unserer Zeit, unseres Volkes gar nicht ungeeignet. Sondern ein Wesen will sich enthüllen, und dafür ist diese Sprache nur eines von verschiedenen Mitteln und vielleicht nicht das bequemste. Ein Experiment im Laboratorium, eine Krankenbehandlung, eine Krankengeschichte, ein Gedicht vermag das vielleicht besser. Aber die verschiedenen Methoden können sich gegenseitig unterstützen und kritisieren – jede ist eine Stimme in der Unterhaltung.

Unter diesen Umständen erhält das nun Folgende auch noch keinen Namen. Ich wüßte einen, aber sein Gebrauch ist mir versperrt, denn Leibniz (1714) hat ihn geschaffen: die Monadologie. Der Titel wäre also nicht von mir, und ich bin nicht LEIBNIZ. Einige geniale Männer haben Schriften verfaßt, die sie Symposion nannten. Aber sie sind alle hinter dem PLATONS weit zurückgeblieben. Vestigia terrent. So wähle ich als Titel: Anonyma (Scriptura).

Ich riskiere einen Monolog und wage dabei zu lügen, wissend, daß die Irrtümer eigentlich immer Lügen sind, und vertrauend, daß sie im Dialog an den Tag kommen.

Breslau, im Dezember 1944.

Inhalt

1. Das Grund-Verhältnis

Ein Psychologe erzählte folgende wahre Geschichte: Ein Kind fragt: Mutti, wer hat denn die Welt gemacht? Die Mutter: Der liebe Gott. Das Kind: Aber wer hat denn den Gott gemacht? Die Mutter: Da mußt du den Vater fragen. Das Kind: Vater, wer hat den Gott gemacht? Der Vater: Du bist ein kleiner Metaphysiker. Das Kind: Und du bist ein *Krokodil*.

Es ist ein berechtigtes Anliegen des Lernenden, daß er fragt, welchen Grund die Dinge in der Natur haben. Ein Kind fragt: Mutter, warum fällt der Mond nicht herunter? Wenn dann die Mutter antwortet: Da mußt du den Vater fragen, dann hat sie bereits das Bedürfnis der Wissenschaft anerkannt. Es ist möglich, daß die Himmelsmechanik, die Astronomie später dem Lernbegierigen eine ihn befriedigende Antwort gibt. Es ist aber nicht wahrscheinlich, daß die weitere Frage, warum denn z. B. die Tiere und Menschen alle sterben müssen, in befriedigender Weise beantwortet wird.

Aus solchen Geschichten ist viel zu lernen. Wir entnehmen daraus soviel: es gibt notwendige Fragen, die man notwendig nicht beantworten kann. (So etwa wenigstens hat KANT [1781] sich ausgedrückt.) Jedenfalls gibt es Dinge, bei denen die Frage »warum?« nicht beantwortet werden kann. Wenn Gott *Alles* gemacht hat, dann kann man nicht fragen, wer Gott gemacht hat.

Ich behaupte nun, daß wir bei den lebenden Wesen in einer ähnlichen Lage sind. Die Physik setzte voraus, daß das erkennende Ich einer Natur gegenübergestellt sei; die Natur ist dann ein Gegenstand für die Erkenntnis. Man kann ihr beantwortbare Fragen stellen; man darf nur nicht fragen, wer die Natur im *Ganzen* gemacht hat. Bei den Lebewesen dagegen kommt man bei jedem *Einzelnen* in die Lage, nicht verstehen zu können, wie es entstehen, bestehen und vergehen könne.

Der Grund dafür ist der, daß wir selbst ein Lebewesen sind, und ferner der, daß wir mitsamt allen Lebewesen *uns in einer Abhängigkeit befinden, deren Grund selbst nicht Gegenstand der Erkenntnis werden kann.*

Ich sage also nicht, daß man die Lebewesen nicht erkennen könne, sondern nur, daß man den *Grund* unserer selbst und aller anderen Lebewesen nicht erkennen könne, weil wir und alle anderen in einem Verhältnis der Abhängigkeit von diesem Grunde stehen.

Das bei unserer Arbeit in der Biologie (und Medizin) herrschende Verhältnis ist also das Verhältnis *zu* einem *Grunde*, nicht das Verhältnis *zwischen* den *Dingen* (wie z. B. zwischen Stoß und Wärme). Wir werden dieses Verhältnis in der Lebenswissenschaft kurz als *»Grund-Verhältnis«* bezeichnen. Wir müssen uns in der Biologie *im* Grund-Verhältnis *bewegen*, nicht den Grund selbst *erkennen*. Das ist auch in dem Satze enthalten: Um Lebendes zu erkennen, müssen wir uns am Leben beteiligen.

2.

Man kann sich Dinge vorstellen, die keine andere Bestimmung haben als die, daß sie da sind. Alle Aussagen über solche Dinge erfolgen durch das Wort »ist«; das Verbum »sein« reicht aus zur Mitteilung meiner Erkenntnisse. Bei einem Lebewesen würde man mit solchen Aussagen über alles hier Wesentliche nichts sagen. Man ist zu der Vermutung versucht, daß die Ist-Aussage eigentlich hier eine nichtssagende sei. Betrachte ich mich oder ein anderes Lebewesen, dann ist viel wesentlicher als mein Dasein mein Leben. Als Lebender aber sage ich nicht »ich bin«, sondern: ich *möchte*, oder ich *will*, oder ich *kann*, *muß*, *darf*, *soll;* oder ich will, darf usw. alles dieses *nicht*.

a) Ontische und pathische Existenz

Während also bei der ersten Klasse von Gegenständen (es könnten Steine oder Regentropfen sein) die Ist-Aussage alles aussagt und auch genügt, sind bei der zweiten Klasse von Wesen, die wir Lebewesen nennen, eine Reihe von Ich-Aussagen wesentlich, welche überdies auch in der Verneinung bedeutungsvoll sind und gar keinen Ist-Charakter haben. Wir werden die Existenzweise der ersten Klasse als *ontisch*, die der zweiten als *pathisch* bezeichnen. Das Wort ontisch soll ausdrücken, daß das nackte Sein entscheidet, während das Wort pathisch andeutet, daß hier die Existenz weniger gesetzt als vielmehr *erlitten* wird, wie es auch schon (vgl. Kap. 1) aus der *abhängigen* Stellung im Grund-Verhältnis erkannt wurde.

b) Das Pathische ist nicht ontisch

Wenn ich sage, daß ich etwas will, so enthält dies geradezu die Konstatierung, daß das Gewollte *nicht ist.* Wenn ich sage: ich kann, dann ist ebenfalls darin enthalten, daß das, was ich kann, nicht ist; und ebenso in allen übrigen pathischen Aussagen. Wir kommen zu der weiteren Feststellung, daß die pathischen Aussagen etwas Nicht-Seiendes betreffen; daß also allgemein *das Pathische ein Nicht-Ontisches ist.*

c) Das Pathische ist personal

Versucht man, die pathischen Aussagen von dem Subjekte »ich« zu lösen, so findet man bald, daß man das »ich« ohne weiteres durch »du«, »er«, »wir« usw. ersetzen kann. Dagegen wird der Satz sinnlos, wenn man ihn von leblosen Dingen braucht: ein Stein, also ein »Es«, will nicht und soll nicht. Wir entnehmen dem, *daß das Pathische immer einen persönlichen* (subjektgebundenen) Charakter hat.

3. Das Antilogische (Begegnung, Ereignis, Werden)

Während die leblosen Gegenstände immer irgendwo sind und sich irgendwie *verhalten,* kann man bei den Lebewesen sagen, daß sie etwas oder einander *begegnen.* Dabei ist ein Erlebnis möglich, welches man beschreiben kann, indem man sagt, etwas sei uns gegeben, tauche auf, so daß wir es plötzlich haben, als sei es wie aus vulkanischem Krater aus dem Unbekannten, nicht für uns Vorhandenen herausgeschleudert, oder als ob es sanft überfließe wie aus einer langsam aufsteigenden Quelle; so wie angetane Gewalt oder so wie empfangenes Geschenk; als neues und einmaliges tritt ein *Ereignis* ein. Die originalsten und wesensmäßigsten Ereignisse, die so erlebt werden können, sind Geburt und Tod.

Geburt und Tod, als Übergänge von Nicht-Sein zu Sein und von Sein zu Nicht-Sein können wir aber nur als Grenze zwischen zwei Zuständen, als ein *Werden* verstehen, und diese beiden Ereignisse sind sowohl widersprechende wie auch zusammengehörende Bestimmungen des Lebens. Überhaupt ist das Leben ein sinnvoller Widerspruch. Denn Leben ist Werden. Werden aber ist die Wesensbestimmung, in der etwas weder *ist* noch etwas *nicht ist,* sondern ein Sein gerade eben verliert und zugleich ein Sein gerade bekommt. Das Werden enthält immer diesen logischen Widerspruch, und daher ist das werdende Leben ein Widerspruch in sich, ist, wie wir sagen wollen, *antilogisch.*

Begegnung, Ereignis, Werden gehören zusammen und haben den markanten und erregenden Charakter der Antilogik. Wir müssen die Antilogik vollständig von der Logik trennen. Denn in der Logik hebt die Negation eines wahren Satzes die Logik nicht auf, sondern bestätigt sie. Der Widerspruch zwischen A = A und A = non A bestätigt, ja konstituiert die Logik, indem nur der eine Satz wahr und der zweite nicht wahr sein kann. Ein antilogischer Sachverhalt ist aber ein solcher, in welchem sowohl eine Aussage wie ihre Verneinung wahr sind, und dieses Verhältnis ist sogar konstitutiv für die Lebenswirklichkeit. Denn Leben ist ein sinnvoller Widerspruch. Wenn ich z. B. sage »ich werde ...« und zugleich sage »ich vergehe ...«, dann ist beides wahr. Es sind beliebig viele Beispiele aus dem Tatsachengebiet der Zeugung, Entwicklung (Vereinigung, Teilung), der motorischen Handlung, der Sinneswahrnehmung aufzählbar, welche den Charakter des Werdens, damit des sinnvollen Widerspruches, also der Antilogik besitzen. *Immer ist das Lebendige ein veränderliches Gleichbleibendes – wie der Mensch.*

4. Einführung des Subjektes und der Subjekte

Es kostet keine besondere Anstrengung einzusehen, daß ein Mensch ein widerspruchsvolles Wesen ist. Wir fühlen deutlich, daß ein widerspruchsloser Mensch gar keiner wäre. Dagegen empfinden wir einen nicht leicht überwindbaren Widerstand bei der Zumutung, in der Wissenschaft den Widerspruch gegen die Logik zuzulassen. (Wenn wir die Widersprüche eines Menschen etwa als bedauerliche Unvollkommenheit auffassen, würde die Widerspruchsfreiheit der Wissenschaft eine Orientierung, eine Anlehnung oder einen Haltepunkt bedeuten.) Der ganze Wahrheitswert, das ganze Arbeiten an der Wissenschaft erscheint vernichtet, wenn

wir den Widerspruch in ihr zulassen. Das Wesen des Menschen und die Wissenschaft erscheinen so unvereinbar, daß wir fürchten, zwischen den beiden wählen zu müssen.
Die Auflösung dieser Schwierigkeit ist aber die folgende: Wenn wir zugeben, daß es in der Welt *mehr als ein* Lebewesen gibt (schon zweie genügen für diese Beweisführung), dann müssen wir auch zugeben, daß diesen verschiedenen Wesen auch Verschiedenes begegnet; denn wenn für sie alles identisch wäre, dann wären sie eben keine verschiedenen Wesen. Wenn andererseits beide nicht derselben Welt angehörten, würden sie einander auch nicht begegnen und nichts voneinander wissen. Die Tatsache zweier Lebewesen in einer Welt beweist also sowohl die Gleichheit wie die Verschiedenheit des Verhältnisses der Wesen zur Welt. Es ist also notwendig, daß *dieselbe* Welt *verschieden* erscheint. Es ist ferner notwendig, daß einem Wesen, welches sich verändert, dieselbe Welt verschieden erscheint. Und was für die Erscheinung (z. B. die Wahrnehmung) gilt, das gilt auch für das Tun oder Wirken. (»Wenn zwei dasselbe tun, ist es doch nicht dasselbe.«)
Die Antilogik ist also kein zufälliges Merkmal, sondern eine notwendige Folge und ein konstitutiver Inhalt einer mehr als ein Lebewesen enthaltenden Welt oder auch eines veränderlichen Lebewesens in der Welt. Man faßt diese beiden Unterfälle in dem Satze zusammen, daß *eine Welt mit Subjekt antilogisch sein muß.* Man kann diese Erkenntnis nicht gewinnen, wenn man das Subjekt leugnet. Sie wird notwendig, wenn man das Subjekt in die Welt »einführt«; richtiger: das Subjekt anerkennt.

5. Monaden

Wir nehmen also ausdrücklich *nicht* (wie der Physiker: vgl. Kap. 1) an, daß die Natur dem Ich gegenübergestellt ist, sondern daß Ich (das »Subjekt«) in der Natur ist, zu ihr gehört. Die antilogische Struktur einer solchen subjekthaltigen Natur (oder »Welt«) hat uns darüber belehrt, daß es in der Natur der Subjektivität liegt, sowohl *dasselbe* zu sein, als auch *veränderlich* (also nicht dasselbe) zu sein. Es ist dann eine untergeordnete Frage, ob wir mehrere Subjekte in einer Welt oder ein veränderliches Subjekt in einer Welt uns vorstellen. In jedem Falle ist die Struktur eine antilogische und zugleich subjekthaltige. Die Schwierigkeit, welche das Antilogi-

sche dem Denken bereitet, wird durch die Anerkennung des Subjektes gelöst.
Wir anerkennen aber auch ein gewisses Recht, sich diese Dinge auch einigermaßen anschaulich vorzustellen, da ein unanschaulich Gedachtes sehr schwierig, vielleicht streng genommen unmöglich ist. Unsere Vorstellung muß also dem Verlangen genügen, eine Mannigfaltigkeit von Subjektivität in der Natur darzustellen. Dem würden am besten also selbständige Einzelwesen entsprechen, und wenn wir nach konkreten Vertretern solcher Einzelwesen in unserer Erfahrung suchen, so sind es natürlich die Lebewesen. Wir wollen also die Annahme machen, die empirischen Lebewesen seien einfach die vorläufig greifbarsten Repräsentanten jener Wesen, auf welche unsere Überlegungen über das Grundverhältnis (Kap. 1), das Pathische (Kap. 2), das Antilogische (Kap. 3) und die Subjektivität (Kap. 4) hingewiesen haben. Um aber diesen durch die Lebewesen repräsentierten Einzelwesen auch einen Namen zu geben, bezeichnen wir sie probeweise und in Anlehnung an Leibniz (1714) als *Monaden.* Ihre Art zu existieren, ist in den vorhergehenden Kapiteln bereits umrissen. Eine genauere Untersuchung, die wir aber erst später vornehmen, wird zeigen, daß die Monaden sich vom Naturbegriff der klassischen Naturwissenschaft wesentlich unterscheiden, und daß man im Verhältnis zu diesem Begriff auch eine Anzahl *negativer Aussagen* über die Monaden machen kann. Solche sind: Monaden sind nicht im Raum, nicht in der Zeit, sind nicht zählbar, nicht meßbar, nicht vertretbar, nicht teilbar. Vielmehr sind sie pathische, antilogische Subjektivitäten.

6. Biologischer Akt

So wie die konkreten Lebewesen die Monaden repräsentieren, so kann man umgekehrt sagen, daß die Monaden die Urbilder der Lebewesen sind. Hat man nun das Wesen der Urbilder erkannt, dann erhellen diese auch das Wesentliche an den Nachbildern, z. B. den Organismen. Es wird dadurch erkennbar, was an den Organismen wesentlich und unwesentlich ist. Das Wesentliche ist das Monadische an ihnen, und, wie sich zeigen wird, ist dies eben das Lebendige an ihnen.
Die Hauptsache beim Umgang mit Lebewesen ist, daß wir empfänglich für ihren pathischen Charakter bleiben. Das gilt für den

Forscher wie für den Arzt. Diese Empfänglichkeit ist zugleich ein Tätigsein. Man kann nicht sagen, die pathische Existenzweise sei die passive; sie ist zugleich ebenso eine aktive, und es hängt nur von der Beleuchtung ab, ob wir diese pathische Existenzweise jetzt eben passiv oder aktiv nennen. Denn letzten Endes ist das Pathische nur ein Ausdruck der schlechthinnigen Abhängigkeit alles Lebenden von einem Grunde, der selbst nicht Gegenstand werden kann – des Grundverhältnisses (Kap. 1). Nun haben wir, um das Pathische zu erläutern und dem Ontischen gegenüberzustellen, einige besondere Arten aufgestellt, die sicher gerade der Existenzweise der Lebewesen abgelauscht waren: das will, darf, kann, soll, muß u. dgl. Bezeichnend ist hier zunächst eine unbeschreibliche Unruhe. Eine Ordnung, Regel oder System fehlen noch ganz. Es wäre unzutreffend, diese Unruhe als Bewegung im mechanischen Sinne zu fassen, denn ein Lebewesen kann sich lange Zeit unbewegt verhalten. Der tiefere Grund der pathischen Unruhe ist der, daß ein Lebewesen nicht in sich ruht, sondern zugleich dasselbe und doch ein sich änderndes, also ein werdendes Wesen ist. Diese seine Antilogik macht seine Unruhe aus. Diese widerspruchsvolle Unruhe erscheint nun bei jeder Begegnung, jedem Umgang von Lebendem mit Lebendem. Wir sagten soeben: Empfänglichsein ist immer auch Tätigsein – hier ist sie, diese widerspruchsvolle Unruhe. Es sieht zwar so aus, als könne man jeweils nur entweder etwas fühlen oder etwas tun, entweder wahrnehmen oder handeln, entweder denken oder wirken, entweder schlagen oder geschlagen werden. Aber leben würde man nie, wenn man nur das eine und nicht auch wieder das andere täte, und da beides zusammen das Leben ausmacht, so fassen wir es, vom Standpunkt des Lebens aus, in Eines zusammen und nennen es einen *biologischen Akt.* Biologische Akte sind also z. B. Zeugung, Tod, aber auch Essen, Laufen, Sehen und Hören usw.

7. Gestaltkreis

Der biologische Akt ist demnach eine zusammenfassende Einheit. Die unbeschreibliche Unruhe ist hier für einen Augenblick scheinbar zu einer Ruhe gebracht, als ob man dem Flusse des Geschehens zuriefe: »Stehe still!« oder: »Sei Ereignis!« Noch kürzer ausgedrückt wird dies, wenn ich einen Satz mit dem Worte »ich« oder dem Worte »du« beginne. Denn damit setzt sich mit *einem* Schlage die Subjektivität zur Wehr gegen die Mannigfaltigkeit der Veränderung, als ob das Gleichbleiben die Veränderung besiegen könnte, als ob es aus dem forteilenden Flusse der Veränderung in jedem Augenblicke *zu sich selbst zurückkehren könne.* Dieses aus der fortstrebenden Richtung Zu-sich-selbst-Zurückkehren wird in der Anschauung sichtbar durch das Bild des *Kreises.* – Eben in der Betrachtung des Kreises aber erscheint das Ganze als ein *Weg,* d. h. als eine geschlossene und in sich zusammenhängende Figurierung, und diese nennen wir Gestalt. Die Kreisgestalt ist jetzt ein *bildhaftes Symbol* für die in der Veränderung doch mögliche Rückkehr zu sich selbst, und dies Symbol soll die eigenartige Beschaffenheit des biologischen Aktes andeuten. Wir sagen jetzt: der biologische Akt ist ein *Gestaltkreis.* Unter Gestaltkreis verstehe ich eine wesentliche Struktur des pathisch begriffenen lebendigen Aktes. Es wird mit diesem anschaulichen Begriffe zum Ausdruck gebracht, daß das Lebendige, indem es sich verändert, doch auch zu sich selbst zurückkehrt. Der Gestaltkreis enthält also sowohl die pathische wie die antilogische Natur der lebendigen Existenzweise. Er entspricht einem augenblicklichen Ausgleich der Unruhe und der Ruhe, die beide ja Strebungen sind, die unvereinbar scheinen, aber durch ein *Kunststück der Natur* offenbar so vereinigt werden, wie etwa die Anziehungskraft und die Fliehkraft der Planeten in ihrer beständigen Kreisbewegung um die Sonne vereinigt werden, ohne sich doch völlig aufzugeben.

8. Gegenseitige Verborgenheit (Drehtürprinzip) und Transzendenz

Der Gestaltkreis ist nicht eine Abbildung der Lebensfigur oder Lebensbewegung, sondern er ist eigentlich eine Anweisung zur Erfahrung des Lebendigen. Man kann sich also als einen Reisenden auf der Bahn dieses Kreises vorstellen. (Es kann ein Fußreisender oder ein mit einem technischen Verkehrsmittel, also ein Wissenschaftler, sein.) Um zum Ausgangspunkt, d. h. zu sich selbst zurückzukehren, muß man mindestens einmal, plötzlich oder allmählich, die Reiserichtung umkehren, und das heißt, sich einmal um sich selbst drehen. Dies zwingt aber auch die Blickrichtung

einmal mindestens so zu drehen, daß das vorher Sichtbare jetzt das Unsichtbare wird (und umgekehrt). Wie meine Bewegung, also in der Umkehr sich selbst entgegenwirkt, so schließt meine Sehrichtung jeweils die Wahrnehmung in der Gegenrichtung aus. So ist nun einmal der Gestaltkreis gebaut, und dieser Aufbau aus sich ausschließenden Gegensätzen veranschaulicht ganz gut, daß der Gestaltkreis antilogisch gebaut ist.
Wir erfahren dabei aber auch etwas über den Grund der Unruhe, die offenbar der Ausdruck der Widerspruchsnatur unserer Existenz ist. Der Grund für beides, den Widerspruch und die Unruhe, ist die *gegenseitige Verborgenheit* unserer Existenzen im Gestaltkreis. Ich bezeichne dies als das Drehtürprinzip. Man kann den Gestaltkreis nicht in seiner Integration besitzen (weder denkend noch anschauend), sondern man muß ihn *durchlaufen* und seine Gegensätze erleiden in einem fortgesetzten *Aus-den-Augen-Verlieren* und einem immer neuen *Die-Wirkung-Verlieren*, um ein Neues zu gewinnen. Dieser Zustand läßt sich auch so aussprechen, daß wir den Besitz, die Gegenwart *unendlich überschreiten* müssen, und verlieren müssen, um zu besitzen, aber nicht ganz besitzen können, da wir immer verlieren. *Der biologische Akt ist also transzendent.* Die *Transzendenz* der lebenden Existenz ist nun auf keine Weise aus der wissenschaftlichen Biologie zu entfernen, so als ob sie nur eine vorläufige Unfertigkeit oder Unvollkommenheit wäre. Sie ist auch nicht ein anderer Ausdruck für die große Entfernung des Ziels, also in der Distanz zu denken, sondern sie gehört zu den allgegenwärtigen Bedingungen der methodischen Arbeit und zu dem wirklichen Wesen des Lebewesens. Die Transzendenz ist die praktische Anwendung des Grund-Verhältnisses.

9. Grundlagen entstehen aus Entscheidungen

Die immerwährende Abhängigkeit, in welcher wir uns (infolge des Grund-Verhältnisses) befinden, und durch welche wir uns zu allem Anderen und zu uns selbst im Zustande einer Verborgenheit befinden, ist also zugleich ein Zustand immergegenwärtiger Transzendenz. Wir *überschreiten* beständig unsere Existenz. Die *Ferne* ist also immer *da*, uns *nah;* die *Nähe* also immer *unerreichbar.*

Wenn wir also irgend etwas unternehmen, irgendeinen Schritt tun wollen – so sollen wir uns abstoßen, um auch nur den ersten Schritt zu tun? Auf welcher Unterlage können wir stehen, um zu schreiten? Gibt es eine Grundlage?

Da das Wesen des Lebenden pathisch und das heißt nicht ontisch ist (Kap. 2), haben wir eine Art von Entscheidung in dieser Frage schon angenommen. Es muß aber geklärt werden, was sie bedeutet. Man kann das an einem Vergleiche der Äußerungen der sogenannten vorsokratischen Philosophen mit den deutschen Metaphysikern FICHTE und HEGEL verdeutlichen. FICHTE (1794) lehrt die Entstehung aus dem Ich, welches das Nicht-Ich setzt. HEGEL (1812) beginnt mit dem Sein, welches, indem es das Nichts entläßt, zum Werden wird. Dem sehen wir gegenüber EMPEDOKLES, welcher lehrt, daß die Welt aus Liebe und Streit entsteht, oder HERAKLIT, welcher die Welt in ein Gericht eingehen läßt: »Alle Dinge steuert der Blitz.« Der Blitz ist das ewige Feuer, und er unterscheidet Mangel und Sättigung. Mangel ist nach ihm die Weltbildung, Sättigung dagegen der Weltbrand. »Denn alles wird das Feuer, das herankommt, richten und erfassen.« So auch schon ANAXIMANDROS: »Woraus aber die Dinge ihre Entstehung haben, darein finde auch ihr Untergang statt, gemäß der Notwendigkeit. Denn sie leisten einander Sühne und Buße für ihr Unrecht, gemäß der Ordnung der Zeit.« Wir erkennen in der Metaphysik der deutschen Idealisten die ontische, in den Vorsokratikern aber die pathische Auffassung der Welt und haben für die pathische entschieden.

Wenn also eine Grundlage für die Erkenntnis der lebenden Natur gesucht wird, so kann sie nicht in der Ontologie oder Metaphysik gefunden werden. Das Grund-Verhältnis ist ein pathisches und die Grund»lage« kann nur in dieser *Ordnung* gefunden werden, der zufolge das Gericht oder der Gegensatz von Liebe und Streit, Sühne und Buße für Unrecht, Mangel und Sättigung früher, älter und leitender ist als die ontischen Bestimmungen wie Ich und Nicht-Ich, Sein und Nichts. Die Ordnung ist also, obwohl sie keine feste Grundlage gibt, so doch in der Abhängigkeit der ontischen von der pathischen Existenz gegeben. Man kann daher sagen, daß wir keine Grundlage, aber durch den »Blitz« eine Ordnung und damit eine Richtung gefunden haben; diese Richtung also ist, wie aus den Vorsokratikern abzulesen ist, nicht von einer festen Grundlage ableitbar, sondern, aus der Ordnung eines

»Gerichtes« entstehend, zu begreifen. Man kann auch sagen, *in der pathischen Existenz entsteht Ordnung durch Entscheidung* (»Gericht«), *und so entstehen Grundlagen.*

10. Pathos der Liebe

In der *Geschlechtlichkeit* offenbart sich die bisher entwickelte Eigenart des Lebenden am originalsten. Für alle aufgeführten Begriffe lassen sich aus dem geschlechtlichen Leben die treffendsten und packendsten Beispiele entnehmen. Der pathische, antilogische und subjektive Charakter der Monaden, der biologische Akt, der Gestaltkreis, die Transzendenz und die Entscheidung sind am Geschlechtlichen besonders leicht zu exemplifizieren. So ist die Vermutung nicht abzuweisen, daß die Erkenntnisse vom Wesen des Lebenden aus der Erfahrung des Geschlechtslebens entstanden, von dorther wenigstens angeregt worden sind. Wenn das Geschlechtliche nun eine so große Bedeutung haben sollte, dann ist festzustellen, daß die bisher entwickelten Sätze noch keineswegs alle Eigentümlichkeiten der Geschlechtlichkeit erschöpfen. Zu diesen gehört, daß es zwei Geschlechter gibt und nicht mehr; daß das Geschlechtsleben nicht für das Individuum, sondern nur für die Art lebensnötig ist; daß es zur Zeugung eines dritten Individuums gehört; daß, wenn wir an den Adel, den Rang und die Steigerung der Lebenswerte denken, das Geschlechtsleben von der Liebe *unzertrennlich* ist.
Dieser letzte Hinweis genügt. Durch unseren Ausgang vom Grund-Verhältnis ist über die ganze Bemühung um das Wesen des Lebendigen eine Art von Stimmung und Färbung der *Abhängigkeit* gekleidet. Das bedeutet Einschränkung, Endlichkeit, Spannung, Erwartung, also lauter Verneinungen. Das letzte Beispiel nun, nämlich die Unzertrennlichkeit von Geschlechtsleben und Liebe, bedeutet doch, daß auch eine Bejahung möglich ist. Die Abhängigkeit ist, bejahend ausgesprochen, eine Unzertrennlichkeit. Man kann auch sagen: *der pathische Charakter des Lebens ruht auf dem Pathos der Liebe,* welche das Grund-Verhältnis bejaht und sein *Name* ist.

11. Leib und Seele

Die Hauptsache beim *Verhältnis von Leib und Seele* besteht nicht darin, daß sie zwei Dinge sind, welche nebeneinander da sind und aufeinander wirken, sondern daß sie einander wechselseitig erläutern. Durch die Seele wurden wir hellsichtig für die unbewußte Vernunft und Leidenschaft des Leibes, durch den Leib werden wir über die natürlichen Notwendigkeiten der Seele belehrt. Diese wechselseitige Erläuterung kann natürlich auf die verschiedensten Arten erfolgen: Erklärung, Deutung, Phantasie, Ahnung, Schau. Die erklärende Wissenschaft steht dabei am einen, die Poesie am anderen Ende einer Reihe, die man nicht absichtlich zu zerreißen braucht.

Allerdings entstehen Fehler und Irrtümer, die auch in der Medizin Schaden stiften, wenn man die Art der Erläuterung isoliert und alleinherrschen läßt. Ein Beispiel ist die psychophysische Kausalität. Man kann in einem begrenzten Interesse ruhig sagen, daß eine Krankheit durch körperliche Vorgänge, z. B. ein Gift, oder durch psychische Vorgänge, z. B. einen Schreck, entstehe. Aber bei vollständigerer Betrachtung muß man diese Sätze korrigieren und sagen, daß nur Symptome so entstehen, doch keine Krankheit. Bei der Krankheit gibt es *keine Möglichkeit zu beobachten,* ob die psychische oder die physische Erscheinung die *Ursache*, also auch der frühere Vorgang gewesen sei; sie wirken simultan.

Man kann auch sagen, daß die wechselseitige Erläuterung von Leib und Seele eine gegenseitige Kritik enthält: das eine wird, im Hinblick aufs andere, als etwas Neues enthüllt, offenbart. Man sieht: jetzt ist es nicht oder nicht nur das, was es schien. Die psychologische Betrachtung also kritisiert die nur materielle, die materielle aber auch die nur psychologische. Indem wir uns nun fortwährend von der einen auf die andere Seite hin- und herwerfen oder werfen lassen, folgen wir dem Wege des Gestaltkreises. Das psychophysische Verhältnis ist also ein Beispiel für einen Gestaltkreis, kein Verhältnis zweier Substanzen.

12. Es-Bildung

Die Unterscheidung von Leib und Seele hat also nur insoferne Anspruch auf Nutzen, als sie das lebende Wesen erläutert, und die Erläuterung ist selbst wesentlich für diese Wesen, so daß ohne sie das Leben keines wäre. Es ist nämlich ein Dunkel, eine Trübung, eine Verworrenheit über den Dingen; die Unruhe besteht in der flimmernden Abwechslung von Dunkel und Hell.

Wir wenden dies jetzt auf das Ich an, welches nicht allein da ist, sondern Begegnung erfährt, zuerst dem Du begegnet. Ebenso: das Du begegnet mir, dem Ich. Die pathische Art alles Personalen (Kap. 2*a* und *b*) enthält wesensmäßig, daß es ein Nicht-Ontisches ist. Im Modus des Persönlichen ausgedrückt heißt das, es sei ein Nicht-Unpersönliches, also *kein Es.* Wie also kommt es für die Subjekte zu einem Es? Können sie einem Es begegnen? Und wie? Die gestellte Frage behandeln wir zunächst genetisch, und sie lautet dann: *wie erfolgt die Es-Bildung?* Damit ist also die Beziehung zwischen pathischer und ontischer Existenzweise wiederaufgenommen, zunächst als ein Problem des Werdens eines lebenden Wesens.

Ich verstehe unter Es-Bildung den Vorgang im Menschen, durch den in *einem* Akte eine körperliche Veränderung *und* ein Urteil, Aussage oder Gedanke entsteht. Das Es, welches gebildet wird, entsteht also doppelt oder in zweierlei Sinn: als materielles Faktum und als Objekt für ein Subjekt. Diese Lehre behauptet also, daß die Entstehung eines Objektes und die einer Objektivität nur zwei Seiten desselben Vorganges sind. Die physische und die logische Betrachtung werden hier vereinigt. Es wird nach Parmenides angenommen, daß das wirkliche Dasein und das Urteilen, Aussagen, Denken, Stellungnehmen über dieses Daseiende nicht trennbar sind.

Die anthropologische Es-Bildung ist aber etwas anderes als das, was der Grundsatz der Ontologie (Parmenides bis Hegel) ausspricht. Die Anthropologie beruft sich auf die Erfahrung, daß mit der Bildung der Vernunft eine Bildung des Leibes einhergeht. Ob diese Bildung immer auch eine »Entwicklung« ist, mag offen bleiben. Auch sind die Bezeichnungen »Vernunft« und »Leib« nur als vorläufige Orientierungen gewählt. Das Gemeinte ist damit nicht nach nur einer Richtung festgelegt.

13. Störung der Vitalität und Intelligenz

Wir fürchten uns also nicht vor dem Vorwurf des Empirismus, Positivismus, Materialismus oder Realismus in der Anthropologie. Aber wir fürchten uns ebensowenig vor dem Vorwurf der Philosophie oder Metaphysik. Es soll gar nicht als entschieden gelten, daß man das eine oder das andere treiben müsse, und als möglich, daß solche Trennungen gar keine Berechtigung haben. Wir versuchen es mit einer empirischen Philosophie oder einer philosophischen Empirie.

Wozu aber überhaupt Anthropologie und medizinische Anthropologie? Das dazu Drängende ist doch die Ratlosigkeit in der Begegnung mit dem konkreten Menschen und dem kranken Menschen. Deren Ursache ist nicht die Individualität des einzelnen Falles, sondern die Subjektivität der Lebewesen. Die Anwendung der Naturwissenschaften findet hier nicht daran ihre Grenze, daß sie nicht genug spezialisiert werden können (sie könnten es), sondern daß sie das Subjekt nicht erreichen, geschweige denn einschließen.

Die Intelligenz der Naturwissenschaft kann also nicht tief genug hinabsteigen in den pathischen Grund der Lebenserscheinungen. Aber eben indem sie es trotzdem versucht, begegnen ihr die antilogischen Kräfte oder Wesen gleichsam als Reaktion auf den fremden Eindringling. Man braucht die Schwierigkeit der Intelligenz in der biologischen Forschung nur genau zu beschreiben und hat schon eine erste Skizze des Wesentlich-Lebendigen.

Einen Schritt weiter kommt man, wenn man nun diese Reaktion umgekehrt betrachtet: die Entstehung der Intelligenz aus dem vitalen Untergrund, als sei das pathische Leben der Nährboden des intelligenten. Wir nannten diesen Aufstieg die Es-Bildung. *Die Intelligenz entsteht aber, indem die Vitalität gestört wird.* Damit wird nicht gesagt, daß der Geist ein Naturprodukt sei; sein Stolz wird nicht geschmälert, wenn wir ihm die Kraft zutrauen, die Störung der Vitalität auszugleichen oder zu verwandeln. Die *genetische* Darstellung der Sache ist nur vorläufig; sie fordert dann auch eine *dynamische* Darstellung heraus usw.

Indem ein Kind *etwas* lernt, opfert es ein Stück Liebe und gewinnt es ein Stück Herrschaft. Dieses Beispiel für die allgemeine Auffassung der Entwicklung von Lebewesen.

14. Begegnung der Monaden

Ein lebloses Objekt könnte ein lebendes Wesen nicht stören, da es nicht eigentlich geliebt werden kann, also auch keinen Liebesverlust erzeugen könnte. (Wir hadern nicht mit der Kugel, die uns trifft, sondern mit dem, der sie entsandt hat.) Die Störung ist also in der Begegnung der Lebewesen entstanden. Die Bedingung der Störung ist, daß es mehr als ein Lebewesen gibt. Da wir unter einem Lebewesen uns meist einen Organismus vorstellen, der aber selbst bereits so etwas wie ein Aggregat von Lebewesen (Organen, Zellen usw.) ist, setzen wir künftig statt des Wortes Lebewesen das Wort Monade, um vor der Unklarheit der Abgrenzung geschützt zu sein. Es ist derselbe Grund, der zum Ersatz des Wortes Ich durch das Wort Subjekt den Anlaß gab.

Jetzt ergibt sich der Satz, daß die *Begegnung der Monaden zur Störung, die Störung zur Es-Bildung führt.* Das anschauliche Beispiel dafür ist die Begegnung von Ei und Samenzelle, und eine Folge von ihr die Teilung der befruchteten Zelle. Pathisch ausgedrückt: die Liebesbegegnung führt mit der Frucht zum Liebesverlust. (Damit ist nicht alles gesagt; denn die Es-Bildung der Frucht führt nicht nur zur Intelligenzbildung, sondern auch zum Liebeswachstum und zur Haßbildung. Dies wird hier nur vorweggenommen, um naheliegenden Einwendungen die Spitze abzubrechen.) Es gibt kein Argument, durch welches man die Begegnung der Monaden als zufällig oder notwendig ableiten könnte, weil es kein Argument der Entscheidung gibt, ob es eine oder mehr als eine Monade gibt. Alle Bestimmungen über Ort, Zahl, Weg oder Kraft sind die Folge der Begegnung, nicht die Ursache derselben. Die Monade und ihre Begegnung kann man daher als das Apriori der Welt bezeichnen.

15. Ich dies und ich dich
Transjektive Erfahrung

Nachdem sich herausstellt, daß die physikalischen Begriffe (oder Vorstellungen – das läuft auf eins hinaus) der Welt des Lebendigen nicht gut genug angepaßt sind, versuchen wir, ein besser dafür geeignetes Instrument zu finden. Die Gefahr, daß die physikalische und technische Ordnung von den biologischen Mächten überrannt wird, ist nicht mehr abzuwehren, wenn man diese nicht in die Hand bekommt und dort aufsucht, wo sie Gewalt haben. Dazu muß man sich in das Lebewesen *versetzen.* Es genügt hier nicht zu objektivieren, auch nicht zu transzendieren, sondern ich muß mich hineinversetzen, also »transjizieren«. Um mich in eine Monade zu versetzen, verhalte ich mich als Monade transjektiv und erfahre dabei folgendes:

Im Apriori der Begegnung ist es, monadisch gesprochen, von untergeordneter Bedeutung, in welcher Sphäre sie stattfindet: sprachlich, sinnlich, motorisch, fühlend, logisch usw. Um die Urbegegnung zu erläutern, kann ich auch eine Sphäre benutzen, um die andere zu erläutern. Nehmen wir zunächst einen sprachlichen Ausdruck, so lautet er am kürzesten: *»ich + dies«* oder auch: *»ich + dich«*. Man kann dann die Leerstelle mit »merke«, »tue«, »liebe«, »hasse« usw. ausfüllen, je nachdem man sich in der Merkwelt, Wirkwelt, Liebe- und Haßwelt usw. befindet. Der Unterschied von »dies« und »dich« ist für jeden der gefüllten Sätze von entscheidender Bedeutung, und zwar ist dieser Unterschied keiner der Sphäre, sondern einer, der bereits von der Es-Bildung betroffen ist. Man kann nämlich sagen, daß die Begegnung »ich dies« oder »ich dich« das Apriori jeder Welt ist, daß es aber nicht möglich ist, das »ich dich« als das Apriori des »ich dies« zu behaupten oder umgekehrt. Genauer wohl: man kann beides behaupten, aber keines beweisen. »Ich dich« ist die pathische, »ich dies« die ontische Weise der Existenz.

16. Numerische und sphärische Begegnung

Es ist eine Banalität, daß in der Begegnung der Monade das Subjekt sozusagen allererst entsteht, da es ohne ein Objekt auch kein Subjekt gäbe und umgekehrt. Dagegen ist es keine solche Selbstverständlichkeit, zu behaupten, daß alle Begegnung monadisch ist, und daß deshalb alles Wirkliche Monade, nichts Wirkliches unmonadisch wäre. Man kann daher auch nicht entscheiden, ob es zutreffender ist, von der Begegnung der Monade oder der Monad*en* zu sprechen. Beides ist richtig, je nach dem Augenblick, in dem ich »Halt!« rufe und die Begegnung damit zur Erstarrung, zum fingierten Stillstand zu bringen suche. Man kann sich dies an jeder Begegnung, sehr deutlich z. B. an der erotischen, verdeutli-

chen. Man kann auch jede Begegnung als Selbstbegegnung oder wieder als Fremdbegegnung darstellen. Der antilogische Charakter der Begegnung wird gleich zu Beginn offenkundig.
Wir erfahren dabei aber noch einen anderen Unterschied, der vorerst hingenommen werden muß, und der im Wesen des Antilogischen enthalten sein dürfte. In der Begegnung liegt einmal, daß Berührung Zwei *und* Eins ist, aber auch, daß sie Innen *und* Außen bedeutet. Das erste nennen wir den *numerischen*, das zweite den *sphärischen* Begriff der Begegnung. Beide haben wieder neue Verdoppelungen in sich. Numerisch gibt es Einung und Trennung. Aus Ei und Samen wird eine Zelle, eine Zelle teilt sich in zwei. Sphärisch gibt es eine Richtung von Innen nach Außen, die Äußerung oder der Ausdruck, und eine Richtung von Außen nach Innen, z.B. die Einverleibung oder Erinnerung. Man kann zwar versuchen, die numerische Auffassung auf die sphärische zurückzuführen oder umgekehrt. Aber dann handelt es sich nur um eine Darstellungsweise, welche den wesentlichen Unterschied nicht aufzuheben vermag. Eine solche unvollständig bleibende Darstellung ist die mechanistische in der Biologie, aber auch die psychologische der Naturwissenschaft.

17. Anonyme Erfahrung

Die Sprache würde nicht versagen, um der Begegnung in ihrem sphärischen und ihrem numerischen Modus einen reicheren Ausdruck zu geben. Aber dabei ist zu befürchten, daß dabei gerade das Unaussprechliche ausgeschlossen bliebe. Andererseits ist dies nun einmal eine sprachliche Darstellung, und so ergäbe sich die paradoxe Lage, daß man Unsagbares sagen will. Ältere und neuere Erscheinungen der Philosophie lassen besorgen, daß dann die Sprache sich selbständig macht und man, statt zu denken oder zu sehen, einfach vom Sprechen spricht. So erscheint z.B. hier die Verlockung, von dem Worte »Begegnung« zu sprechen, statt von der Begegnung selbst; aber sie muß abgewiesen werden. Überhaupt wäre es eine Gefahr für die Forschung, wenn sie unbeabsichtigt oder planmäßig voraussetzte, daß wir der Wahrheit dadurch näher kämen, daß wir alle Dinge auf möglichst wenige Elemente, Radikale, einfache Begriffe, Einheiten oder gar *einen* Ursprung, wie Einheit zurückführen müssen. Die Welt beweist sich durch ebenso viele Argumente als Vielheit wie als Einheit, und es kann ebensowohl viele wie eine Welt geben. Vielleicht zieht das Wort »Begegnung« als Wort bereits die Vorstellung zu sehr in den Bereich der Zweiheit oder der Unterschiedenheit, indem man meint, sich eine Begegnung nur als ein Zusammenkommen von zwei Dingen vorstellen zu können. Als Gegengewicht gegen diese Vorwegnahme einer noch ganz offenen Frage wenden wir uns daher zu solchen Erfahrungen, die einen ungespaltenen Eindruck machen, die zweifellos uns und anderen Lebewesen begegnen, obwohl nicht zu sagen wäre, ob wir darin einem »dies« oder »der« oder »uns selbst« oder gar nichts begegnen. Beispiele dafür sind etwa ein Schmerz, eine Angst, eine Lust, eine Seligkeit. Der pathische Charakter ist dabei offenbar. Das »Seufzen der Kreatur« (PAULUS), der Orgasmus, die Wut, der Schwindel, das Gefühl der Vernichtung, dies sind lauter Erfahrungen, in denen man die »Begegnung mit ...« sogar leugnen möchte, wenn sie nicht uns allen eben doch begegneten. Auch läßt sich nicht leugnen, daß um sie herum als Bedingung unzweifelhafte Begegnungen regelmäßig angetroffen werden. – Auch ist nicht etwa das Merkmal der hohen Intensität des Gefühls, die alles andere verdrängende Übermacht des Erlebens hier entscheidend. Auch in der stillen Hingabe einer Betrachtung eines Waldes oder eines Werkzeuges, das an der Wand hängt, und ebenso in der fast bewußtlosen Ausführung einer Bewegung, wie Rudern oder Marschieren, findet sich die Ungeschiedenheit von Subjekt und Objekt ohne jede merkliche Leidenschaft. Wir sprechen in diesen letzteren Fällen von *Kohärenz* zwischen Ich und Umwelt.

Es gibt also wirklich in der Begegnung auch die Erfahrung ungeteilten Existierens, und man kann nicht sagen, daß sie ein Apriori der Trennung oder der Äußerung sei oder umgekehrt. Es gelingt aber nicht, eine treffende Bezeichnung für die Erfahrung, für die Existenzweise zu finden, welche man weder als einfach noch als unterschieden, weder als bezogen noch als nicht bezogen ansprechen darf. Wir wollen sie als *anonyme* Erfahrungen bezeichnen. Diese Bezeichnung versucht auszudrücken, daß es etwas gibt, was nicht bezeichnet werden kann und durch eine Benennung bereits verscheucht wird.

18. Monade ein einmaliges Original

Es ist ein für alles normale Denken unverständlicher Sachverhalt, wenn eine unbedeutende Kleinigkeit große Wirkungen hat. In der Physik ist es die Auslösung, in der Moral die Laune, in der Geschichte die Koinzidenz zweier Ereignisse – allgemein sprechen wir von Zufall. Ebenso unerfreulich sieht das normale Denken sich enttäuscht, wenn große Anhäufungen von mechanischen Kräften, Willensmächten oder Organisationen in der erwarteten Richtung wirkungslos bleiben. – Nicht nur das Größenmißverhältnis, sondern auch die Art eines Dinges kann unverständliche Wirkungen haben. Ein Stäubchen in der Uhr wäre für den Uhrmacher wenigstens keine so paradoxe Störung des Ganzen. Aber die Folgen eines abgerissenen Knopfes für einen Liebhaber oder einer Tierquälerei für eine Weltanschauung machen uns stutzig, *weil* wir ein Stück davon, aber nicht das Ganze nachfühlen können.

Die Tollheit oder der Wahn, mit dem ein Mensch sein ganzes Leben auf einen Punkt zurennt und dabei ununterbrochen »*nur* dies« begehrt, gehört ebenfalls zu den anonymen Erfahrungen. Eine solche Verrücktheit ist namenlos, denn ein Name überdacht doch immer noch etwas zusammengehörend Mannigfaltiges, ist von wenn auch beschränkter Allgemeingültigkeit. Hier aber herrscht eine Alleingültigkeit oder Einmaligkeit.

Alles, was original ist, besitzt einen Vorrang und eine überragende Glaubwürdigkeit, die von keinem übergeordneten Interesse abgeleitet werden kann. *Wir glauben nur das ganz, was wir nur einmal gesehen haben.* Jede Wiederholung schwächt diesen Glauben ab und erweckt die Vermutung einer Gesetzmäßigkeit, nicht einer Wirklichkeit. Was aber gesetzmäßig ist, das soll sein, braucht aber nicht zu sein. So legitimiert sich die Sinneswahrnehmung, so auch die Handlung durch ihre unverwechselbare und unersetzliche einmalige Originalität. Sie ist das eindeutige Stigma des Erlebnisses und eine gute Charakteristik der Monade. *Die Monade ist also hier als einmaliges Original charakterisiert.*

19. Monade gegen Idee

Die Glaubwürdigkeit der Monade ist ein sehr wichtiger Punkt, von dem aus sich eine völlige Umwandlung des Weltbildes entwickeln wird. Die Unglaubwürdigkeit des idealistischen Weltbildes ist ein historisches Phänomen, das eine eigene Betrachtung verdienen würde. Es ist kaum anzunehmen, daß die menschliche Gesellschaft eine plötzliche Aufgabe des Idealismus ertragen würde, da sie den Halt, welchen er gewährt, nicht entbehren, die ungeheuerliche Freiheit, welche das individualistische, subjektive und originale Prinzip der Monade gewährt, nicht ertrüge. Trotzdem sind die Reformationen, Revolutionen und Weltkriege der Neuzeit nicht Krisen des Individualismus – so sehr sie sich sozial und kollektiv gebärden –, sondern sie sind Durchbrüche des Individuellen durch die Fessel der Allgemeinbegriffe. Es sind Kämpfe der *Freiheit gegen die Notwendigkeit, der Zeit gegen den Raum, der Eigenheit gegen das Gesetz, der Monade gegen die Idee.* Der Versuch zur Integration ist jetzt eigentlich ein Versuch zur Integrität des Einzelnen. Man mache sich zur Regel, zu allen Schlagworten das Gegenteil aufzusuchen, nehme dieses als das eigentlich Gesuchte und Verwirklichte und lese danach die Schrift der neueren Geschichte und der Gegenwart.

Die Anarchie ist das strengste Examen der Selbständigkeit, und es ist zu erwarten, daß jeder durchfällt.

20. Pathisch oder pathologisch?

Monaden sind eigentlich Begegnungen von Monaden. Streift man die räumlichen Bindungen unserer optischen Vorstellung und alle anderen kategorialen Bindungen, wie Stoß, Bewegung, Gesetz und alle anderen Arten der Idealität ab, so bleibt eine strukturlose, chaotische Stofflichkeit wie etwa die eines *Hazardspielers.* Wachsamkeit *gegen* Bindungen, nicht *für* Vorschrift; Beobachtung der Unabhängigkeit, nicht der Regeln. Mißtrauen gegen jede Indiskretion und alle Art von Öffentlichkeit und Indifferenz gegen Vergangenheit und Zukunft in den verschwiegenen Gedanken. Das alles sind die Merkmale des Glücksspiels, welches also das Bild dieses Weltbildes ist.

Die Lästigkeit des unglaubwürdigen idealistischen Weltbildes ist

eine geringe Last, verglichen mit der Unannehmlichkeit, welche dem Lebewesen der Hunger, die Kälte, der Schmerz, die Schmach, die Lieblosigkeit und die Verständnislosigkeit, kurz das Äußere im Inneren hervorbringen. Der Verdacht liegt nahe, daß diese beiden Arten von Qual einen gemeinsamen Ursprung haben. Und die Antwort liegt nahe, daß beide mit der Subjektivität zusammenhängen. Die Praxis zeigt dann, daß dies gemeine Übel (das der gesollten Idealität und das der gemußten Kreatürlichkeit) am besten durch eine praktische Theorie, eine wirksame Technik also, gemindert werden kann, was dann Kultur und Zivilisation heißt. Verfehlt also, diese beiden zu verbünden, klug aber, sie aufeinanderzuhetzen. Beide in die Gewalt zu bekommen, wäre im Glücksspiel also die einzige richtige Antwort, wenn man mit dem Glück spielen, also es trotzdem zu lenken unternähme.
Die Summe aller dieser unangenehmen Widerstände soll uns, mit Ausweitung der Wortbedeutung, *Krankheit* heißen. Es ist nicht nötig, diese Ausweitung zu begründen, da der Sinn der Sprache diese große Anwendung bereits vorgenommen hat. Wir nennen Männer und Zustände irrsinnig, wir nennen Kulturen altersschwach oder vergiftet, wir nennen die Zivilisation entartet, und wir nennen Religionen und Wissenschaften selbstzerstörerisch, wir nennen die Menschheit krank.
Die pathische Situation des Menschen erscheint jetzt also pathologisch, und so wäre die Wesensbestimmung, die wir vornehmen, als eine Diagnose, *erscheint* als eine negative: nicht gesund. *Ist pathisch soviel wie pathologisch?*

21. Amor fati

Das Fragezeichen taucht in der Anthropologie hier gleichsam verspätet auf, indem schon ihr Ansatz (Kap. 1) die Antwort auf die Grundfrage nach dem Grund der Welt als unbeantwortbar hinstellt und dieses Versagen auch für die Lebewesen anerkannt wurde. Die Replik auf diese fragende Unwissenheit lautete zuletzt ungefähr so: Man kann nicht wissen, man muß spielen. Freilich will das Spiel ernst genommen sein; ein spielerisches unernstes Spiel wäre gar keins. Um Lebendes zu verstehen, muß man sich am Leben beteiligen. Wie aber, wenn wir kein Glück haben? Zu jedem Sieger gehört ein Verlierender, zu jedem Opfer ein Geopferter. Die volle Hälfte der Welt muß nicht Glück, sondern Unglück sein, wenn sie ein Spiel ist. Ist das gerecht? Die Übermacht der anonymen Potenzen, ihre einmalige Originalität kann uns nicht gefallen, wenn wir der Verlierer dabei sind, und auch nicht, wenn wir uns als Gewinner liebend in den Verlierer versetzen (Kap. 15). Wir protestieren.

Es gibt eine weitere Erfahrung, welche diese Schwierigkeit auflöst. Wir bezeichnen sie als *amor fati.* Es ist fraglich, ob sie vom Gewinner überhaupt zu machen ist; ich möchte sagen: niemals. Die Erfahrung lautet etwa so, daß mein Unglück, mein Schmerz, Schwäche, Schwindel, Schmach, Entbehrung, Krankheit, Tod, Verlust *mit Eifersucht* als mir gehörig, zu mir gehörend, *mit Stolz* als Eigentum und Besitz, *mit Verachtung* als Probe eigener Kraft und Behauptung erlebt werden. Der Fromme erfährt solches als Gottes Wille und Gnade, der Unfromme als große eigene Leidenschaft. In jedem Falle Erhöhung und Auszeichnung.

Die Voraussetzung ist, daß die Begegnung mit solchen Übeln als eine Selbstbegegnung, als von innen kommende und nur irrig nach außen verlagerte Begegnung erfahren wird. Dergleichen kann also nur in der sphärischen, nicht in der numerischen Art der Begegnung stattfinden (Kap. 16). Was von dem fremden Außen zu kommen schien und mit Protest begrüßt wurde, erweist sich als Anteil meiner selbst. Die Mitwirkung der Umwelt ist zwar nicht zu leugnen, aber diese Umwelt war nur ein sozusagen abgestimmter Resonator meiner Innerlichkeit: ich will mein Schicksal selbst gemacht haben und nicht ein Spielball der Umwelt gewesen sein. Dies ist der amor fati. Von ihm aus sind Außen und Innen nur zwei Versionen desselben Vorganges. Was in den Sternen geschrieben war, ist nichts anderes, als was in meinem Herzen geschrieben stand; so wie PARACELSUS die Astrologie in die Seele versetzt hat. Der Makrokosmus und der Mikrokosmus sind aufeinander spiegelbildlich bezogen.

(Man kann dies auch an dem Spiel illustrieren, welches am vollkommensten den Zufall ausschließt, am wenigsten Hazardspiel ist, am Schachspiel. Die vollständige Gleichheit und Übersehbarkeit der Bedingungen und die Bekanntheit der Regeln vermeidet alles, was sonst im Mischen der Karten an blindem Zufall übrig ist. Fast [nicht ganz] ist das beim Schach gelungen. Aber es bleibt die »Stärke des Spielers«, und in ihr ist der unbekannte Glückscharakter des Spieles in voller Geltung.)

22. Es-Bildung als Adoptivkind des amor fati

Dieser amor fati ist eine wesentliche Bestimmung des monadischen Weltbildes. Meine leidenschaftliche innige Einung mit meinem Geschick will keine Einschränkung ertragen: auch den Tod will ich nicht abgeben, sondern selbst so machen wie besitzen. Es soll mein Tod mein Werk werden; eine solche Leistung wäre dem Alltagsmenschen, der ich alle Tage bin, schwerlich zuzutrauen. Nur in der zeitlosen Gegenwärtigkeit der Monade läge die Beschaffenheit für ein solches Werk (nämlich den eigenen Tod zu wirken). Im monadischen Existierer findet sich der *Stolz*, Solches selbst zu tun mit der *Gleichgültigkeit* gegen die Dauer des Werkes zusammen. Es ist dem Stolz ganz gleichgültig, ob das Werk »bestehen« bleibt, also in Raum und Zeit hineingeht, um dort liegenzubleiben; denn es kommt leider bei der Art von Werk darauf an, daß es aus Raum und Zeit herausgeht: die Erfolglosigkeit des Wirkens ist beinahe ein Kennzeichen, freilich ein trügerisches. Der so Wirkende will nämlich keinesfalls *bloß* wirken, alles kommt vielmehr auf die Verwirklichung des Werkes selbst, seine materielle Tatsache, seine Materialisierung an; das ist in allen Künsten, Wissenschaften, Friedens- und Kriegswerken so. Das Werk muß aus dem Subjekt heraustreten, sein Objekt, sein Es werden.

Die Es-Bildung konnte zuerst einfach angetroffen werden (Kap. 12). Sie war dort eine Art der Begegnung. Diesmal nun eröffnet sich doch noch etwas wie ein Verständnis, eine Ableitung. Wo der amor fati das Selbst und in ihm auch das widrige Geschick behauptet, wo er mit gleichem Mut das Glück und Unglück des Spieles auf sich nimmt, ebendort ist auch die Geburt der Objektivität, der Sachlichkeit. Deutlicher noch: die objektive Haltung der Intelligenz ist, so behaupte ich hier, der Abkömmling des amor fati. Ein Abkömmling, der die ursprüngliche Leidenschaft des amor bereits aufzuopfern begonnen hat, einen Liebesverlust erlitten hat. Diesmal also ist die Es-Bildung nicht nur beschrieben (wie Kap. 12 und 13), sondern begriffen. Nach der Seite der objektiven Einstellung: als Kind der adoptierten Feindwelt; aber auch nach der Seite der Materialisierung: als monadische Selbstbekämpfung im Verzicht auf einen nur idealen Erfolg. Die Es-Bildung, also die gleichzeitige Bildung des materiellen Objektes und der objektiven Intelligenz –

diese *Es-Bildung ist ein Kind des amor fati.* Genauer wäre noch zu sagen: ein *Adoptivkind,* dem aber die fremde Vaterschaft verborgen wurde.

23. Eine Anthropologie der Dependenzen

Die Anthropologie beginnt nun endlich aus dem Schatten ihrer unbegrenzten Möglichkeiten hervorzutreten. Wäre sie so unbegrenzt, so wäre sie eine Unmöglichkeit. Man sieht sie jetzt in der Rolle eines Seiltänzers, der durch seine Balancierstange den Schwerpunkt in raffinierter Weise tiefer legt, um die Gefahr des Absturzes zu vermindern. Sicher bleibt der Trick dem unwissenden Zuschauer unsichtbar, dem Tänzer selbst hilft sein Instinkt, der auch schon Schlauheit wird. Er spielt mit dem Glück, aber er spielt besser, wenn er die Spielregel beherrscht. Der Zuschauer weiß ganz gut, daß er ihn mehr bewundern darf, wenn er wenig Gebrauch von der Stange macht oder gar sie wegwirft. Aber der Tänzer weiß, daß es der Zuschauer weiß.

Die Intelligenz kann nicht tief genug in den pathischen Grund des Lebens hinabsteigen (Kap. 13). Könnte sie ihn ganz erreichen und beherrschen, dann wäre das Leben nicht Leben. Die Intelligenz ist Balancierstange, aber sie reguliert nicht nur, sondern muß selbst reguliert werden – das ist der Gestaltkreis. Man kann also die Anthropologie nicht teilen in das pathische Reich der Leidenschaft und das ontische Reich der Intelligenz. Man muß sich entschließen, den Kreis umzulaufen und auf den Erfolg des Werkes zu verzichten. Man kann dieser Doppelsinnigkeit nicht entlaufen. Man kann ein Streichholz anzünden und muß es wegwerfen.

Ein großer Irrtum war es aber, die Intelligenz könne die Wirren der Leidenschaft überwinden. Es sah so aus, als entferne die Intelligenz sich von der Leidenschaft, als höbe sie den Menschen über das Pathos. Aber nun zeigt sich, daß das Senkblei der Intelligenz näher an die Leidenschaft heranführt. Je tiefer Analyse, Rationalismus eindringt, um so mehr stößt sie auf die Leidenschaft, die sich wie eine Reaktion gegen den Eindringling benimmt. Diese Erfahrung eben wollen wir beschreiben, müssen wir auch wiedergeben, wenn wir den Teil der Lebenserforschung vornehmen, der dem Menschen gilt und Anthropologie zu nennen wäre.

Da der Mensch kein System ist, läßt auch die Lehre sich nicht systematisch aufbauen. Es ist also kein Motiv da, mit einem ganz bestimmten Thema anzufangen, und der Anfang ist kein Problem wie in manchen Philosophien. Es ist keine Gefahr dabei, falsch anzufangen; es besteht nur Gefahr, einen falschen Weg weiterzugehen. Richtig ist jedenfalls nur, jederzeit das Subjekt anzuerkennen, die pathische Abhängigkeit zu ergründen und sich im Gestaltkreis zu bewegen, also der Antilogik des Lebendigen zu folgen. Diese Abhängigkeiten bezeichnen wir als *Dependenzen.*

24. Selbstverständlich, verständlich, erklärlich

Das *Selbstverständliche* wäre, daß aus jedem Blick, den wir tun, unser eigenes Bild uns entgegenblickte. Ich wundre mich, daß ich beim Hinausblicken nicht mich erblicke, da *ich* doch *mit mir* blicke. Aus jedem Wolkenrand müßte mir ein Profil, aus jeder Holzmaserung ein Antlitz, aus jeder Klecksographie ein bekanntes Wesen, aus jedem Ding ein Symbol herausschauen.
Nicht selbstverständlich und höchstens *verständlich* wäre dann ein Zusammenhang. Ein Zusammenhang ist es, wenn ich die Hypothese mache, es sei eigentlich selbstverständlich, daß auf den Tag die Nacht oder auf die Schuld die Sühne folgt. Diese Hypothese besagt, daß eigentlich die Nacht und der Tag unzertrennlich und eins sind und ich in beiden nur die vollständige Natur meines Auges, die Eigenheit des Ich, dem mein Auge gehört, erblicke.
Nicht einmal verständlich, sondern nur *erklärlich* ist dann eine Abfolge, bei der ich die weitere Hypothese mache, daß ein verständlicher Zusammenhang auch ein unvermeidlicher sei, und daß ich also meine Mitwirkung ganz verloren habe, die beim Verständlichen noch gewahrt war. Wenn also aus dem Stoß Wärme notwendig entsteht, wenn mit der Temperatur der Druck steigen muß, dann habe ich die Hypothese gemacht, daß die Hypothese der Selbstverständlichkeit unzutreffend war. Es könnte ja auch Kälte beim Stoß und Druckabnahme bei der Erwärmung eintreten, wie jeder Laie zugeben wird. Wenn das Umgekehrte notwendig erfolgt, dann ist es unverständlich, da es nicht selbstverständlich ist. Die Hypothese der Notwendigkeit ist also die Hypothese einer Hypothese. Dies nennen wir dann eine *Erklärung.*
Ein Physiker kann das nicht verstehen, weil er die Selbstverständ-

lichkeit des Blickes sich abgewöhnt hat und sich wundert, wenn etwas frei geschieht wie der Blick. Ich aber wundre mich, wenn die Blickfreiheit beschränkt ist.

25. Monadisches Wundern

Das Selbstverständliche wäre, daß mit jeder Bewegung, die ich mache, meine ganze Welt entstände. Ich *wundre mich*, daß so vieles andere geschieht, was ich nicht zu machen scheine und mein Tun so verhältnismäßig klein aussieht. Mit jedem Hammerschlag sollte doch die ganze Welt erzittern und mit jedem Wort der ganze Kosmos in der Art des Wortes schwingen und sprechen. Diesmal würde der Physiker vielleicht beistimmen, aber er hätte mißverstanden, auf welche Art ich mich wundre. Daß die Materie oder die Kräfte alle zusammenhängen, ist nicht das, worüber ich mich wundre. Ich wundre mich gerade umgekehrt darüber, daß es außer mir noch eine Welt gibt, in der auch etwas getan wird oder jemand etwas tut. Dieses Sichwundern erfolgt also gerade bei der Gelegenheit der Begegnung der Monaden (Kap. 14). Dies ist die natürlichste Art des Sichwunderns, während der Physiker sich auf die unnatürlichste Art wundert, nämlich dann, wenn etwas unerklärlich ist und seine Hypothese, daß es nur Erklärbares und nichts Selbstverständliches gibt, nicht mehr stimmt.
Es wäre das einfach eine Behauptung, daß das Wundern, welches beim Nichtselbstverständlichen einsetzt, richtig und das, welches beim Unerklärlichen einsetzt, unangebracht sei. Es genügt auch vorerst, diese zwei Wunderarten zu unterscheiden und dem Physiker die seinige zu lassen. Allerdings ist jetzt die Erziehung zum physikalischen Denken so stark geworden, daß man das monadische Wundern verlernt hat und wieder üben muß. Man muß einsehen, daß die konkrete Erfahrung aus der Kohärenz (Kap. 17) hervorgeht und in einer Dependenz (Kap. 23) fortgeht.
Beispiele für monadisches Wundern sind: ich wundre mich, daß ich vergesse, verdränge, verliere. Wie kann die Zeit Macht über das Bewußtsein und das Haben bekommen? Oder: ich wundre mich, daß etwas ruht, wenn ich mich bewege. Wie kann der Raum Macht über mich und meine Welt haben, wenn ich mich bewege? *Monadisches Wundern ist Begegnungswundern* und gibt die Richtung der Abhängigkeit an, welche mit der Begegnung offenbar wird.

26. Dependenz der Logik

Die Aufklärung durch den Verstand kann diese Abhängigkeit (Dependenz) nicht beseitigen. Auch wenn jemand darüber aufgeklärt wird, was er tun muß, um ein Kind zu erzeugen, bleibt er so abhängig, daß er sich wundern muß, ob es ein Knabe oder ein Mädchen ist.

Der kürzeste Weg, um die monadische Begegnung zu begreifen, wäre, daß man sich in eine lebende Zelle, z. B. eine Eizelle, hinein versetzte (transjektiv, Kap. 15), wo das Wundern der Begegnung vermutlich in einer Leidenschaft höchsten Grades aufgeht. Zu dieser Art von Einfühlung reicht Phantasie und Ahnung meistens nicht hin. Wir müssen sie durch das Experiment ersetzen und versuchen also, mit der Logik selbst zu experimentieren.

Man glaubt leider vielfach, die Logik sei immer da, verwertbar und unerschütterlich. Dem ist nicht so. Es scheint festzustehen, daß entweder A = B oder A = non B »ist«. Wir bemerken auch nichts Auffallendes, wenn beide Sätze uns nicht persönlich angehen. Wenn ich aber für B etwa »mein Leben« und für non B »mein Nicht-Leben« einsetze und *wählen muß*, ist die Logik erschüttert. – Kinder, Frauen, einfache Leute sind besonders schwer zum Wählen zwischen zwei Übeln, zur Einsicht in die Notwendigkeit eines Entweder-Oder zu bewegen. Man bemerkt es vielleicht weniger, wenn das Zeugen und das Sterben an der Reihe ist. (Dagegen wird es zuweilen manifest, wenn jemand bei der Sterilisation zwischen Zeugen und kranker Nachkommenschaft wählen soll.) Wer nun nicht zwischen zwei Übeln wählen kann, kommt zu keinem *Entschluß*. Der logische *Schluß* ist dagegen ein Mittel, den Entschluß zu ermöglichen, indem er ihn scheinbar entbehrlich macht. Alle Menschen sind sterblich. Sokrates ist ein Mensch. Also ist Sokrates sterblich. Also ist sein Tod kein Entschluß, sondern eine notwendige Tatsache. Die Logik des Schlusses ist aber nur aus dem Dilemma des Entschlusses entstanden; das Dilemma aber aus leidenschaftlicher Begegnung mit dem Begegner, dem begegnenden Gegner, Weib, Nebenbuhler, Gegensatz und Antipoden. Die Brutalität des logischen Schlusses stammt aus einer *Überwältigung*, der Vergleich im Schlußverfahren (Mittelsatz) aus dem *Neid* der Begegnung. – Dies ist also die Darstellung einer Dependenz am Beispiel der Logik. Mit der Logik experimentierend erfahren wir etwas über den Hergang bei der monadischen Begegnung.

27. Die Dependenz ist umkehrbar: Genetik und Dynamik

Wir haben ein unangenehmes Gefühl, wenn die Logik ein Kind der Leidenschaft sein sollte (Kap. 26). Die Vernunft wäre entmächtigt, und wir bekommen Angst vor der Unordnung. Wir haben aber auch ein Unbehagen, wenn die Leidenschaft von der Logik verdrängt werden sollte, denn wir bekommen Furcht vor der Kälte, dem Kältetod einer leidenschaftlichen Welt (Kap. 12, 13). Wir haben begriffen, daß die Verdrängung der Leidenschaft Krankheit *über* den Menschen bringt, d. h. daß die verdrängte Leidenschaft noch stärker werden kann als die erlebte. Wir können uns aber auch nicht der Behauptung fügen, daß alles Verhalten die Folge einer Verdrängung sein soll. Ein Beispiel ist das keusche Verhalten. Die Keuschheit (oder die Scham) ist überhaupt nicht die Folge von einem vorhergegangenen Vorgang, sondern sie ist ein originales Verhalten in der Begegnung, welche die eine oder andere Folge haben wird und vor einer Entscheidung steht. Es muß fehlerhaft sein, ein Verhalten (ver-halten) abzuleiten, also genetisch zu betrachten. – Analog zu diesem Beispiel ist es auch falsch, die Dependenz der Logik von Leidenschaft genetisch zu betrachten. Andererseits läßt sich auch die Sache so darstellen, als ob die Leidenschaft aus der Logik entstehe, und auch dies wäre falsch. Jeder politische Streit oder Rechtsprozeß erlaubt, ja provoziert eine solche Darstellung, ist eigentlich selbst die Darstellung einer solchen Genese. Aber die Notwendigkeit des Richters über den Parteien (oder auch das Erscheinen der Gewalt, des Krieges statt des Richtspruches) beweist dann wieder die Unüberwindlichkeit der Leidenschaft; die war ja auch schon vorher da gewesen und hatte den Streit verursacht.

Das Dependenzverhältnis ist also umgekehrt. Um zu entscheiden, wie nun die Dinge in der Welt eigentlich laufen, müßte man wissen, wer *stärker* war: die Leidenschaft oder die Logik. Auch welche Leidenschaft größer war, die eine oder die andere (oder welche Logik die richtigere war). Die genetische Darstellung ist also nur klar, wenn wir nicht nur die Abfolge, sondern auch die Stärkeverhältnisse kennen: die *Genetik ist nur durchführbar mit Hilfe der Dynamik.* Da die Dependenzen, genetisch betrachtet, umkehrbar sind, zwingen sie zur dynamischen Darstellung.

28. Sinnwandel der Größe

Die Behauptung, jemand habe sich zum Kampf statt zur Versöhnung entschlossen, folglich sei in ihm der Haß *stärker* gewesen als die Liebe, ist eine solche Umkehrung; denn dies »folglich« setzt das zu Erklärende voraus. Tatsächlich schließt man beim »Rückschluß« aus dem Späteren logisch auf das Frühere.

Diese Erklärung der Entscheidung erfolgt aus deren Resultat, sie ist *propheta ex eventu.* Denn nur die genetische Abfolge erweist, welche Leidenschaft dynamisch überwog. Man beweist also die Dynamik aus der Genetik, um die Genetik aus der Dynamik zu erklären, ein offenbarer Zirkel. Was aber heißt bei Leidenschaften stärker und schwächer, was groß und klein? In ihrem Falle entscheidet nicht nur groß und klein, sondern grob und fein.

Der Energie- oder Kraftbegriff der Physik kennt diesen Unterschied nicht. Er kann auch nicht darstellen, wie durch kleine Ursachen große Wirkungen entstehen (Auslösung) oder durch große Ursachen kleine Wirkungen entstehen (Verschwendung, Verluste). Dazu muß man die Formen der Vorgänge (Strukturen, Apparate) kennen. (Die petites perceptions von Leibniz (1702, 1714), der esprit de finesse von Pascal (1670) hat dafür ein schärferes Gefühl besessen, wohl weil das 17. Jahrhundert sich noch im unentschiedenen Kampf gegen die formae des Aristotelismus befand. Das Infinitesimalprinzip kann als ein Mittel, die Wirksamkeit der denkbar kleinsten Größe einzuführen, bezeichnet werden.)

Die Dynamik der Leidenschaften rechnet mit der Überlegenheit der kleinen und feinen über die großen und groben. Langeweile, Neugier, Unbehagen, Liebenswürdigkeit und Sanftmut können Wut, Haß, die großen ekstatischen Passionen überwinden und sind dann also die stärkeren. Der Begriff der *Größe schlägt durch Sinnwandel um in den der Kleinheit.* Die Umkehrbarkeit der Dependenz und der Sinnwandel der Größe, das sind Elemente einer anthropologischen Darstellung.

29. Ars combinatoria mit abstractis

Eine Anthropologie, welche nicht Therapie wäre, hätte auch keine Wahrheit. So wenig es eine Wahrheit gäbe, die sich nicht um den Irrtum kümmert, oder ein Ethos, das sich nicht um das Pathos kümmert. Wo sitzt aber die Krankheit? Es käme darauf an, daß der Arzt sich in eine solche Bewegung versetzt, daß er der Krankheit, dem Kranken, begegnet. Ist Begegnung dann eine monadische, so wäre das im Sinne dieser Anthropologie. Alle die Bewegungen aber, welche nicht zu Begegnung führen, würden leer auslaufen. Man muß sich monadisch wundern können, um auf die pathische Dependenz der Logik zu stoßen. Die Umkehrbarkeit der Dependenz belehrt uns über den Zirkel der Genetik und Dynamik, und in diesem Zirkel offenbart sich der Sinnwandel der Größe (Kap. 25-28). Es sieht so aus, als ob der Sinnwandel der Größe eine sehr heikle und unwegsame begriffliche Vorgeschichte habe. Indes liegt er nun dicht bei der einfachsten Erfahrung – der Erfahrung der Ohnmacht. Meine Macht wird im Augenblick der Krankheit zur Ohnmacht und – contra vim mortis non est medicamen in hortis. Ein Schmerz überwältigt schnell und ganz – diese Erfahrung ist freilich zugänglich und begrifflos. Macht man aber die Reise durch den Alltag, von Augenblick zu Augenblick, dann erscheint die unabsehbare Fülle der Einzelfälle und mit ihr ein wahres Gestrüpp durchflochtener, verzweigter und überkreuzter Begriffe, die Ordnung mit Unordnung in beständiger Unruhe im Kampf. Groß und klein, stark und schwach, oben und unten, innen und außen, alle, viele, wenige, eines, keines usw. Jede Bezeichnung, als abstractum genommen, bildet eine Klasse, aber jedes Ding, das mir begegnet, gehört zu vielen dieser Klassen (wer weiß, vielleicht zu allen). Um das Einzelding abstrakt zu fassen, müssen die abstracta kombiniert werden, und um zu kombinieren, bedarf es einer *ars combinatoria.* Diese Kunst zu erfinden, zu erproben und zu üben und dabei *nichts* von unserer gewonnenen Einsicht zu *vergessen,* ist die nächste Aufgabe. Die Regel ist dabei zu verfolgen, daß man keiner Begegnung ausweiche (s. o.), und die Bewegung, die zu keiner Begegnung führt, abbreche (s. o.).

30. Sphärische Mehrung der Monaden

Die Schwierigkeit einer neuen ars combinatoria ist darum die, daß sie sowohl monadisch als abstrakt sein soll. Diese Schwierigkeit ist aber nur eine scheinbare. Denn die Anschauung, Vorstellung, Wahrnehmung sind immer lebendige Zeugen solcher allerdings nicht analysierbarer Vereinigung der konkreten Einmaligkeit mit der abstrakten Begrifflichkeit. Die Schwierigkeit liegt also nicht in einer stachligen Unnahbarkeit zwischen Anschauung und Begriff, sondern schwierig, jedenfalls nicht ohne Lebensprozeß gegeben, ist die transjektive Versetzung von Monade in Monade (Kap. 15).

Jedenfalls ist die Kombinationskunst eine monadische Begegnungskunst (im Unterschied zu der logischen von Leibniz (1666) erfundenen und im 19. Jahrhundert durchgeführten). Man kann sie im Felde der Moral und im Felde der Biologie oder in anderen Sphären versuchen. Leibniz hat von ihr daher auch den Frieden erhofft, scheint mir aber übersehen zu haben, daß auch der Friedensstifter oder einsichtige Richter zugrunde geht. Der Grund dafür ist die *sphärische Mehrung der Monaden.* Sie kann so skizziert werden: in der monadischen Begegnung entsteht Behauptung und Gegenbehauptung, Anziehung und Abstoßung, Liebe und Haß, Einung und Trennung. In der Begegnung entsteht also die Mehrung und in ihrer Erfahrung die Versetzung ins andere Wesen: das Ganze ist jetzt dimonadisch geworden. Die Schlichtung durch Einsicht (transjektive Erkenntnis) ist an sich ohnmächtig (Kap. 29), und Justitia bedarf des Schwertes und unterliegt daher der originalen Spielregel der Monade – ist im Augenblick der Friedensstiftung selbst Monade. Jetzt ist das Spiel ein trimonadisches. Dies ist die Mehrung der Monaden.

Statt des moralischen Beispiels der Kombination ist jetzt hauptsächlich das biologische zu betrachten. Wir überlassen das Spiel dem Organ.

31. Begegnung von Zeit und Raum

Eigentlich ist hier im Apriori der monadischen Begegnung (Kap. 14) die numerische und die sphärische Form bereits wieder verbunden worden. Die Mehrung enthält ein numerisches Moment, die einsichtige Mehrung aber ist von sphärischem Charakter; denn Ein-Sicht ist ein transjektiver Akt, der hineingeht und das Außen mit dem Innen tauschen kann (Kap. 16). Doch enthält »Mehrung« doch auch ein Moment der Macht und Kraft. Und Sphäre enthält ein Moment der Grenze und damit Größe. Wieder ist es dann die Anschauung, in der das Kunststück solcher Verbindungen gelingt. Wenn nun das *Organ* herangezogen wird, um die

Kombinatorik spielen zu lassen, so ist damit der moralischen oder psychologischen Sphäre zwar für einen Augenblick der Rücken gekehrt, doch ist sie nicht abgetrennt; denn die Anlehnung, der pathische Ursprung wird damit viel eher erprobt, und wir kehren mit einer Rückwendung doch zurück.

Die monadische Begegnung enthält immer eine antilogische Spannung: indem ich dir begegne, muß ich, indem wir *uns* einigen, *mich* entzweien. Daher hat die Begegnung den Beigeschmack der Störung, die Störung aber das Ergebnis der Es-Bildung (Kap. 12 und 13). Wir brauchen dieses Ergebnis nicht zu rühmen, aber erfahren darin den amor fati (Kap. 22), der uns *im Bilde* des Es das andere Ich erscheinen läßt. Dieses Bild ist anschaulich: Macht, Farbe, Zeit und Raum. Es tut nichts zur Sache, mit welchem dieser einzelnen Bilder wir beginnen. Hermann KEYSERLING (1932): »Es müßte ein Wesen geben können, das die primäre Raum-Zeit-Einheit ebenso unmittelbar erlebte, wie wir Raum und Zeit als verschiedene Dimensionen erleben. Im Fall des Schicksals nun besteht solch erlebbare Einheit.« Richtig und mehr als das, denn es gibt solche Wesen. Wir sind solche. Wir sind ja im Schicksal, es ist unser Fall, und wir fallen mit diesem Fall aus der Zeit in den Raum. Nur eines ist von KEYSERLING falsch gesehen: erlebt wird nicht nur die Einheit oder Zweiheit, sondern Einung und Entzweiung und keines primär, keines sekundär. Wenn also im Bilde des Es eine Mannigfaltigkeit, z. B. die von Zeit und Raum erscheint, so geschieht es auch im Bilde vermöge *Begegnung von Zeit mit Raum:* sie sind Be-Gegner, ja Gegner für einander.

32. Zeit und Raum sind expansiv

Im Grundriß also des Leibes, der ein solches Bild ist, begegnen sich Zeit und Raum. »Zur Hochzeit ging der Bräutigam in die Kammer der Braut.« Oder: »Als es Zeit war, daß sie gebären sollte.« Das Ereignis (Kap. 3) ist der Sammelpunkt zeiträumlicher Verschmelzung. Auf Mehrung drängende Begegnung wird hier Ereignis.

Man kann leicht bemerken, daß der drängende Charakter schon in der bloßen Vorstellung von Zeit und Raum angetroffen wird. Der Versuch zu »reiner« Anschauung (KANT) ist aber ganz vergeblich, das Drängende dieser Vorstellungen ist nicht und mit keinem Mittel zu beseitigen, und der Drang, wäre er eine Unreinlichkeit, ist also nicht abzuwaschen. Daher ziehe ich vor, den Drang der Zeit und des Raumes, ihren *expansiven* Charakter als ursprünglich anzuerkennen. Die Zeit will nicht aufhören, strebt zur Dauer. Der Raum kann nicht enden, strebt zur Ausdehnung. Zeit und Raum sind teilbar, aber die Teilbarkeit ist nie endgültig. Wir wagen es auch nicht zu sagen, die Erweiterung und Teilung, die Vergrößerung und die Verkleinerung sei begrenzt, und doch wagen wir es auch nicht, sie als unendlich zu bezeichnen. Die Antinomie ist nicht entscheidbar; aber der Drang ist immer positiv gegeben, wenn wir mit den Vorstellungen von Zeit und Raum, sie uns vorstellend, experimentieren.

Ich finde dabei, daß die Zeitvorstellung in den Raum drängt: in der Vergangenheit ergibt sich dann Vergegenwärtigung durch Erinnerung, in der Zukunft Vergegenwärtigung durch Erwartung. Erinnerung und Erwartung (Anamnesis und Prolepsis) vergegenwärtigen das Ungleichzeitige im Miteinander oder Nebeneinander, und das ist *im Bild* des Raumes möglich. Ebenso: die Raumvorstellung drängt in die Zeit: das Hier und Dort und Dort usw. wird nacheinander zerlegt, um doch zugleich nebeneinander zu gelten. Dies Nebeneinander wird der Vorstellung *im Bilde* des Nacheinander zugänglich. – So benutzt die Vorstellung der Zeit den Raum, um ihr Eigentümliches abzubilden, und der Raum die Zeit, um sein Eigentümliches abzubilden.

Es liegt nahe zu vermuten, daß dies im Vorstellungsexperiment gefundene Bindungsverhältnis von Zeit und Raum kein anderes ist als die praktische Erfahrung bei der *Messung*, die ergab, daß Zeit mit Räumlichem, Raum mit Zeitlichem allein meßbar, die Messung also stets *relativ* ist. *Zeit und Raum drängen zueinander.*

33. Der Drang und seine Antilogik

Der expansive Charakter von Zeit und Raum ist nicht selbstverständlich auf ein Ziel gerichtet. Wir fanden ihn auf das Große, aber in der Teilbarkeit auch aufs Kleine gerichtet. Wir fanden Zeit auf Raum, auch Raum auf Zeit hin drängend. Nur der *Drang ist immer gegeben,* und der ist selbst wie eine bloße Möglichkeit, welche darauf wartet, daß man ihr eine Richtung gebe, oder daß er eine Richtung finde. Es spricht gleichsam unablässig »noch nicht« und danach »*noch* mehr«. Diese Eigenheit könnte man auch so aus-

drücken, daß man sagt, er sei *auf sich selbst* gerichtet, also eine *Kraft.* Aber im Kraftbegriff liegt für unser physikalisch erzogenes Sprachgefühl bereits die Begrenzung auf eine bestimmte Größe. Die Vorstellung des Dranges ist aber ohne solche quantitative Abhängigkeit gegeben, nämlich als *Empfindung.* Gibt man ihr sich experimentierend hin, so enthält auch sie jenes »noch mehr«; auch sie ist expansiv. Das stimmt für Druck-, Spannungs- und Bewegungsgefühle und ebenso für rot, warm, duftend oder klingend. Und in jeder Empfindungs-Sphäre erfahren wir das Gegenteil: die Richtung »genug«, »weniger«, »weg damit« usw. (ebenso wie vorhin größer und kleiner).
Die *monadische Begegnung wird Ereignis im Zeichen des Dranges,* und der Drang *ist antilogisch* beschaffen, indem er auf mehr und auf weniger drängt. Im Werden drängt der Drang auf diese Entscheidung. Am leichtesten wird diese Beschaffenheit beim Gefühl entdeckt (Gefühle sind ambivalent); aber auch Empfindungen, Kräfte und Zeit und Raum sind ambivalent.

34. Die Zweiseitigkeit als Freiheit und ihr Verlust

Der Grundriß des Leibes, monadisch begriffen, antilogisch erfahren und in inniger Begegnung erforscht, kann sich also nicht enthüllen, nicht zum Bilde werden und zur Darstellung vorbereitet werden, wenn man ihm von unten grundlegende oder von oben auferlegte Bedingungen stellt. Das Apriori der Begegnung (Kap. 14) schließt Grundlagen und vorgesetzte Ordnungen aus (Kap. 1, 9). Dies gälte, wie leicht einzusehen, für *Kategorien* wie Kausalität, Negation, für Parameter wie Zeit, Raum, Kraft, Qualität, Quantität; es gilt aber auch für die Lebensordnung in Biographie, Geschichte und Mythos. Sie alle haben keine Geltung letzter und unerschütterlicher Instanz und sind nur Schemata. Sie haben etwas außerordentlich Allgemeines und befähigen zu großer Abstraktion. Aber alles Allgemeine ist doch immer etwas Spezielles! Wie recht hatte doch HEGEL mit seiner Sehnsucht nach dem konkreten Begriff.
Der Verzicht aber auf kategoriale Grundlagen und auch auf übergeordnete Lebensordnungen, überhaupt der Verzicht aufs Allgemeine bringt eine großartige Befreiung und Unbefangenheit. Es ist

dann zunächst so, daß ein jedes Ding auch eine andere Seite hat und haben darf. Jedes Ding hat dabei wie jeder Mensch sein eigenes Recht – suum cuique. Ein Recht: das ist eine Wahlfreiheit zu einem Entweder-Oder, zu einem Weder-Noch, zu einem Sowohl-als-Auch. *In der Antilogik des Dranges wurzelt diese Freiheit. Im Verluste dieser Freiheit aber entsteht die Krankheit.* So wird das Pathische pathologisch. Das Pathologische eben offenbart die pathische Art der Existenz. Es ist die Zweiseitigkeit, an der sie sich offenbart, und so ist es die *Zweiseitigkeit der Krankheit, an der sich das Wesen des Menschen enthüllt*, und durch welche der Grundriß des Leibes darstellbar wird. Dies sind also die Leitsätze einer medizinischen Anthropologie (die offenbarende Krankheit als Gewinn begrüßt heißt oben, Kap. 20 und 21, Amor fati).

35. Der Grundriß des Leibes ist zweiseitig

Die Medizin im ganzen betrachtet, also sowohl als Lehre wie als Kunstfertigkeit, bedarf keiner Grundlagen oder Gesetzesvorschrift von außen; sie entfaltet sich aus sich selbst. Ihre Entfaltung kommt vielmehr aus ihrer eigenen Zweiseitigkeit. Diese Zweiseitigkeit, könnte man argwöhnen, ist hier aus einer monadischen Anthropologie durch Denkarbeit abgeleitet worden. Sie wird aber in der ärztlichen Begegnung unablässig angetroffen: Leib und Seele, chirurgisch und konservativ, Infektion und Konstitution, Erblichkeit und Milieubedingtheit, Struktur und Funktion – das sind Beispiele von schon dogmatisierten, aber unausrottbaren Zweiseitigkeiten. Vor der Belehrung und nach der Lehre aber tauchen sie jedesmal auf bei der Frage: Was bedeutet das Symptom? Oder bei der andern: Was soll jetzt geschehen? Jede Diagnose, jede Therapie ist ab origine Entscheidung zwischen Möglichkeiten. So auch jede Prognose. Jede Entscheidung kommt aus einer Freiheit und vernichtet sie dann.

Die Zweiseitigkeit der Krankheit ist die Krankheit. Ein Mensch, der nie gesund würde, wäre keiner, aber auch nicht der, welcher nie krank würde. Die Krankheit hat das Doppelgesicht, nicht sein zu sollen und doch sein zu müssen. Die Transzendenz des Menschen (Kap. 8) hat hier den Inhalt, daß die Krankheit sich selbst übersteigt und einen Sinn bekommt, daß aber die Gesundheit, die sich nicht selbst übersteigt, sinnlos bleibt. Sicher ist die Gesundheit ein Ideal, aber das besagt eben schon, daß der Mensch sich nicht mit ihm deckt.

Der *Grundriß des Leibes ist zweiseitig* strukturiert. Was man gewöhnlich seine Struktur nennt, ist eine solche durchgehende Zweiseitigkeit, wie auch das Wort Anatomie noch festhält, welches von »aufschneiden« kommt. Oben und unten, links und rechts, hinten und vorn, außen und innen sind sozusagen antigeometrische (der Indifferenz des Raumes entgegengesetzte) Gegensätze, die einander transzendieren. Diese sind nicht verwechselbar und nicht vertauschbar. Ihre Vertauschung und Stellvertretung ist krankhaft.

36. Zweiseitigkeit jeder Einzelheit ist Krankheit

Eben daraus entsteht aber der Schein, ja Irrtum, es gäbe zwei oder noch mehr Wesensarten der Krankheit. In diesem Augenblick ist die Medizin selbst krank und eine Ursache von Krankheit. Der Vorgang ist historisch immer da und spielt sich jedesmal in seiner besonderen historischen Art und Weise ab. Die jüngste und der Gegenwart zunächst stehende Form ist wohl die, daß man die meisten Krankheiten für körperlich hält (erste Einseitigkeit), dann eine andere, die seelische Art zu erkennen meint (zweite Einseitigkeit) und schließlich Mischungen oder Aufteilungen konzediert. Die Einseitigkeit – es gebe nur körperliche Krankheit – ist dann kein so schlimmer Irrtum wie die Zweiteilung, weil mit der Zweiteilung eine Abschlagszahlung erfolgt, welche eine Klärung der Zweiseitigkeit vortäuscht, und die beiden Einseitigkeiten frieren ein, wie sie sind.

Dies nun ist der historische Grund, warum die *Zweiseitigkeit an jeder Einzelheit* des Leibes (oder der Seele) aufgespürt, verfolgt und erjagt werden muß. Die beiden eingefrorenen Blöcke können einander nur wesentlich (und d. h. hier für uns monadisch) begegnen, wenn alle ihre Teile in voller Auflösung einander begegnen, wobei sich erst zeigen wird, was ein »Teil« ist. (In der Sprache überlieferter Naturphilosophie ist dies ein Postulat der Allbeseelung. Vorarbeiten sind: Psychophysik, Panlogismus, Materialismus und Panpsychismus.)

Also: die Krankheit hat nicht zwei Seiten, sondern Zweiseitigkeit ist die Krankheit (Kap. 35), und sie muß im Einzelnen, nicht am Ganzen angetroffen und aufgespürt, verfolgt und erjagt werden. Es ist dann nebensächlich, wo das geschieht, wenn es nur ein Einzelnes, ein biologischer Akt ist (Kap. 6). Im Bilde überlieferter Metaphysik fortfahrend wäre dies in dem Satze: die Welt ist krank auszusprechen, doch dies monadisch vorzustellen. Denn die Monade will nicht numerisch fixiert, sondern sphärisch sich mehrend vorgestellt sein.

37. Forschung als Übersetzung und Gleichnis

Es ist, nach der historisch verstandenen Gegenwartslage, viel überraschender, zu sagen, daß jede Krankheit moralisch, jede Physiologie theologisch, jede Anatomie mythisch sei, als es wäre, wenn man sagt, daß jede Schuld mechanisch, jede Angst chemisch, jeder Haß und jede Liebe energetisch sei. Trotzdem ist jedes von diesen zutreffend, soferne jede dieser Behauptungen auf die Zweiseitigkeit oder Transzendenz mit einem gelinden intellektuellen Schock vorbereitet. Irreführend ist nur das Wort »biologisch«, indem es, naturwissenschaftlich abgeschliffen wie es ist, die Einseitigkeit der ontischen Einstellung behalten, die antilogische Art der pathischen Existenz verloren hat. Es wäre eine Auskunft, statt biologisch biopathisch zu sagen, wenn nicht andere Verwechslungen damit nahegelegt würden. Dabei zeigt sich überhaupt, daß der Ersatz der deutschen Worte durch den alten Sprachen entnommene Fremdworte die besondere Wirkung hat, die lebendige Beziehungsfülle der Sprache zum Zwecke der Wissenschaft einzuschränken; das Fremdwort die Bedeutung, durch Widerspruch den Übersinn des deutschen Wortes aufzurühren. Beide sind nicht zu entbehren. (Vgl. das Wort »krank«, Kap. 20.) Das ganze zweisprachige Wesen, dem man damit huldigt, enthält daher den Charakter eines fortgesetzten Übersetzens; eine enge Auffassung der Wissenschaft würde meinen, es gelte ja für diese, das Un-, Außer- und Vor-Wissenschaftliche in Wissenschaft zu übersetzen. Aber es zeigt sich, daß die Wissenschaft das Nicht-Wissenschaftliche nicht entbehren kann. Wissen entsteht, indem Wissenschaft das außer ihr Befindliche übersetzt, und der Inhalt ist also doch auch das Übersetzte außer ihr. Wir kommen damit zu einer sehr geringen Einschätzung der systematischen Form der Wissenschaft, zu einer sehr hohen Bewertung der Übersetzungskunst, zu einer erkenntnistheoretischen Feststellung, daß Erkennen soviel wie Übersetzen ist. Dies Übersetzen kann vom einen Ufer zum anderen, in *beiden* Richtungen, betrachtet werden.

Diese erkenntnistheoretische Einsicht stimmt nun überein mit dem lebendigen Wesen überhaupt. Die sogenannte Transzendenz des Erkennens und das Sich-Überschreiten des Lebewesens in der Begegnung stimmen überein, stehen in Analogie. Es ist dann eine stets wiederkehrende Eigenheit im Erforschen und Umgehen mit Lebendem, daß Vergleichung und Ähnlichkeit, Deutung und Sinn, Wertung und Ersatz dabei die Führung, wenn auch oft unbemerkt, behalten, also lauter unexakte Operationen vorgenommen werden. Sie führen einen Anklang an geisteswissenschaftliche Arbeit mit sich und widerstreben der Logik der Naturwissenschaft. Sie scheinen mehr dem Individuellen oder dem Exemplar zu gelten als dem Gesetzlichen und Allgemeinen. Die Theologie ist das Enfant terrible, mit dem sich die verpönte Denkart der Biologie zur Unzeit meldet, wo die Naturwissenschaft versagt und dafür als »Faulheit der Vernunft« dann Schläge bekommt.

Die durch die Einführung des Subjektes gewonnene monadische Stellung (Kap. 4 und 5) darf hoffen, von solchen Besorgnissen um ihre Wissenschaftlichkeit befreit zu werden. Sie fürchtet mehr für diejenigen, welche durch die Verleugnung des Subjektes dem Gegenstand ihrer Forschung das Mark der Existenz entzogen haben. Im Primat der Begegnung erfahren wir auch den Liebesverlust (Kap. 12), und besorgen wir weniger, daß wir selbst nicht verstanden werden und nichts verstehen, als daß die Es-Bildung und die nur das Objektive Kennenden nicht recht verstanden werden möchten und zuwenig verstehen. Doch wird eine solche Versuchung zum Hochmut bald der Dankbarkeit weichen, welche wir der objektiven Wissenschaft schulden, da ohne ihr Mittel jene *Übersetzung* nicht möglich wäre. Und nun meinen wir, daß *alles* Forschen, auch das sogenannte objektive, eigentlich ein Übersetzen ist, und weiter, daß alles in der Natur Vorgehende in einem Übersetzen besteht. Die Kategorie der Kausalität ist nur eine eingeschränkte Art desselben. Das Lebensgeschehen ist ein beständiger *Ersatz* und seine Erforschung ein Versuch, ihn durch Übersetzung zu verstehen. Erregt wird dieser Versuch durch die Wahrnehmung solchen Überschrittes vom Einen zu dem es ersetzenden Andern. Haben wir sie ausgesprochen, dann erscheint uns das

Ersetzte und das Ersetzende nicht als gleich, aber als vergleichbar, als verglichen. Betonen wir darin den Charakter der *Ähnlichkeit*, so sprechen wir vom *Gleichnis;* suchen wir darin einen *Wert*charakter, so sprechen wir von *Äquivalenz*. Jedenfalls entsteht so nicht ein System von *Gleichungen*, sondern von *Stellvertretungen*. Der Satz der Identität steht hier als Sonderfall der antilogischen Begegnung. Nicht Gleichung, sondern Gleichnis ist die Form, in der sie ihren Anspruch auf Wahrheit erhebt.

38. Gestaltkreis als Bild des Aktes

Die Antilogik des lebendigen Aktes besteht darin, daß das Subjekt in der Veränderung dasselbe bleibt. Das Subjekt ist identisch in der Verschiedenheit. Anschaulich vorgestellt, kehrt es mit einer Bewegung zu sich zurück; das Bild dafür ist der Kreis, in dem durch *Bewegung* etwas zum selben *Ort* zurückkehrt. Im Gestaltkreis ist die Antilogik durch eine Figur anschaulich geworden (Kap. 7).

a) Bewegung vermittelt das Bild des Aktes

Die Figur ist hier die Übersetzung des Gedankens der antilogischen Lebendigkeit, also des Werdens. Die Bewegung steht ein für das Werden; man kann also sagen, das Bewegen *repräsentiere* die Aktivität. Aber es ist ebenso richtig zu sagen, es *bewirke* die anschaulich werdende Figur. Die Bewegung hat die Vermittlung zwischen dem *Gedanken* der Aktivität und dem *Bilde* ihres Weges übernommen (ähnlich wie KANT (1781) Begriff und Anschauung durch das Schema vermittelt). Die Bewegung ist hier das Kunststück der Natur (Kap. 7) zur Übersetzung der Aktivität in ein Bild. Das Bild der Kreisbewegung *gilt* soviel wie die unsichtbare antilogische Aktion, es übersetzt sie und kann sie für einmal *ersetzen*. – Damit sind die Bestimmungen von Kap. 7 und Kap. 37 vereinigt und der Gestaltkreis als Übersetzung, der lebendige Akt als Gleichnis verstanden.

b) Bild und Akt sind äquivalent

Ferner enthält die Vergleichung, Übersetzung und Ersetzung der Aktion durch ein Bild die noch einschneidendere Neuigkeit, daß im Lebenden *Aktion und Bild* einander vertreten können und so *äquivalent füreinander* stehen. Dies ist der eigentliche Kern des Gestaltkreisprinzips. Es wurde verdeutlicht in der Theorie der Einheit von Wahrnehmen und Bewegen, z. B. bei der Orientierung und Gleichgewichtfunktion eines Organismus im Raum. Dort kann Gleichgewicht und Orientierung entweder durch eine Bewegung oder durch eine Wahrnehmung gegen eine Störung hergestellt werden.

c) Formen repräsentieren Akte

Endlich ist die Abbildung einer Aktion oder der Ersatz einer Aktion durch ein Bild (hier umgekehrt) nicht durch eine Funktion oder Relation quantitativer Art, also nicht durch bloße Größen, sondern nur durch *Formen* möglich. (Daher der Ausdruck Gestaltkreis.) Nicht Gleichheit, sondern Gleichnis, nicht Proportion, sondern Ähnlichkeit, Verwandtschaft, Analogie usw. ermöglicht die Repräsentation und Äquivalenz. Leibniz erkannte (Analysis situs, 1858): »Die Figur enthält allgemein außer der Quantität noch eine bestimmte Qualität oder Form, und wie dasjenige *gleich* ist, dem dieselbe Größe zukommt, so ist *ähnlich*, was dieselbe Form besitzt.«

39. Formen sind monadisch Begegnendes

Die Formen sind das, was an Verschiedenem macht, daß es ähnlich ist. Die verglichenen Dinge sind also in der Form gleich, in etwas anderem ungleich. So können zwei Dinge also sowohl gleich wie ungleich sein, wenn sie ähnlich sind. Was ist nun das Ungleiche dabei? Es ist derselbe Fall wie beim Werden. Die Ähnlichkeit ist vielleicht ein Sonderfall des Werdens: das Subjekt bleibt in der Veränderung sich gleich. Das Subjekt wäre also hier die »Form« oder die Form das Subjekt.

Nun hat die antilogische Struktur der subjekthaltigen Natur darüber belehrt, daß die Mannigfaltigkeit aus der Subjektivität stammt (Kap. 4). Es ist Leben soviel wie Begegnen. Es läuft auf dasselbe hinaus, ob ich sage, dem einen Subjekt erscheine die Welt verschieden, oder ob ich sage, die Welt erscheine verschiedenen Subjekten. Denn immer ist Leben soviel wie Werden im Begegnen. Die Struktur der subjekthaltigen Natur, und d. h. der lebenden Natur, ist, mit einem Worte, monadisch.

Wenn nun die Form (also das in der Ähnlichkeit Identische) die Subjektivität ist, dann ergibt sich hier, daß die *Form* eine *Erscheinung der monadischen Begegnung ist.*

Aus der Untersuchung von Leibniz geht hervor, daß zu einer Erfassung der Formen (von ihm als Qualität bezeichnet) es nicht nötig ist, die Vergleichsobjekte aneinander oder an einen Maßstab heranzubringen. Die Quantität ist entbehrlich. Dadurch aber, daß er die Form als eine *Ähnlichkeit* erklärt, hat er implizite festgelegt, daß Form nur in Vergleichung (von mindestens zwei Dingen) bestehen kann. Sie kann also *nicht ohne* Vergleichung bestehen, und er folgt dieser negativen Definition mit dem Satze: »daß *ähnlich* das ist, was für sich beobachtet nicht voneinander unterschieden werden kann.« Dieses »für sich beobachten« und »nicht unterscheiden können« besagt also: scheinbare Identität bekommen zwei ähnliche Dinge, wenn sie (obwohl der Größe nach verschieden) von einem Beobachter betrachtet werden, der »gleichsam nur ein geistiges Auge besitzt, daß er also sozusagen ganz in einem einzigen Punkte konzentriert ist, und weder in Wirklichkeit noch in seiner sinnlichen Vorstellung über Vergleichsgrößen verfügt«. Ein solcher Beobachter wäre also kein lebender Mensch, sondern ein abstraktes (transzendentales) Subjekt, und mit andern Worten ist die Bedingung des Erfassens von Ähnlichkeit und damit von Formen der wirkliche, lebende Mensch, der *nicht* an einem Punkte konzentriert ist (sondern an mehreren Orten sich befindet), und der *doch,* sei es in Wirklichkeit, sei es in der sinnlichen Vorstellung, Vergleichsgrößen (also Meßstangen und Erinnerung) besitzt. Dieser wirkliche lebendige Mensch ist also der tätige und mit Gedächtnis begabte, und das ist nach unserem Sprachgebrauch der monadisch strukturierte Beobachter, in dem Raum und Zeit einander begegnen (wie bes. Kap. 31 beschrieben).

Das gleichsam rückwärts gelesene Ergebnis der Analysis situs Leibnizens ist, daß *die Form das Ähnliche und das Ähnliche das monadisch Begegnende ist.* Der Satz gilt aber, nach unserer eigenen Ableitung aus dem *Gleichnis* überhaupt, und nicht nur wie in LEIBNIZens Analysis für mathematische Formen (Geometrie). Wir können zu dem weiteren Satz fortschreiten, daß Formen monadische Begegnungen sind.

40. Form und Inhalt umkehrbar

Wie es ebenso richtig bei der Begegnung zweier Menschen ist, zu sagen, A sei dem B begegnet, wie B dem A oder auch beide einander, so auch bei monadischem Begegnen. Jene Sätze sprechen von Einem, von Zweien und von einer Zweiheit in Subjektstellung, obwohl der gleiche Vorgang gemeint ist. Die Monade ist nicht numerisch, oder sie ist numerisch betrachtet antilogisch. Die numerische Antilogik der Begegnung zeigt aber einen weiteren Gehalt: die Auszeichnung oder Betonung in den verschiedenen Darstellungen, die also einmal auf A, dann auf B und endlich auf beiden liegt, enthalten die Darstellung des Aktiven und ihm entsprechend des Passiven der Begegnung. Die numerische Antilogik hängt mit dem aktiven Gehalt der Begegnung zusammen, ist eine Seite desselben. Zieht man sich also von der eigentlich unzulässigen Interpretation der Monade zurück, dann auch von der logischen Interpretation des Aktionsprinzips, wonach ein Ding entweder aktiv-positiv oder passiv-negativ sich verhalte.

Da nun die Monade nicht numerischen, sondern sphärischen Wesens ist, läßt sich dasselbe für die Formen aussagen. Wenn sich ein Inneres äußert wie im Ausdruck, so wäre bei nur einseitiger Bewegungsrichtung von innen nach außen als Inneres der Inhalt, das Äußere als Form fixiert. Als monadische Begegnung betrachtet, ist aber die Bewegungs*richtung* gleichberechtigt von außen nach innen darstellbar. Mit andern Worten: bei sphärischer Begegnung ist die Form mit dem Inhalt, die Äußerung mit dem Innern äquivalent (Kap. 38*b*). Die Form der Sprache ist expressiv der Ausdruck des Sinnes oder Inhaltes, aber rezeptiv ist diese »Form« der Inhalt dessen, was beim Anhören erst Form gewinnt. So kann man sagen, die äußere Form ist der Inhalt der inneren Form, die innere Form der Inhalt der äußeren Form: *Form und Inhalt sind füreinander wechselseitig Inhalt und Form.*

Daher war es aufschlußreich, daß LEIBNIZ die Formen als Qualitäten bezeichnete. Auch die Empfindungen sind Formen, die, da sie nicht wie Figuren von geometrischen Größen berührt sind, der sphärischen Begegnungsart weniger entfremdet sind als diese. Die Empfindung ist sowohl inniger wie äußerlicher (man stelle sich ein leuchtendes Rot vor), wie Strichfiguren oder stereometrische Figuren. Aus diesem Verhältnis von Form und Inhalt folgt endlich, daß ein Lebewesen das Physikalische weder tun noch wahrnehmen kann.

»Euthanasie« und Menschenversuche

Ich weiß, daß die folgende Darlegung viele Fragen offen läßt oder nur neu anregt. Selbstverständlich war diese meine mehr verstandesmäßige Analyse angeregt auch durch den Nürnberger Ärzteprozeß. Während der Abfassung erschien die Dokumentensammlung (Das Diktat der Menschenverachtung) von A. Mitscherlich und F. Mielke (1947) im gleichen Verlag. Sie hat die öffentliche Beurteilungsbasis auch jenes Prozesses wenigstens verbreitert. Hier aber kam es mir darauf an, nicht zum Prozeß Stellung zu nehmen, sondern den Geist der Medizin zu prüfen. Es gibt nicht nur *einen* Geist der Medizin; aber es gibt *einen* Geist der Medizin, der auch beim Prozeß und vor allem beim Zustandekommen der von jedem braven Menschen verabscheuten Taten selbst sein *Alibi vergeblich zu beweisen suchen würde*. Dieser unsichtbar auf der Nürnberger Anklagebank sitzende Geist – der Geist, der den Menschen nur als Objekt nimmt – ist nicht nur in Nürnberg im Spiele, er durchsetzt die ganze Welt in fein verteilter Form und ist im Beispiel der »Euthanasie« und der Menschenversuche nur in einer so groben und scheußlichen Form zutage getreten, daß nun eine neue Verdunklung zu befürchten ist; man könnte sagen (und sagt es bereits): die Greuel von Dachau und so weiter zeigen, wohin man nicht gehen darf, also um so deutlicher auch, wie weit man gehen darf und muß. Das sieht dann so aus: »Euthanasie« und Menschenversuche sind »an sich« ärztlich begründbar, nur müssen sittliche Grenzen eingehalten werden. Was aber dies »an sich« bedeutet, bleibt hier immer noch dunkel. Ich gestehe, erst im Verlauf meiner Untersuchung selbst die Klarheit gefunden zu haben, daß ein ganz bestimmtes Prinzip, nämlich das der Solidarität, mir brauchbar erscheint, um zu beweisen, daß es eine An-sich-Berechtigung jener Maßnahmen nicht gibt und daß das Wesen vernichtender und experimentierender Maßnahmen aus dem Solidaritätsprinzip ableitbar ist. Wenn dies – und es handelt sich um einen Vorschlag – richtig ist, dann wäre der nächste Schritt der, daß man in sittlich strittigen Fällen untersucht, ob das Gebot der *Gegenseitigkeit* erfüllt ist. Dies aber in jedem Bereiche der Medizin, nicht nur wie hier an ihrem Rande oder jenseits desselben. Das

Weitere lag außerhalb der folgenden Darlegungen. Noch wichtiger aber ist dann das Problem: der Mensch in der Medizin als Objekt, als Subjekt, als Naturobjekt, als Wertsubjekt und so weiter. Es ist bestürzend und fordert die größte Anstrengung heraus, daß derartige Vorkommnisse nötig gewesen zu sein scheinen, damit Gefahr und Sinn der objektiven Wissenschaftsform zu allgemeiner neuer Besinnung in die Schranken gerufen wurden. Für diese Hauptaufgabe liefert das hier Folgende nur einen begrenzten Beitrag.

1. Kann die künstliche Abkürzung des Lebens (sogenannte »Euthanasie«) bei unheilbaren Geisteskrankheiten vom medizinischen Standpunkt aus vertreten werden?

a) Was heißt »medizinischer Standpunkt«?

Dieser Begriff scheint vorauszusetzen, daß es eine allgemeine Sittlichkeit gibt, deren Anwendung in der Medizin besondere Fachkenntnisse und eine Erfahrung in besonderen Situationen nötig macht. Es müsse jemand gelernter Mediziner sein, um zu beurteilen, welche Handlungen in der Medizin als sittlich oder unsittlich zu gelten haben. Aber auch die Ansicht eines einzelnen Arztes würde hier nicht zureichen, wenn sie nicht mit einem allgemeingültigen Standpunkt der gesamten Ärzteschaft übereinstimmt; so als ob es etwas wie eine Berufs- oder Standesethik gäbe, nach der der Einzelne sich zu richten hat.

Diese Voraussetzung, also daß es einen medizinischen Standpunkt gibt, der selbst unbestritten wäre und zur Anwendung bereit läge, trifft aber nicht zu. Die Ansichten sind geteilt, und darauf eben kann es beruhen, daß eine bestimmte Handlung sowohl als zulässig, erwünscht oder notwendig, wie auch als schlecht, strafbar und vermeidbar beurteilt wird. Wenn also eine selbstverständliche oder allgemeine ärztliche Ethik nicht existiert, so ist nach dem Grunde dieses Mangels zu suchen. Der Grund ist, daß die Idee der Medizin nicht einheitlich ist; geschichtlich zeigt sie Entwicklung und Wandel, und persönlich ist sie insofern freigestellt, als sie in Staatsgesetzen nirgends festgesetzt, in der ärztlichen Prüfung und der staatlichen Zulassung zum Beruf nicht enthalten ist. Die Idee der Medizin, und auch die Berufsethik ist also nur individuell und subjektiv vorhanden. Das hat wieder zur Folge, daß kirchliche, weltanschauliche, politische und dann wieder persönliche Bindungen mitbestimmen, welche ethischen Grundsätze jemand hat, oder auch wieder, wie er ohne Grundsätze praktisch entscheidet. Die weitere Folge dieses Zustand ist aber, daß ich hier ebenfalls von *meinem* medizinischen Standpunkt und meinen persönlichen Ansichten aus, also als Individuum zu sprechen genötigt bin. Ich kann nicht immer genau wissen, welche und wie viele meiner Kollegen mir zustimmen werden. Trotzdem werde ich versuchen, nicht »autori-

tär«, sondern in Übereinstimmung mit den sittlichen Gegebenheiten meines Standes und meiner Zeit und mit Rücksicht auf die tatsächlich vorhandenen Verhältnisse zu urteilen. Ich bin ferner der Ansicht, daß der Begriff des medizinischen oder ärztlichen Standpunktes zweierlei zum Inhalt hat: erstens eine Bindung an wenn auch ungeschriebene Gesetze, zweitens aber auch eine persönliche Freiheit zur Entscheidung, ohne welche die Sittlichkeit nicht möglich ist.
Endlich gehe ich davon aus, daß die Handlung des Arztes in der Tat so eigenartig ist, daß es sinnlos und nutzlos wäre, etwa zu behaupten, das Sittliche sei überall dasselbe und die ärztliche Sittlichkeit sei die gleiche wie in jeder anderen Situation. Insofern also akzeptiere ich den Begriff eines »medizinischen Standpunktes« und verweigere die Beantwortung der gestellten Frage nicht.

b) Was heißt »unheilbare Geisteskrankheit«?

Man darf sich hier nicht an das Wort Geisteskrankheit klammern. Eine angeborene Idiotie oder eine arteriosklerotische oder traumatische Verblödung sind eigentlich keine Geisteskrankheiten. Andererseits sind sehr viele geistige Abnormitäten leichterer Art unheilbar, und es kommt dann auf den Grad der Erkrankung an, beziehungsweise darauf, wo ein Arzt die Grenze zwischen Abnormität und Geisteskrankheit nach seinem Ermessen zieht. Man sieht, daß hier bereits eine Wertsetzung, nicht nur ein Tatbestand im Spiele ist. Auch ist die Annahme der Unheilbarkeit in vielen Fällen ungewiß. Es gibt diagnostische Irrtümer, es gibt Ausnahmen von der Regel, und es gibt Fortschritte der Therapie, nach denen für unheilbar gehaltene Fälle heilbar werden. Ferner ist der Begriff einer Heilung relativ. Ein Mensch kann unheilbar krank, aber sozial eingeordnet und sogar nützlich sein; umgekehrt gibt es asoziale und zerstörend wirkende Psychopathen, die nicht geisteskrank sind. Wenn also in dem Begriffe »unheilbare Geisteskrankheit« irgendein Kennzeichen oder ein Motiv zur Beseitigung solcher Personen liegen sollte, dann ist der Ausdruck so gewählt, daß er das eigentlich Gemeinte – unwertes Leben – entweder nicht bezeichnen *kann* oder verdecken *soll*. Im übrigen ist hier die verhältnismäßige Subjektivität, das Vorkommen fließender Übergänge zwischen krank, abnorm und gesund, und endlich die

Fehlerquote, die mit aller menschlichen Unvollkommenheit auch in der Wissenschaft einhergeht – es sind alle diese drei Relativitäten *kein* Grund, das Urteil der Unheilbarkeit überhaupt für unmöglich zu erklären. Eine große Zahl von Fällen kann und muß vom unterrichteten Arzt als unheilbar bezeichnet werden – selbstverständlich in den Grenzen alles menschlichen Urteilens.

c) Die Willensbildung bei ärztlichen Vernichtungsmaßnahmen

Zunächst muß klargemacht werden, daß zahlreiche ärztliche Handlungen *absichtlich* oder *unvermeidlich* mit Vernichtungsmaßnahmen verbunden sind. Man kann also von einer *ärztlichen Vernichtungsordnung* sprechen und muß, nach dem, was geschehen ist, bedauern, daß eine solche nicht früher und bis heute in keinem Lande aufgestellt oder nur in Bruchstücken vorhanden ist.[1]

1. Eine absichtliche Vernichtung betrifft zunächst nur einen Teil des Körpers. Eine Amputation, in gewissem Sinne aber jede chirurgische Operation, vernichtet Gewebe, um dem übrigen Organismus zu helfen.

2. Vernichtung eines ganzen lebensfähigen Organismus muß vorgenommen werden bei pathologischen Geburten, wobei man zwischen dem Leben der Mutter und dem des Kindes wählen muß und das der Mutter wählt, um eines von beiden und dann das »wertvollere« oder unentbehrlichere zu erhalten. Ähnlich liegt der Fall bei der sogenannten ärztlichen Indikation zum künstlichen Abort, zur Schwangerschaftsunterbrechung. Auch die Sterilisation und Kastration aus ärztlicher Indikation hat diesen Charakter, mit dem Unterschied, daß hier noch ungezeugtes Leben verhindert, also gleichsam als potentielles schon vernichtet wird.

3. Eine andere, nämlich nicht absichtliche oder unvermeidliche Art der Vernichtung kommt beim sogenannten ärztlichen *Risiko* vor. Beispiele sind die Narkose, die Pockenschutzimpfung, deren Risiken statistisch genau erfaßbar sind. Von solchen Fällen erstreckt sich eine kontinuierliche Reihe bis zu einmaligen Vorkommnissen, die statistisch unbeherrschbar sind.

1 Vgl. von Weizsäcker (1934), S. 72 u. 73. – Dazu: A. Mitscherlich (1946), S. 121.

4. Eine Sonderstellung nimmt der Arzt ein, der eine bisher unerprobte Heilmethode erstmalig einzuführen sucht. Auch hier besteht ein Risiko; aber der Arzt ist nicht gedeckt durch die communis opinio der Ärzte oder des Publikums. Man würde beinahe jeden wichtigen Fortschritt der Medizin unterbinden, wenn man diese Form des freiwilligen und absichtlich übernommenen Risikos ablehnte. Eben darum aber muß hier die Art der Willensbildung besonders sorgfältig später untersucht werden. Berühmte Beispiele, die auch Todesopfer gefordert haben, sind etwa die Ausbildung der Magenresektion durch Billroth, die Erprobung des Tuberkulins durch Robert Koch. Aber ähnliche Beispiele haben den Weg der modernen Medizin überall begleitet.

5. Schädigungen und Todesfälle durch »Kunstfehler« besagen soviel, daß ein Arzt fahrlässig eine Vernichtung herbeigeführt hat in Mißachtung oder in Unkenntnis allgemeiner anerkannter Kunstregeln. Was nun allgemein anerkannt ist, wird vor Gericht gewöhnlich durch das Gutachten einer Autorität festgestellt, und hier zeigt sich, daß ein autoritärer Entscheid auch dort nicht entbehrlich ist, wo die juristischen oder politischen Formen nicht autoritär, zum Beispiel demokratisch geordnet sind.

Diese fünf Vorbemerkungen waren nötig, um das Problem der Willensbildung bei ärztlichen Vernichtungsmaßnahmen sachgemäß behandeln zu können. Dies geschieht im folgenden zunächst unter Beschränkung auf solche, die den Tod herbeiführen. Dabei werde ich also zwei Voraussetzungen gelten lassen: 1. daß es keinen »medizinischen Standpunkt« gibt, der als ein selbstverständlicher zugrunde gelegt werden könnte; 2. daß es keine Medizin geben kann, in der Vernichtungsmaßnahmen nicht bereits notwendig enthalten sind.

Da es, wie schon erwähnt, eine »ärztliche Vernichtungsordnung« als Gesetz oder formulierte Standesvorschrift nicht gibt, wohl aber die Vernichtung als notwendiger Bestandteil die ärztliche Handlung überall begleitet, ist die Frage der Willensbildung dabei am besten zunächst durch einen Vergleich mit Vernichtungen außerhalb des ärztlichen Aufgabenkreises zu beleuchten. Hier gibt es legale, erlaubte und verbotene Vernichtungen menschlichen Lebens.

Legale Vernichtungen sind die Hinrichtungen, gemäß dem Strafgesetz, und der Krieg, gemäß dem Völkerrecht. Nur im ersten Falle erfolgt die Willensbildung durch ein Gerichtsverfahren, den Strafprozeß bzw. die Richter und den Scharfrichter. Im Falle des Krieges ist der einzelne Soldat gedeckt durch internationales Recht, während die Einleitung des Krieges aus der politischen Willensbildung hervorgeht. In beiden Fällen liegt aber die Willensbildung bei einer Instanz, die ihrerseits aus der Willensbildung des politischen Zusammenlebens der Individuen und Völker hervorging. Die gegenwärtigen Versuche, das Völkerrecht zu verändern, interessieren hier nur insofern, als es auch im Rechtsleben Wandlungen und einen Status nascendi geben muß, und ein solcher Zustand ist nun auch für die ärztliche Vernichtungsgewalt als möglich zu fordern. Es kann sein, daß die ärztliche Vernichtungsgewalt von Zeit zu Zeit reformiert werden muß und daß wir gerade jetzt vor einer solchen Aufgabe stehen.

Der Krieg leitet über zu der erlaubten Vernichtung des Lebens: sie kann, muß aber nicht angewendet werden. Hierher gehört die Notwehr und der Selbstmord. In beiden Fällen erfolgt die Willensbildung individuell, das heißt hier nicht durch eine Gesamtheit, die selbst legal ist. Diese Fälle stehen einer ärztlichen Vernichtung insofern nahe, als der Arzt in vielen Fällen als Einzelner entscheiden *muß*: so wenn der Patient ein Embryo, ein unmündiges Kind, ein Bewußtloser oder ein geistig Unzurechnungsfähiger ist; ferner wenn sein Handeln keinen Aufschub duldet, so daß die Befragung weiterer Personen nicht zu verantworten ist. Diese Fälle sind Analogien zur Notwehr.

Der Selbstmord ist in Deutschland und den meisten anderen Ländern nicht strafbar, während er in England im Falle des Mißlingens bestraft werden kann. Allerdings soll es auch in Deutschland zu Bestrafungen von versuchtem Selbstmord in Fällen gekommen sein, in denen man ihn bei Soldaten als Spielart der Selbstverstümmelung unterordnen zu dürfen meinte. Wo der Selbstmord erlaubt ist, ist es auch die Beihilfe zu ihm. Hier also kommt eine Willensbildung zu zweien in Betracht, und dasselbe gilt für den Fall, daß eine Person eine andere auf deren Wunsch tötet: diese Tötung ist nach § 216 StGB. strafbar. Dies wird wohl besonders praktisch, wenn es sich um Doppelselbstmord von Liebenden oder Eheleuten handelt, wenn jemand dabei überlebt.

Diese Übersicht zeigt, daß für die Willensbildung bei Tötung aus ärztlicher Indikation zwei Momente zu beachten sind: die Legalität und die Übereinstimmung aller Beteiligten. Es läßt sich voraussehen, daß die Zulässigkeit der sogenannten Euthanasie von beiden abhängig beurteilt werden muß. Ich erörtere jetzt die sogenannte Euthanasie in der Form, daß ich deren nach meinem Ermessen zu *fordernde* Willensbildung angebe.

Wenn ein Kranker eine unheilbare Krankheit hat, die unerträgliche Schmerzen und Leiden hervorruft, so ist der Arzt nach dem Gesetze nicht berechtigt, mit oder ohne Beistimmung des Kranken, das Leiden durch Euthanasie zu beenden. Dies ist der Fall, in dem zahlreiche Ärzte trotzdem illegal und auf eigene Gefahr den Tod herbeigeführt oder durch Unterlassung exzitierender Mittel beschleunigt haben. Diesen Ärzten gebe ich recht, und zwar sowohl wenn solches auf Wunsch, als auch wenn es ohne den Wunsch des Kranken geschieht. Ich würde mir aber in jedem Falle vorbehalten, die besondere Lage des Falles und die sittliche Persönlichkeit des Arztes genau zu prüfen. Denn es kann immer vorkommen, daß das beschleunigte Ableben auch durch mehrere und zum Teil unsittliche Motive empfohlen war, zum Beispiel bei Erbschaftsinteressen, Verhinderung der Beeinflussung eines Testamentes und dergleichen. – Dieser Fall ist also ein Beispiel formell illegaler und trotzdem materiell, das heißt ethisch erlaubter Euthanasie.

Die Euthanasie ohne diese Voraussetzung, also die Tötung »unheilbarer Geisteskranker« und weiterer Gruppen von »lebensunwertem Leben« ist erst im nationalsozialistischen Staat als legalisiert bezeichnet worden. Hier ist also die Durchführung dann als legal anzusehen, wenn die betreffenden Verordnungen als Gesetze angesehen werden. Das würde heißen, die Folge der Strafbarkeit sei vollständig auf das Gebiet der juristischen und politischen Diskussion verschoben und überhaupt kein Thema der *ärztlichen* Beurteilung. Es kann sich hier also ausschließlich darum handeln, ob man diese Verordnungen und Gesetze, wenn sie bestanden, als ärztlich begründet beurteilen soll. Erst wenn ich dies erörtert habe, kann ich auf die Willensbildung zurückkommen. Denn die Art der erforderlichen Willensbildung hängt ab von der Art der wirksamen Motive.

d) Die Motive einer Lebensvernichtung (»Euthanasie«) vom ärztlichen Standpunkt aus

Es gibt drei Motive solcher Vernichtung: Unwert des Lebens, Mitleid und Opfer.

Die *Vernichtung unwerten Lebens* kann nur motiviert werden, wenn man den Wert eines bestimmten Lebens oder des Lebens allgemein positiv bestimmt hat. Gibt es eine medizinische oder ärztliche Bestimmung vom Wert und Unwert des Lebens? Selbstverständlich: das gesunde Leben ist wertvoller als das kranke für den Arzt. Es kann also keine ärztliche Anzeige zur Krankmachung geben als die scheinbare: daß eine kleine Art künstlicher Krankheit dem Zwecke dient, eine größere zu beseitigen oder zu verhindern. Beispiele sind die Malariatherapie der Paralyse, die Fieber- und Schocktherapien, die Verschlimmerung einer Neurose während einer Psychotherapie und so weiter.

Wie steht es mit der unheilbaren Krankheit? Die Tötung wegen Unwert ist *in keinem Falle* zu motivieren aus ärztlichen Gründen, weil es sich nicht um Beseitigung zwecks Heilung, sondern wegen Unwert handeln soll.

Wenn bei einer Tierseuche die kranken Tiere geschlachtet werden, so handelt es sich darum, die weitere Ausbreitung der Seuche zu verhindern. Wenn aber ein krankes Tier geschlachtet wird, weil es keinen wirtschaftlichen Wert mehr hat, dann ist das Tier nicht als Tier, sondern als ökonomisches Objekt behandelt worden. Wir stoßen also hier auf die Frage, ob die Medizin den Menschen in irgendeinem Sinne als wertvolles *Objekt* betrachtet, und diese Frage verlangt später eine ausführliche Untersuchung.

Im übrigen könnte die ärztliche Tötung von Menschen wegen *Lebens*unwert nur verantwortet werden, wenn gesagt wird, wer *welches* Leben für kränker beurteilt als den Tod oder das Nichtleben. Dies ist dann möglich, wenn die Menschen den Tod überhaupt als eine Gesundung auffassen, und dies ist zum Beispiel religiös möglich. Wenn also ein religiöser Kranker und ein religiöser Arzt übereinkommen, daß der Tod gesünder ist als das Leben, dann kommt eine Vernichtung unwerten Lebens in Frage. Diese Auffassung hat aber nur dann einen Sinn, wenn das zeitliche Leben an sich überhaupt keinen Wert hat, sondern seinen Wert nur erborgt hat von dem ewigen Leben, auf welches das zeitliche vorbereitet. Diese Vorbereitung ist dann auch der eigentliche Sinn und Zweck der Medizin, und man erkennt, daß ihre Aufgabe nicht die Beseitigung des zeitlichen, sondern die Vorbereitung des ewigen Lebens durch das zeitliche ist. Hier bekommt also die Euthanasie einen völlig anderen Sinn: die ganze Medizin hat den Zweck der Euthanasie, nämlich der guten und richtigen Vorbereitung auf einen Tod, der den Eintritt in das ewige Leben einleitet.

Man kann jetzt sagen: die Vernichtung *unwerten* Lebens ist die Aufgabe der gesamten Medizin, aber die Vernichtung unwerten *Lebens* ist ein Mord wie jeder andere, da nur das zeitliche Leben getötet werden kann und da seine Vernichtung die Vorbereitung des ewigen Lebens abschneidet und verhindert.

Andererseits kann man sagen: eine Medizin, welche das zeitliche Leben um seiner selbst willen zu erhalten strebt, kann die Vorbereitung des ewigen Lebens nicht fördern, sie kann sogar diese Vorbereitung verhindern. Wenn nun der Arzt einen *Wert* des diesseitigen, zeitlichen Lebens annimmt, ohne Rücksicht auf einen ewigen Wert[2], dann kann in der Tat dieses zeitliche Leben auch an sich so unwert sein, daß es Vernichtung verdient. Die Bewertung etwa des rein biologischen Lebens hat also zur unmittelbaren Folge die mögliche Entwertung im biologischen Sinne und wird so zur geistigen Voraussetzung der Vernichtung dieses biologischen Unwertes. Man erkennt jetzt, daß die nur biologische Auffassung des Lebenswertes die biologische Verurteilung (im Falle unheilbarer Krankheit) nach sich zieht. So schafft die nur biologische Auffassung der Medizin die geistige Voraussetzung der Krankentötung in bestimmten Fällen.

Man kann dies auch so ausdrücken, daß die Definition des Lebens, welche seinen Sinn, Zweck oder Wert nicht als transzendent versteht, keinen inneren Schutz gegen den Begriff eines unwerten Lebens im biologischen Sinne besitzt. Damit ist dann auch eine Brücke zu einer Vernichtungspolitik unwerten Lebens geschaffen. Wenn andererseits das Leben als wesentlich transzendent verstanden wird, dann müssen sich alle Bewertungen nur auf dieses Ziel, nämlich die Verwirklichung der Transzendenz beziehen, auch die Bewertungen der Medizin. Nur wo eine ärztliche Handlung also im Dienste einer Transzendenz des Biologischen erkennbar ist, ist sie als ärztlich ethisch qualifiziert.

Es gibt nun eine zweite Qualifikation der ärztlichen Handlung, die sie ebenfalls als ethische zu charakterisieren scheint: die *Sympathie mit dem Leidenden*. Das ärztliche Mitleid scheint dieser zuletzt

2 Die Fortpflanzung schafft keinen ewigen Wert; eine Sippe kann zum Beispiel aussterben. Es geht daher nicht an, die Erhaltung der Art als Erzeugung eines ewigen Lebens zu unterstellen.

entwickelten Bedingung: der Transzendenz, zu genügen. Denn im Mitleid transzendiert der Arzt das biologische Faktum ganz ebenso und in der gleichen Richtung wie der Kranke selbst. Das Leiden der Seele ist kein biologischer Wert, sondern es überschreitet die Tatsache des physischen Daseins. Man sagt also, aus Mitleiden mit den Qualen des Kranken kürze man sein Leiden ab, indem man ihn töte, transzendiere also sein physisches Dasein ebenfalls.

Manche sagen auch, die ojektive Unwürde eines Idioten, der Anblick also unwerten Lebens, quäle sie, die Zuschauer, so, daß sie in sich die Pflicht zur Beseitigung spürten. – Es ist nicht ersichtlich, inwiefern dies ärztliche Motive sein sollen. Übrigens sind in vielen Fällen die Schmerzen, der Ekel, Erbrechen und Durchfall nützliche, dem Alarm und der Abwehr dienliche Leiden. Auch nützt das Mitleid des Arztes dem Kranken an sich nichts: er holt sich mehr aus dessen unbeirrter Sachlichkeit. Wenn ich krank bin, ist das Mitleid der andern eine zweiseitige Erscheinung für mich: es kann mich trösten, aber auch beleidigen, beruhigen, aber auch erregen. Man fühlt unter Umständen durch, daß das Mitleid des im Besitze seiner Gesundheit Befindlichen für ihn eine Abschlagszahlung, eine Selbstbefriedigung, eine masochistische Schmerzlust oder einen frommen Augenaufschlag bedeuten *kann*. Das Leiden des Kranken ist nicht die Ursache, sondern die Wirkung der Krankheit, und nur als Symptom betrachtet, steht seine Bekämpfung stets niedriger als die ätiologische Therapie. Überhaupt ist die ursprüngliche Divergenz der Ziele von Kranken und Arzt die, daß der erste behandelt sein, der zweite helfen will. Diese Divergenz ist durch Mitleid nie zu beseitigen; im Gegenteil könnte sie dadurch noch fixiert werden; nicht mitzuleiden, mitzuwirken sind wir da. So kann der Kranke mehr davon haben, daß ein Arzt sich bereichern will, als daß er Mitleid fühlt. Das Mitleid trifft den Kranken im ärztlichen Sinne nur, wenn es ihn dort trifft, wo er sein eigentlichstes inneres Ziel hat, also in seinem *Subjekt*. Es ist nicht selbstverständlich, daß das Ziel seiner verborgenen Subjektivität immer die Beseitigung der objektiven Erscheinungen (Symptome) ist. Die bloße Symptombehandlung ist, wie gesagt, die stets schlechtere gegenüber der Kausalbehandlung. So kommt es sogar, daß die bloß die Symptome erreichenden Mitleidsgefühle die Subjekt- und Ursachenfindung verdrängen und so die *Individuation* des Kranken verhindern, damit aber auch die Heilung verhindern.

Sie bleiben dann bloße Sentimentalität, sind Wegbereiter einer Scheinethik und können nicht die *Solidarität* der Individuen begründen, welche das wahre Ziel der Sympathie, des sittlichen Mitleidens gewesen wäre. Das Ergebnis ist: ein auf die nur biologische oder nur psychologische Realität bezogenes Mitleid verhindert die wirksame Sympathie, welche die biologische Tatsache und das psychologische Phänomen transzendieren muß.

Damit ist nun das dritte, oben als *Opfer* bezeichnete Motiv einer möglichen ärztlichen Lebensvernichtung erreicht. In ihm kann man sich die Motive des Unwerts und des Mitleids auch zusammengefaßt denken, aber erst der Opfergedanke enthält diejenige Kraft, die offenbar nötig ist, um eine Tat, welche dem Mord so ähnlich ist, auch wirklich zustande zu bringen. Im Opfergedanken steckt nämlich allein die besondere Dialektik, welche aus dem bloßen Motiv ein Gesetz, ein Soll, eine Pflicht, einen unausweichlichen Zwang, eine sittliche Handlung machen kann. Ich gehe hier nicht auf die religions- und kulturgeschichtliche Vergangenheit des Opfers ein. Seine modern wirksame Form scheint mir das Prinzip der Solidarität zu sein, in dem freilich als Vorformen die Menschenopfer und auch deren Surrogate, die Tier- und Speisopfer, noch stecken mögen. Die Begründung durch Solidarität lautet zum Beispiel so: wenn das ganze Volk in Lebensgefahr schwebt und durch Beseitigung einzelner Individuen gerettet werden kann, dann müssen diese Individuen geopfert werden – selbst wenn sie diese Notwendigkeit nicht einsehen. Die Einsichtigen, in der Erkenntnis des Zusammenhangs Befindlichen, sind dann berechtigt und verpflichtet, dieses Opfer zu erzwingen, also zu töten. – Wie kann diese Idee einen ärztlichen Inhalt bekommen? So, daß »krank« diesmal nicht nur Individuen, sondern eine solidarische Gemeinschaft, ein Kollektiv, ein Volk oder die Menschheit ist. Es gibt jetzt eine soziale Krankheit; ein Volk, die Menschheit ist krank. Dabei braucht es sich nicht nur um die Addition individueller Krankheiten, wie bei einer Seuche, Typhus oder Malaria, zu handeln. Ein Kollektiv kann als solches auf eigene, neue Art krank sein. Hier handelt es sich also um eine Erweiterung des Krankheitsbegriffes. So wie die Amputation eines brandigen Fußes den ganzen Organismus rettet, so die Ausmerzung der kranken Volksteile das ganze Volk. Als Opfer betrachtet, wären beide Fälle berechtigt und beide als ärztliche Handlung sinnvoll und nötig.

Wer diese Betrachtung oder ihre Konsequenzen nicht liebt, kann sich ihrer nicht dadurch entledigen, daß er pathetisch oder unter Berufung auf offenbarte Religion und ihre Texte, oder auf die Idee der Humanität oder die Menschenrechte die ärztliche Aufgabe auf die Heilung des einzelnen Menschen zu beschränken fordert[3] und den Übergang von der individualen zur Kollektivtherapie ablehnt. Wir wissen, daß es einen solchen reinen Individualismus in der Medizin nie gab und nicht geben kann. Außerdem hat die Anmeldung des individualistischen Standpunktes eben die Bedeutung einer Stimmabgabe; sie kann auch den Eindruck eines autoritären Versuchs erwecken. Offenbar ist, wie im politischen Bereiche so auch hier die Schwierigkeit, nicht zwischen Individualismus und Kollektivismus ein für allemal zu entscheiden, sondern die Erfordernisse der Individuation mit denen der Sozietät zu verbinden, also die Solidarität zu verwirklichen.

Es genügt aber nicht zu beweisen, daß die Einschränkung der Medizin auf die individuelle Therapie faktisch undurchführbar und ideologisch zu einseitig wäre. Wer solches versucht, der übersieht, daß die ärztliche Idee eine ungeheure Verstärkung durch den Prospekt auf die allmenschliche Bedeutung erfährt. »Der Menschheit zu dienen« – das ist, wäre es auch eine Illusion, ein anfeuernde Hoffnung, die man auch sehr genau prüfen wird, ehe man sie verwirft. Aber noch viel uneinsichtiger wäre es, die Macht des Opfergedankens zu übersehen, und ich behaupte, daß seine Verwendung im Nationalsozialismus die allergrößte Bedeutung für seine Macht über viele Gemüter hatte. Ich behaupte ferner, daß die Durchtränkung seiner Ausrottungs- und Ausmerzungsmaßnahmen mit der Opferidee vielleicht deren gefährlichste Kraft war. Denn es kommt nicht auf die an, welche gedankenlos und eitel nur Werkzeug waren, und es kommt nicht nur auf bewußte, sondern vor allem auf unbewußte Motive an. Und nun bedenke man, daß der Opfergedanke eine Verschmelzung von Töten und Erlösung *ist*! Man bedenke ferner, daß diese Verschmelzung in einem wachen, logischen und rationalen Bewußtsein gar nicht vollziehbar ist, vielmehr unbewußt und irrational vollzogen werden *muß*. Wenn man sich danach die geschichtlichen Formen des Opfers vergegenwärtigt, dann bemerkt man, daß zwar ein wiederholter Wechsel im Gegenstande, in der Auswahl stattfand: Abraham opfert den Sohn, Agamemnon die Tochter, die christliche Theolo-

3 Vgl. zum Beispiel Thure von Uexküll (1947).

gie den Gottessohn, die Kirche im Meßopfer die Hostie und den Wein; aber im Krieg werden die Söhne des Vaterlandes und in den Revolutionen die Träger der sozialen Idee geopfert. Aber die Form des Opfers: Freiheit durch Tod, ist dieselbe geblieben. Es ist klar, daß auch der, welcher sich als ungerecht zum Tode verurteilt sieht, sich als Opfer erkennt. Das Opfer ist dann die einzige Möglichkeit, das Unrecht und das Recht miteinander zu verbinden und auszugleichen. In der modernen Welt ist daher der Krieg die verbreitetste und unerschüttertste Anwendung des Opfergedankens geblieben, und wer den Krieg aus der Welt schaffen will, muß bedenken, daß er entweder den Opfergedanken abschaffen oder eine andere Form des Opfers herbeischaffen muß.

Diese Überlegung ist aber erforderlich, wenn man das Problem ärztlicher Vernichtung ganz verstehen will. Es könnte nämlich sein, daß es sich gar nicht um das Verständnis eines medizinfremden Vorganges handelt, der von außen in die Medizin eingedrungen wäre, sondern um eine Selbstentfremdung, eine Degeneration der Medizin selbst. Jemand kann das für einen Streit um Worte halten. Das ist aber nicht der Fall. Ich höre sagen: da haben Leute der Politik mit Terror oder Verführung einige Ärzte zu unärztlichem Tun bewogen; diese haben daraufhin die Grenzen der Medizin überschritten; das geht die Medizin aber eigentlich gar nichts an. So ist es aber nicht. Was für eine Medizin war es denn, die so terrorisierbar oder verführbar war? Es muß einen Grund in der Medizin selbst geben. Es könnte sein, daß die Medizin selbst in ihrem Wesen am Opfergedanken teil hat, sich dessen aber nicht mehr bewußt war. Und es könnte sein, daß die außenstehenden Politiker der Medizin eine Opfertat aufdrängten, aber gar nicht wußten, was ein echtes Opfer eigentlich ist. So kam es dann, daß diese Begegnung keine äußerliche und zufällige, sondern eine sogar wahrscheinliche war. Nur ist die Sache dann gerade umgekehrt, als man sie darstellt, wenn man sagt, die Mediziner hätten ihre Grenzen überschritten. Die Medizin hatte sich zu sehr verengt auf eine naturwissenschaftliche Technik, die den Menschen nur als Objekt behandelt, anstatt den Menschen, der sich selbst zum Individuum und zur Gemeinschaft hin transzendiert, ins Auge zu fassen. Darum hat sie auch die Idee des Opfers in sich selbst nicht mehr gekannt und nicht realisiert. Darum wurde sie anfällig für die Idee des Opfers, die ihr nun von außen und in entarteter oder verlogener Gestalt aufgedrängt wurde.

Ich bin also ganz und gar nicht der Ansicht, daß es richtig ist, nur zu sagen, diese Ärzte hätten ihre Grenzen überschritten. Man muß sagen, sie haben sie falsch überschritten. Nach meiner Ansicht ist daran ein persönliches Versagen in Verbindung mit einer verfehlten Idee der Medizin schuld. Denn in der Art, wie die Vernichtungspolitik in der Form der Euthanasie und im Namen eines Opfers gemacht wurde, erfolgte gar nicht die Herstellung einer Solidarität und konnte also auch kein Opfer realisiert werden. Weder der Unwert des Lebens noch das Mitleid, noch der Opfergedanke in der Art seiner Anwendung sind also imstande, vom ärztlichen Standpunkt aus die sogenannte Euthanasie des NS-Regimes zu begründen. Aber es stellt sich heraus, daß die Wirksamkeit des Opfergedankens in die Medizin hineingehört und daß die moderne Medizin schuldig ist, ihn zu entwickeln.

e) Individualität und Totalität

Um die notwendige und sittliche Form des Opfergedankens in der Medizin zu entwickeln, ist am wichtigsten die Beantwortung der Frage: wer opfert wen? Wenn nämlich verlangt wurde, daß das Opfer im Geiste einer Solidarität zu geschehen habe, dann lag darin bereits die Forderung: es muß das Opfer als gemeinschaftliche Aufgabe begriffen werden. Da nun der individuelle Tod unteilbar ist, sofern er nämlich physischer Tod sein soll, entsteht sogleich und von selbst das Problem: *wer* wird geopfert? Es ist ein Tötender und ein Getöteter da, und damit sind alle Probleme des Mords, der Todesstrafe, des Rechtes und der Moral, auch der Religion und der Metaphysik auf den Plan gerufen. Es ist nun nicht etwa falsch, diese Fragen im Geiste der Medizin zu lösen, sondern es wäre falsch von der Medizin, sie andern Wissenschaften, Fakultäten oder Daseinsbereichen zu überlassen, diese Fragen von der Medizin aus also als extraterritoriale zu behandeln. Daß dies so richtig ist, zeigt sich daran, daß bei der Durchführung einer ärztlichen Vernichtungsaktion die Einführung medizinfremder Gesichtspunkte jedesmal zu ärztlich unvertretbaren Handlungen führen kann. Es handelt sich ja offenbar jedesmal darum, zwischen den Ansprüchen eines Individuums und den Ansprüchen einer Gemeinschaft in ihrer Totalität einen Ausgleich zu finden, und die Methode dieses Ausgleichs, die Art der Willensbildung hängt

davon ab, *was* hier ausgeglichen werden soll, welche Werte schließlich die überlebenden sein sollen.
Da die meisten Menschen nicht gerne und nicht freiwillig sterben wollen, so kommt auch bei der irgendwie definierten »Euthanasie« die Anwendung irgendeiner *Superiorität*, die Anwendung von Gewalt gegen den Willen oder ohne den Willen des Getöteten ins Spiel. Zwar ist nicht selten der Selbstmord ebenfalls als Opfer für andere ausgeführt worden; so wenn ein politisch Untergehender sich tötet, um seiner Familie die Belastung durch Prozeß, Bestrafung und so weiter zu ersparen. Aber die von Ärzten, namentlich von Psychiatern (auch nicht nationalsozialistischen) empfohlene Tötung unheilbarer Geisteskranker stützt sich auf eine Gewaltanwendung durch überlegene Macht. Ich habe bereits ausgeführt, daß Lebensunwert und Mitleid keine ärztliche Tötung begründen können und daß nur die Idee des Opfers, aber in erst zu findender Form, eine ärztliche Motivation enthalten *könnte*. Wenn nun überlegene Macht erforderlich ist, so ist verständlich, daß, wie auch die Erfahrung lehrt, es medizinfremde Macht ist, die zunächst den Ausgleich zwischen Individuum und mehr als individueller Gruppe herbeizuführen sucht.
Schon die Internierung des Geisteskranken, seine »Freiheitsberaubung«, macht damit den Anfang. Es wäre abwegig, in der Diagnose »geisteskrank« nur einen Majoritätsbeschluß zu sehen. Die Gefährdung anderer Menschen durch ihn und seine Gefährdung durch sich selbst motiviert die Internierung. Aber hinzu kommt die sachkundige Autorität, die entscheidet, ob Geisteskrankheit oder zum Beispiel gemeines Verbrechen vorliegt. Wenn es sich dann um die Tötung eines Geisteskranken handelt, so stellt man diesem nicht nur eine Majorität, wohl aber eine Autorität gegenüber, welche außerdem im Besitze superiorer Macht ist. Um herauszubekommen, welcher Art diese Autorität ist, muß man also wissen, wie sie zu ihrer Autorität und wie sie zu ihrer Macht gekommen ist. Da hier nur die ärztliche Indikation zur Ausrottung untersucht werden soll, so ist scheinbar sofort klar, daß es eine ärztliche Tötung nicht geben kann. Die Sache ist aber nicht so klar. Wenn ein Fall so läge, daß einige Menschen nur gesund werden oder gesund bleiben können, wenn ein bestimmter anderer stirbt, dann ist eine ärztliche Indikation vielleicht gegeben. Sie wäre auch gegeben, wenn ohne seinen Tod mehrere andere sterben müßten. Dieser Fall liegt bei der Internierung eines geistes-

gestörten Massenmörders, überhaupt bei der Schutzverwahrung eines gemeingefährlichen Geisteskranken vor, aber gerade dieser Fall zeigt, daß die Internierung genügt, die Tötung überflüssig ist.

Bei diesen Beispielen wird nun bereits klar, daß das Problem des Ausgleichs von Individuum und Gesellschaft ein Problem der Gegenseitigkeit ist. Die Gesellschaft kann die Unschädlichmachung, aber nicht die Tötung verlangen, und die Befürworter der Tötung sind genötigt, sich auf andere Motive zu stützen als das der Gefahrverhütung. Sie sind dazu genötigt, weil sie der Gegenseitigkeit gegenüber dem Geisteskranken nicht ins Auge sehen, und sie sehen ihr nicht ins Auge, indem sie ihre eigene autoritäre Superiorität nicht aufgeben wollen. Es steckt im Ausweichen vor der Gegenseitigkeit also eine Selbstbehauptung, und sie maskiert sich mit einer Abwertung des Kranken, die sich dann auf Wissenschaft, Wahrheit oder Gefühl von der Würde des Menschen beruft. Wissenschaft sagt: der Geisteskranke ist abnorm; Wahrheit sagt: er ist im Irrtum (verwirrt, wahnhaft); Würde sagt: er ist kein Mensch, sondern weniger als ein Mensch. Diese Abwertungen sind aber, ob sie nun begründbar sind oder nicht, jedenfalls nicht in Gegenseitigkeit mit dem Kranken gefundene Wertungen. Die Urteilsfindung ist nicht in Begegnung mit diesem bestimmten individuellen Kranken erfolgt, sondern von woanders her gefunden worden.

Es ist jetzt an der Zeit zu sagen, was hier unter Gegenseitigkeit und Begegnung verstanden wird. Es ist etwas damit gemeint, was eine Superiorität nicht voraussetzt, sondern erst finden will. Es gibt im Zusammenleben unzählige Verhältnisse, in denen die autoritäre Entscheidung unvermeidlich ist, und auch die demokratische oder die kommunistische Gesellschaftsordnung vermeidet sie nicht. Der Grund, warum bei der Entscheidung über Tod und Leben die autoritäre Entscheidung zum Fragezeichen wird, ist der, daß hier die Gegenseitigkeit aufgehoben ist: einer wird getötet, der andere lebt, und darum ist dieser Entscheid immer so: du oder ich, und zwar *total*. Die Tötung kann also niemals auf Gegenseitigkeit beruhen. Es fragt sich jetzt, ob diese Situation als Ausgangspunkt jeder anderen, milderen genommen wird oder ob sie umgekehrt als seltene, abnormale Grenzsituation des sozialen Lebens genommen wird. Ich bin nun der Ansicht, daß sie die Grundsituation alles Lebens ist, daß jedes Leben sowohl individuelles wie soziales ist und daß nur von hier aus die sittliche Kritik menschlicher Handlungen und Motive zu treffen ist. Die Medizin macht hierin keine Ausnahme, und das bedeutet, daß sie aus der Gegenseitigkeit von Arzt und Patient beurteilt werden muß, weil ihre zutreffende Autorität nur unter, nicht über dem Verhältnis der Gegenseitigkeit zu rechtfertigen ist.

Dies angenommen, werden nun die Aussichten ärztlicher Rechtfertigung der sogenannten »Euthanasie« sehr ungünstige. Es ist klar, daß die, welche sie empfohlen oder befohlen oder durchgeführt haben, die Kranken nicht befragt haben, ob sie sterben und *so* sterben wollen. Es ist ferner klar, daß sie ihnen auch kein ebenbürtiges Urteil darüber zugestanden und zugetraut haben. Es ist ferner klar, daß sie die Volksmeinung darüber nicht befragt haben. Weder hat man durch Abstimmung eine Majorität festgestellt, noch hat man ein gewähltes Parlament gehört, noch hat man sich bemüht festzustellen, wie die Ärzte oder ihre zur Leitung berufenen Vertreter sich zu der Sache verhielten. Die Absicht der Ausrottung war das erste, die Auswahl der Berater war das zweite, dem ersten angepaßte. – Aber eine ganz andere Frage ist, ob auf solchen nicht beschrittenen Wegen der Ausgleich zwischen Individuum und Gesellschaft überhaupt herzustellen gewesen wäre. Und ich will als Hypothese zugeben, daß dies die Absicht hätte sein können, daß sie jedenfalls anzuerkennen gewesen wäre, wenn sie vorhanden war. Dr. Mitscherlich (1947) hat ganz recht, wenn er sagt, daß die Ereignisse gezeigt haben, welch schlechte Gesellschaftsform die Diktatur doch ist. Aber man kann dann immer noch fragen, ob, wenn die Diktatur eine gute *wäre*, sie das Ausgleichsproblem nicht lösen *könnte*. Es ist nämlich gesagt worden, daß die Frage »du oder ich« in keinem Falle, in keiner Gesellschafts- und Staatsform vermeidbar ist. Aber an dieser Stelle soll ja die Frage beantwortet werden, wie die ärztliche Entscheidung als solche, da auch sie unausweichlich sei, ausfallen müsse.

Die Antwort ist nun die folgende: Wenn es sich um Lebenlassen oder Töten handelt, dann war die Frage überhaupt nicht, wie die Medizin *ist*, sondern wie sie werden *soll*. Den Auftraggebern und Ausführenden der Medizin war diese Situation zum Teil sehr wohl bewußt. Sie fühlten die große neue Wendung, und sie haben gerade dadurch die Kraft bekommen, so, auf die Länge der Zeit gesehen, gefährliche Dinge zu übernehmen. Dies ist der Grund, warum sie sich jetzt (ungeschickt genug) oft als Idealisten bezeichnen. Sie sind nämlich, paradoxerweise, sowohl die Opfer und Mitläufer einer inhumanen Medizin, die sie gelernt haben, wie auch die gegen sie Protestierenden. Sie sind beides.

Anders ausgedrückt: der Ausgleich zwischen Individuum und Totalität der Menschengemeinschaft ist kein Ausgleich, wenn er von einem Individuum im angemaßten Namen der Gemeinschaft mit Gewalt erzwungen wird. Dieses Unterfangen ist aber kein anderes, wenn ein Arzt im Namen des Arzttums, als Autorität im Namen der Wissenschaft oder der Wahrheit oder der Menschenwürde, ohne Gegenseitigkeit über Tod und Leben, aber auch über geringere Daseinswerte entscheidet. SCHILLER (1803) sagt allerdings: das Leben ist der Güter höchstes nicht. Er verabsäumt aber zu sagen, daß auch die Unschuld – ein höheres Gut nach ihm – auf Leben und Tod entschieden wird. Einfacher gesagt: durch Superiorität ist Solidarität im ärztlichen Bereiche nicht zu bewirken. Es war vermessen und ist immer vermessen, die Lösung des Problems aus irgendeiner Instanz der Superiorität bewirken zu wollen. Jeder Richter muß entscheiden, welche Strafe er dieser Vermessenheit zumessen will; aber das, was er entscheidet, wird eine Entscheidung über eine Vermessenheit sein.

Ich glaube, daß danach andere Schwierigkeiten nur noch sekundärer Natur sind. Zum Beispiel die Frage der Freiwilligkeit. Es kann der Fall vorkommen, daß ein Mensch sich freiwillig zum Opfer meldet: er meldet sich im Frontdienst zum Patrouillengang, zur Angriffsgruppe, zur Nachhut beim Rückzug. Im Falle der Geisteskrankheit kann man den Selbstmord als freiwilliges Opfer auslegen. Der Überlebende wird dabei ehrlicherweise nur ein Schuldgefühl haben können, denn hier ist klar, daß das Opfer des Andern diesem einen Rang verleiht, zu dem er, der Überlebende, sich nicht erhoben hat. Hier ist Solidarität mißlungen, und das Rühmen des Opfers des andern ist immer ein Schuldbekenntnis der eigenen Flucht vor dem Selbstopfer. Überlegt man das Ganze mit dem Verstand, dann ist die Euthanasie, vom Standpunkt derer, die sie durchführten, ein vollkommener Mißerfolg, und auch derer, die ihr zusahen. Man wird also sagen: sie ist der Lösungsversuch eines echten Problems, das falsch zu lösen eine Art von Schuld ist, die durch die Haltung, es gar nicht anzufassen, eine Art von Mitschuld wird. Vom Gedanken des Opfers aus betrachtet, ist jeder Mensch des Todes schuldig, der sich nicht opfert, und auch der Richter muß entscheiden, ob er und wie er die Mitschuld des andern größer einschätzt als die eigene. Auf eine ärztliche Rechtfertigung der »Euthanasie« braucht er dabei keine Rücksicht zu nehmen; denn eine solche gibt es, nach meinem Urteil, nicht. Ein Arzt, welcher sich auf ein ärztliches Motiv dabei beriefe, hätte nachzuweisen, daß er sich »fair«, nämlich auf Gegenseitigkeit, und nicht autoritär, das heißt auf Superiorität eingestellt hat. Man kann sagen, daß die *Berufung* auf das überwiegende Recht der Mehrheit, der Gesunden, Tüchtigen oder rassisch Bevorzugten die Solidarität nicht erzeugt, welche nur auf Gegenseitigkeit beruhen kann. Das bedeutet, daß die »Opferung« eines anderen niemals ein Opfer ist, das nur im Selbstopfer sich der Welt beweisen kann.

f) Die Unantastbarkeit des Lebens (»Habeas-Corpus-Akte« der Medizin)

Es ist unmöglich, von einer ärztlichen Indikation zur Euthanasie zu sprechen, ohne zu sagen, wer der Mensch ist. Deswegen ist es verwirrend, von einer Unantastbarkeit »des Lebens« zu sprechen, so zum Beispiel, als sei das Gebot »du sollst nicht töten« für das Leben des Menschen und nicht für den Menschen selbst gemeint. Ebenso irreleitend ist es, die physische Vernichtung als unerlaubt, die psychische dagegen als freigestellt oder nicht feststellbar zu behandeln. Wenn man nun ganz richtig empfindet, daß gewisse Eingriffe unsittlich oder vom ärztlichen Standpunkt aus unsittlich sind, so liegt dem nicht ein Gesetz zugrunde, welches sich auf die physische Integrität bezöge, sondern das richtige Gefühl, daß der Mensch als Mensch eine Unantastbarkeit hat, die nicht verletzt werden darf. Nun kann dieser Mensch nur als Mensch unter Menschen konstituiert, also sozial, also in Gegenseitigkeit ermittelt werden. Es gibt also keine abstrakte Unantastbarkeit des Lebens, sondern wenn ein Risiko des Lebens übernommen wird oder ein Leben vernichtet wird, dann muß es aus Gegenseitigkeit geschehen. Nun wird behauptet, der Geisteskranke sei zu dieser Gegenseitigkeit unfähig und darum müsse der Arzt als eine Art Treuhänder über ihn verfügen. Angenommen dies wäre richtig, müßte der Treuhänder aus einer besten (nicht aus einer beliebigen) Solidarität heraus den Willen bilden. Daher kommt die Empörung der nächsten Angehörigen bei Ausführung der NS-Euthanasie. Sie wurden übergangen. Wenn nun ein Arzt in Hitler die höchste, also auch die beste Solidarität verkörpert glaubte, dann war er von seinem

Standpunkt aus im Recht. Man kann ihm also nicht mehr ein Gesetz der Unantastbarkeit bzw. dessen Verletzung zum Vorwurf machen; denn es gibt nur eine Unantastbarkeit des Menschen, und alle Argumente für eine individuelle oder familiäre oder demokratische Solidarität sind für ihn durch seinen Glauben an den Führer bereits außer Kraft gesetzt.
Hier wird wieder deutlich, daß es keine ärztliche Indikation zur Euthanasie im Nationalsozialismus geben kann, denn der ärztliche Gedanke ist bereits vom Führergedanken aufgesogen und ihm bedingungslos untergeordnet. Es ist nämlich so, daß Hitler nicht nur politische Befehlsgewalt hat, sondern auch der erste Arzt ist. In diesem Zustande befanden sich einige jener Ärzte oder sie vermeinten es zu sein.
Andererseits ist von einer ärztlichen Indikation nur zu reden, wenn der ärztliche Gedanke überhaupt existiert. Ich bin nun der Ansicht, daß dieser Gedanke klar ist, indem er fordert, den kranken Menschen zu helfen. Die Unantastbarkeit des Menschen muß also trotz der Antastung des Körpers oder der Seele gewahrt werden. Dies geschieht in der Regel durch die Freiwilligkeit der Arztwahl, das Vertrauen und so weiter. Wenn nun beim Geisteskranken diese Gegenseitigkeit nicht mehr möglich wäre, dann wäre die Treuhänderschaft nötig und die Antastung auch seines Lebens zulässig, weil er ja kein Mensch mehr ist.
Das Ergebnis ist: die Unantastbarkeit des Menschen muß vom Arzt unter allen Umständen erhalten werden, aber es bleibt die Frage, ob der unheilbar Geisteskranke kein Mensch ist und auch keiner mehr werden kann.

g) Ist der unheilbar Geisteskranke ein Mensch?

In dieser Frage kann man sich auf die irgendwo vorkommenden Urteile von Gesunden berufen und wird dann die entgegengesetzten Meinungen hören. Wie ist zu entscheiden? Ich bin der Ansicht, daß auch der Geisteskranke (im weiteren Sinne siehe unter 1b) ein Mensch ist, beabsichtige aber nicht, dieses Urteil als autoritäres zugrunde zu legen. Ich würde mich allerdings anheischig machen, die Motive eines jeden, der den Geisteskranken als Nicht-Menschen erklärt, zu analysieren und darzutun, daß es nicht-ärztliche und unmenschliche Motive sind, welche ihn bestimmen. Der entscheidende Grund ist der, daß der, welcher den Geisteskranken das Menschsein abspricht, sich selbst damit als Nicht-Mensch konstituiert. Damit ist auch gegeben, daß dies kein ärztliches Urteil mehr ist.

Ich setze dabei nicht voraus, daß jeder Arzt sich darüber von selbst im klaren ist. Wenn dann die Schuldfrage aufgeworfen wird und die Behandlung des Kranken als Objekt ohne Subjekt als schuldhaft verurteilt wird, dann wäre der Angeklagte in diesem Falle eine bestimmte Art von Medizin, nicht ein bestimmter Arzt. Und es würde der Grad und Umfang dieser Schuld von hier aus bestimmt werden müssen. Der Nachweis jedoch, daß der unheilbar Geisteskranke ein Mensch ist, kann im übrigen in Annäherung durch viele Einzelerfahrungen geführt werden, die dann wohl für die meisten Ärzte und Laien überzeugend genug sind. Dann bliebe nur noch eine Teilung in menschliche und unmenschliche Geisteskranke übrig. Wer aber sollte diese Einteilung richtig durchführen, und würde die Wissenschaft dies leisten? Das ist unmöglich, aber auch unnötig.

Das Ergebnis ist: der Geisteskranke ist auch ein Mensch, und eine ärztliche Euthanasie mit der Begründung, er sei kein Mensch, kommt nicht in Frage.

h) Zusammenfassung: eine ärztliche Indikation der sogenannten Euthanasie ist nicht möglich

Es war nur ein einziger Fall zu finden, in welchem die Abkürzung des Lebens durch ärztliche Handlung oder deren Unterlassung als sittlich anzuerkennen war: der etwa an Karzinom unter Qualen Sterbende. Dieser Fall allein verdient den älteren Sprachgebrauch: Euthanasie. Es ist derselbe, den das Gesetz nicht zuläßt, aber ich könnte mich nicht für eine gesetzliche Legalisierung oder die Aufhebung von § 216 StGB aussprechen. Indem der Arzt hier gesetzlich Verbotenes tut, also sich selbst in Gefahr begibt, bekundet er etwas von jener Gegenseitigkeit, die hier als Voraussetzung sittlicher Handlungsweise behauptet wurde. Es handelt sich hier um einen Bereich menschlichen Tuns, dessen Formulierung in Strafgesetzen, bisher wenigstens, nicht möglich war. Dem Gebot: liebe den andern als dich selbst, käme eine solche Handlung näher. – Was hier als »sogenannte Euthanasie« verhandelt wurde, verdient diesen Namen nicht und kann auch ärztlich nicht gerechtfertigt werden. Die Einschränkung auf unheilbar Geisteskranke ist sinnlos, da der Befund der Unheilbarkeit, das Motiv des Unwertes, des Mitleids und des Opfers bei vielen anderen Krankheiten ebenso oder noch deutlicher vorkommt. Ihrer aller Tötung wäre dann nur konsequent, und sie geschah auch.

Die Gründe dieser Verwerfung der »sogenannten Euthanasie« waren von zweierlei Art. Einmal zeigen sich deren Motive: Unwert, Mitleid und Opfer, als unärztliche und nicht als sittliche. Zweitens ist die Form der Willensbildung, wie sie stattfand, als unsittlich und unärztlich bezeichnet worden. Beides ließ die Frage offen, ob bei anderer Motivierung und besserer Willensbildung eine Euthanasie doch zu rechtfertigen wäre. Aber auch diese Aussicht ist versperrt, da eine Medizin, welche das biologische Leben als solches und um seiner selbst willen als Wert setzt, abgelehnt wurde. Nur eine nicht die Lebenstatsache, sondern den Menschen bewertende Medizin ist ärztliche Medizin; sie muß also das biologische Faktum transzendieren. Nun ist der Tod eine solche Transzendenz. In diesem Sinne also soll die ganze Medizin und jede ärztliche Handlung das nur Biologische transzendieren. Sie sollen aber nicht auf den Tod, sondern auf dieses Transzendieren gerichtet sein. Sonst wäre das ärztliche Ziel in jedem Falle die Tötung; diese Absurdität hebt sich selbst auf.

Andererseits erwies die Idee des Opfers sich als eine, welche nicht außerhalb der Medizin liegt und bei der weiteren Entwicklung für sie konstitutiv bleibt. Es fragt sich dann, welche Konsequenz dies hat, wenn, nach Ablehnung der »sogenannten« Euthanasie, der ganze Bereich, der das biologische Leben erhaltenden, der therapeutischen Medizin also, in Frage kommt. Dies kommt im zweiten Abschnitt zur Sprache.

2. Ist die Vornahme von Menschenversuchen vom ärztlichen Standpunkt aus vertretbar, wenn von den Ergebnissen dieser Versuche eine günstige Rückwirkung auf die Behandlung von gefährdeten Soldaten zu erwarten ist?

Ein Teil der in dieser Frage verlangten Antworten ist bereits im ersten Abschnitt gegeben worden; so der Begriff »ärztlicher Standpunkt«, des Opfers, die Willensbildung bei Vernichtungsmaßnahmen. Auch das Verhältnis von Individualität und Totalität wurde dort berührt, aber es erhält hier eine neue Beleuchtung durch die besondere Rücksicht auf das Wohl der Soldaten und damit auf die Verhältnisse des Kriegs. Wehrmacht und Krieg versetzen auch den Arzt in besondere ideelle und materielle Abhängigkeitsverhältnisse, die irgendwie als gegebene damit schon anerkannt sind. Trotzdem darf das allgemeine Problem dem eines Kriegszustandes vorausgestellt werden.

a) Versuche am Menschen im allgemeinen

Über die Zulässigkeit von Versuchen am Menschen im allgemeinen kann nicht der geringste Zweifel bestehen. Man hat die Krankheiten selbst als einen Versuch der Natur am Menschen bezeichnet. Gegen diese Formulierung, die freilich einer eingeschränkten und insofern unzulänglichen Auffassung der Krankheit entstammt, ist nichts einzuwenden. Ein großer Teil zum Beispiel der Gehirn- und Rückenmarksphysiologie verdankt ihre Erkenntnisse bestimmt lokalisierten Erkrankungen dieser Organe. Ebenso aber lernt die Medizin ununterbrochen durch die Erfahrungen in der Therapie. Jede rationale Therapie ist ein Versuch am Menschen, was am sinnfälligsten bei Einführung neuer (operativer, chemischer, strahlentherapeutischer, diätetischer und so weiter) Methoden geschieht. Es bleibt hier überall dem ärztlichen Takt überlassen, neue Versuche nur so weit zuzulassen, als eine Schädigung des Patienten ausgeschlossen oder so unwahrscheinlich ist, daß er den Versuch meint verantworten zu dürfen.

Anders steht es, wenn ein Risiko wahrscheinlich oder gewiß ist. Hier ist einwandfrei eigentlich nur der Selbstversuch des Forschers und der seiner Mitarbeiter, sofern diese genau unterrichtet und freiwillig zum Selbstversuch bereit sind. Dies muß nun auch die Richtschnur abgeben für die Heranziehung von solchen Personen, die sich nicht mit Forschung und experimenteller Therapie beschäftigen, wie Geisteskranken, Strafgefangenen, vom Gericht zum Tod Verurteilten, unheilbar und vor dem Tod stehenden Kranken.

Ich sehe keinen Nutzen darin, jeden dieser Fälle genau zu analysieren, und beschränke mich auf die Feststellung, daß darüber, wie weit man gehen darf, auch unter Forschern und Ärzten die Meinung geteilt ist. Wichtig ist hier aber der Grund solcher Meinungsverschiedenheiten. Es besteht nämlich kein Zweifel, daß die, welche am weitesten in der Herbeiführung experimenteller Risiken am Menschen gehen, dieselben sind, welche überhaupt vom naturwissenschaftlichen Experiment am meisten erwarten, während die, welche diese Experimente ganz oder teilweise ablehnen, Menschen sind, welche in der Krankheit nicht nur einen Naturvorgang, sondern eine menschliche Situation und Aufgabe erkennen. Jetzt läuft es darauf hinaus, welche Auffassung von der Krankheit jemand hat und welcher man zuneigt. Es ist aber wichtig zu bemerken, daß extreme Typen in beiden Gruppen selten sind. Ärzte, die gar keine Hemmungen bei Versuchen am Menschen haben, waren bisher kaum zu sehen, und solche, die jeden zum Fortschritt der naturwissenschaftlichen Therapie unvermeidlichen Versuch ablehnen, ebenfalls. – Man kann aber nicht sagen, daß hier die Wahrheit in der Mitte liege. Durch Einnehmen eines Kompromiß-Standpunktes wird die Klarheit über den wahren Begriff der Krankheit nicht ermittelt, sondern nur verdunkelt und hinausgeschoben. Man muß daher feststellen, daß wir hier auf einem Gebiet stehen, in welchem die heutige Medizin sich in einem inneren Kampf befindet. In der Zone dieses Kampffeldes gibt es also wieder keinen »ärztlichen Standpunkt«, der unbestrittenes Allgemeingut aller Ärzte wäre, und diese Lage spiegelt sich im Verhalten der Laien, also des Publikums und der Patienten wider. Der besagte Kampf findet außerdem im Innern jedes einzelnen Arztes statt, so daß er von Fall zu Fall schwanken kann und sich neu entscheiden muß. Veranlagung zu Wagemut oder Vorsicht, zu leidenschaftlichem Erfolgswillen und nüchterner Zurückhaltung oder Skepsis spielen ihre Rolle dabei. »Wer wagt, gewinnt«, »nil nocere«, »einmal ist keinmal«, »gebrannte Kinder scheuen das

Feuer« – solche Sprüche stellen sich ein, wo das Leben doch nie stillsteht.

Über die Unvermeidlichkeit des Versuchs ist also kein Zweifel möglich, und jeder Patient, jeder Krankheitsfall ist ein Original, also ein Versuch. Die Frage ist also nur: was ist ein Experiment und was kann man von ihm erwarten?

b) Der Nutzen der Wissenschaft für die Therapie

Wenn hier zunächst von der Naturwissenschaft und Biologie die Rede ist, dann muß deren Begriff so hoch und anspruchsvoll wie möglich gefaßt werden. Hier müssen wichtige und unwichtige Probleme, gute und schlechte Methoden, oberflächliche und scharfsinnige Überlegungen unterschieden werden. Der Rang eines Forschers ist eine unentbehrliche Realität, und es wird ein schwerer Vorwurf sein, wenn Versuche an Menschen nicht den Sachkundigsten und besten Forschern überlassen werden. Dagegen ist es nicht möglich, nur solche Probleme zuzulassen, welche einen unmittelbaren Nutzen beim Kranken versprechen. Die Wissenschaft ist eine große Einheit, und der Nutzwert ist bei segensreichen Entdeckungen oft nicht vorauszusehen. Das weiß jeder Wissenschaftler. Ich halte aber die Beiziehung inkompetenter Personen zu Versuchen mit menschlichem Risiko für so schuldhaft, daß sie eine eigene Strafbarkeit nötig macht. Unter der Maske der Wissenschaft werden nämlich nicht nur unnötige, sondern unsinnige und obendrein schädliche Untersuchungen ausgeführt. Und ich behaupte, daß dieser Mißbrauch eine große Verbreitung auch dort hat, wo die Öffentlichkeit es gar nicht ahnt oder in dumpfer Ahnung, in primitiver und dann am Kern der Sache sozusagen vorbeischießender Richtung reagiert. Die Kranken sagen dann: »so etwas lasse ich mir nicht machen«; aber sie können keine Einsicht besitzen, ob sie im Einzelfall recht oder unrecht haben. Solche Einwendungen treffen sowohl physikalische Maßnahmen, wie die Lufteinblasung ins Gehirn, als auch psychische, wie die Psychoanalyse.

Die nähere Betrachtung zeigt dann, daß es sich um zwei Dinge handelt. Erstens gibt es hier ein Autoritätsproblem und zweitens eine Frage, was Wissenschaft überhaupt ist. Ich halte eine Lösung des Autoritätsproblems dann für unlösbar, wenn man die wissenschaftliche Autorität, den Vorsprung des Wissenschaftlers vor dem Laien, des Arztes vor dem Kranken in der Weise beseitigt, daß beide in gemeinsamer Einsicht übereinkommen, was wissenschaftlich begründet ist, etwa die Diagnose einer Lungentuberkulose oder die Notwendigkeit eines bestimmten Eingriffes. Ganz dasselbe gilt aber für den Entschluß zu einem Experiment am Menschen. Unterstelle ich nun als gegeben, daß unnötige, unsinnige, schädliche und wissenschaftlich unqualifizierte Versuche gemacht worden sind, so muß die Einsicht kompetenter Forscher und Gelehrter dies feststellen. Auch daß nur kompetente wirkliche Autoritäten und nicht andere herangezogen werden, ist Sache einer autoritären Entscheidung, und sie beruht auf einem richtigen Instinkt und Auswahlvermögen etwa des Richters. Eben weil dies so ist, tritt aber nun der zweite Punkt hervor: was Wissenschaft ist und welche Wissenschaft die beste ist, dies muß die Wissenschaft selbst bestimmen. Die Selbstbestimmung der Wissenschaft ist jetzt der Akt, in dem die Verantwortung für Art und Grenze des Versuchs an Menschen beruht. Ein solcher Akt ist nicht nur ein ideologischer: jede Besetzung etwa eines Lehrstuhls ist eine praktische Verwirklichung dieser Selbstbestimmung, und man muß annehmen, daß dabei häufige Fehler vorkommen.

Es ist also unzulässig zu sagen: die Wissenschaft ist immer gut und richtig; man muß sie nur auch richtig, das heißt menschlich und edelmütig anwenden. Die Wissenschaft selbst bestimmt sich gut oder schlecht. Und hier behaupte ich, daß eine Medizin, die sich nur naturwissenschaftlich oder biologisch als Wissenschaft bestimmt, sich schlecht, falsch und schuldhaft entscheidet. Die Epoche nun, in der die in Nürnberg angeklagten Ärzte ausgebildet wurden, ist eine, in der diese falsche, schlechte und schuldhafte Entscheidung in der ganzen Welt die auf Universitäten und Kliniken überwiegende war. Daraus folgt, daß hierin ein entlastendes Argument für diese Angeklagten vorliegt, denn ihre Denkweise war und wird noch von jenen anerkannten Autoritäten vielfach geteilt. Die Frage, welche sich nun erhebt, ist die, ob über diese entlastende Abhängigkeit hinaus Handlungen begangen wurden, die auch im Rahmen solcher sozusagen kollektiver Schuld *besonders* schuldhaft, vermeidbar sind und die also keine natürliche Konsequenz eines überpersönlichen Irrtums waren.

Was hier festgestellt wurde, ist, daß die naturwissenschaftlich-biologische Medizin *in sich selbst kein* ausreichendes Korrektiv einer unmenschlichen Anwendung enthält. Um ein solches Korrektiv zu erlangen, ist sie auf ein außerhalb ihrer Art von Wissenschaft vorhandenes Sittengesetz oder religiöses Gebot oder eine Staatsidee oder eine menschliche Autorität angewiesen. Darin liegt das Besondere für den primär nur wissenschaftlich (solcher Art wissenschaftlich) Handelnden. Da man demnach die naturwissenschaftlich-biologisch bestimmte Medizin gar nicht befragen kann, ob gewisse Versuche zu rechtfertigen sind oder nicht, kommt man auch hier zunächst zu der Frage, unter welchen Voraussetzungen *nicht* wissenschaftlicher Art sie gemacht werden dürfen.

c) Die erlaubten Voraussetzungen solcher Versuche

Hier nehme ich als gegeben an, daß die Versuche nach Anlage, Methode und sachlichem Zusammenhang wirklich wesentlichen Nutzen für Verwundete und Kranke versprachen. Ich bezweifle, daß dies in jedem Falle so war und daß die Personwahl dieses Niveau gewährleistete. Aber der Nutzen rechtfertigt nicht jede beliebige Durchführung. In England zum Beispiel dürfen auch Versuche an warmblütigen Tieren nur mit Genehmigung des Home Office vorgenommen werden. Die Auswahl von Menschen für quälende oder gefährliche Versuche muß, in Ermangelung einer der Wissenschaft immanenten Ethik, nach dem Prinzip der Freiwilligkeit, der Gegenseitigkeit und im übrigen des bürgerlichen und des Völkerrechtes erfolgen. Die Willensbildung muß solidarisch und nicht einseitig sein. In allen diesen Punkten gelten meines Erachtens die im ersten Abschnitt schon entwickelten Grundsätze. Sie sind hier in der Regel aber leichter durchführbar, da mit Ausnahme von Geisteskranken eine freie Willensbildung des Versuchsmenschen verfügbar ist. Versuche an Geisteskranken halte ich für unerlaubt, *weil* deren freie Willensbildung bereits vom Arzte verneint worden ist.

Die schwieriger zu beurteilende Voraussetzung liegt eigentlich im Ziel der Versuche. Wenn man nämlich etwa als das Ziel die Gesundheit der anderen, der Volksgenossen, der Soldaten, der Menschheit ins Auge faßt, dann muß man auch sagen, was hier Gesundheit heißt. Wir vereinfachen diesen Begriff zunächst, indem wir nur deren Verfügbarkeit und Tüchtigkeit für beliebige Leistungen fordern. Dann ergibt sich die Situation, daß der »natürliche«

Mensch ein »natürliches« Widerstreben hat, krank gemacht zu werden. Hier offenbart sich, daß die medizinischen Experimente an Menschen fast ausnahmslos soviel bedeuten wie künstliches Krankmachen – zunächst unableitbar ⟨*sind*⟩ aus der ärztlichen Idee. Der Erfolg ist, daß die Experimente, wie auch geschehen, gegen den Willen dieser Menschen und unter Gewaltanwendung gemacht werden mußten. Wieder soll es also die überlegene Einsicht und Übersicht des Arztes sein, die den höheren, das heißt allgemeinen und quantitativ überwiegenden Nutzen des Versuchs rechtfertigt. Wenn also durch 10 künstlich malariakrank Gemachte 1000 oder eine Million andere Malariakranke gerettet werden können, dann wäre nach dieser Auffassung jene Gewaltanwendung berechtigt. Wenn aber *eine* unsittliche Handlung durch ihre Sanktionierung 1000 oder eine Million andere unsittliche Handlungen ebenfalls sanktioniert, dann müssen wir wählen zwischen dem ärztlichen Nutzen und der Rettung der Sittlichkeit. In dieser Alternative liegt das Problem.

Man darf unbedenklich sagen, daß darin das ganze Elend und die ganze Unfähigkeit der menschlichen Kreatur beschlossen liegt. Denn hier ist eine Alternative und eine Entscheidung aufgedrängt, zu deren Bewältigung der Mensch offenbar unzulänglich ist. Nun ist hier gefragt, ob die Vornahme solcher Versuche vom ärztlichen Standpunkt aus zu rechtfertigen sei. Um das richtig zu beantworten, muß ich einen Idealfall voraussetzen, in dem der, der ⟨*die Entscheidung*⟩, solche Versuche ⟨*durchzuführen, diese*⟩ rein aus seinem Willen, vielen Menschen, nicht nur einem Menschen zu helfen, getroffen hat. Der Richter muß sagen, ob er den Angeklagten für einen solchen Willensreinen hält oder nicht. Als Gutachter sage ich dazu folgendes: da der Richter sich in der Beurteilung eines Menschen und seiner Ziele täuschen kann, so ist dieser Teil seiner Entscheidung, als auch nur menschlicher, für den Geist der Medizin relativ unwichtig; wichtig ist, ob er sich für die natürliche (biologische) oder für die sittliche Geschichte der Menschen entscheidet. Und als Arzt werde ich ihm meine Ansicht als die mitteilen, welche ich für den ärztlichen Standpunkt richtig halte: ich halte vom ärztlichen Standpunkt aus die sittliche Geschichte der Menschen für maßgebend, die biologische für untergeordnet. Dies bedeutet nun keineswegs, daß die Versuche am Menschen in der gedachten Gefährlichkeit an sich unerlaubt sind. Aber ich bestehe darauf, daß die *Anwendung der Gewalt* in jedem Experiment und für diesen Fall der Forschung sittlich gerechtfertigt war. Die erlaubte Voraussetzung ist also nicht ein naturwissenschaftlich-biologischer Erklärungszusammenhang (»wenn ich dann weiß, wie ich Malaria heilen kann, darf ich einen Menschen opfern«), sondern die erlaubte Voraussetzung ist, daß die Anwendung von Gewalt hier erlaubt war. Es kommt jetzt alles auf die Frage heraus, in welchem Falle der Arzt Gewalt anwenden darf.

d) Die erlaubte Gewaltanwendung in der Medizin

Man kann hier wieder damit beginnen, daß Gewaltanwendung in der Medizin im technisch-abstrakten Sinne fortwährend nötig ist. Es ist ein leichtes, dies für jede ärztliche Handlung durchzudenken. Die so sich aufdrängenden Beispiele (Knochensäge, Medikament, Diät, Opiumgesetz, Forderung wahrer Angaben unter Androhung eines Schadens) sind aber doch von ganz anderer Art als die Durchführung von Versuchen an unfreiwillig Gefangenen oder Ahnungslosen, an Häftlingen und so weiter. Hier ist gefragt nach dem gewaltsamen und Erkenntnis der Medizin versprechenden Versuch mit Unterdruck, Kälte, Seewasser, Operation, Infektion und chemischer Substanz. Und die aufsehenerregende Sonderstellung solcher Experimente wäre eine scheinbare, wenn überlegte und überlegene Einsicht in die Zusammenhänge und eine Vorzugsstellung einer Gesamtheit gegenüber einem Individuum, einem Führenden gezeigt hat, daß die Gewaltanwendung hier geboten ist durch eine höhere sittliche Stufe als die, welche den Vergewaltigten zukommt. Mit anderen Worten: es gibt hier die Anerkennung einer sittlichen Stufung der Menschen. Nur wenn man das Problem so weit vortreibt, ist ein Urteil möglich, ob die Gewalt hier berechtigt ist. Sie ist als Gewalt ein zugleich physischer und sittlicher Begriff. Es zeigt sich jetzt, daß jener ärztliche Standpunkt selbst eingefangen ist in diese Dialektik und sich die Erklärung desselben nicht von anderswo holen kann. Denn es bleibt dabei, daß der Arzt Menschen zu helfen verpflichtet ist. Und da zeigt sich nun, daß er sich diese Aufklärung aus Naturwissenschaft und Biologie *nicht* holen kann.

Ich vertrete deshalb hier die Ansicht, daß der der geläufigen medizinischen Wissenschaft verhaftete Arzt sich die Beurteilung der Gewaltanwendung außerhalb dieser Medizin holen *mußte* und daß ein Urteil über dieses Außerhalb maßgebend sein muß für die Beurteilung seiner Gewaltanwendung. Man muß, wenn man zur Strafe verurteilt, diese außermedizinische Instanz und die Unterwerfung unter sie verurteilen – oder man muß die Art medizinischer Wissenschaft und die Beistimmung zu dieser Medizin verurteilen. *Nicht* kann man aber verurteilen eine Übertretung *»der«* medizinischen Ethik, so als ob es diese fraglos gäbe in unserer Zeit. Es gibt sie nicht. Der Eid des HIPPOKRATES geht uns gar nichts an. Mit diesen Sätzen (die man natürlich aus dem Zusammenhang reißen und mißbrauchen kann und vielleicht wird) will ich sagen: es ist unzulässig, alte Wahrheiten auf eine gegenwärtige Situation anzuwenden, ohne sie für diese Gegenwart neu zu interpretieren, so daß man sie überhaupt versteht. Denn, wir sahen: das »Töten« ist unser tägliches Geschäft, und Gewalt-Anwenden auch.

Es bleibt also dabei, daß die Gewaltanwendung im Menschenversuch nicht sittlich zu rechtfertigen und nicht ärztlich zu erlauben ist, wenn das Heilungsziel kein sittliches, sondern ein rein natürlich-biologisches ist: nämlich zum Beispiel das Überleben »wertvollerer« Menschen. Denn weder daß sie überlebten, noch daß sie wertvoller waren, war in einem solidarischen sittlichen Bewußtsein anerkannt. Der Widerstand der Vergewaltigten war nicht freiwillig aufgegeben, sondern gebrochen worden, und das Urteil, dieser Widerstand stamme aus ungenügender Einsicht oder ungenügender Moral, ist ein angemaßtes, kein sittlich erworbenes.

Es kommt also nicht in Frage, diese Form der Gewaltübung aus dem medizinischen Standpunkte zu rechtfertigen.

e) Das Ziel der Medizin

Es wurde schon gesagt, daß das Ziel der Medizin innerhalb der Medizin kontrovers ist, und daß ein Beschluß der Ärzte durch Abstimmung in der praktischen Wirklichkeit höchstens ein Mehrheitsbeschluß, aber kein Weisheitsbeschluß sein würde. Befragte man einige Autoritäten, so wäre die Situation dieselbe. In dieser Lage kann sich der Gutachter nicht auf seine eigene Autorität (zugestanden oder selbst kreiert) verlassen, sondern auf die kräftige Wahrheit seines Argumentes.

Da sei nun gesagt: es mag angehen, die Schuldklage vom medizinischen Gebiet aufs politische zu verlegen. Es kann auch notwendig sein, die bürgerlich-strafrechtliche Seite in den Mittelpunkt zu verlegen. Es wird aber nicht möglich sein, an der inneren Spaltung der Medizin selbst vorbeizugehen, so als ob mit dieser das Zustandekommen der Taten gar nichts zu tun hätte. Eine Freilegung dieses letzten Tatbestandes gehört meines Erachtens zu den Pflichten eines Prozesses, der die Stellung in der Welt hat, nicht nur Schuld und Sühne in Ausgleich zu bringen, sondern, als ein Novum, der irrenden und kranken Welt weiterzuhelfen. Darum überschreite ich hier auch den normalen Rahmen der gestellten Fragen. Ich mußte diese Fragen nicht nur beantworten, sondern auch ihrem Sinne kritisch nachgehen. Daraus ergibt sich das Folgende.

Das medizinische Experiment am Menschen wurde nicht abgelehnt, wohl aber eine bestimmte Form desselben und wahrscheinlich auch die Form, welche einige Angeklagte durchgeführt oder ermöglicht haben. Die Verantwortung dafür liegt nach meinem Erachten aber *auch* bei einer Form der Medizin, für die diese Angeklagten nicht allein verantwortlich ⟨*sind, für die*⟩ vielmehr eine weltweit anerkannte Autorität zuständig ist, was als Entlastung anzusprechen ist. Die Diskussion, die jetzt noch folgt, bezieht sich also weder auf die Anklage noch auf die Angeklagten, ist aber wichtig für beide zum Verständnis.

Ich habe gesagt, daß eine Medizin, welche die Krankheit nur als ein naturwissenschaftlich-biologisches Faktum betrachtet, gezwungen ist, sich ihre sittliche Norm, zum Beispiel bei Gewaltanwendung, außerhalb der Medizin zu suchen. Eine Medizin dagegen, für welche die Krankheit eine Weise des Menschseins ist, muß in sich selbst die Entscheidung über sittlich und unsittlich treffen. Im ersten Fall kann die Therapie nicht wissen, wofür sie gesunde Menschen bereitstellt, und sie erstrebt nur, Menschen für beliebige Zwecke verfügbar zu machen. Im zweiten Falle übernimmt sie die Aufgabe, den Menschen zu einem richtigen Menschsein hinzuführen; hier ist Gesundheit nicht Verfügbarkeit für Beliebiges, sondern Gesundheit ist selbst eine Art der Menschlichkeit. Da ich mich für diese zweite Idee der Medizin entscheide, muß ich auch hier etwas darüber sagen, ob und in welchem Sinne es schuldhaft sein kann, der ersten oder der zweiten Idee zu folgen. Meines Erachtens ist ohne weiteres zuzugestehen, daß die naturwissenschaftlich-biologisch orientierten Ärzte kein Bewußtsein davon haben, daß in der Behandlung der Krankheit als Naturobjekt ein

schuldhaftes Vergehen gegen die Menschlichkeit liegen könnte. Und sie werden durch ihr unwissenschaftliches Gewissen oder durch eine bestimmte religiöse oder moralische Erziehung und Bindung davon abgehalten, Unsittliches zu tun, welches ihnen bewußt sein kann. Wenn sie etwas von einem anderen Bewußtsein aus gesehen Unsittliches tun, dann geschieht es also unbewußt. Das bedeutet aber nicht, daß diese unbewußte Schuld, dann weil sie eben unbewußt wäre, nicht auf das Bewußtsein auch solcher Ärzte einen Druck ausübte. Denn dieses Unbewußte übt aufs Bewußtsein die stärkste Wirkung aus und meldet sich hier, obwohl unerkannt, in verschiedenster Weise als ein Warner. Ein Arzt, der zum Beispiel trotz einwandfreier Technik Mißerfolge sieht, wird gewarnt durch eine seelische Depression oder durch einen Zweifel an seiner Technik. Er braucht darum noch nicht an der Wissenschaft oder an der Idee seiner Medizin zu zweifeln. Die Protokolle und Dokumente des Nürnberger Prozesses zeigen, daß solche Warnungen fortwährend auftauchen und dann versucht wurde, durch Rückfragen bei Vorgesetzten oder beim Führer, durch Rücksichten auf den Kriegszweck oder die Rassenideologie, diese Warnungen und Zweifel zu beseitigen. Ich deute das so, daß unbewußte Schuld durch solche Rückendeckungen und natürlich auch andere Hilfen wie Alkohol, »Idealismus«, »Patriotismus«, Pflichtgehorsam niedergekämpft wurden. Daraus erklärt sich auch das eigentümliche und rasche Crescendo der Unmenschlichkeiten. Je mehr dies unbewußte Schuldgefühl und sein Einbruch ins Bewußtsein durch neue Verdrängungen verstärkt wurde, um so mehr schuldhaftes Tun mußte ja getan werden. Hier ist der von FREUD (1915) beschriebene Vorgang des Verbrechens aus unbewußtem Schuld*gefühl* wirksam: eine verbrecherische Tat befreit ja vom Druck des unbewußten Schuldgefühls und ist deshalb von Lustgefühl begleitet. Die Geheimnistuerei, die Vorstellung, man sei der Rückständigkeit der Masse und der Dummheit der Kirchen und der Moralen voraus, zeigt die Verwendung dieses Lustgefühls deutlich an. Aber das unbewußte Schuldgefühl ist meiner Ansicht nach (und dies geht über FREUD hinaus) etwas anderes als die unbewußte Schuld selbst, die ebenfalls vorhanden ist, und diese stammt aus der wissenschaftlichen Objektivität, welche die Ärzte lehrte, die Krankheit als ein Objekt zu behandeln.
Daß nun diese Idee der Medizin eine objektive Schuld enthält, geht daraus hervor, daß es sich begibt, daß man nicht nur die Krankheit,

sondern den *Menschen selbst* in der Medizin tatsächlich wie ein Objekt behandelt. Daß sich dies begibt, beweist umgekehrt, daß die Krankheit kein Objekt, sondern ein menschliches Verhalten, eine Weise des Menschseins ist. Denn wenn die Krankheit nur ein Objekt wäre, dann wäre dieses Übergleiten der medizinisch-naturwissenschaftlichen Objektivität auf die Behandlung des Menschen als Objekt (und damit auf eine Unmenschlichkeit) nicht zu verstehen. Darum wird hier diese Art von Medizin als schuldhaft bezeichnet.

Wendet man sich nun zur möglichen Schuldhaftigkeit der zweiten Idee der Medizin, die man kurz als die anthropologische bezeichnen kann, dann zeigt sich hier keine Immunität gegen die Schuld. Aber sie ist von anderer Art. Wenn die Medizin es übernimmt, den Menschen zum Menschsein zu führen, so ist sie von einer permanenten Schuld begleitet, die darin besteht, daß sie sich etwas vornimmt, was sie nicht leisten kann. Im Bewußtsein äußert sich dies so, daß der Arzt fühlt und erkennt, daß er gar nicht klar und präzise weiß, was dieses Menschsein eigentlich ist. Aber auch im Unbewußten ruht die tatsächliche Schuld, daß Kranke zu Menschen zu machen nicht genügt, sogar ein falsches Ziel ist. Dies wurde früher in der Art bemerkbar, daß von der Medizin verlangt wurde, daß sie das biologische Dasein »transzendiere«. Dieser Ausdruck enthält nämlich gar nichts anderes als die Feststellung, daß die Heilung, die Gesundheit nur Menschen, lebende und nicht tote Menschen zum Ziele hat und also die Transzendenz verfehlt, ja sogar verhindert. Dies ist also wirklich Schuld, die im Unbewußten bleiben *muß*, solange ich ärztlich handle. Und auch diese unbewußte Schuld drängt sich fortgesetzt ins Bewußtsein mit der Warnung, daß man nicht nur etwas relativ Unvollkommenes, sondern etwas Falsches und Schlechtes, ja Böses tut. Während dann die »Euthanasie« im Sinne des Nationalsozialismus die Befriedigung eines Strafbedürfnisses und, mehr noch, die Konsequenz einer unbewußten Schuld und so selbst schuldhaft ist, ist die andere, die anthropologische Medizin, wenn sie rein vollzogen wird, so etwas wie ein Selbstmord der Medizin und ein Morden des transzendenten Menschen zugunsten des zeitlich lebenden.

Es bleiben, nach diesem Vergleich zweier Ideen der Medizin, noch zwei Fragen. Die erste soll erklären, warum hier die zweite, die anthropologische, vorgezogen wird; die zweite betrifft die Situation, vor die ein Strafgericht gestellt ist, wenn diese Ausführungen

zutreffende oder wenigstens auf dem Wege zu einer Wahrheit sind.
In diesen beiden Fragen ist es aber nicht mehr erforderlich, die beiden Probleme der Euthanasie und der Menschenversuche vom ärztlichen Standpunkt aus getrennt zu behandeln. Sie konvergieren zu einer einfachen Grundfrage, und schon bisher waren die Überschneidungen an mehreren Stellen erkennbar.
Die Bevorzugung der anthropologischen vor der naturwissenschaftlich-biologischen Idee der Medizin geschieht hier, nicht zum ersten Male, weil die Gegenseitigkeit und die Solidarität nur in der anthropologischen selbst liegen und nicht, wie in der anderen, von außen an das ärztliche Bewußtsein herangebracht werden müssen, also extraterritorial für den Mediziner bleiben. Wenn sich dann ergibt, daß eine Schuld auch der Realisierung der anthropologischen Idee notwendig einwohnt, so ist diese Schuld hier von anderer Art. Es ist diese Art von Schuld nicht die gemeine und meidbare, sondern etwa das, was in der Kirchensprache als felix culpa bezeichnet wird. Das heißt, es ist die Schuld, welche eine sühnende Befreiung aus sich selbst hervortreibt. Wenn das ärztliche Bemühen nämlich dem Menschen helfen will, Mensch zu sein, Menschsein aber nicht nur Mensch, sondern anderes als nur Mensch sein heißt, dann ist dieser innere Widerspruch und diese ewige Schuld eine größere als die gemeine Schuld und daher eine bessere Warnung des Arztes vor seiner Überheblichkeit.
Die zweite Frage kommt im folgenden zur Besprechung.

3. Die Gegenseitigkeit und die Solidarität sollen ärztliches Handeln leiten

a) Entlastungsmöglichkeiten

Vieles von dem bisher Gesagten scheint in einem Zwielicht zu stehen, weil Probleme behandelt werden, die zwei Seiten haben. Diese Zweiseitigkeit wird dann zur Zweideutigkeit, wenn man, oberflächlich über sie weglesend, nur Sätze herausholt, die für eine vorgefaßte Meinung oder Absicht entweder günstig oder ungünstig klingen. Handelt es sich dann um konkrete Handlungen, die angeklagt sind, dann werden die günstig klingenden Sätze als entlastende benutzbar sein. Dies aber wäre ein voller Mißbrauch unseres Textes, und der Gutachter hat auch nicht auf der Seite der Anklage oder der Verteidigung, auch nicht der des Richters zu stehen, sondern er hat allen dreien zur Klärung des Falles behilflich zu sein und außerdem der ferneren Wirkung des Prozesses zu dienen. Der Prozeß soll eine fortschrittliche Wirkung auf die Medizin, die Kranken und das Rechtsbewußtsein ausüben. Wenn also zum Beispiel gesagt wird, daß Gewaltanwendung in der Medizin unvermeidlich oder daß die Unantastbarkeit des Menschen zu wahren sei, dann kann man solche Sätze nicht als Maximen und Oberbegriffe anwenden, unter die man in abstrakter Weise beliebige Handlungen subsumiert, ohne noch auf deren konkrete Fülle Rücksicht zu nehmen. Darum werden einige besonders zweiseitige Situationen hier nochmals herausgehoben, um dem Mißverständnis und Mißbrauch den Weg zu versperren.

1. Wenn es praktisch unvermeidlich und sittlich nötig ist, zerstörende Maßnahmen anzuwenden, dann genügt es nicht, etwa zu sagen, daß solche Maßnahmen auf ein Minimum einzuschränken und dem Hauptzweck zu heilen untergeordnet werden müssen. Das wäre immer eine Selbstverständlichkeit, die ganz offen ließe, welcher Zweck denn der Hauptzweck ist. Was aber der Hauptzweck ist, gerade dies ist nun unbekannt (nicht nur strittig), und deshalb liegt das ganze Gewicht auf der Art, nicht auf dem Zweck ärztlichen Handelns. Darum sind die Willensbildung und die Motivationen dieses Handelns das, was wir kritisieren müssen und was verurteilt und eventuell bestraft werden muß. Wenn nun ein Arzt aussagt, er habe etwas Bestimmtes aus »Idealismus« oder »in

gutem Glauben« getan, so ist eben dies nicht a priori entlastend, sondern es muß kritisiert werden, und zwar, wie gezeigt, sowohl in dem bewußten wie dem unbewußten Teil. Sache des Richters ist es dann zu entscheiden, wie weit er der Subjektivität des Täters glaubt folgen zu können, wie weit er die objektive Tat als solche dem Urteil zugrunde legen muß. Auch der Waldhüter, Gärtner, Metzger muß also unvermeidlich ausrotten und töten. Der Frevel dabei beginnt aber nicht nur da, wo das unvermeidliche Minimum überschritten wird, sondern wo die Art des Tötens grausam und die Motive des Ausrottens asoziale Bereicherung und so weiter sind. Auch ergibt sich die sittliche Beurteilung nicht aus einer einzelnen Handlung, sondern aus einem Gesamt von Verhaltensweisen, wie bei einer ärztlichen Diagnose. Die Einzelsymptome, ihre Aufzählung sind nur Gedächtnishilfen des Lernenden.

2. Wenn hier ferner eine bestimmte Idee einer bestimmten Medizin ungünstig beurteilt wurde, dann kann der Schein entstehen: also seien nicht einzelne Mediziner, sondern der Geist einer Medizin verantwortlich, und dies bedeute eine Entlastung. Es wurde aber gezeigt, daß auch der in dieser hier verworfenen Idee einer Medizin Erzogene gewarnt wird von den Regungen seines Gefühls, die ihn von den schlimmen Exzessen abhalten wollen. Wenn er nun diese Warnungen im vollen Bewußtsein niederringt, um ein sittliches Risiko auf sich zu nehmen, so muß er auch bereit sein, auf sich selbst die gleiche Gefahr zu nehmen, wie die ist, die er einem andern, etwa bei Euthanasie oder Menschenversuch, zumutet. Das ist der Fall beim Selbstversuch. Ärztlich gehandelt wäre, die Gefahr, die er selbst auf sich nimmt, noch größer zu gestalten als die, welche er einem andern zumutet. Ich weiß, daß das schwer ist. Aber ein Arzt kann, wenn er aus »Idealismus« oder »im guten Glauben« andere Menschen gefährdet, geschmerzt und getötet hat, kein Unrecht behaupten, wenn ihm selbst im weiteren Verlauf dasselbe geschieht. Ob er sich in irgendeinem Sinn schuldig erkennt, spielt dabei keine Rolle, denn die Gegenseitigkeit, die Solidarität in solchen Fällen ist es, welche Tat und Strafe in Proportion setzt. – Es ist dabei auch nicht angenommen worden, daß es mehrere gleichberechtigte Ideen der Medizin gäbe und daß aus Gründen der Toleranz man zwei oder noch mehr zulasse. So als ob man jeden Arzt nur an *seinem* Maßstab, *seiner* Vorstellung von Medizin messen dürfe und von hier aus seine Sittlichkeit zu beurteilen habe. Es handelt sich nämlich hier nicht um das Verhält-

nis einer reinen Idee zu deren mehr oder minder ehrlichen Verwirklichung, sondern die Beurteilung muß bestimmte Taten und *deren* sittliche oder unsittliche Motivation zu treffen suchen. Was nun sittlich oder unsittlich ist, das sagt jedem Menschen eine Warnung, die nicht aus einer Idee, sondern aus dem Bösen selbst stammt. Es folgt daraus noch nicht, daß mehrere Ideen gleich gut sind, im Gegenteil. Auch welche Idee die allein gute ist, entscheidet sich schließlich aus dem Gegensatz von Gut und Böse; aber diese Entscheidung kann in einem solchen Prozeß nicht vorausgesetzt werden, sondern der Prozeß ist als Ganzes ein Opfer, das diese Entscheidung näherbringen muß.

3. Endlich kann keine Entlastung daraus abgelesen werden, daß hier nicht Medizin und bestimmte Mediziner, sondern eine Staatsform, ein Volksbegriff oder eine Weltanschauung angeklagt seien. Wenn strafbare oder unsittliche Handlungen nicht im Namen der Medizin, sondern jener außermedizinischen Verpflichtungen begangen worden wären, dann sind zwei Fälle möglich. Entweder jene Staatsform, Volksbegriff oder Weltanschauung waren gute: dann sind sie gar nicht angewendet, sondern verraten worden, wenn die medizinischen Handlungen schlecht waren; oder sie waren schlechte, dann waren die ärztlichen Handlungen, sofern sie nur konsequent abgeleitet wurden, ebenso schlecht, unsittlich und strafbar. Diese Logik bedeutet aber nur, daß ein Rückgriff auf außermedizinische Instanzen an dem eigenen sittlichen Charakter der ärztlichen Handlung gar nichts ändert. Ein solcher Rückgriff dient zweifellos zum Verständnis der Motivbildung, aber er bestimmt nicht die sittliche oder juristische Beurteilung. Es ist derselbe Fall wie oben beim Rückgriff auf eine ärztliche Idee: nicht das Verhältnis von Idee und Realisierung, sondern die Art der Realisierung ist allein Gegenstand eines Urteils, und die Güte einer Idee kann weder als Belastung noch als Entlastung herangezogen werden.

Es könnte jetzt so aussehen, daß die vorhergehenden Erörterungen für die Beurteilung des sittlichen oder Schuldcharakters eigentlich alle überflüssig waren, weil das Urteil sich ja doch aus einem richtigen Instinkt oder Gefühl für Gut und Böse ableite. Bliebe die Beachtung geltenden Gesetzes, der Voraussetzung seiner Anwendung und der Strafprozeßordnung. Hier ginge es dann noch etwa um den Grundsatz nulla poena sine lege, das Rechtsempfinden, den gesunden Menschenverstand, das einfache Gefühl und dergleichen mehr. Wenn dem so wäre, dann wären nicht nur die hier angestellten Untersuchungen überflüssig, sondern auch die Vertretung eines ärztlichen Standpunktes wäre mißglückt. Das Ergebnis wäre ein völlig negatives. Dies ist nun nicht so. Ich werde also den positiven Inhalt, der in der kritischen Darstellungsweise unterschätzt werden könnte, jetzt für sich auszusprechen suchen.

b) Kriegsverhältnisse

Der positive Grundsatz, dem ich hier Gehör verschaffen will, ist der der Gegenseitigkeit und der Solidarität im Verhältnis von Ärzten und Kranken. Wie sich die Anwendung dieses Grundsatzes für die beiden Extremfälle, nach denen hier gefragt war, auswirkt – dies ist oben mehrfach skizziert worden, und es könnte jetzt nur wiederholt oder aber in einer viel ausführlicheren Weise dargestellt werden. Dagegen bleibt noch zu fragen, ob Gegenseitigkeit und Solidarität, die zusammen eine Einheit bilden, etwas spezifisch Medizinisches überhaupt an sich haben. Die beiden Worte erinnern mehr an Sozialethik oder Politik im allgemeinen. Ich halte nun diese Alternative – spezifisch ärztlich oder generell sozialethisch – für ein Scheinproblem. Man kann nämlich keinen Menschen und auch den Arzt nicht spalten in eine etwa staatsbürgerliche und eine berufsständische, oder in eine autoritäre und eine dienstpflichtige Hälfte. Man kann auch eine Tat nur in der realen Situation annehmen, in der sie sich befanden, und nur von hier aus ist eine Wahrheitsfindung möglich.
Es ist aber doch nicht überflüssig zu sagen, daß der Beruf des Arztes seine eigene Ironie hat. Helfen? ja; aber heilen? nein. Die Wunde heilt von selbst. Es hat seine Gründe, daß der Arzt bei den meisten der großen Dichter nicht besonders gut wegkommt. Das Heilungsversprechen wäre im Munde des Arztes doch eine Anmaßung, aber es stellt sich ungerufen ein. Es gibt einen Grund gegen Euthanasie und Menschenversuche, der hier noch nicht ausgesprochen wurde: sie helfen gar nicht, was sie sollen, denn sie bringen keine Heilung. Ich habe in der Dokumentensammlung, welche der Nürnberger Prozeß vorlegte, bisher kein Experiment am Menschen gefunden, welches unvermeidlich war, um Heilung zu bringen, und gebracht hat. Die Ausrottung der Geisteskrankheiten durch Sterilisation war wissenschaftlich so schlecht begründet und

die biologische Verbesserung der Volksgesundheit durch sie und die Steigerung der Kriegsleistung durch die Euthanasie ist gar nicht erreicht worden, weil sie auf diesem Wege nicht erreichbar war. Die Ironie des Heilversprechens will, daß die medizinischen Fortschritte hinter dem Heilversprechen zurückbleiben, und die gewaltsam versuchten Fortschritte werden dann eben blutige Ironie. Auch die Gegenseitigkeit und Solidarität in der ärztlichen Aktion hat daher ihre Ironie. Der Kranke stirbt, aber der Arzt überlebt. Der Kranke vertraut, aber er bezahlt auch aus seiner Tasche. Der Arzt opfert seine Nachtruhe, aber der Nachtbesuch wird höher bezahlt. Die Gegenseitigkeit ist keine Gleichheit, und die Solidarität ist keine freiwillige. Die Diagnose steht wissenschaftlich höher als die Therapie, die Pathologie ist wissenschaftlicher als die Klinik. Diese Ironie seiner Lage muß dem Arzt anraten, auf die Propaganda und das Selbstlob, deren die Politik nicht entraten zu können scheint, zu verzichten und keine öffentliche Figur zu machen. Und das Bewußtsein dieser Ironie schützt den Arzt auch wirksamer gegen die Übertreibung seines Heilversprechens als das ethische Pathos, es schützt ihn auch gegen den Selbstbetrug und die Überheblichkeit des »hochgesteckten Ziels«. Man darf daher sagen, es sei spezifisch unärztlich, sich von hochgesteckten Zielen ehrgeizig hinreißen zu lassen. Es ist sekundär, ob der Ehrgeiz von materiellem Gewinn oder von Ruhmstreben oder von Verliebtheit in die Tugend befeuert war. Die Ironie des ärztlichen Berufes würde in jedem Falle machen, daß er nicht nur öffentliche, sondern auch komische Figur wird. Das ist der Grund, warum der Landarzt nicht über oder unter, sondern neben dem Klinikchef steht, warum hier die Dienstgrade der Wehrmacht und die Hierarchie der Beamtenschaft keinen Sinn haben.

Damit kommt noch ein Punkt zur Sprache, der das ärztliche Verhalten im militärischen Verbande, das Problem des Sanitätsoffiziers angeht. Es hängt mit der Frage zusammen, ob sich aus dem Kriegszustande und der Sorge für die Soldaten im Kriege etwa eine Verschiebung des ärztlichen Standpunktes ergäbe. Die damit eröffnete Diskussion berührt hier nur insofern, als der Krieg ein erhöhtes Recht auf Gewaltanwendung, sei es zur Tötung direkt oder indirekt kriegsuntüchtiger Menschen, sei es zu Menschenexperimenten, ergäbe. Der Druck der Not, die Landesverteidigung und das Kriegsziel geben dem Wehrmachtangehörigen, aber auch dem, der ihn in der Heimat mit dem Erforderlichen versieht, nämlich eine Vorzugsstellung. Ich sehe aber keinerlei Möglichkeit, hieraus ein Sonderrecht zu Euthanasie und Menschenversuch im Kriege abzuleiten, solange der Krieg und sein Ziel selbst einen sittlichen Charakter haben. Sobald es sich nämlich um das Opfer des Lebens handelt, entsteht hier die Frage: du oder ich? In dieser Frage, die also nach dem Grundsatze der Gegenseitigkeit und Solidarität zu entscheiden ist, kommt es nicht nur darauf an, ob die zu opfernde Person freiwillig zustimmt, sondern auch, ob die andere dieses Opfer anzunehmen bereit ist. Ein redlicher Soldat kann aber nicht den Wunsch haben, daß ein anderer für ihn sein Leben opfere, damit er lebe. Geschähe das dann ohne seine Befragung, dann liegt hier eine Bevormundung vor, welche mit dem Wesen der Solidarität unvereinbar ist.

Nun sind aber Kriegführung und Gemeinwesen ohne Disziplin, Befehlsgewalt und Polizei nicht durchführbar. Auch ein öffentliches Gesundheitswesen bedarf dieser Mittel, und in jeder Staatsform ist das so. Allgemeine Wehrpflicht und Arbeitsdienstpflicht würden auch zur Erhaltung des Friedens nötig sein. Der dazu erforderliche Betrag von Bevormundung ist also auch im Gesundheitsdienst und hier unter Mitwirkung von Ärzten nirgends in der Welt vermeidbar. Das bedeutet zugleich, daß es für bestimmte Krankheiten (zum Beispiel Seuchen) und für bestimmte Menschen (kriegs- und arbeitstüchtige) eine bevorzugte Behandlung, für die andern aber eine verminderte ärztliche Behandlung geben wird. Der Fall des Kriegs hätte sogar den Vorteil, daß das Ziel der Therapie (die letzte Bestimmung des Menschen) nicht so, wie oben behauptet wurde, unbekannt bleibt, sondern genau bekannt ist: Rettung des Vaterlandes, Sieg. Dieser Situation entspricht also die Befehlsunterstellung des Sanitätsoffiziers. Dieser ist unausweichlich in der Lage, zwischen zwei Arten von Unrecht wählen zu müssen: zwischen dem gegen Gehorsamspflicht und dem gegen ärztliches Gewissen.

Diese Situation ist nun ausweglos, und sie ist daher die wichtigste und schwerste Frage von allen, die hier überhaupt zu behandeln sind. Es ist die Lage des Esels, der zwischen zwei Heuhaufen verhungert, weil er sich zu keinem von beiden entschließen kann. Man muß aber das Bild dahin ergänzen, daß beide mit dem Gift der Schuld vergiftet sind. Ich sehe ab von der hier nicht gestellten Frage, ob in den zur Anklage gekommenen Fällen einer vorliegt, der überhaupt derartig liegt, daß eine gut begründete Aussicht auf

Lebensrettung durch die in den Prozeßakten bekannt gewordenen Experimente und Euthanasien bestand. Deshalb hat meine Antwort auf die gestellten Fragen nur noch den Sinn, in abstrakter Weise die Zulässigkeit eventuell besserer, das heißt aussichtsreicher Experimente und Euthanasien vom ärztlichen Standpunkt aus zu prüfen. Nehmen wir also die Unentrinnbarkeit der Situation an, zwischen zwei Unrechten eines als das geringere wählen zu müssen.

Hier sehe ich überhaupt keinen anderen Weg als den (trotzdem voraussichtlich diese Lage des Menschen, zwischen zwei Arten von Schuld wählen zu müssen, bis ans Ende der Welt dauern wird): in der Richtung des *Fortschrittes* zu wählen: was also wäre ein Fortschritt zu nennen? Ein Fortschritt wäre meines Erachtens die Entscheidung für die Gegenseitigkeit und Solidarität und gegen die Bevormundung und Gewalt. Diese Entscheidung ist in den bisherigen Ausführungen bereits getroffen worden, und ich wiederhole sie nicht. Daraus geht hervor, daß ich mich gegen die ärztliche Sanktionierung einer durch Befehlsgewalt erzwungenen Ausführung von Euthanasie und Menschenexperimenten auch dann entscheide, wenn sie nicht durch gegenseitige Willensbildung und freiwilliges Opfer erfolgt – auch im Kriege.

Da aber in der wirklichen Welt eine schuldlose Entscheidung nicht möglich ist, vor allem weil es über die Kraft wohl der Überzahl der Menschen geht, sich zu einem freiwilligen Opfertod zu entschließen (der Soldat entschließt sich zu einem freiwilligen Risiko, nur ausnahmsweise zum freiwilligen sicheren Tod), so bleibt es bei der notwendigen Schuld. Und da ferner die Richtung des Fortschritts durch keine zuverlässigen Wegtafeln bezeichnet ist, so erlöst diese Auskunft auch den wählen Müssenden nicht aus seinem Dilemma. Das besagt, daß die Wahl selbst ein Risiko ist, und zwar bis zum Risiko des persönlichen Untergangs. Daraus folgt, daß die Wahl zwischen zwei Schuldarten eine Aufgabe von *männlicher* Art ist. Unmännlich wäre es zu behaupten, man habe gar nicht auf diese Art gewählt, sei also unschuldig.

Es könnte hier so aussehen, als ob die Wahl in der Fortschrittsrichtung mehr von einer rationalen Einsicht oder einer Höhe des Bildungsstandes abhängig ist, von Faktoren also, die an sich gar nicht sittlicher Natur wären. Die Einsicht und die Bildung sind aber gleichfalls von sittlicher Art. Indes sollte hier noch ein Prinzip geltend gemacht werden, welches als sittliches für jedermann unverkennbar ist. Es handelt sich ja nicht nur darum, ob ich die eine oder die andere Art von Unrecht begehe, sondern auch, ob ich dem andern oder mir Unrecht zufüge, und das heißt, ob der andere oder ich Unrecht leidet. Das läuft dann für mich auf die Frage hinaus, ob es besser sei, Unrecht zu tun oder zu leiden. Die Antwort, obwohl sie selbstverständlich scheint, läßt sich von PLATON holen (Gorgias und Politeia): besser ist, Unrecht leiden als Unrecht tun. Man darf sagen, daß die richterliche Beurteilung einer Tat auch erwägen sollte, wie es damit gestanden hat.

c) Der Sinn des Prozesses

Es mag bezweifelt werden, ob der Sachbegutachter irgendwie mit der Strafbarkeit einer Handlung sich befassen darf. Nur ist die Frage, was eine Handlung überhaupt ist, gar nicht trennbar von deren, wie wir es hier genannt haben, sittlichem Charakter. Das Recht soll Ausdruck derselben Sittlichkeit sein, die dem handelnden Täter einwohnt oder zugemutet wird. Darum muß sich der Gutachter in die Lage des Richters versetzen, um ihn zu beraten. Andererseits kann der Gutachter sich nicht auf Begriffe stützen, die vielleicht für den Richter maßgebend sind, für den Angeklagten aber nicht. Solche Begriffe wären die sogenannten Menschenrechte, der Begriff der Humanität oder der der Freiheit der Person. Ich bin nicht sicher, ob es mir gelungen ist, mit den Forderungen der Gegenseitigkeit und Solidarität eine Sittlichkeit zu umschreiben, die von den »Menschenrechten« der neueren Zeit unabhängig ist; indes ist das Streben nach solcher Unabhängigkeit wirksam gewesen, da nach dem ärztlichen, nicht nach dem rechtsphilosophischen Standpunkt gefragt war.

Ich nehme nun an, daß eine der den Richter beschäftigenden Fragen die ist, ob die Handlungen der Angeklagten sich etwa auch aus einem, wenn auch mißleiteten, ärztlichen Streben verstehen lassen. Das ist meines Erachtens selbstverständlich der Fall. Aber wenn diese Genese so teilweise verständlich ist, so ist sie darum noch nicht zu billigen. Meine Ansicht läuft auf den Entscheid hinaus: *weil die angeklagten Taten von einer überlebten Art von Medizin aus geschahen, die in sich selbst keine Hemmung gegen unsittliches Handeln enthält, darum fanden sie auch in dieser Art Medizin keinen Schutz und keine Warnung gegen mögliche unsittliche*

Handlungen. Man muß es dann dem Richter überlassen, ob dieser Sachverhalt, den ich als *Tatbestand* ansehen muß, zur Entlastung beitragen kann oder nicht.

Ich kann es aber nicht unterlassen, auf folgende Konsequenz aufmerksam zu machen: wenn der angegebene Zusammenhang eine Entlastung der Angeklagten ist, dann ist dieser Entscheid eine Belastung der nur naturwissenschaftlich-biologischen Medizin. Dieser *Medizin*, nicht der Art sie anzuwenden. Wenn der Richter aber die Angeklagten dadurch belastet findet, daß sie dieser Art von Medizin anhingen, dann verurteilt er eo ipso auch diese Medizin als strafbar. Wenn er endlich fände, daß diese Art von Medizin weder als Belastung noch als Entlastung ihrer Taten gelten kann, dann würde er einen Tatbestand ignorieren, der für das Zustandekommen der angeklagten Taten wesentlich ist. Damit würde vielleicht die Qualität der Rechtsfindung verringert werden. Wesentlich aber wäre, daß damit der produktive Wert des Prozesses, die Findung besserer Einsicht für die Zukunft versäumt würde. Es ist also unausweichlich, daß in dem Prozeß ein Urteil über eine bestimmte Art von Medizin, nämlich die nur naturwissenschaftlich-biologische Pathologie, mitgefällt wird: ein begünstigendes, ein verwerfendes oder ein die ganze Frage vertagendes, also unproduktives.

Denn es kann wirklich kein Zweifel darüber bestehen, daß die moralische Anästhesie gegenüber den Leiden der zu Euthanasie und Experimenten Ausgewählten *begünstigt* war durch die Denkweise einer Medizin, welche den Menschen betrachtet wie ein chemisches Molekül oder einen Frosch oder ein Versuchskaninchen. Das weiß heute die ganze Welt, und man muß fürchten, daß es auch Mediziner und Pathologen sind, welche durch bestimmte Verhältnisse abgehalten sind, dies einzusehen.

Ich hoffe also, daß der Prozeß dazu beiträgt, diese Einsicht zu verbreiten, und meine Ausführungen haben die Absicht, dazu beizutragen. Die Angeklagten aber, ob verurteilt oder freigesprochen, würden dann ein Werkzeug sein, das diesen menschlichen Fortschritt ermöglicht. Ich bin sogar der Überzeugung, daß sie diesen Beitrag in jedem Falle und schon jetzt geliefert haben, aber der Prozeß hat noch die Wahl, ob er diesen Beitrag vergrößert oder verkleinert.

Der Begriff der Allgemeinen Medizin

Einführung

Die moderne Medizin ist dahin gelangt, ein fester Bestandteil der Wissenschaft und der Technik zu werden, ohne welche die Kulturvölker nicht mehr glauben auskommen zu können. Aber nicht mit der gleichen Sicherheit steht diese Medizin der Aufgabe gegenüber, dem Menschen als Menschen zu dienen. Seit mehreren Jahrhunderten haben sich in demselben Maße, als die Medizin ihre Verbindung mit den Naturwissenschaften gefestigt hat, ihre Beziehungen zu Philosophie und Theologie gelockert und gelöst. Dies ist eine Formulierung in Begriffen akademischer Fakultät. Aber auch wenn man vom praktischen Arzttum, von den sozialen und den staatlichen Bedingungen des Gesundheitsdienstes ausgeht, begegnet man einer Unsicherheit, welche die Naturwissenschaft so nicht kennt. Wie die Ansprüche des Individuums mit denen der Gesellschaft und des Staates ausgeglichen werden, wo sie einander begrenzen sollen, ist oftmals strittig. Durch ärztliche Untersuchung soll entschieden werden, ob jemand arbeiten kann. Und diese Unklarheit hat verhängnisvollen Raum freigegeben.
Da nun auch die in der Hauptsache naturwissenschaftliche Medizin und ihre Vertreter vielfach der Meinung sind, sie vermöchten von sich aus und ohne eine wesentliche Veränderung ihrer Grundlage jenen Forderungen einer Menschlichkeit gerecht zu werden, so ergeben sich erfahrungsgemäß Widerstände gegen gewisse Neuerungen im ärztlichen Programm. Es komme, so sagt man, darauf an, wie man die Wissenschaft und Technik anwendet, menschlich oder unmenschlich nämlich; sie selbst seien neutral oder sogar an sich gut und richtig. Wozu also Wissenschaft und Technik ändern?
Ich bin anderer Meinung. Ein gutes Prinzip, welches schlecht angewendet wird, wurde entweder nicht angewendet oder es war nicht gut. Dafür berufe ich mich auf SOKRATES und PLATON. Wenn das Gebot: »Liebe Deinen Nächsten als dich selbst« gut ist, kann es nicht mißbraucht werden. Wenn die Wissenschaft die Wahrheit ausspricht, kann ihre Anwendung in keinem Falle Unwahrheit verursachen, oder sie ist nicht angewendet worden. Und dasselbe gilt von einer moralischen Qualität, welche der Wissenschaft zukommt.

Es handelt sich hier um die Teilung der Gewalten, in diesem Falle der wissenschaftlichen und der moralischen. Wie im Investiturstreit die weltliche und die geistliche, wie bei MONTESQUIEU (1748) die legislative und die exekutive Gewalt sich trennen, um sich dann doch zu befehden, so muß auch hier Uneinigkeit, Streit und blutiger Kampf entstehen: bei der modernen Trennung wissenschaftlicher Erkenntnis und moralischer Verantwortung. Zuerst wirkt sie heilsam und befreiend, dann rächt sich die Spaltung der Vernunft, und es entsteht die unmoralische Wissenschaft und die unwissende Moral. An diesem Punkt stehen wir heute.

Es ist heute aber beinahe unmöglich, sich über irgendein wichtiges Thema zu äußern, ohne von der Lage zu sprechen, in der unser deutsches Land und, vergleichsweise, auch andere ebenfalls tief unglückliche Länder sich befinden. Man kann sich über die Lage der medizinischen Wissenschaften, den Stand dieser oder jener Forschungen oder Probleme Gedanken machen; aber alsbald drängt sich dann die Frage herzu: wie sieht es bei uns aus? Wofür werden wir uns überhaupt noch interessieren dürfen, worum uns in erster Linie kümmern müssen? Und keine Zeit kann so ungeeignet zur Aufstellung von Plänen und Programmen erscheinen wie die gegenwärtige. Die Jugend fragt uns Alte nach Gedanken, welche ihr eine Richtung weisen, und beklagt sich über das Versagen des Alters. Das Alter möchte der Jugend wenigstens das Wichtigste einer Tradition übergeben, an der es noch teilgehabt hat; dann zeigt sich, wie schwer, fast unmöglich dies ist, nachdem bereits so viele Fäden zerrissen sind, welche sonst Vergangenheit und Zukunft verbinden. Und mit dem bloßen Weitergeben einer Überlieferung ist es auch gar nicht getan. Leben heißt weiterschreiten, den Besitz mehren oder verwandeln.

Es ist uns ganz begreiflich, daß in den großen Ländern, welchen der Sieg zufiel, ein begründeter Stolz auf die wissenschaftlichen und therapeutischen Fortschritte herrscht, welche dort den politischen Erfolg begleitet haben. Die Zeit, in der Deutschland sich in der Medizin führend vorkam, ist längst vorüber. Aber auch in dem Standard der öffentlichen Einrichtungen, welche der Gesundheit dienen, kann ein tief verarmtes Land nicht an der Spitze marschieren. Die Institute, welchen die Ausbildung der Ärzte obliegt, stehen nicht besser da. Manche schreiben und handeln, als ob dem nicht so wäre. In Wirklichkeit befindet sich der Gesundheitsdienst hierzulande bereits auf einem Durchschnittsniveau, welches weit unter dem liegt, was die älteren Generationen aus einer Zeit von wenigstens mittelmäßiger Prosperität im Kopfe haben. Dabei ist der Sektor der Medizin noch relativ besser durch die Katastrophe hindurch gerettet worden als vieles andere. Aber im Untergang so vieler Ideale der Humanität oder weltbürgerlicher guter Sitten und Gemeinsamkeiten ist auch die Rücksicht auf den kranken Menschen nicht verschont geblieben. Der Begriff »Rotes Kreuz« hat sich allerdings als relativ widerstandsfähiger erwiesen als manches Sittengebot des Christentums oder des aufgeklärten Humanismus. Um so krasser ist der Gegensatz etwa zwischen einer zufällig erhalten gebliebenen gepflegten Klinik und der wirtschaftlichen Existenz größter Bevölkerungsteile. Was aber im Punkte der Ernährung, Wohnung, Geldwirtschaft, Arbeitsbedingung gilt, das wird sich auf dem Gebiete der Sitten, des Bildungsstandes, des seelischen Lebens und geistigen Niveaus alsbald widerspiegeln – so wird man vermuten, wenn man den Begriff der Kultur einheitlich aufzufassen sucht. Und hier setzt nun freilich ein neues Problem ein, dem wir jetzt nachzugehen haben.

Die Frage, die wir uns stellen müssen, lautet: kann eine Kultur auf der Höhe erhalten werden, wenn alle materiellen Daseinsbedingungen einen Tiefstand haben und, wer weiß wie lange, behalten, den man sich bisher nicht vorgestellt hat? Offenbar nur dann, wenn der Begriff der Kultur sich wandelt. Es kann sich, solange der Wohlstand in verschiedenen Ländern des Erdkreises höchst ungleich verteilt ist, nicht darum handeln, daß die armen den reichen Ländern gleichsam wie auf der Rennbahn nachzulaufen suchen, um sich diesen und ihren Idealen möglichst bald anzugleichen. Sie, die Zurückgebliebenen, müssen sich ihre eigene Vorstellung von dem, was das Beste ist, bilden. In dem Augenblick, da der Erdball sich anschickt, eine große Einheit zu werden, kommt es, paradox genug, vor allem darauf an, daß jeder seine und zuerst seine Lage richtig einschätzt und aus ihr das Beste herauszuholen sucht. Wir müssen das Bestmöglichste da verwirklichen, wo wir sind und nicht dort, wo wir nicht sind. Offenbar hat die Welt bisher eine friedliche Gemeinschaft auch deswegen nicht zustande gebracht, weil die Völker und Staaten sich ihr Verhältnis zu sehr im Bilde einer Konkurrenz vorstellten, so, als ob sie einem identischen Zielpunkte mit größter Geschwindigkeit zulaufen müßten. Aber zu dem noch unsichtbaren Ziel einer Gemeinschaft tragen wir doch am meisten und besten etwas bei, wenn ein jeder seine

Sonderaufgabe allmählich begreift und nicht irgendeine imaginäre alleinheitliche.

Wenden wir diesen Gedanken nun auf die Medizin in unserem Lande an und betrachten wir sie als Aufgabe eines Kulturwandels, dann brauchen wir dazu keineswegs ein festes Programm und auch keine besondere Gabe der Vorhersage. Eine solche Forderung könnte uns überspannt machen oder entmutigen. Gewiß, es hat viel Verlockendes, ein Zukunftsgemälde zu malen. Selbst wenn es furchtbar und trostlos aussähe, hätte der Maler den Selbstgenuß seiner Phantasie dabei. Und wenn der Prophet, wie Friedrich NIETZSCHE, einen Übermenschen prophezeite, der dann als Unmensch sich erwiese, wie geschehen ist, dann sind wir auch gegen solche Prophetie zornig, weil sie, wenn auch nicht richtig verstanden und auch nicht so gemeint, doch so wirksam wurde.

Die Medizin von gestern hat eine Anzahl von Ideal- oder Pflichtvorstellungen über sich gesehen, die wir freimütig prüfen und dann kritisieren müssen. Eine erste solche Forderung ist die, daß die Grundlage der Medizin eine *wissenschaftliche* zu sein habe. Eine zweite die, daß sie sich einer bestimmten *technischen* Vorschrift bedienen müsse. Eine dritte, daß sie sich *sozial* auszuwirken habe, und eine vierte, die sich mehr an den Arzt wie an die Medizin wendet, lautet, daß er *ethisch* handeln müsse.

I

Es ist ein offenes Geheimnis, daß seit Jahrzehnten ein Professor der Medizin die neuen Erscheinungen seines Faches nicht mehr liest. Er hat dazu keine Zeit, und ein großer Teil interessiert ihn auch nicht. Auch entsteht kein großer Schaden dadurch. Es genügt, die wichtigsten Neuheiten zu erfahren und bei Vertiefung in ein besonderes Problem die Spezial-Literatur heranzuziehen. Die Organisation der Zentralblätter hilft dabei; sie ist oft besser als viele der publizierten Arbeiten. Nicht der vollständige, stets präsente Besitz des Wissens, sondern die Wissenschaft*lichkeit* des Denkens ist das, was die Zeit fordern darf.

Damit ist die Einheitlichkeit und Überschaubarkeit des Wissens geopfert, und man ist gezwungen, Wissenschaften in nächster Umgebung zu dulden, die man gar nicht kennt, den Wert ihres Vertreters nach Merkmalen zu beurteilen, die nicht nur wissenschaftlicher Art sind. Die Forderungen, die ein Physiologe stellt, brauchen für einen Internisten nicht immer zu gelten. Das war nicht immer so. Joh. v. KRIES sagte vor 20 Jahren, kurz vor seinem Tode, zu mir: »Die Physiologie haben die Internisten ruiniert.« Er verlangte noch gleiche Art und Höhe des Wissenschaftsbegriffes in beiden Fächern. Das war schon damals ein überholter Standpunkt, und der Begriff der Wissenschaft hat sich seitdem immer mehr gespalten. Es gilt jetzt eine Art von Polytheismus.

Daß auch ein Arzt wissenschaftliche Grundlagen besitzen und wissenschaftliches Denken üben müsse, wird von keiner ernst zu nehmenden Seite angefochten. Ein unwissenschaftlicher Arzt ist nicht erlaubt. Gerade weil dies als so selbstverständlich gilt, wird wenig untersucht, was man hier unter Wissenschaft eigentlich versteht. Ein Arzt kann aber wissenschaftlich unproduktiv sein; seine wissenschaftliche Qualität wird nach der Niederlassung fast nie untersucht. Im stillen Winkel gedeihen daher unbemerkt immer neue Pflanzen, während alte verwelken. Was beim Professor begonnen hatte, das setzt sich beim praktischen Arzt fort. Bei jenem trat an die Stelle vollständigen Wissens die Qualität der Wissenschaftlichkeit; diese schien einen Ersatz zu bieten und eine klare Gemeinsamkeit zu stiften. Beim Arzte dann, der seine subjektiven Erfahrungen verwendet, anfällig für Naturheilkunde, Anthroposophie oder Homöopathie wird, ist auch der Begriff der Wissenschaftlichkeit anfechtbar, kontrovers geworden. In ihm schließt sich verschiedenes zu einer neuen Einheit zusammen, die individuell und unübersehbar ist. Er aber braucht eine solche Einheit, um kraftvoll handeln zu können. Warum konnte die Wissenschaft sie ihm nicht geben?

In dem, welcher der Wissenschaft schon ferner steht, bildet sich dann auch ein Bild derselben, welches nicht ganz falsch, obwohl karikiert ist. Es sieht etwa so aus: die Wissenschaft verfahre rational, also verstandesmäßig; sie behandle ihren Gegenstand als einen erklärbaren, also kausal bestimmten, also von Gesetzen beherrschten. Daß es aber auch Zufall, Schicksal, Unberechenbares, Einmaliges, Originelles gibt, beachte sie nicht. Damit aber habe der Arzt beständig umzugehen. So verleugne sie auch das Gefühl, den Willen, das Unbewußte und die Freiheit. Mit dieser Haltung verfehle sie aber auch die Erziehung des Arztes, ja sie ertöte in ihm die lebendigen Fähigkeiten und stemple auch den Menschen zur Maschine, verfehle den Sinn der Krankheit. Und

man darf hinzufügen, daß Vertreter der Wissenschaft selbst Derartiges über die Methode der Naturwissenschaft ausgesagt haben. Schließlich wird auch der Typus des Forschers selbst so beschrieben als der eines Menschen, der das nicht Verstandesmäßige in sich ebenso ertötet habe wie in seinem Objekte. Dies ist nun eine Verallgemeinerung, die zum vollen Irrtum hinüberführt. Es ist nämlich einfach nicht wahr, daß die, welche im Laboratorium die Naturvorgänge analysieren, von deren Schönheit, Zweckmäßigkeit, ihrem Sinn und ihrem Verstand, ihrer Wärme und Kälte, mit einem Worte: ihrer *Leidenschaft*, nichts wahrnähmen. Es ist auch nicht wahr, daß diese Leute nicht phantasierten und spekulierten, nicht zwischen List und Gewalt, zwischen Geduld und Zorn schwankten; auch nicht wahr, daß sie ihrem Objekt immer »objektiv« gegenüberständen, diesem Objekte weder seine Tücke noch seine Aufrichtigkeit zutrauten. Es ist also nicht wahr, daß der Naturforscher ein eiskalter Verstandesmensch ist, nicht wahr, daß der Verstand keine Leidenschaft ist, und nicht wahr, daß die Natur, mit der der Naturforscher Umgang pflegt, sich leidenschaftslos gegen ihn benimmt.
Ich denke also, wir müssen das Bild des Forschers revidieren, müssen aber auch die Vorstellung von der Natur verändern. Es ist richtig, daß der Verstand des Forschers nur dem Verstande der Natur begegnet; aber was heißt Verstand? *Eine* unter vielen passionierten Verhaltensweisen. Aber es laufen Irrtümer mit unter, und sie kommen regelmäßig aus der gerade gegenwärtigen geistigen Situation der Zeit, die aber zugleich immer eine materielle, z. B. wirtschaftliche und soziale ist. Wir analysieren dieses Unternehmen jetzt noch einmal und finden zu unserer Überraschung, daß die Wissenschaft, wie es zu gehen pflegt, sich mit ihren Gegnern identifiziert hat: so wurde sie selbst ein neuer Anlaß des Aberglaubens, des *Wahns*.
Zu einer solchen unerwarteten Entwicklung hat aber das nicht ausgereicht, wovon wir hier ausgingen: der unübersehbare Umfang der Wissenschaften, ihre Unüberschaubarkeit. Auch die übrige Welt ist unabsehbar groß, unvorstellbar mannigfaltig, und man kann doch in ihr leben. Vielmehr schleicht sich hier ein tiefer liegendes Gefühl ein, nämlich die *Angst*. Der Forscher muß ja besorgt sein, nichts zu behaupten, was er nicht beweisen kann, auf der Hut sein, nichts zu übersehen, was zu dem untersuchten Gegenstand beiträgt. Er hat also Sorgen, und er macht sich Sorgen.

Lieber will er ein guter, beschränkter Spezialist als ein umfassender, vielseitiger Schwätzer sein, lieber in seiner Branche eine anerkannte Autorität sein, als von seinen Kollegen der mangelnden Stoffbeherrschung überführt werden.
Zu dieser Angst trägt aber ein zweites, gerade der Wissenschaft eigenes Moment bei: die sogenannte Strenge der Wissenschaft, also das, was man auch Exaktheit nennt. Die Wissenschaftlichkeit beweist sich gerade darin: die Wissenschaft macht Vorschriften, die befolgt sein wollen, denen man gehorchen muß. So bekommt sie den Charakter einer Unterwerfung unter ein Gesetz; man hat gesagt: sie ist nicht frei. So wird mein Verhältnis zu ihr wie das von Knecht und Herr. Der Knecht lebt in der Furcht des Herrn, und auch das kann nicht das Richtige sein. Denn von der Knechtschaft ist der Weg zur Sklaverei nicht weit, und sie prägt den Menschen schließlich um. Wo keine Freiheit mehr ist, weil der *Zwang* herrscht, paßt der immer leben wollende Mensch sich schließlich an, verdrängt, vergißt sein früheres Ziel und fühlt sich womöglich wohler im Käfig als unter dem Himmel – wie der Kanarienvogel. Wo dann viele diesen Weg gehen, kommt eines Tages die Revolte. Wo es dazu nicht kommt, wendet sich der zerstörende Trieb nach innen und erschöpft sich in überstrengen Geboten und Verboten, bildet Symbole des immer wiederholten, doch vergeblichen Kampfes gegen jene Gesetze. Indem der Forscher sich ihre Befolgung immer schwerer macht, genießt er zwar den Triumph seiner Entsagungen, zerstört er aber auch seine Gaben der Phantasie, Anmut und Lebensfülle. So nah beisammen liegen dann die Tugenden des gewissenhaften Gelehrten und die Feigheit des Pedanten, die krankhafte Entartung des Ideals. So eng sind die Beziehungen der Akribie und Schulmeisterei zur Zwangsneurose der Psychopathologie.
Wirft man sich dann von der Psychologie hinüber zur Frage der *Wahrheit*, so ist diese zwischen Angst und Zwang untergegangen. Was in solcher Nur-Wahrhaftigkeit verloren ging, ist der *Gegenstand eines Menschen*. Dieser Genitiv ist als subjectivus und als objectivus zu verstehen. Unter ging der Gegenstand für einen lebenden Menschen in der Objektivität der Wissenschaftlichkeit, die Menschlichkeit der Wissenschaft; unter ging aber auch der Mensch als Gegenstand, das Wissen vom Menschen. Nach der Austreibung Gottes aus der Wissenschaft wird Wissenschaftlichkeit ihr *letzter Gott*. Dieser Akt bekommt dann den Namen

»Atheismus«, und man sieht jetzt leicht, daß auch dieser nicht gottlos eigentlich, sondern eine Gott*losigkeit* ist. – Zu dieser Entwicklung kam aber noch ein nicht zu unterschätzendes Moment, welches man auch als Symptom einschätzen kann: die *Erfolglosigkeit der Biologie*. Der Erfolg der Biologie war immer die Entbiologisierung der Verhältnisse, des Tatbestandes. Ihre ganze Kraft holte die Biologie sich aus diesem Mißerfolg. Aber das Leben ist undurchdringlich geblieben. Diese Erfahrung ist so eindrucksvoll, daß sie sich jetzt sogar auf die Physik, die Physiker ausgedehnt hat. Der Mißerfolg ist so kräftig, daß das Weltbild der Wissenschaft ein Mittel geworden ist, das Leben zu Ungunsten der Wahrheit zu »konstruieren«; so unwahr zu bilden, daß wir beginnen, es als Wahn zu erkennen. Das Weltbild der Wissenschaft ein Wahnbild! Es ist wirklich ein Wahn, das lebende Wesen, Pflanze, Tier oder Mensch als physikalisch-chemischen Gegenstand, also so, wo nicht begriffen, doch begreifbar vorzustellen. Es wäre nicht verständlich, daß dieses Unternehmen einen Erfolg gehabt hat und auch voraussichtlich behalten wird, wenn nicht eine besondere Hilfe eingegriffen hätte.

Diese Hilfe ist die *experimentelle Methode*. Sie bedeutet, daß die Wahrheit nur zu erreichen ist, wenn der forschende Mensch mit der Natur einen tätigen Umgang pflegt, also, um zu wissen, etwas *tun* muß. Wissenschaft wird jetzt so viel wie Erfahrung, erfahren aber kann man nur durch eigenes Handeln, die eigene Aktion also ins Spiel werfen, die pure Gegenständlichkeit also selbst aufs Spiel setzen. Dieser tätige Umgang wird jetzt die Methode, das heißt wörtlich übersetzt: der Umweg, den man machen muß, um den Weg zur Wahrheit zu finden. Um zu begreifen, muß ich greifen, um zu haben, muß ich handeln, um ein Objekt zu bekommen mein Subjekt anstrengen. Das wahrhafte Weltbild der exakten Naturwissenschaft entzaubert sich, wird realistisch, indem der Mensch aktivistisch sich verhält, und so kommt es dann, daß die Forscher das nicht mehr Leben nennen, was sie untersuchen, sondern die Lebens*erscheinungen*. Damit haben sie selbst das Wort gefunden, mit dem sie den Wahncharakter des Bildes halb zugeben: sie ziehen sich auf der Linie des Scheins vom Sein zurück: sie verzichten auf das Ding an sich und sagen nun, es erscheine *uns* so, konstituieren also ein Objekt, das zwar nicht wahres Sein, aber doch eine *für sie* zutreffende Erscheinung ist.

Mit diesem Rückzug ist dann ein Verhalten zur Wirklichkeit, nicht mehr ein Besitz der Wahrheit zum Schwerpunkte der Wissenschaft geworden. So schwer das gleichsam ohne Scham einzugestehen war, so konnte doch ein schließliches Eingeständnis nicht ausbleiben. Die Wissenschaft kam sozusagen um den Offenbarungseid nicht mehr herum, wenn ihr der Prozeß nun gemacht wurde. Die Ankläger kamen von verschiedenen Seiten: von Karl MARX, von der Religion, von der Kunst. Dies letzte ist am wenigsten beachtet worden; aber es gehört hierher, daß zum Beispiel die Impressionisten, aber auch der romantische und der psychologische Roman, die Musik es aussprachen, die Natur sehe doch in Wahrheit ganz anders aus, als die Wissenschaft sie vorgestellt habe. Aber zwingend war, wie zu geschehen pflegt, dieser Zwang zum Offenbarungseid erst dann, als das Gefüge der ökonomischen und politischen, der vitalen Sicherheit der Menschen zerbrochen wurde. Jetzt fühlte jeder seine Abhängigkeit vom wissenschaftlichen System, genauer: von der hintergründigen Bedeutung dieses Systems. Diese Offenbarung brachte die Verwandlung der Wissenschaft in Technik.

II

Hier ist nichts beschrieben worden, was sich nur oder auch bloß überwiegend im Schoße der Medizin abgespielt hätte. Eher war man geneigt, die ärztliche Situation als besser gefeit gegen den Wahn des wissenschaftlichen Weltbildes zu wähnen, da der Kranke die Rechnung bei falscher Diagnose und Therapie sofort vorgelegt bekommt, während die Naturwissenschaft auf eine beliebig späte Verbesserung extrapolieren könnte. Aber diese Darstellung rechnet nicht mit der Gutmütigkeit und Unwissenheit des Kranken, auch nicht mit der Ohnmacht seines gelegentlichen Einspruches gegen die wissenschaftliche Autorität der Medizin. Und sehr sinnfällig war doch das, was man die Erfolge der modernen Medizin nennt. Nur in einem Punkte trugen die Verhältnisse beim kranken Menschen zur Klärung dessen, was mit der modernen Wissenschaft eigentlich vor sich ging, bei: die Weltbemächtigung der Wissenschaft war ein Beherrschungsversuch. Die reine Wissenschaft konnte sich viel eher als ein reines Erkenntnisstreben verstehen und damit in Konkurrenz mit Philosophie und Religion zu treten versuchen. Beim Arzte steht der Erfolg, die Heilung an der Spitze. In diesem Sinne also war in der Medizin der Erfolg ein

Beweismittel, in der reinen Wissenschaft konnte die Nützlichkeit der Erkenntnis als Verunreinigung des Wahrheitsstrebens empfunden werden. Wenn die Medizin so also besser dagegen geschützt ist, in eine Art von Unverantwortlichkeit gegenüber den praktischen Konsequenzen zu verfallen, so kommen der wissenschaftlichen Weltanschauung diese Konsequenzen, weil unvermuteter, auch eindrucksvoller zum Bewußtsein. Die reine Wissenschaft konnte schon sehr weit fortgeschritten sein, bevor ihr der Schreck über das in die Glieder fuhr, was man alles mit ihr machen kann. Sie durfte sich rühmen, die Mutter aller der technischen Fortschritte zu sein, welche den Lebensstandard der Völker verbesserten, und gewahrte nur von Fall zu Fall, daß man mit derselben wissenschaftlichen Technik in der Vernichtung des Wohlstandes und des Lebens noch weiter reichen konnte als mit dessen Verbesserung und Verlängerung. Erst jetzt beginnt ein zwiespältiges, unsicheres Verhältnis zur Technik allgemeiner zu werden. Man beginnt, als es zu spät ist, von einer menschlich-sittlichen und einer unmenschlich-unsittlichen Anwendung der Technik zu reden. Nun soll es die Art Wissenschaft anzuwenden gewesen sein, welche man kritisieren müsse, so, als ob man dies in der Hand hätte und so, als ob die reine Wissenschaft selbst sich jenseits von Gut und Böse gehalten hätte und sich neutral halten könne. Nach dem Prinzip des Sündenbocks wird aber von einigen Eifrigen die Technik selbst nun angeklagt, ohne daß diese Ankläger, bei Zentralheizung und elektrischem Licht, auf Papierfabrik und Druckmaschine angewiesen, uns zu sagen vermöchten, wie denn nun in dieser Welt verfahren werden soll. Und auch, wenn sie krank werden, verstummt ihr Widerspruch gegen Narkose, Insulin und Penicillin. Weder die Befürworter der Naturheilkunde noch die der Christian Science halten stand, wenn die Notlage anklopft, aus der die beste Technik allein heraushilft.
Nun ist es kein gutes Verfahren, in der Kritik sich mit Extremen zu beschäftigen. Die mittlere Linie und das Gleichgewicht von Herz und Vernunft ist besser als die Ideologie. Die sozialen, die wirtschaftlichen Zusammenhänge sind keine zu vernachlässigenden Größen, und alles hängt mit allem zusammen. Der Kampf gegen die Technik als solche ist ein grober Irrtum, dem man Mangel an Verantwortlichkeit, auch an Selbsterkenntnis vorwerfen darf. Wo liegt der Grund ihrer tragischen Verstrickung aber verborgen? Woran liegt es, daß die technische zusammen mit der sozialen Idee

seit der Französischen Revolution auf ein so großes Unglück zusteuerten – zum mindesten es nicht verhindern konnten? Wenn es so ist, daß wir es nicht wissen, dann darum, daß wir nicht wissen, was die Technik ist. Und wenn wir in einem Zeitalter der Technik noch befangen sind, dann muß die historische Methode zu ihrer Wesensbestimmung scheitern. Und wenn wir den Begriff der Technik nicht zu diagnostizieren vermögen, dann haben wir doch immer die Möglichkeit, den Techniker aufzusuchen, dort hinzugehen, wo Technik geübt wird, in die Fabrik, das Laboratorium, den Betrieb und endlich: selbst Techniker zu sein und Technik auszuüben. Dort überall finden wir wenig von dem bestätigt, was freundlich oder feindlich über »die Technik« von überfliegender Analyse über sie behauptet wird. Der Mensch der Technik existiert, gesund oder krank, aber um ihm zu helfen, braucht man – Technik. Technik und noch etwas mehr, aber Technik auch. Zum Kochen, zum Heizen, zum Klavierspielen, Singen, Malen, Dichten, auch zum Lieben und zum Beten. Nicht nur die Ameise, Biene und Spinne – auch die Protozoen und die Bakterien brauchen sie.
Nach dieser Klarstellung kann es auch keine Bedeutung mehr haben, ob die Technik primitiv oder hochentwickelt ist. Die »Perfektion der Technik« gehört von Anfang an zu ihrem Wesen; jede bessere Technik ist besser, wenn sie besser ist. Eine Limitierung hebt ihr Wesen auf, und die Konflikte, welche mit dem Mißbrauch der Technik kommen, sind keine anderen als alle anderen, die ein Mensch dadurch hat, daß er sich selbst transzendieren muß. Es ist ein technischer Vorwurf, den man erhebt, wenn eine Technik zu kompliziert oder zu mechanisch, bürokratisch oder asozial, zu kapitalistisch oder zu gleichmachend wirkt. Wenn die Technik zur Tötung von Menschen oder zur Besiegung eines Volkes bestimmt ist, dann ist sie schlecht, wenn sie dieses Ziel schlechter erreicht als eine andere, genau so, wie wenn das Ziel Seuchenbekämpfung oder Wundheilung ist. Es ist auch ebenso absurd, den Techniker anzuklagen oder zu loben, weil er solche Ziele gut oder schlecht erreicht hat. Er ist an allem schuld, mitschuldig und wenn er schuldig ist, so sind alle anderen, die nicht Techniker sind, ebenfalls mitschuldig und schuldig. Die Exkulpierung der Technik läuft auf das gleiche heraus wie die Anklage der Technik, sie ist eine Weise des Menschen, der Natur zu begegnen, die sich von anderen Weisen weder als besser noch als schlechter, nicht als gut und nicht als böse unterscheidet.

Was aber erfahren wir bei Umgang mit dem Techniker und bei eigener Ausübung einer Technik? Daß sie mein Freund ist, wo ich Freunde habe und mein Feind, wo ich Feinde habe; daß sie das eine wie das andere gestaltet und verwirklicht als mein verlängerter Arm, mein verschärftes Auge, meine vervielfachte Muskelenergie und mein präzisiertes Unterscheidungsvermögen. Das sind nicht äußerlich formale Expansionen, sie macht uns auch glücklich oder unglücklich und befriedigt unseren Wissensdurst und verengert unseren Horizont, erhöht unser Gefühl, Mensch zu sein, und vertieft unsere Demut, nur Mensch zu sein. Und meistens ist die Technik gerade hier in dieser Situation und gerade jetzt in dieser Zeitstufe unersetzbar durch etwas anderes. Falsch angewandte Technik ist keine Technik und gut angewandte ist gut. Warum sie also anklagen? Wie sie ersetzen? Sie ist also weder indifferent, denn der Mensch hat sie hier und jetzt vervollkommnet, noch ist sie unschuldig, denn Menschen haben sie gemacht, jedoch im Umgang mit der Natur und im Bemühen, miteinander und gegeneinander zu leben.

Die Medizin hat also keine Gelegenheit, zur Technik Stellung zu nehmen, sie ist Technik. Aber es hat eine besondere Bewandtnis damit, daß das sogenannte technische und das sogenannte soziale Zeitalter am gleichen Jahresring der Geschichte, im gleichen Jahrhundert auftauchten und auf Gedeih und Verderb mit unzähligen Verschlingungen miteinander verbunden sind. Diese Koinzidenz führt dazu, daß die Forderung, der Arzt müsse eine möglichst gute Technik beherrschen, in einer besonderen Weise verknüpft sein dürfte mit der fast gleichzeitigen, die Medizin müsse in sozialem Geiste ausgeübt werden. Beides zusammen gehört in die Krise und Kritik des bürgerlichen Menschen.

III

Die Apologie der Technik, von der wir eben herkommen, kann zweifach mißverstanden werden, und sie hat einen Pferdefuß, der das Mißverständnis beseitigt. Einmal kann man schließen wollen, hier sei vertreten worden, sie sei an sich weder gut noch böse, es komme bei ihr nur darauf an, wer sie wie gebrauche. Wir haben aber behauptet, sie sei so sehr Bestandteil des Menschen, daß sie gut *und* böse ist; so sehr sei sie der Mensch selbst. Und dann konnte jemand bemerken, hier sei übergangen worden, daß sie doch wesentlich materialistisch ist; man kann dann darüber frohlocken, daß damit also doch endlich der Medizin ihr körperlicher Charakter, der Führung der naturwissenschaftlichen Grundlegung ihr Recht gesichert sei; man kann aber auch tadeln, daß die Psychologie, die ja keinesfalls in Technik aufzulösen sei, zurückgeworfen sei. Aber es wurde weder behauptet, daß das Technische das Materialistische, noch daß das Psychische das Untechnische sei. Diese Fragen sind offengeblieben. Unser Ergebnis lautete ganz anders: was Technik ist, erfährt man, wenn überhaupt, nur *in* der Technik, nicht von außen her. Und »in« der Technik befindet man sich dem Menschen gegenüber, sich selbst oder einem anderen. Dies aber ist eine technische, außerdem aber eine *soziale* Situation.

Der *sentimentale* Sozialismus von oben her hat in diesem Lande keine große praktische Bedeutung mehr. Das besitzende Bürgertum ist in der Defensive und hat seinen konservativen oder liberalen Zug an die sozialistische Rechte abgegeben. Von um so größerem Ernste ist der Versuch zu *parteipolitischem* und *Staats*sozialismus. Namentlich im letzteren sind Erscheinungen des *pervertierten* Sozialismus zu erkennen: die sozialistischen Gefühle können mit massenpsychologischer Technik (Propaganda, Wahlterror) als Kraftspender einer Machtergreifung und -übung verwendet werden. Für derartige Vorgänge ist auch die Medizin ein vorzügliches Beobachtungsfeld. Der Weg zur Verkehrung der sozialen Idee ist hier der folgende. Zur Sicherung der wirtschaftlich Schwachen wird vom Staat veranlaßt, daß sie einen Bruchteil ihres Arbeitslohns in eine Kasse zahlen, aus der ihnen im Falle der Krankheit, des Unfalls, der Invalidität eine Hilfe oder Beihilfe ausgezahlt wird. Der Zwangscharakter dieser Versicherung verleiht dem Beitrag das Merkmal einer Steuer, mit dem Unterschied, daß der Lohnteil gar nie in die Hand des Kassenmitgliedes kommt, sondern einbehalten wird, und ferner, daß nur ein Teil des Volkes von diesem Zwange betroffen wird, wodurch etwas wie eine Klasse, eben die der Zwangsversicherten, entsteht. Inzwischen gelangt Erlaß dieser Gesetze, Verwaltung dieser Institution in den Wirkungsbereich der Politik, des Parteikampfes, des Machtkampfes im Staat und um die Herrschaft im Staate. – Daneben entfaltet sich ein zweites Geschehen. Mit der Erteilung eines Rechtes auf Unterstützung, Krankengeld usw. erwächst auch eine Pflicht, diesen Anspruch aufs wirklich Nötige zu begrenzen. Sonst würde die Kasse nicht balancieren, der sittliche Zweck der Solidarität gefährdet. Eine Kontrolle wird nötig, der Kontrollarzt erscheint als unvermeidlich. Andererseits begibt sich das Erstaunliche, daß die Krankheit etc. einen Anspruch verleiht, die Krankheit, nicht die Gesundheit, bringt diesmal Geld ein; also die Krankheit etc. erhält einen positiven (ökonomischen) Wert, nicht die Gesundheit. Es kann vorteilhaft werden, eine Krankheit nachzuweisen. Die Krankheit erscheint jetzt als Tauschwert im ökonomischen Kräftespiel, aber auch im politischen. Der sentimentale Sozialismus ist jetzt ein politischer geworden, dies ist der erste Schritt. Der zweite führt zum perversen Sozialismus, nämlich so, daß die Sphäre der Krankheit ein Teil der totalen Staats-Sphäre wird, und dies geschieht so: jede Arbeit des einzelnen kann jetzt als Summand in der Summe der nationalen Arbeit aufgefaßt und auch tatsächlich benutzt werden. Sie erscheint jetzt als Einsatz in eine Arbeitssumme, die möglichst hoch und möglichst billig herzustellen ist. Diesmal entsteht die Gleichung: Krankheit = Arbeitsunfähigkeit bzw. Gesundheit = Arbeitsfähigkeit. Betrachtet man diesen Hergang vom Programm des Staatssozialismus aus, so ist er ein erwünschter und sozusagen legitimer. Wie aber muß sich die ärztliche Handlung dabei gestalten? Der Arzt steht jetzt im Dienste dieser Herstellung einer optimalen Arbeitssumme, einer national-staatlichen *Leistung*. Die Aufgabe der Medizin ist ein Beitrag zu dieser Leistung ⟨–⟩ ist es der höchste⟨?–⟩ deren Rang jede individuellere im Konfliktfalle aus dem Felde schlägt. Man sieht nicht, daß dies ohne weiteres aus der ärztlichen Idee zu entscheiden ist; die Entscheidung ist bereits in die Kompetenz der politischen Idee hinübergeglitten.

Und betrachtet man die ärztliche Idee selbst dabei näher, so muß man, mit einigen Schrecken vielleicht, eingestehen, daß diejenige ärztliche Idee, welche ihrer Aufsaugung durch eine politische am wirksamsten geholfen hat, sich Ansehen verschafft hat, längst ehe der Anspruch des totalen Staates auf die Totalität des Individuums in Kraft trat. Die Zeit des Liberalismus, der monarchischen und der republikanischen Verfassungen ist die, in welcher man Gesundheit gleich Leistungsfähigkeit gesetzt hat. Die physiologische, energetische, hygienische Auffassung des kranken Menschen hatte längst Gesundheit mit Leistung, Krankheit mit Nichtleistung identifiziert und konnte also gar keinen genuinen Einspruch erheben, wenn nun von anderer Seite erklärt wurde, daß diese Leistung nicht dem Individuum, sondern der solidarisch verstandenen Gemeinschaft gehöre. Der Zweck der Therapie war ja längst die Gesundheit, der Zweck und Maßstab der Gesundheit aber als die Leistungsfähigkeit definiert. Welchen Gebrauch also der Patient von seiner Gesundheit machen würde, das blieb ungesagt, und eben diese Beliebigkeit öffnet weit das Tor, durch welches jede Art von Leistung eingeführt werden konnte, wenn nur überhaupt sich Leute fanden, welche energisch genug nach diesem Zweck fragten und nun umgekehrt von dem von ihnen gut geheißenen Zwecke aus anfingen, das Wesen und die Technik, die Methoden der Medizin und die Auswahl der Menschen umzuformen und mit konkretem Inhalt zu versehen. Dies ist der Weg, auf dem der Staat dann die Medizin in seinen Dienst nahm, um sich leistungsfähige Menschen herzustellen, auszuwählen und festzulegen, was er als lebenswichtig und wen er als lebenswert ansah. Wer nun es etwa unternimmt, die Verwendung der Medizin im nationalsozialistischen Staat zu kritisieren, der wird jene Gleichsetzung von Gesundheit und Leistungsfähigkeit und jene Indifferenz gegenüber der Art der Leistung in der vor-nationalsozialistischen Medizin, die wir einmal die naturwissenschaftliche nennen können, mitkritisieren müssen. Man sieht aber bei diesem Zusammenhang, daß es sich nicht um eine bloße Unterlassungssünde handelt, sondern um eine notwendige Konsequenz, indem nämlich schon der Begriff der Leistung als solcher keineswegs nur nach allen Richtungen frei verwendbar gedacht wurde. Man kann nämlich eine Leistung gar nicht inhaltlos definieren, sondern nur als Entsprechung einer Leistungsfähigkeit zu einer konkreten Handlung. Und kein Zweifel besteht, daß diese »Handlungen« in der naturwissenschaftlichen Medizin das waren, was sie als *Organfunktionen* hervorgehoben hat. Wir brechen diese Überlegungen hier vorläufig ab. Denn der Zusammenhang von Medizin und Versicherungspolitik ist nicht der einzige, in dem sich die sozialen Bedingungen des ärztlichen Tuns zeigen. Die Sozialversicherung war nicht in der Lage, einige andere Probleme zu lösen, die sich aus der Einbettung des Kranken in die Gemeinschaft und aus der Verstrickung des Individuums in die Sozietät ergeben.

Man kann schon bei den Diskussionen über die Sozialversicherung und ihre Reform bemerken, daß hier eine Klasse von rein gedanklich unlösbaren Problemen vorliegt. Es kann nicht richtig sein, die

Aufgabe des Arztes als die Heilung des gerade vorkommenden Einzelkranken ohne Rücksicht auf einen Staatszweck zu definieren; es kann aber auch nicht richtig sein, den Staatszweck in jedem beliebigen Falle als den höheren vorzuschreiben, werde aus dem einzelnen, was da wolle. Die Entscheidungen erhalten so die Struktur des Kompromisses. Und diese Situation der unlösbaren Problematik ist es auch, die dazu führt, extraterritoriale Gesichtspunkte in die Medizin einzuführen. Gerade diese Situation ist aber ebenfalls schon immer gegeben gewesen, wo, längst vor dem Versuch zum totalen Staat, das ärztliche Gewissen vor der Frage der Schwangerschaftsunterbrechung, der Fruchttötung bei der Geburt, der Exkulpierung verbrecherischer Geisteskranker, der Begründung von Eheverbot und -scheidung usw. stand. Die privat- und familienrechtliche Ordnung und das Strafgesetzbuch enthalten Paragraphen, welche dem Arzt diese Gewissenslast für einen Augenblick abnehmen; dann aber ist sein Entscheid auch innerhalb dieser Gesetzeserfüllung in vielen Fällen nochmals ein Gewissenskonflikt, und zwar auch dann, wenn seine persönlichen Ansichten mit den Gesetzesansichten übereinstimmen, was nicht immer der Fall zu sein braucht. Wir deuten diese Gebiete nur an, da es hier darauf ankommt, die Forderung einer »Allgemeinen Medizin« dahin zu präzisieren, daß der Krankheitsbegriff nicht naturwissenschaftlich, sondern anthropologisch durchgesetzt werden muß. Hier interessiert das Gemeinsame, was diesen Konflikten zu Grunde liegen mag. Unser Ehrgeiz geht nur so weit, dem Fehler nachzuspüren, der im naturwissenschaftlichen Krankheitsbegriff als solchem liegt und der bestimmte unglückliche Konsequenzen haben muß, wobei man in die Gefahr der Abwälzung auf außermedizinische Verhältnisse gerät. In jedem dieser angedeuteten Fälle handelt es sich nun um das Gemeinsame, daß das Leben von dieser Medizin als *Wert* angenommen wird. Die Erhaltung des Lebens der Mutter oder des Kindes oder die Stiftung und Erhaltung des Ehelebens oder auch, im Falle der Geisteskrankheit, des sozialen Lebens gilt als wertvoll an sich, und der Konflikt entsteht dadurch, daß nun ein individuelles Leben geopfert werden muß, um eines oder mehrere andere zu erhalten. Dabei tritt also Leben als solches als ein Wert auf, und man spricht von vitaler oder sozialer Indikation zur Opferung eines Lebens (oder auch eines möglichen, erst zu erwartenden Lebens – Schwangerschaftsverhütung –), so, als ob dieses Leben an sich ein Wert wäre. Was aber heißt hier Leben an sich? Es ist nichts weiter als psychophysische Existenz, determiniert ohne ein Wie, Wozu und Warum. Leben ist so viel, wie *nicht tot*. Ganz so, wie vorhin Gesundheit mit Leistungsfähigkeit gleichgesetzt wurde ohne Angabe, für welche Leistung, wird auch hier leben mit nicht tot sein gleichgesetzt, ohne Angabe, wie zu leben ist. Auch diese negative, leere und hohle Bestimmung des Lebensbegriffes ist aber die notwendige Folge der naturwissenschaftlichen Begründung der Medizin, diesmal in der Variante, daß es ein »biologischer«, also lebend und tot unterscheidender Akt der Wissenschaft ist, der klarstelle, um was es eigentlich gehe. – Man hat dann freilich auch diesmal gemeint, damit, daß anstelle eines physikalischen oder physiologischen Naturbegriffes der biologische gesetzt werde, habe die Medizin endlich angefangen sich zu entscheiden, wofür denn eigentlich die Therapie bestellt sei: dem Leben solle sie dienen, nicht nur den normalen Funktionen. Aber dieser Ersatz des Funktions- durch den Lebensbegriff erwies sich dann nur als eben die Pforte, durch welche ohne weitere Kontrolle der ebenso leere und unbenannte Gast Einlaß findet – genauer: persönliche, staatlich-diktatorische Willkür ist der Gast, der kein Visum abzugeben braucht, was für ein Leben denn eigentlich gemeint sei. Daher ist es auch diesmal die naturwissenschaftlich biologische Definition des Lebens, die selbst schuld ist, wenn in dem Augenblick, wo die Entscheidung zwischen zwei Leben, also zwischen Leben und Tod, unausweichlich wird, die Medizin rat- und widerstandslos den Wünschen extraterritorialer Gewalten gegenübersteht, die nun bereitstehen. Dieser Fall ist insofern derselbe, wie der in der Sozialversicherung entstandene: wie dort die Leistung irgendeine sein darf, wenn nur die Leistungsfähigkeit von der Medizin bereitgestellt wird, so kann hier das zu erhaltende Leben ein ganz beliebiges sein – wenn es vom Arzte nur erhalten wird.

Es ist klar, was daraus folgt. Indem die Idee der naturwissenschaftlichen Medizin den sozialen Kräften außerhalb des ärztlichen Dienstes Blanko-Vollmacht zur Verfügung über Leistung und Leben gab, gestattete sie, daß diese Kräfte in sie eindrangen, Besitz von ihrer Entscheidungsfreiheit nahmen und Sterilisierung, »Euthanasie«, »Forschung«, »Einsatz« befahlen, ohne daß das Ungesetzliche oder Unsinnige oder Unsittliche dieser Eingriffe auf einen anderen als den ethischen Widerstand zu stoßen brauchte. Die Lage des Berufs- oder Standes-Ethos muß daher sogleich untersucht werden. Wir brauchen dieses hier aber nicht zu bemühen und begnügen uns mit der Frage, ob das persönliche Ethos des Arztes eine so unzuverlässige Größe ist, daß ihm ein Standesethos übergeordnet werden muß? Setzen wir einmal den Fall, daß jeder Arzt im Bereiche ärztlichen Handelns unantastbar bleibt (ähnlich dem Richter), so würde er gezwungen sein, sich über die Grenzen und den Inhalt des Gesundheitswertes selbst zu entscheiden. Seine Auseinandersetzung erfolgt dann zuvörderst mit sich selbst, seinem Patienten, dessen Familie usw. in beliebiger sozialer Umfassung. Seine Verfügungsmacht über Gesundheit, Krankheit, Leben und Tod stößt dann jederzeit mit dem Eigentumsrecht des Kranken auf seinen Körper, seine Seele und seinen Geist zusammen. Jetzt ist schon klar, daß die letzte Bestimmung des Wertes »Gesundheit« oder des Wertes »Leben« dieselbe sein muß wie die letzte Bestimmung *des Menschen*. Denn wir behandeln nicht Götter und nicht Gespenster, auch nicht Funktionen oder Lebewesen, sondern Menschen.

Ich habe daher die Forderung anzumelden, daß zur Richtigstellung der sozialmedizinischen Verhältnisse eine *medizinische Habeas Corpus-Akte*, ein Grundrecht für Ärzte und Kranke auf die Verfügung über Gesundheit und Krankheit zu ermitteln und zu verkünden sei. Es darf nicht länger so bleiben, daß die naturwissenschaftliche Neutralität der Pathologie der politischen Machtfülle und Verfügung über Leistung und Leben unverbunden und widerstandslos gegenüberstehe. Aber nur eine Medizin, die sich den Menschen selbst, nicht seine abstrakte Funktion zum Gegenstande nimmt, ist imstande, dem Grundrecht für Ärzte und Kranke seinen Inhalt zu geben.

IV

Es ist sonderbar, wenn jemand über die Ketten seufzt, die er sich selbst angelegt hat. Wenn die Ärzte über die Anforderungen der Sozialversicherung klagen, so haben sie jetzt zu lernen, daß diese die notwendige Folge der naturwissenschaftlichen Neutralität der Medizin sind. Und wenn sie sich grämen, daß die Ansprüche der öffentlichen Ordnungen, Gesetze und Vorschriften mit ihrem Berufsethos nicht mehr vereinbar seien, so müssen sie jetzt lernen, daß dies die notwendige Folge davon ist, daß dieses Ethos privat, persönlich oder standesmäßig ist, statt öffentlich, politisch und gegenseitig zu sein. Es ist ferner sonderbar, wenn die Ärzte finden, daß die Verhältnisse der Kassenpraxis das Vertrauensverhältnis zwischen Arzt und Krankem untergraben, die Medizin aber ihren Schülern nichts mitzuteilen hat, wieso das Vertrauen eines Menschen etwas mit seiner Krankheit zu tun hat. Wie, wenn zum Beispiel die Krankheit, wir denken hier an die organische, ein Mißtrauen zwischen dem Organismus und einem Organ wäre? Wenn die Therapie eine Vertrauensfrage zwischen dem Organ und dem Heilmittel, dem Leib des Patienten und dem Leib des Arztes wäre? Wenn es sich hier nicht um poetische Umschreibung und lyrisches Gleichnis, sondern um etwas Materielles handelte? Wir wiederholen: es ist sonderbar, wenn sich das Privat-, Berufs- oder Standesethos auflehnt gegen die Formen der Sozialpolitik und zugleich prätendiert, das private Ethos des Arztes sei sozialer als diese, weil die Krankheit eine private Angelegenheit sei. Wie aber, wenn die Krankheit die Folge eines sozialen Konfliktes, wenn die Tuberkulose eine Volkskrankheit, also eine soziale Krankheit ist? Wie, wenn jeder Krankheit dieser Charakter auch einwohnt? Dann sind die sozialmedizinischen Institutionen offenbar die Folge davon, daß die Privatpraxis es versäumt hat, diesen sozialen Faktor zu behandeln und dies zu tun dem Staat und der Politik überlassen hat.

Es ist aber ebensowenig erbaulich, wenn die Politiker und Beamten, welche die soziale Krankheit zu behandeln meinen, dabei nur ein ökonomisches Problem lösen und die ärztliche Therapie Händen überlassen, die die Krankheit für ein technisch-individuelles Problem halten. Beide scheinen dann die soziale Krankheit für eine Summe individueller Krankheiten zu halten. Beide vereinigen sich in jener verhängnisvollen Meinung, Gesundheit und Leben bestünden in der indifferenten Verfügbarkeit für irgendeine woanders her zu nehmende Verwendung. Wenn die Krankenhäuser und Sanatorien glänzend ausgestattet sind, dann sieht das wie eine soziale Tat aus. Was darin aber vor sich geht, ist ein Untergang der sozialen Solidarität in einer technischen Perfektion, und was erreicht wird, ist eine ökonomische Prosperität, ein Akt der »Produktion«. Das sieht, so ausgesprochen, sehr hart und einseitig aus. Aber diese eine Seite existiert.

Es sieht jetzt so aus, als ob die Anfechtungen des ärztlichen Berufsethos darauf beruhten, daß der Arzt zwar die Unvermeidlichkeit der Kassenorganisation, der Sozialversicherung zugibt oder diese als sozial lobt, in seinem Herzen aber ein bürgerlicher Individualist geblieben sei. Aus dieser Doppelrolle, dieser Spannung entständen auch die Kämpfe, innere des Gewissens, äußere der Ärzteschaft mit den Versicherungsträgern. Geradeheraus gesagt, sei das aber ein Kampf um die Privatpraxis und die wirtschaftliche und klassenmäßige Besserstellung des Arztes mit dem Vorwand, es geschehe als Kampf im Interesse der Kranken. Von hier aus ist der Weg nicht weit zu den parteipolitischen Bezeichnungen solcher Einstellung und denen ihrer Gegner. Das Anliegen ist aber hier, eine Beziehung solcher Verhältnisse zum Begriffe der Krankheit, der Medizin aufzudecken. Wenn nun Krankheit eine gestörte Funktion bedeutet, dann bleibt der kranke Mensch verfügbar; man kann dann immer noch verschieden über ihn verfügen: entweder individuell, als Wesen auf dem Wege zu seiner letzten Bestimmung, oder sozial als Glied eines gemeinschaftlichen Strebens zu einem überindividuellen Ziel. Diese Verfügungsfreiheit entsteht aus dem Funktionsbegriff der Medizin, ist eine Konsequenz desselben. Ganz anders liegen die Dinge jedoch, wenn die Krankheit des Menschen selbst schon und von Anfang an eine Seinsweise der Gesellschaft war; wenn also die Angina, die Grippe, der Diabetes, die multiple Sklerose eine soziale Krankheit *ist*. Dann gibt es den Ausweg nicht, den individuellen Kranken von den sozialen Bedingungen seines Krankseins zu trennen, und auch nicht die unlösbare Aufgabe, die individuale Krankheit durch soziale Maßnahmen zu behandeln.

Was aber das ärztliche Ethos betrifft, so leidet es offenbar eben nicht daran, daß einige es haben und andere nicht haben, und daß man es predigen oder, wenn das nicht hilft, mit Gewalt erzwingen muß. Das ärztliche Ethos kann sich nur dann bewegen, wenn es nach dem Wesen der Krankheit selbst sich auf gar nichts anderes beziehen kann als auf die ab origine soziale Beschaffenheit der individual nur früher erscheinenden Krankheit.

Die Behauptung nun, jede Krankheit sei an sich schon ein soziales Geschehen, ist hier nicht bewiesen oder auch nur erläutert worden. Der Leser ist nur auf die Erwartung vorbereitet, daß dieser Nachweis eine Aufgabe einer »Allgemeinen Medizin« sein wird, daß diese also eine Abwendung von jener Pathologie sein wird, welche die Krankheit als ein natürliches Geschehen, als *Naturvorgang* vorgestellt hat. Denn die dort gemeinte Natur ist nichts an sich

Soziales. Dagegen wird die Allgemeine Medizin eine Zuwendung zu den allgemein menschlichen Verhältnissen der Krankheit sein müssen, doch nicht im Sinne einer zusätzlichen Interessenrichtung etwa auf das, was man soziale Medizin zu nennen pflegt: Seuchen- und Krebsbekämpfung, Mutter- und Kind-Fürsorge, Sozialversicherung, Notbekämpfung im allgemeinen. In dieser Art von Begriff einer sozialen Medizin steckt nämlich die gleiche Voraussetzung einer Trennbarkeit der Lebensbedingungen vom Krankenstand. Man müsse die Lebensbedingungen bessern, um den Krankenstand zu senken; – die gleiche Voraussetzung einer Trennbarkeit, wie sie im Begriff der Privatpraxis steckt, nämlich ein einzelner könne behandelt und gesund gemacht werden, und dann sei er auch verfügbar für seine soziale Funktion und Wirkung. Beides ist gleich unzutreffend und beides, wir wiederholen, die direkte Folge des Naturbegriffes der Krankheit. Der Begriff der menschlichen Krankheit muß aber ein anthropologischer sein.
Dies zugegeben, ist nun auch das Dilemma der ärztlichen Ethik hier nicht als Mangel der ärztlichen Moral oder einer politischen Unklarheit oder Unaufrichtigkeit der Ärzte vorgestellt worden. Es kann ja gar nicht anders sein, als daß das Ethos zu einem an sich moralisch unbestimmten Naturvorgang sich weder gut noch böse verhalten kann. Das Fallgesetz, die chemische Umsetzung hat keine Moral – es sei denn, sie seien nicht das, was sie bisher geschienen. Die Spaltung der Welt in den natürlichen und den sittlichen Weltteil ist ja längst gesetzt, und man kann nicht erwarten, daß diese Spaltung rückgängig wird, wenn man die naturwissenschaftliche Biologie anstelle der Physik einsetzt. Es handelt sich hier, wir deuteten es schon an, um eine Trennung der spiritualen von den natürlichen Welten, eine Trennung, die nicht die Ärzte, sondern die Wissenschaft der Neuzeit vornahm: indes bekommt auch die Medizin der Gegenwart damit kein Alibi ausgehändigt, das sie nun und für alle Zeit dazu verpflichtete, die »Teilung der Gewalten« als unabänderlich zu übernehmen. Denn mit jedem ärztlichen Akt schaffen wir das aus der Geschichte Übernommene noch einmal neu, aus eigener Freiheit und Verantwortung, wo wir uns nicht lieber anstrengen, mit der ursprünglichen Einheit neu anzusetzen.
Die vier Hauptsätze des ärztlichen Gewissens: Wissenschaftlichkeit, technische Beherrschung, soziales und ethisches Verhalten haben sich hier nicht in einfarbigem Lichte gezeigt. Es ergab sich,

daß jede dieser Forderungen in ihrer strengsten Befolgung nicht davor schützt, sich ins Gegenteil ihres wohlgemeinten und wohlverstandenen Sinnes zu verwandeln. Der Umschlag gibt den Tugenden des Arztes ein zweideutiges Gesicht, und diese Zweideutigkeit fällt dann entweder ihm selbst zur Last oder wird den Verhältnissen zugeschrieben, unter denen er seinen Beruf ausübt. Wir sind nicht der überheblichen Meinung, daß all dieses durch Einführung eines verbesserten Krankheits*begriffes* behoben werden könnte. Auch wäre ein solcher Begriff nur von Bedeutung, wenn man etwas mit ihm anfangen kann, wenn das mit ihm Angefangene gute Wirkung hat. Besser: wenn der anthropologische Krankheitsbegriff (im Gegensatz zum naturwissenschaftlichen) nur die kurze Bezeichnung für etwas Vorgemachtes, Vorgelebtes, konkret Verwirklichtes ist, der Bewährung also nachfolgt, nicht nur ihr vorausläuft. Andererseits wissen wir, daß das, was wie eine Neuigkeit aussieht, gar keine zu sein pflegt. Man kann immer zeigen, daß es schon vorhanden war, aber vergessen, verhüllt oder nicht genug anerkannt.
Es wird also viele Wege geben, um das, was hier gemeint ist, zu fördern oder darzustellen, und so sind auch die folgenden Bemerkungen nicht anders gemeint, als ein Modus unter vielen, die aber alle einer Substanz zukommen.

Der Begriff einer »Allgemeinen Medizin«

Man wendet sein ärztliches Wissen, also was man in der Schule gelernt und in eigener Erfahrung hinzu erworben hat, in recht verschiedenen Situationen an. Erst in diesen Situationen zeigt sich, welches Können aus dem Wissen zu holen ist. Sprechstunde und Krankenbesuch, Forschungsklinik und Krankenhaus, Privatklinik, Sanatorium und Heilstätte, Schul- oder Betriebsuntersuchung – das sind wirklich sehr verschiedene Bedingungen der Berufsübung. Man kann sie als *ökologische* Bedingungen der Medizin unterscheiden und sich fragen, welcher geistige Besitzstand durch alle Verschiedenheit der Anwendung hindurch derselbe und allen Situationen gemeinsam sein muß. Das wäre dann eine Art der Allgemeinheit, die in der ökologischen Verschiedenheit sich bewähren soll.
In ähnlicher Weise kann man die Spezialfächer der Medizin: Chirurgie, Psychiatrie, Dermatologie usw. durchgehen und hier

ebenfalls das suchen, was nirgends entbehrt werden kann und überall gleich ist, so etwa die anatomischen und die physiologischen Grundlagen. Auch hier findet man etwas Allgemeines, weil Gemeinsames und in der Natur Vorgegebenes. Dies wären dann die *naturwissenschaftlichen* Bedingungen.
Weder die Differenz der ökologischen noch die der naturwissenschaftlichen Bedingungen verhindert also, daß man einen allgemeinen Wissensbestand fordern kann, dem besonders in der medizinischen Vorbildung Rechnung zu tragen wäre. Aber dieses Allgemeine ist ein Abstraktes. In den besonderen Situationen ist seine Anwendung unterschiedlich, und in den einzelnen Fächern werden verschiedene Teile des Wissensganzen beansprucht. Das Wissen erweist sich doch als teilbar, obwohl es ein Ganzes bilden sollte. Es gibt aber noch etwas, was immer und überall da sein müßte, nämlich das, was ausmacht, daß der Mediziner ein Arzt ist. Jede ärztliche Handlung hat eine Gegenwart, die verlangt, daß er als Arzt präsent sei, und diese Präsenz enthält nun wieder eine neue, dritte Art von Allgemeinheit, die auszusprechen viel schwieriger wäre. Diese Allgemeinheit der *ärztlichen* Bedingungen ist keine abstrakte, sondern eine konkrete, und mit ihr besonders hat das Folgende zu tun. Um sie deutlich abzuheben, seien einige geschichtliche Bemerkungen eingeschaltet. Wir stellen sie unter den Gesichtspunkt der Vernunft und fragen, wie deren Einschätzung sich im Laufe der Zeit entwickelt hat.

Leibniz – die Vernunft

»Die Menschen handeln wie die Tiere, sofern die Verkettungen ihrer Perceptionen allein durch das Prinzip des Gedächtnisses geschehen, ähnlich den empirischen Ärzten, die lediglich der Praxis folgen, ohne eine Theorie zu besitzen«. G. W. LEIBNIZ schrieb diesen Satz seiner »Monadologie« von 1714, Ziffer 28, nicht ohne Tadel. Denn er fährt so fort: »Die Erkenntnis der notwendigen und ewigen Wahrheiten jedoch unterscheidet uns von den bloßen Tieren und setzt uns in den Besitz der Vernunft und der Wissenschaften, indem sie uns zur Erkenntnis unserer selbst und Gottes erhebt. Dies nun ist es, was man in uns vernünftige Seele oder Geist nennt.« Die Geiststufe steht also höher als die Gedächtnisstufe. Daß er aber dabei gerade die empirischen Ärzte als Beispiel anführt, hat seinen Grund, wie Ernst CASSIRER (1924) anmerkt, darin, daß innerhalb der griechischen Philosophie der Streit der verschiedenen Methoden sich vor allem an der Heilkunde entzündet hat. Denn die Empiriker unter den griechischen Ärzten seien die Väter der Skepsis und des Materialismus geworden, während die naturphilosophischen Ärzte zugleich als Vorbilder des Idealismus gelten können. Dieser Gegensatz und dieser Zusammenhang von ärztlicher Einstellung und philosophischer Denkmethode besteht noch heute.

BACON's »Novum organum scientiarum« war schon 1620 erschienen. Aber URBAN VIII. hatte sich, unter dem Eindruck des Protestantismus, zur Demütigung der Naturwissenschaft entschlossen. Der Prozeß des GALILEI von 1633 hatte DESCARTES bestimmt, sein Werk »De homine« (1662) selbst zu unterdrücken. Dieses Buch zeigt noch eine interessante Verbindung spekulativer und empirischer Beweisformen; aber es ist von der natürlichen Vernunft bestimmt. Der Kampf zwischen Kirche und Philosophen, aber auch zwischen Glaube und Vernunft war also noch gefährlich. Dann aber war der Westfälische Frieden geschlossen, die Toleranz hatte begonnen. Ein gütiger und hochstehender Geist konnte Ausgleich und Ordnung zu stiften unternehmen. Das war LEIBNIZ. Sein Versuch war großartig, aber nahezu vergeblich. Als LEIBNIZ geboren wurde, 1646, ging der Dreißigjährige Krieg eben zu Ende; Deutschland war verwüstet, aber, im Gegensatz zu heute, auch entvölkert.

Einen Streit kann man schlichten, indem man trennt oder indem man eint. Das erste versucht DESCARTES (1641) durch die Unterscheidung von res cogitans und res extensa; das zweite LEIBNIZ durch die Monade. Die Scheidung von Mensch und Tier, von Seele und Körper bedeutet Distraktion; die »beseelten Punkte«, die Erneuerung oder das Festhalten an den aristotelisch-scholastischen formae substantiales bedeutet Kontraktion. Im »Nouveau Système« von 1695 legt LEIBNIZ einen Lösungsversuch vor, der von den folgenden Jahrhunderten nicht angenommen worden ist. Man kann sagen: wäre er angenommen worden, dann wären die ungelösten Fragen der Biologie gelöst worden. Man wird aber richtiger sagen: wäre die Theorie der Monade annehmbar gewesen, dann wäre auch die Naturwissenschaft der Neuzeit nicht entstanden. LEIBNIZens Metaphysik *konnte* also nicht angenommen werden.

Warum eigentlich nicht? Man wiederholt einen Gemeinplatz, wenn man feststellt, die Physik beruhe auf der Entseelung der

Natur, sei also materialistisch, während das »Neue System der Natur« Körper und Seele als Einheit erklärte; auch nichts Neues damit, daß die Physik die Natur als unpersönlichen Zusammenhang, als Funktion versteht, die Monadologie aber die Welt aus geistigen Individuen bestehen lasse. Dies sind Wiederholungen, keine Erklärung dafür, daß Leibnizens Metaphysik nicht verwendbar war, daß Kant sie in den Augen der Wissenschaften wissenschaftlich vernichten konnte. Hat mit Leibniz die Vernunft gesiegt, so siegte nun die Vernunft über Leibniz.

Was uns heute erstaunt, das ist überhaupt das Gewicht, welches man dann seit dem Zeitalter des Barock den geistigen Mächten zugesteht. Der hohe Rang der Philosophie überrascht uns. Das Mittelalter, die Antike werden nun geistesgeschichtlich interpretiert, besonders in Deutschland. Die Mächte der Wirtschaft, der Gesellschaft, der Technik, der Psychologie sind dann erst langsam, aber entscheidend begriffen worden. Jenen scharfen Kampf zwischen Naturforschung und Theologie verstehen wir kaum noch. Ein Bekenntnis zum Atheismus ist heute nur mit Mühe aufzutreiben und scheint kaum zu lohnen, denn unsere Empfindlichkeiten liegen an anderer Stelle: ein Bekenntnis zur Intoleranz wäre viel auffälliger.

Am Krankenbett sieht es ähnlich aus. Man kann da wenig oder nichts wiederfinden von einem Konflikte zwischen Naturwissenschaft und Kirche. Kommt der Patient aus der Sprechstunde oder Klinik, dann hat er, scheint es, wenig oder nichts bemerkt von einem grundsätzlichen Unterschiede zwischen tierischer und menschlicher Physiologie, von der Differenz des empirischen und philosophischen Denkens beim Arzte, auf welche jene Sätze aus der Monadologie hinweisen. Diese historische Erinnerung scheint veraltet und würde nur Verwirrung stiften, zu geistiger Intoleranz führen, dem Patienten schaden. Konfliktlos, eigentlich spielend, verbindet und verschmilzt ein guter Arzt, so scheint es, die naturwissenschaftliche Methode mit psychologischen Wahrnehmungen und überwindet so praktisch die Kluft, welche theoretisch zwischen Körper und Seele bestehen, durch »Metaphysik«, aber sozusagen nur illegal und jenseits der exakten Wissenschaft, überbrückbar sein soll.

In der Tat, die neueren Schwierigkeiten stammen aus einer anderen Wurzel als dem Leib-Seele-Problem, welches die Zeiten seit Leibniz nicht haben lösen können. Die psychologische Medizin und die soziale Medizin sind weder als Folge noch als Ergänzung der naturwissenschaftlichen zu verstehen. Das geistesgeschichtliche Postulat, es handele sich um eine Lösung des psychophysischen Problems, ist nicht erfüllbar, und es führt nur ab von der nunmehr gestellten Aufgabe. Es genügt weder, die reine noch die praktische Vernunft zu kritisieren (KANT 1781, 1788), denn die Vernunft kann sich nicht selbst kritisieren, da sie selbst unter Prozeß gestellt ist. Der Begriff einer Allgemeinen Medizin kann nicht von hier ausgehen. Die Einschätzung der Vernunft ergibt sich aus außervernünftigen Leidenschaften, welchen weder durch eine Spaltung noch durch eine Einung der Vernunft zu begegnen ist. Wir müssen etwas weiter ausholen und die Bedeutung des Begriffes der Allgemeinheit betrachten. Wir bringen eine allgemeine Medizin nicht zustande, wenn wir kein Verhältnis zwischen naturwissenschaftlicher, psychologischer und sozialer *Medizin* zustande bringen.

Allgemeine Medizin naturwissenschaftlich?

Wenn man drei Begriffe unter einem einzigen zu sammeln sucht, so darf man diesen Erfolg von einem *allgemeineren* Begriffe erwarten. Die drei Begriffe erscheinen dann als Besonderungen eines Allgemeinen. Wir kommen später auf einen Vorschlag zu sprechen, wie dies Allgemeine zu denken sei, und versuchen vorerst festzustellen, welchen Ausdruck das Streben nach Allgemeinheit bisher gefunden hat. Denn als Buchtitel, Lehrgegenstand, Wissenschaftsbezeichnung findet das Wort »allgemein« sich mit wachsender Häufigkeit. Am bekanntesten ist die »Allgemeine Pathologie«, welche von den Vertretern der Pathologischen Anatomie vorgetragen wird. Dieser Name stammt aus einer Zeit, in der die Anatomie überhaupt als die Grundlage der Medizin angesehen wurde; sie ist vorüber. Die anatomische Methode besitzt kein solches Vorrecht mehr, und die Spezialisierung der Pathologen auf diese Methode ist seit den Zeiten VIRCHOW's von ihnen selbst immer mehr als Einschränkung empfunden worden. Forscher, die Anatomie *und* Physiologie gleich gut beherrschten, wie Joh. MÜLLER, LUDWIG, HEIDENHAIN sind verschwunden. Die »Allgemeine Pathologie« von COHNHEIM (1872) trägt ihren Titel noch von diesem Bestreben, in der Anatomie physiologisch zu denken, war aber gerade ein Anlaß für KREHL (1898), die »Pathologische Physiologie« der

Anatomie ganz selbständig gegenüberzustellen. So bleiben der Allgemeinen Pathologie die allgemeine Lehre von den Konstitutionen, der Vererbung, Geschwülsten, der Entzündung, der Hypertrophie und dergleichen. Bakteriologie, Serologie, Hygiene, Toxikologie, Pharmakologie sondern sich ab, und der Anspruch der pathologischen Anatomie, die allgemeine Grundlage zu sein, ist wirklich nicht mehr aufrechtzuerhalten.

Immer häufiger wird nun ein Unbehagen im Spezialismus und ein Bedürfnis nach Allgemeinheit in allen Fächern spürbar. Es gibt jetzt eine Allgemeine Chirurgie, Allgemeine Diagnostik, Allgemeine Therapie, während die Lehrbücher des Internismus sich als »Spezielle Pathologie und Therapie der inneren Krankheiten« bezeichnen. Es erscheinen Bücher, die als individuelle Äußerungen von nach dem Allgemeineren strebenden Lehrern oder Forschern gelten müssen. Auch die Bezeichnung »Elemente der Pathologie« (Rindfleisch 1883) trat auf. Der Erfolg bleibt, je nach Originalität oder Popularität, in einem Liebhaber- oder Anhängerkreis beschlossen.

Die ganze, hier gemeinte Epoche beginnt aber erst mit dem Niedergange der *vor*exakten Medizin; also seit der Auflösung der romantischen Medizin, seit dem Verschwinden der philosophischen Färbung der Wissenschaften; bei zeitlicher Fixierung in den vierziger Jahren des 19. Jahrhunderts. Als ein Werk an der Grenzscheide bemerkt man die »Allgemeine Pathologie und Therapie« von Hermann Lotze (1842), der kurz nachher zur Philosophie überging.

Im gegenwärtigen Aufbau der Medizin gibt es eigentlich nur noch ein Fach, welches eine einigermaßen zentrale Stellung einnimmt und daher den Wunsch befriedigt, die gesamte Heilkunde mit einiger Annäherung zu repräsentieren: die Innere Medizin. Man darf sagen, daß jeder Mediziner in diesem Fache einige Ausbildung haben müsse, um seine Spezialität richtig ausüben zu können. Doch schon die Bezeichnung des Internismus als »Fach« läßt erkennen, daß auch hier die Allgemeinheit nicht mehr enthalten ist. Es läßt sich nicht verkennen, daß auch die Innere Medizin die Züge der Spezialität angenommen hat und damit ein Fach unter Fächern geworden ist – wenigstens bei der Mehrzahl seiner Vertreter. Den Auftrag einer allgemeinen Krankheitslehre vermag also der heute verbreitete Internismus nicht zu erfüllen.

Eine anerkannte Grundwissenschaft der Medizin gibt es also nicht.

Der Gedanke drängt sich auf, daß das Bedürfnis nach Allgemeinheit darum so unbefriedigt bleibt, weil es der Natur der Sache nach gar nicht möglich ist, die Krankheitslehre auf allgemeine Prinzipien aufzubauen. Die ärztliche Erfahrung, die Klinik, scheint diese Meinung zu bekräftigen. Der Einzelfall macht zuweilen einen unauslöschlichen Eindruck auf uns. Dann prüfen wir, ob das an ihm Gelernte sich auch oft genug wiederhole. Das ist längst nicht immer der Fall. Schließlich merken wir auch, daß Urbilder oder Gesetze, die dem Geiste eingeboren scheinen, unser Wahrnehmen und Denken a priori geführt haben, mehr als wir ahnten. So brauchen wir Kasuistik, Statistik und Ideen; also aus drei sehr verschiedenen Quellen schöpfen wir, um nur irgendetwas zustande zu bringen. Aber die Kasuistik wäre immer der Anfang und nicht das Allgemeine, sondern das Besondere wäre der Urgrund. Der Einzelfall stehe am unsystematischen Anfang, die Idee am systematischen Ende der Reihe; Vergleich, Erfassung des Ähnlichen stellen wir in die Mitte. So wird das Besondere mit dem Allgemeinen vermittelt. Wo aber die eigentliche Wurzel der Überzeugung stecke, von was sich die Gewißheit herleite – dies läßt sich darnach nicht sagen. *Glauben* können wir eigentlich nur, was wir *einmal* gesehen haben; *beweisen* ruht auf Wiederholung und Logik und bringt es nur bis zur Erkenntnis, daß innerhalb bestimmter Grenzen ein Satz *richtig* ist. Aber das Richtige hat niemals das Gewicht einer Wahrheit. – Kurzum: auch wenn wir überblicken, wie es bei der ärztlichen Erfahrung hergeht, finden wir nichts, was uns das Bedürfnis nach Allgemeinheit verständlich macht, und nicht die Methode, nach der wir »Allgemeine Medizin« treiben müssen. Es ist kaum zu erwarten, daß eine strengere erkenntnistheoretische Untersuchung uns von der Notwendigkeit der Allgemeinen Medizin überzeugen würde.

Es gibt noch manche Dinge, welche dem Begriff einer Allgemeinen Pathologie ungünstig sind. Die Verlegung des Krankheitsherdes in *ein* bestimmtes Organ wirkte von Anfang an im Sinne der Dezentralisation. Dann kamen Entdeckungen, wie die der Stoffwechselpathologie, der Immunitätsforschung, der Konstitutions- und Vererbungslehre, der hormonalen Korrelationen, der Ubiquität des nervösen Einflusses, welche so etwas wie eine Allgemeinheit im Sinne von Allgegenwart zu zeigen schienen. Die Lokalisten fanden sich den Universalisten gegenüber. Aber ist nicht jede dieser unlokalisierbaren Funktionen doch selbst wieder nur eine Speziali-

tät, aus der allein man niemals ein Ganzes aufbauen kann? Und die »Ganzheitsbetrachtung« ist doch nur ein philosophierender Notbehelf, aus dem man Neues nicht gewinnt.
Brechen wir also diese Betrachtung der naturwissenschaftlichen Medizin ab; es läßt sich hier nichts gewinnen, was weiterführt etwa in dem Sinne, daß jenes Unbehagen im Spezialismus durch Selbstergänzung aus eigenen Beständen zu beheben wäre. Die Beachtung der sozialen und psychologischen Einbrüche hat uns bereits näher an das herangeführt, was wir suchen. Der wahre Grund, warum die Medizin keine allgemeine Pathologie oder Klinik zustande bringt, welche diesen Namen rechtfertigt, ist der, daß sie wesentlich naturwissenschaftlich ist. Die Naturwissenschaft kennt ja auch keinen Unterschied des Wertes: Gesundheit und Krankheit sind für sie, strenggenommen, kein Wertunterschied, und sie besitzt daher gar keinen Begriff der Krankheit, sowenig wie der Gesundheit. Wir können uns daher gar nicht wundern, daß sie das Allgemeinste, was für alle Krankheiten gilt, nicht auszusprechen vermag, und sind froh, nicht weiter dort suchen zu müssen, wo gar nichts zu finden sein kann.

Die Spaltung der Vernunft

Wir kämpfen hier offenbar gegen etwas. Der Begriff einer Allgemeinen Medizin ist eine Parole. Was bekämpft wird, ist nicht die Naturwissenschaft in der Medizin, sondern ihr Monopol, ihr Vorrang, als ob sie ihre sicherste, grundlegende und maßgebende Erkenntnisform allein wäre.
Die Geistesgeschichte stürzt sich immer in Spaltungen der Begriffe. Aber dies ist nur eine Phase; in der nächsten Phase erfolgt eine Wiederherstellung der Einheit auf neuer Stufe. Zur Zeit der Reformation und Gegenreformation im 16. und 17. Jahrhundert kam es zur Spaltung der Wahrheit in die kirchlich-theologische und die weltlich-wissenschaftliche Form. Im 18. und 19. Jahrhundert teilte sich diese zweite, die »säkularisierte«, in eine naturwissenschaftliche und eine philosophische Form. Diese zweite Spaltung, auf einen kurzen Ausdruck gebracht, kann man die Spaltung der Vernunft nennen.
Auch die nüchternste Erwägung der Aufgabe des Arztes wird dem Gesetze des Streitens nicht entrinnen. Aber betrachten wir den

Streit als Anlaß zur Befriedung. Da man nicht alles auf einmal tun kann, muß ein Stück genügen, ist die Einschränkung des Themas gerechtfertigt durch eine Aussicht auf Erfolg. Wir können uns also vorerst auf die Befriedung des Streites beschränken, der aus der Spaltung der Vernunft entstand. Es handelt sich dann auch um einen Streit, *wie man Kranke behandeln soll.*

Das ist nun eine Frage, die sehr praktisch ist. Die Frage, welche eine Allgemeine Medizin zuerst aufwirft, ist wirklich, wie man Kranke behandeln soll. Es gibt keinen einzigen Fall, in dem diese Frage nicht umstritten werden kann. Zwar kann man sich auf eine bewährte Schulregel und Erfahrung berufen, aber dann hat man eben eine Entscheidung schon gewählt und sich dem Zweifel, der immer möglich ist, entzogen. Ein Lehrer, eine Autorität hat gesiegt, ohne daß man bedenkt, früher habe man anders gehandelt, später werde man anders handeln.

Es gibt eine sehr einfach klingende Antwort auf diese Zweifel: jeder Fall muß nach seiner Eigenart behandelt werden. Sofort tritt Ruhe ein, denn die Allgemeinheit dieser Regel besagt: das Einheitliche besteht im Individualisieren. Die Individualität ist die Einheit und die Allgemeinheit, das Rezept für Alles, ist eigentlich das Besondere. Dies ist logisch paradox, aber es ist einleuchtend. Warum entsteht aber aus dieser Beruhigung kein Friede? Warum sind verschiedene Ärzte verschiedener Ansicht? Warum wird der Patient von verschiedenen Ärzten hin- und hergezogen? Weil wir zusammen leben müssen, und weil das Zusammenleben schwer ist, durch Entzweiungen gestört ist. Also steckt im Individualisieren doch eine Veranlassung zum Streit; es kommt nicht auf die *Allgemeingültigkeit* der Meinungen, sondern auf die *Gemeinschaftlichkeit* des Lebens an. Anders ausgedrückt: die Frage ist keine *logische*, sondern eine *soziale*. Eine allgemeine Medizin ist nicht nur durch den Streit der Ansichten, sondern durch den der Menschen verhindert.

Sind wir also der Ansicht, daß der innere Streit der Medizin letzten Endes kein wissenschaftlicher, sondern ein sozialer ist, dann fand sich auch eine Macht, welche zur Schlichtung herbeigezogen und angerufen wurde: die Psychologie. Die Psychologie ist danach entstanden, weil die wissenschaftliche Entzweiung nicht mehr wissenschaftlich zu entscheiden war; man sagte, solche Gegensätze sind eben »weltanschaulich« oder »subjektiv«, und zwischen so verschiedenen Welten und Denkweisen entscheidet eine Gewalt, keine Erkenntnis. Will man die Gewalttätigkeit aber nicht haben, dann muß man sich damit zufriedengeben, daß verschiedene Menschen auch differente Meinungen haben werden; man muß also tolerant werden und darüber hinaus anerkennen, daß die angeblich *eine* Welt von verschiedenen Standpunkten verschieden erscheinen muß. Die Befriedung des Streites ist dann die der Demokratie, das heißt: es kann der soziale Friede nur in dem Respekt vor der Uneinheitlichkeit der sozialen Menge eintreten. Demokratie ist Pluralismus.

Die Konsequenzen des demokratischen Befriedungsversuches sind große, ja unabsehbare. Die Einheit der theoretischen Erkenntnis muß anscheinend geopfert werden. In der Medizin käme es in erster Linie darauf an, kasuistisch zu verfahren, und das hieße: jedem einzelnen Arzte seine Behandlungsweise in jedem einzelnen Falle zu gewähren. Es ist klar, daß damit das Zusammenleben aufhört, wenn nicht dieses Zusammenleben durch ein anderes Bindemittel als das der wissenschaftlichen Allgemeingültigkeit geschaffen wird. Denn diese könnte eine Gemeinschaft nur dann erzeugen, wenn sie in den grundlegenden Erkenntnissen streitlos wäre. Man hätte denken können, daß wenigstens Logik, Mathematik und etwa noch Physik solche Grundlagen sind. Aber der jüngste Lauf der Welt scheint im Gegenteil zu zeigen, daß gerade diese Errungenschaften oder wenigstens ihre mögliche technische und politische Anwendung dem Frieden im Zusammenleben besonders gefährlich sind.

Wir sind mit dieser Gedankenkette von dem Ausgangspunkte, der Spaltung der Vernunft in eine naturwissenschaftliche und eine philosophische Form, weit abgekommen. Es wird aber nützlich sein, im Sinne zu behalten, wohin geistesgeschichtliche Spaltungen offenbar führen können. Sie führen zum Streit der Geister, enthüllen damit ein soziales Problem, nötigen zur Überlegung, daß ohne die psychologische Lösung sozialer Streitigkeit auch die geistige Entwicklung gefährdet ist, so daß man schließlich die Gefahr gewahr wird, welche durch die geistige Spaltung offenbar heraufbeschworen wurde. So wie die Spaltung in kirchliche und weltliche Wahrheit die Reformationskämpfe und den Dreißigjährigen Krieg zur Folge gehabt hätte, so die Spaltung der Vernunft in naturwissenschaftliche und psychologisch-soziale Erkenntnis die Weltkriege des 20. Jahrhunderts. Diese Geschichtskonstruktion kann man zwar ablehnen, doch finde ich sie unter allen möglichen

Formen heute verbreitet und also, wenn nicht zutreffend, dann bereits sehr wirksam. Man wird sie immer mehr zu prüfen haben.

Versuchen wir dies auf unserem eingeschränkten Gebiete, der Medizin, dann wäre zu untersuchen, welche Folge die Spaltung der Vernunft für die Arten, Kranke zu behandeln, gehabt hat. Wie KÜTEMEYER (1947) in der folgenden Arbeit ausführt, gehört, für uns, der Mensch zwei Reichen an, dem der Natur und dem des Geistes. Darin bestehe Verhängnis und Geheimnis für eine Lehre vom kranken Menschen. Darauf beruhe die Unmöglichkeit, ihn einheitlich zu behandeln, wenn man den Ort der Krankheit des Menschen nur in dem einen der beiden Reiche sucht. Daß aber die moderne Medizin dies versucht, wenn sie die Pathologie nur naturwissenschaftlich aufzubauen unternimmt, duldet keinen Zweifel.

Man kann den Dualismus auch in andere Antithesen einfangen. Etwa so, daß man dem Menschen eine physische und eine moralische Existenz zuschreibt. Diese Antithese entspricht etwa der Philosophie der Aufklärung, dem Bau der Philosophie von I. KANT. Seit seinem Werke gilt überwiegend die Ansicht, daß eine Vermengung der natürlichen und der moralischen Seinsweise des Menschen nicht möglich, nicht nötig und nicht erwünscht ist. Wer auf diesem Standpunkt steht, sieht in der Spaltung der Vernunft nicht etwa eine Ursache des Streites, sondern ganz im Gegenteil eine Voraussetzung des Friedens. Unfriede entstehe immer dann, wenn man diese beiden Reiche, das der Natur und das der Moralität, vermischen oder vereinigen wolle. Es gab seitdem nur noch zwei Versuche von Bedeutung, diese zwei Welten, das ⟨*Reich*⟩ der Natur und das der Moralität, für die Medizin zu vereinigen. Den einen unternahm die Romantische Medizin; er endet mit deren Niederlage. Den zweiten erblicke ich in FREUDS Psychoanalyse; auf deren Schicksal komme ich später zurück.

Wer nun in der Spaltung der Vernunft in solcher Weise eine befreiende und endgültige Klärung sieht, für den hat jedes Bemühen einer neuen Synthese einen rückschrittlichen und verwirrenden Charakter; er muß ihn bekämpfen. Wir werden keine gemeinsame Diskussionsebene finden, wenn eben jene Spaltung dem einen als ein Glück, dem anderen als ein Unglück gilt. Der Grund aber, warum der eine so, der andere anders gewählt hat, kann nicht zutage kommen, wenn man sich nur an die Argumente der Strei-

tenden hält, denn diese sind ja nur die Folge einer noch unerkannten neuen Spaltung.
Unsere Betrachtung der Spaltung der Vernunft hat also das Ergebnis, daß diese zwar das Bild der Kämpfe entwirrt, sozusagen Aufstellung, Schlachtplan und Bewegungen der Gegner verständlich macht. Aber die Ursache des Konfliktes ist damit unerkannt geblieben. Offenbar handelt es sich um eine Differenz in der Einschätzung der Vernunft selbst, sei sie nun als spaltbar oder als unteilbar vorgestellt.

Die Einschätzung der Vernunft

Bisher ist für den in der Geistesgeschichte wenig Bewanderten nicht sehr anschaulich geworden, welche zwei Arten von Gedanken durch die Kritik der Vernunft entstanden und auseinander getreten sind. Für den Historiker der Wissenschaft stellen sich die Antithesen von Verstand (Vermögen der Begriffe) und Vernunft (Vermögen der Ideen) oder von Kausalität und Teleologie oder von Mechanismus und Vitalismus oder von Natur- und Kulturwissenschaft oder von Erklären und Verstehen ohne weiteres ein. Eine in allen Graden der Gemeinverständlichkeit respektive Denktiefe durchgeführte historische Vorarbeit würde es uns erleichtern – durch die Stoffmenge auch erschweren –, das Thema dieser Antithesen noch einmal vorzuführen. Wir würden dadurch nichts gewinnen, was nicht ziemlich bekannt ist. Wir würden aber mit alledem bereits auf den Boden treten, auf welchem die logische Ausarbeitung des *Gegensatzes* als nützlich vorausgesetzt, dem *kritischen* Denken also anvertraut wird. Dies eben haben wir soeben bereits als Parteinahme erkannt, und ein anderer Schritt könnte nur gelingen, wenn man die Funktion des Trennens als die eine, die Hinnahme der Untrennbarkeit als die andere, mindestens gleichberechtigte, vielleicht die der Wahrheit nähere Einstellung gelten läßt. – Es sei noch bemerkt, daß auch die Meinung, es handle sich darum, die beiden Glieder der vorhin angedeuteten Antithesen zu vereinigen, also ihre Synthese zum Ziele zu machen, durchaus zu den Äußerungen der *Vernunft* gezählt werden muß. Denn die Aufgabe der Vereinigung setzt erst recht voraus, daß etwas Getrenntes, also doch Trennbares vorliegt. Solche Programme lauten dann etwa so: man müsse Erfahrungserkenntnis mit Metaphysik verbinden oder kausales mit teleologischem Denken vereinigen oder Materie und Geist versöhnen oder Mechanismus und Vitalismus, Natur und Geschichte synthetisieren usw. Merken wir gleich an, daß diese Versuche niemals geglückt sind; sie enden wie die Blindgänge in einem Labyrinth.

Die ganz anderen Anstöße einer, wie wir sie summarisch nennen wollen, antikritischen Bewegung stammen vielmehr aus Quellen, deren Zugehörigkeit zur vernünftigen Erkenntnis von Anfang an angefochten wurde, und die, welche solche Quellen erschlossen haben, sind sich darüber selbst wohl meistens klar gewesen, haben ihren Antikritizismus zum mindesten deutlich erklärt, auch wenn sie, wie HEGEL und SCHELLING, sich noch als Philosophen aufgefaßt und sich nicht zur Unvernunft bekannt haben. NIETZSCHE, KIERKEGAARD, die großen Psychologen des Romans oder Revolutionäre der politischen Gesellschaft dagegen haben die Philosophie samt der Wissenschaft bereits bezweifelt. Immer mehr wird jetzt an die Stelle der Kritik der Vernunft die Krisis der Vernunft treten. Die Vernunft hört damit auf, sich selbst beherrschen zu wollen, und der Mensch beginnt, der Vernunft zu entgleiten, um *sich* zu behaupten. Diesen Vorgang werden wir jedoch nicht am Leitbande einer Geschichte der Denker zu begleiten suchen. Die Literatur, das Buch derer, die Bücher schreiben, gibt überhaupt keine hinreichende Auskunft mehr über diesen Prozeß; eben darin liegt ein Symptom für die Art des Prozesses, den man als die Krisis der Vernunft bezeichnen kann. Das Aufkommen des Irrationalismus, etwa von SCHOPENHAUER zu datieren, ist nur der literarische Reflex, nicht das Phänomen des Triumphes des unvernünftigen Menschen über die Vernunft selbst. Darin liegt nun auch die Berechtigung, an gewissen Vorgängen der Medizin abzulesen, wie nun die Vernunft sich nicht selbst einschränkt (wie sie sich einbildet), sondern überwältigt wird. Diesen wesentlichen Tatbestand kann man daher nicht dort erkennen, wo die wissenschaftliche Medizin zur Bescheidung übergeht, wie etwa in DU BOIS-REYMOND's (1872) Ignorabimus, in der Beteuerung der stets »vorläufigen« Unvollständigkeit der Erfahrung und Erforschung, der Ergänzungsbedürftigkeit durch andere, metaphysische oder religiöse Einsichten, besonders in der Biologie. Diese Bekenntnisse sind nur Versuche, die Überwältigung zu verbergen hinter einer »*Erkenntnis*«, die doch immer wieder aus der Vernunft oder Vernünftigkeit stammt. Diese Verhüllung ist, zerreißt man den

Schleier, nur Symptom des ganz unfreiwilligen Terrainverlustes der Vernunft.
Der eigentliche und greifbare Einbruch in die Herrschaft der Vernunft kommt von ganz anderer Seite; er kommt von einer Praxis. Ich werde jetzt nicht die Handlungen zusammenstellen, welche zu dieser veränderten Haltung des Menschen in der Medizin gehören. Hier suchen wir nur nach einem bezeichnenden Gesamtausdruck, der uns als Kompaß oder auch als Wünschelrute zur Auffindung dieser so mannigfach verkleideten Symptome im Untergang der Vernunft dienen kann. Wir finden dieses empfindliche Suchorgan vielleicht nur vorläufig, aber doch zunächst brauchbar dort, wo die Art der Krankenbehandlung sich am sinnfälligsten verändert: in der Sprechstunde und in der ärztlichen Technik, beide Male also im Handeln mehr als im Denken oder jedenfalls auch im Handeln, nicht nur im Denken.
In der leibhaftigen Begegnung also mit dem Kranken begibt sich so etwas wie eine Unterbrechung der Vernunft, der Einbruch der Unvernunft, schließlich eine veränderte Einschätzung der Vernunft. Es ist nun ganz zutreffend, daß in der Therapie, auch wenn sie sehr unpersönlich gehandhabt wird (und immer hat sie auch ein Element des Unpersönlichen, sei es durch die Technik, sei es durch die Arztrechnung oder die Kürze der verfügbaren Zeit) – auch dann kommt es so regelmäßig zur Überraschung, zur »Einmaligkeit«, zum Zusammenprall mit dem Unbeherrschbaren, daß eben die volle Situation des Menschseins für beide, Arzt und Kranken, vorwaltet oder wenigstens unausweichbar bleibt. Es ist früher ganz richtig gesagt worden, daß in der Praxis der Arzt ohne besondere Schwierigkeit eigentlich »kritiklos« die verstandesartigen Urteile über das Körpergeschehen und die vernunftartigen Deutungen psychologischen Erfassens mischt, verbindet, verschmilzt. Jene »Spaltung der Vernunft«, wie sie auch die kritische Philosophie zur Reinigung vorschreibt, wird hier also ganz unbefangen rückgängig gemacht. Aber viel bedeutsamer, und damals übersehen, ist doch das Hereinnehmen jener jenseits von Verstand und Vernunft liegenden Kräfte des Gemütes und der äußeren Situation, das gar nicht so unbewußt erfolgt, sondern bei jeder dramatischen Zuspitzung im Gange der Therapie leidenschaftlich erlebt wird. Im Gegenteil: es läßt sich feststellen, daß auch dann der Verstand und die Vernunft nicht erloschen sind, aber jetzt einen unbewußten Einfluß immer noch behalten; selbst dann, wenn die Beteiligten

glauben, daß, wie bei einem neuen Entschluß (zur Operation oder zur Resignation, zum Arztwechsel oder zum Bruch) nur noch die Leidenschaften die Oberhand hätten. Kurzum, hält man jetzt einen Augenblick inne, um zu sehen, wo man eigentlich steht, dann erweist sich der Mensch (Arzt und Kranker) als ein auch unvernünftiges Wesen. Die Frage: wer ist der Mensch? oder: was ist dieser Mensch? muß nun entschieden so beantwortet werden: ein vernünftiges und noch mehr ein unvernünftiges Wesen.
Wir gehen noch einen Schritt weiter. Wenn man durch eine emphatische Verkündung des Begriffes »homo sapiens« die unvernünftige Beschaffenheit des Menschen herabwertet – denn ganz leugnen kann man diese nicht –, dann täuscht man die Beobachtung. Wenn man durch die drohende Forderung der »wertfreien Wissenschaft« die wertende Einstellung, sei es auch in Grenzen, verbietet, dann wird das Verhalten des Menschen leicht korrumpiert. Die Gefahr der Korruption besteht darin, daß im Hause des Geistes eine Stube reingefegt und aufgeräumt wird, während in Küche, Keller und anderswo die Unsauberkeit und Unordnung herzhaft zunimmt. In der »guten Stube« empfängt man, aber im übrigen, verwahrlosten Hause lebt man. Es läßt sich vieles für eine solche Führung sagen, zum Beispiel: sie sei eine Minimalforderung, eine Erfüllung des wenigstens Möglichen. Man kann aber auch auf den Begriff der Wahrheit zurückkommen und muß dann sagen, dieser verlange weit mehr. Wieder erweist sich dann der Wahrheitsbegriff als ein ursprünglich zugleich sozialer. Ein Haus ist gewiß zum Empfang der Gäste da; aber es gibt eine Grenze, jenseits deren diese Gäste getäuscht werden, aktiv betrogen werden durch die Vortäuschung von Wohlstand und Reinlichkeit in *einer* Stube. Denn es folgt anderes dergleichen nach: die Bewirtung geht über das Vermögen des Gastgebers, und wer über sein Vermögen lebt, kommt zur Korruption seiner Verhältnisse.
Genug des Gleichnisses. Die Einbrüche der Unvernunft sind nicht die Ursache, sondern auch die Wirkung der Vernunft selbst. Die Spaltung der Vernunft in ein Vermögen der Begriffe und ein Vermögen der Ideen ist selbst nur so lange vernünftig, als eben aufgeräumt wird. Erhebt man sie (diese Kritik) zum Gesetz, dann wird sie selbst unvernünftig, bedeutet selbst die Unvernunft, und in dieser Selbstvernichtung der Vernunft gerät der Mensch in einen Zirkel, ein Kreisen, in dem ihm schwindelig wird, in dem er schwindelt. Die Einbrüche der Unvernunft sind eigentlich Aus-

bruchsversuche der Vernunft aus dem Gefängnis, das sie sich selbst gebaut und zugeriegelt hat, und dieses Schauspiel ist eigentlich eine Krankheit der Vernunft, in der sie gesund werden will.

Verhältnis zu Freud

Der Zwist, in den die Psychoanalyse geraten ist, verdiente eine ausführlichere historische Würdigung. Nacheinander hat sie sich die Feindschaft der Psychiatrie, der Medizin, der Philosophie, auch der Kirche zugezogen, doch immer so, daß einzelne Vertreter dieser Wissenschaften oder Institutionen sich auch für die Ergebnisse FREUD's aussprachen. In ein neues Stadium tritt dieser Zwist jedesmal dann, wenn eben innerhalb all dieser Bereiche eine Spaltung entsteht, die durch die Psychoanalyse bewirkt oder mitbewirkt ist, so daß diese sich gleichsam als Spaltpilz betätigt. Es ist dann fraglich, ob es noch der alte oder ein neuer Zwist ist, und jedenfalls erweist sich der Fall der Psychoanalyse nun als bloße Teilerscheinung einer umfassenderen Entwicklung, in welcher der einzelne immer wieder neu seine Stellung einnehmen muß.

Danach sind die von Fachmännern ausgesprochenen Einwürfe, wie etwa der, daß die Psychoanalyse unwissenschaftlich, phantastisch, dogmatisch usw. sei, verhältnismäßig peripherer Art und in vielen Fällen nur die Begleiterscheinung einer anders fundierten Ablehnung, deren Kern schon besser sichtbar wird, wenn man sie als gefährlich, weil materialistisch, bezeichnet. Diesmal handelt es sich nicht mehr um eine Kritik an ihr en détail, sondern um eine Ablehnung en bloc und um eine Verurteilung als Gefahr und Feind für mehr als nur wissenschaftliche Interessen oder Werte.

Nun handelt es sich an dieser Stelle gar nicht um die Psychoanalyse, sondern um eine bestimmte Auffassung der Krankheit als eines Zustandes des Menschen, um die anthropologische Medizin. Und es zeigte sich mir, daß ich, wenn ich diese verteidigen will, die Psychoanalyse mitverteidigen muß. Und es zeigte sich ferner, daß ein solcher Schritt nicht nur ein Streit um Meinungen ist, sondern daß sein Ausgang auch praktische Konsequenzen hat. Zum Beispiel haben die Universitäten der Psychoanalyse keine Gleichberechtigung gewährt; im Gefolge dieser Entscheidung hat sich auch die psychotherapeutische Bewegung ihre Anerkennung und ihre

Institute außerhalb der Universität verschafft, und damit sind Therapeuten und Patienten dieser Art der Hochschule und ihrer Kontrolle entzogen worden. Das sind also faktische Konsequenzen für die Institutionen, aber auch für die Personen, welche diesmal auch tief ins Materielle ihres Daseins eingreifen. Wenn man also etwa den »Materialismus« abgewehrt hatte, so hat man doch von Anfang an in die Materie eingegriffen; man wird sie also doch nicht los.

Umgekehrt mußte ich erkennen: wenn die Psychoanalyse angegriffen wird, ist damit auch die anthropologische Medizin angegriffen, und mit jener vertrete ich auch diese. Genauer angesehen liegt die Sache aber so: dieser neue Kampf bedient sich des Wortes Psychoanalyse nur, weil diese ein geläufiger Begriff geworden ist, aber es ist eigentlich nur eine veraltete Ausdrucksweise und eine überholte Charakterisierung dessen, was die Auseinandersetzung jetzt bedeutet. Etwa ebenso, wie man in der vulgären Diskussion die Sexualtheorie immer noch für das Hauptanliegen der Psychoanalyse hielt, obwohl ihr Schwerpunkt längst auf die Probleme der Übertragung und der Ich-Psychologie verlagert war. Ebenso liegt für uns heute und hier das Hauptgewicht etwa auf dem Problem des Leib-Seele-Verhältnisses und der sozialen Frage der Medizin – nicht mehr auf der Psychotherapie der Neurosen. Unser Weg zur Allgemeinen Medizin führt eben darum zunächst unvermeidlich über die Frage der Psychologie in der Medizin.

Bedeutung der Psychologie

Es gibt eine große Anzahl von Ärzten, die aus einer Art von Berufsverdrossenheit Befreiung finden oder wenigstens suchen durch eine Beschäftigung mit psychologischen Fragen. Aber auf der Universität hat man ihnen darüber wenig oder nichts gesagt, und ihr Bedürfnis nach Weiterbildung auf diesem Gebiete wird schlecht befriedigt. Sie werden psychologische Autodidakten, aber sie empfinden dies nicht als das Richtige. Ich beobachte und studiere diesen Zustand seit Jahren und bekenne mich zu dem Urteil, hier liege eine Rückständigkeit, ein Versäumnis und eine wirkliche Schuld vor. Es ist unmöglich, dieses Thema mit akademischer Leidenschaftslosigkeit zu behandeln, und es ist falsch, diesen Zustand nachsichtig zu beurteilen. Man kann das Phänomen der

Psychologiebekämpfung verstehen, aber eben dann muß man es erst recht mißbilligen.

Es ist ein offenes Geheimnis, daß der Hauptwiderstand gegen Psychotherapie und Psychoanalyse von der Psychiatrie, genauer: von den Psychiatern ausgeht. Da der historische Hergang aber nicht ins allgemeine Bewußtsein gedrungen ist, soll er hier noch einmal skizziert werden.

Die moderne Psychotherapie hat sich zum größten und vor allem wesentlichsten Teile außerhalb der Universitäten entwickelt. Der Kampf begann, als Sigmund Freud in den neunziger Jahren des 19. Jahrhunderts mit den Anfängen seiner Psychoanalyse hervortrat. An der Ablehnung durch die Universitäten änderte sich nichts, als die späteren Abzweigungen entstanden: A. Adler's Individualpsychologie, C. G. Jung's analytische Psychologie. Sie alle stimmen darin überein, daß es sich um eine Psychologie des Unbewußten oder sogenannte Tiefenpsychologie handelt. In einem ersten, etwa von 1895–1914 reichenden Abschnitte hat sich diese psychoanalytische Therapie in scharfem Gegensatz zur Schulmedizin und außerhalb der Universitäten entfaltet. Die Trennung dieser Bewegung von der akademischen Medizin ist auch seitdem in Deutschland nie aufgehoben worden. In einer zweiten Epoche bildeten sich Vereinigungen, Institute und Ausbildungsstätten, die dann auch staatliche Anerkennung erlangten. Die Berechtigung zur Ausübung eines besonderen Berufes als »behandelnder Psychologe« wird dort erworben, bleibt eben darum der Kontrolle der Universitäten entzogen und wird kein Bestandteil der staatlichen ärztlichen Approbation. Auch das Schrifttum geht seinen separaten Gang. Desto stärker ist der Einfluß der Psychoanalyse auf vereinzelte Ärzte, auch einige wenige Universitätslehrer und in weniger faßbarer Weise auf das Denken in der gesamten Medizin. Die allgemeine Bedeutung der Erkenntnisse Freud's zeigt sich dann auch in der Pädagogik, der Kriminalistik, der Philosophie, der schönen Literatur. Es ist nicht so, daß Vertreter dieser Gebiete Psychoanalytiker waren oder wurden. Aber sie erkannten in Freud eine große Gestalt oder sie versuchten, seine Entdeckungen zu verwerten, sich mit seinen Ansichten auseinanderzusetzen. Freud's Einfluß ist auch spürbar, wo er nicht genannt wird: eine gehässige Polemik wiegt leicht gegenüber einer eindringenden, befruchtenden geistigen Wirkung; die, welche sich die Aufgabe schwermachen, sind auch die Bedeutenderen gewesen. Max Sche-

LER, Graf Hermann KEYSERLING, André GIDE, Thomas MANN sind öffentliche Beispiele. In der Stille waren es geistliche Seelsorger, welche das Anliegen erkannten und die Größe der Fragestellung wahrnahmen. Ein großer ebenbürtiger Gegner ist bisher nicht sichtbar geworden.

Jene außerakademische Konsolidierung der Psychotherapeuten aber, ihre bestimmte geistige und ärztliche Haltung schuf dann neue Probleme und Reibungen. Wer Psychoanalytiker wurde, verlor die Aussicht auf eine Universitätslaufbahn. Während die Psychotherapeuten sich genötigt sahen, die Anforderungen strenger Ausbildung zu steigern und ein Berechtigungswesen anzustreben, glaubten viele Universitätskreise sich verpflichtet, diese Bestrebung als Übergriff in die Medizin abzuwehren oder zu unterbinden. Beides geschieht, um den wild wuchernden Nebenerscheinungen und Mißbräuchen ein Ende zu machen, beides vertieft die Kluft zwischen Psychotherapeuten und offizieller Medizin. Auf der anderen Seite gibt es in beiden Lagern Einsichtige, die meinen, ein solches Auseinanderleben sei bedenklich, eine nähere Verbindung, ja Vereinigung sei dringlich geworden.

Welche Gründe sprechen für eine Verbindung der Gesamtmedizin und der Psychotherapeuten? Auf allen Kulturgebieten ist die gelegentliche völlige Trennung einer neuen Bewegung von der akademischen Institution nicht schädlich, ja oft erwünscht gewesen. Die Entstehung des Impressionismus in Frankreich (in ZOLA's »L'Œuvre«, 1886 geschildert), die Schule der Worpsweder, der Kreis von Stefan George in Deutschland sind Beispiele dafür. Auch die Psychoanalyse hätte sich innerhalb der Wiener Universität nicht ohne Schaden entfaltet.

Dann kommt eine Zeit, in der die Hochschulen daran gehen müssen, die frei gewachsenen Geistestaten ihrem Bestande einzufügen, denn sie sollen die wesentlichen Güter der Vergangenheit zu einer Tradition integrieren, stammen sie, woher sie mögen. Es geht nicht länger an, die, welche man selbst in die Wüste geschickt hat, nun der Sektiererei zu beschuldigen, die Ausartungen, welche durch die Vertreibung entstehen mußten, als das Wesentliche zu bezeichnen. Es geht auch nicht an, denjenigen den Mangel an institutionellem Gepräge vorzuwerfen, welchen man den Schutz und Halt der Institution versagt hatte.

Die Zusammenarbeit der Medizin mit der Psychotherapie ist aber aus weiteren Gründen erwünscht. Im Institut der Universität vereinigt, würden die vielen gefühlsmäßigen, allzu subjektiv-leidenschaftlichen Gegensätze im objektiven Geiste ausgeglichener, Mißverständnisse sonder Zahl beseitigt, eine sozusagen normale Verkehrsform herbeigeführt, die sachlichen Streitpunkte über die persönlichen erhoben, statt Parteinahme die Form des Wettstreites eingeführt. Nach den jüngsten Verfolgungen vieler Vertreter der Psychoanalyse gibt es auch eine Pflicht der Wiedergutmachung.

Aber weitaus am wichtigsten ist ein innerer Zusammenhang in der Sache der Medizin selbst. Die Psychotherapie ist bestimmt, Kranke zu behandeln, und die Kranken, die Krankheiten der Medizin wurzeln auch in dem Bereiche, den die Psychoanalyse erschlossen hat: der Mensch ist seinem Wesen nach nicht teilbar, und die Medizin hat verstanden, daß Krankheit eine Äußerung des Menschlichen im Menschen ist, nicht nur eine zufällige Störung seines materiellen Apparates. Da ist zunächst die Frage der sogenannten Psychogenie organischer Krankheiten. Dieses Problem kann in jedem Falle, an jeder Klinik studiert werden und wird es auch. Man könnte es sogar für einen Nachteil halten, wenn dieser sozusagen allgegenwärtige Zusammenhang aus der Pathologie herausgenommen und einem Sonder-Institut überantwortet würde. Dem steht entgegen, daß nur in der Psychotherapie die Spezialkenntnisse und der Arbeitsaufwand aufgebracht wurden, welche zur Erforschung jenes Zusammenhanges jetzt erforderlich sind. Voll beschäftigt mit den naturwissenschaftlich-biologischen Fragen und Methoden kommen die Kliniker und Pathologen nicht dazu, hinreichend Psychologie zu treiben. Die Psychiatrie aber, welche die Psychoanalyse abgelehnt hat und der die Tätigkeit der Psychotherapeuten fremd blieb, kann den übrigen Fächern den nötigen Hilfsdienst nicht leisten. Der Gang der Entwicklung zeigt dies deutlich.

Als weitaus stärkster Widerstand gegen jene Vereinigung hat sich nämlich, wie schon bemerkt, der der Psychiater herausgestellt. Bleuler hat sich nach kurzer Teilnahme von der Psychoanalyse zurückgezogen, Pötzl sein Hauptinteresse der Hirnpathologie zugewandt. Im Auslande lagen die Verhältnisse in Einzelfällen günstiger. Als die schärfsten Gegner sind bei uns Hoche (1910, 1913), Bumke (1926, 1931) hervorgetreten, aber in nicht so öffentlicher Weise haben wohl die meisten Inhaber von Lehrstühlen sich gegen eine Gleichberechtigung der Psychoanalyse mit den anderen Disziplinen der Medizin praktisch zur Wehr gesetzt – auch wenn sie eine gewisse theoretische Toleranz oder Anerkennung mit Einschränkungen bekundeten. Gerade die Einschränkungen betrafen meistens den Wesenskern und waren daher der Ablehnung gleichwertig. Die Psychotherapeuten beurteilten daher zutreffend diese Einschränkungen als völliges Mißverständnis und erhielten dafür wieder den Vorwurf des Dogmatismus. Man erlaubte sich aber auch gegenüber den vorzüglichsten Vertretern und ihren Hauptlehren eine Sprache der Herabsetzung, wie sie innerhalb des ärztlichen Standes und unter den Universitätsfächern sonst nirgends für vornehm oder auch nur duldbar angesehen wurde. Die Psychoanalyse galt dann als Freiwild.

Schon anders lag die Sache bei den Internisten. Als einer der ersten hat KREHL (1902) in einem Aufsatz über Hysterie in den Volkmann'schen Beiträgen die Lehren von BREUER und FREUD (1895) anerkannt. Später haben v. BERGMANN, SIEBECK und ich selbst ein viel zustimmenderes Verhältnis zu FREUD und zur weiteren Psychotherapie eingenommen. Sobald dies wieder möglich war, habe ich die Psychoanalyse in meine öffentliche Lehrtätigkeit aufgenommen, welche die Studierenden nur noch vom Hörensagen kennen. Mit ihrer Einführung in das Studium und gelegentlich in die Behandlung innerer, organischer Krankheiten kommt es aber überhaupt zu einer ganz veränderten Lage. Denn um die organischen Krankheiten hatte sich die Psychoanalyse nur selten gekümmert, und für diese war sie auch gar nicht gemacht. Man steht dann vor einer neuen Aufgabe, an deren Lösung sich bis jetzt nur wenige beteiligen. Sie würde beträchtlich gefördert, wenn die Psychotherapie der Neurosen der klinischen Medizin nun endlich auch institutionell benachbart und nahegebracht würde. Um dies zu erläutern, muß auf die Neurosenfrage kurz eingegangen werden.

Es ist zuzugeben, daß der Anklang an das nervöse Organ in dem Terminus »Neurose« etwas Mißverständliches mit sich führt. Aber es ist längst eine Selbstverständlichkeit, daß damit doch, im Gegensatz zum Organischen im anatomischen Sinne, eine Funktionsstörung gemeint ist, welche mit psychischen Abwegigkeiten zusammenhängt und psychotherapeutisch beeinflußbar ist. Die Ablehnung des Terminus Neurose von psychiatrischer Seite hat nur die Bedeutung einer Abwehr der Psychotherapie auf psychoanalytischer Grundlage. Nun zeigt die Erfahrung in kontinuierlicher Folge alle Übergänge von einer organischen Krankheit (etwa der Pneumonie) zur »überlagerten« Organkrankheit, weiter zur Organneurose bis zur Psychoneurose. Dies ist der Klinik der asthmatischen Bronchitis und des Bronchialasthmas, der Basedow'schen Krankheit und der Hyperthyreose, des Magenulcus und der Gastritis, der Cholecystopathien und Enteritiden, der Angina pectoris und der Blutdruckkrankheit usw. ganz geläufig. Auch wer an den scharf zu unterscheidenden Krankheitsbegriffen festhält, muß die beständige Mischbarkeit zugestehen und wird die Aufteilung der Therapie zwischen Internist und Psychiater nur ausnahmsweise billigen. Neurose ist also zwar auch ein psychisches Krankheitsbild, neurotisch aber ist ein Element im Aufbau aller möglichen Krankheiten voll eigener Problematik. Es hat also wenig greifbaren Sinn und bleibt auch wirkungslos, wenn jemand dieses Wort ausmerzen möchte; die Tendenz dabei ist die Vermeidung der durch die analytische Psychotherapie geschaffenen Auffassung krankhafter Zustände.

Und hier wird ein Moment fühlbar, welches bisher nicht zur Sprache kam: die revolutionierende Seite der psychotherapeutischen Bewegung. Nicht daß Psychologie in die allgemeine Pathologie eingeführt wird, ist für den Widerstand gegen diese Bewegung entscheidend; es ist die Art dieser Psychologie, welche den Widerstand erweckt und welche die Idee der Krankheit umwälzt. Der dabei am leichtesten zu verstehende Zug der Psychoanalyse ist der, daß sie uns zumutet, eine bestimmte Art von Selbsterkenntnis zu vollziehen. Die Zahl der hierzu bereiten Menschen ist immer gering, und von ihnen wünschen die meisten wieder die Selbstkritik nur auf die ihnen genehme Art vorzunehmen. Die wahrscheinliche Aussicht, daß die Psychoanalyse sich spontan, gleichsam durch Ansteckung verbreite, ist also sehr gering, und angesichts der lächerlich kleinen Zahl von Psychotherapeuten – es sind etwa 200 in Deutschland – ist die Furcht vor dieser Seuche an sich bemerkenswert. Nur der Druck eines neurotischen Symptoms erhöht die Bereitwilligkeit der Menschen, keines, auch dieses Mittel nicht unversucht zu lassen, und durch Psychoanalyse geheilte Neurotiker sind bereit, diese Wissenschaft und ihren Arzt zu preisen. Aber auch von diesen pflegt keine Anhängerschaft auszugehen, welche qualitativ oder quantitativ Ähnlichkeit mit den christlichen Sekten oder den wiederum ganz andersartigen Bewegungen mit weltanschaulichem Inhalt zu vergleichen wäre. Trotzdem ist es der intensive Druck auf das Bewußtsein, welchen die Psychoanalyse auch dem wenig über sie Informierten verspricht, der schon par distance gespürt wird und viele Menschen bestimmt, zunächst einmal ihre Ablehnung bekannt zu geben nach dem Grundsatze: ich kenne sie nicht, aber ich mißbillige sie. Nicht die tatsächliche Ausübung der analytischen Psychotherapie, sondern die stumme Androhung einer Bewußtseinsreform ist also das, was die öffentlichen und leidenschaftlichen Kämpfe um sie hervorruft. Und zwar ist es die Tatsache, daß bestimmte Ideale, genauer: idealistisch gefärbte Strebungen und Willensrichtungen sich bedroht fühlen, so daß die Menschen bald eine heilige Pflicht in sich entdecken, der Psychoanalyse entgegenzutreten. Zwar könnte man denken, daß wie sonst man auch hier dem Gegner zugesteht, auch er sei von idealistischen Motiven bewegt; aber solche Toleranz hat erfahrungsgemäß auf beiden Seiten wenig Platz.

Viel schwieriger ist ein zweiter Punkt aufzuklären. Man kann ihn ohne ein gewisses Eingehen auf die besondere Art von Psychologie, die hier vorliegt, nicht erörtern. Es handelte sich zunächst nur darum, daß die Psychoanalyse Fehlleistungen, Träume und neurotische Symptome als psychologisch determinierte, daher erklärbare, nicht zufällige, sondern sinnvolle Bildungen aufdeckte. Hier handelt es sich also um die Befriedigung eines intellektuellen Bedürfnisses, und es wäre nicht einzusehen, warum ein solcher Fortschritt von der Wissenschaft, namentlich der nächst beteiligten Psychiatrie, nicht begrüßt wird, selbst wenn das Resultat zunächst begrenzt und die Basis des Beweises schmal ist. Denn solche Unvollkommenheit ist in der Forschung häufig und wird geduldet. Aber hier hört man, diese Erklärungen oder Interpretationen seien absurd. Ich glaube nun nicht, daß auch dieser Widerstand sich lediglich davon ableiten läßt, daß eine unangenehme Selbstkritik, eine Entmächtigung des Bewußtseins und seiner Ideale verlangt wird. Ich habe bemerkt, daß derselbe Protest einsetzt, wenn man in natürlicher Fortsetzung der Psychoanalyse, aber über sie noch einen Schritt hinausgehend, organische Symptome nach Art der Tiefenpsychologie erklärt, also eine Psychogenese von Krankheiten, wie Angina, aufstellt. Auch hier hört man, diese Erklärung sei nur ausnahmsweise annehmbar oder überhaupt phantastisch. Bei diesem Anlaß erhalten wir Einblick in einen anderen Gegensatz sehr merkwürdiger Art. Gesunde wie Kranke halten mit großer Kraft an dem Urteil fest, daß die echte Krankheit nichts mit einem Ich, nichts mit einem Seelenleben zu tun habe. Sie würden, wäre dies doch der Fall, eine zusätzliche Bürde, eine moralische Verantwortung aufgeladen bekommen, die sie als völlig fremd empfinden.

Während bei einer Psychoneurose leicht zu durchschauen ist, der analytische Protest stamme notwendigerweise aus der Neurose selbst; während die Ablehnung vieler Personen daher kommt, daß sie selbst eine Neurose haben, die sie nicht zugeben und deren bewußte Erhellung durch Selbsterkenntnis sie abwehren müssen, ist es bei der organischen Krankheit noch etwas anders. Daß wir in einem gewissen Umfange von ichfremden Mächten seelisch abhängig sind, dies geben für die Beschädigung des Körpers alle zu, und gerade dies behauptete ja auch die Psychoanalyse, als sie unbewußte Kräfte erschloß – übrigens, um sie besser in die Hand zu bekommen. Die Abhängigkeit, die »schlechthinige« Abhängigkeit (Schleiermacher 1821/22) des Menschen von einer ich-fremden Gewalt ist aber etwas, was er unter allen Umständen nicht nur dulden muß, sondern braucht.

Die Diskussionen über die sogenannten psychischen Erkrankungen haben gezeigt, daß die Psychiatrie deren somatische Verursachung immer wieder fordert, als sei dies a priori zu erwarten. Die Versuche andererseits, auch organische Störungen in ein sinnvoll verstehbares subjektives Geschehen aufzulösen, als seien sie vom beseelten Wesen selbst »gemacht«, stoßen auf einen ähnlich vorwegnehmenden Widerspruch, als wüßte man zuvor, daß das nicht stimmt. Und schließlich kommt es zu den Zeichen äußerster Empfindlichkeit, als handele es sich um heilige Überzeugungen, als seien höchste Werte, wie Geist der Wissenschaft, Reinheit des Wahrheitsgewissens berührt; es fällt der Vorwurf des Atheismus in einer Umgebung, in der überzeugte Atheisten kaum aufzutreiben sind. Dies alles aber hat, so verschieden es aussieht, einen gemeinsamen Ursprung: der Mensch fürchtet nicht nur seine ich-fremde, unbewußte Abhängigkeit, er braucht sie auch und wünscht sie sich, um Mensch zu sein.

Ich fürchte nun, daß das Denken der meisten Menschen nicht so unbedingt kräftig ist, daß sie um deswillen in unheilbaren Streit geraten. Und ich halte den Streit auch nicht für so unheilbar. Die revolutionierende Bedeutung der Psychoanalyse lag in ihrer Einsicht, daß unser Bewußtsein, unser Ich von unbewußten Mächten abhängiger ist, als man dachte, und nicht nur von körperlichen. Dazu bedurfte es einer schmerzlichen Selbsterkenntnis. Wenn man nun, im Geiste dieses Fortschrittes, erkennt, daß auch das Körpergeschehen nicht ist, was es schien, nämlich naturgesetzlich autonom, sondern etwas anderes, ebenfalls Abhängiges; ebenfalls viel abhängiger von Kräften, welche man der Materie nicht zugetraut hatte – auch dann wird unser Stolz verletzt, aber auch ein notwendiges Bedürfnis befriedigt. Was diesmal verletzt wird, ist der naturwissenschaftliche Stolz, und was diesmal befriedigt wird, ist das Bedürfnis einer körperlichen Abhängigkeit.

Also wäre es doch auch hier letzten Endes eine Zumutung an unsere Selbstkritik, welcher der Protest gegen eine psychologische Deutung organischer Störung zu verdanken ist? Wäre es doch nur ein Widerspruch gegen alles was die vermeinte Allmacht der Naturgesetze einschränkt? Dies ist, wie gesagt, meine Meinung nicht. Sondern der Protest gegen die sogenannte Psychogenese organischer Krankheiten, ebenso wie der gegen die Psychogenese der Psychosen, Psychopathien und eines Teils der Neurosen stammt aus einer Abwehr der verstehenden Psychologie, überhaupt aus einem Beharren auf jener ich-fremden Macht, die wir, so wurde es oben ausgedrückt, nicht nur fürchten, sondern auch brauchen. Diese Ausdrucksweise werden wir gerne preisgeben, wenn jemand sie als Psychologismus mißversteht. Sie klingt, als sollte die ich-fremde Macht nur aus einem bewußten oder unbewußten Bedürfnisse stammen. Wir würden mit einem solchen Psychologisierungsversuch nichts ausrichten gegen jemanden, der die psychologische Erklärung von Logik, Wissenschaft, Mensch und Gott für den prinzipalen Fehler, die Unterjochung der Objektivität, der Werte, der Ideen der Eigengesetzlichkeit des Seins *unter* die Psychologie als Irrweg erkannt hat. Die dialektische Theologie, die Existenzphilosophie, die positiven Geistes- oder Kulturwissenschaften, Jurisprudenz, Philologie und Historie – sie alle haben die psychologischen oder anthropologischen Entgleisungen schon vor 30 Jahren abgeschüttelt, und so wäre nur ein Nachzügler, wer diese Klärung in der Medizin noch nicht verstanden hat. Zwar läge eine Undankbarkeit gegen die Dienste, welche die Psychologie vielen positiven Wissenschaften geleistet hat, darin, sie nun zu verkleinern; denn sie wäre immerhin selbst eine solche. Jene Krise aber der normativen Wissenschaften sowie der Philosophie, Ethik, Theologie, die längst vor Dilthey einsetzte, wäre überwunden.

Eine solche wissenschaftsgeschichtliche Übersicht ist aber auch diesmal unvermögend, der Not zu steuern, von der dieser Abschnitt ausging, und sie enthält auch einen Fehler. Wenn der

Mensch, und auch der Kranke ist ein Mensch, eine ich-fremde Macht braucht, so kann dies psychologisch wahrnehmbar und deutbar und trotzdem jenseits der Psychologie fixierbar sein. Auch würde die Reinigung der Philosophie oder Theologie von Psychologie usw. noch nicht bedingen, daß diese beiden nun keine Wirkung mehr auf die positiven Wissenschaften und ihre Anwendungen haben können. Oder möchten die absoluten Forderungen des Geistes darauf verzichten, ohne Einfluß auf die dii minorum gentium zu bleiben? Das Bedürfnis einer ich-fremden Macht scheint jedenfalls anzukündigen, daß diese im Geiste Schwächeren die Sehnsucht nach jenen Stärkeren behalten haben, und vielleicht hat diese Sehnsucht auch die Kraft, sie herbeizuziehen.

Vorstellungen des Verhältnisses von Körper und Seele

Man braucht sich einer Überschätzung vernünftiger Gedanken nicht auszuliefern, wenn man deren Wirkung in den Sachbereichen der Medizin nachgeht. Der Einfluß zum Beispiel des Darwinismus auf die Heilkunde war bedeutend, und es ist dann sehr belehrend, noch weiter zurückzugreifen und zu sehen, in welcher Weise Darwins Kampf ums Dasein, sein Selektionsgedanke von der englischen Philosophie oder die Affenabstammung des Menschen von der politischen Ökonomie abgehangen haben. Der Begriff der »geistigen Einflüsse« ist aber zu eng und dann auch unzutreffend, wo sowohl Ursache wie Wirkung in einem *Dritten*, historisch Epochalen wurzeln. Jedenfalls kam Darwins (1859) »Entstehung der Arten» gerade in dem Zeitalter, in dem die bürgerliche Gesellschaftsform anfing, von ihrer sozialen Problematik durchsetzt zu werden, und der Begriff der *Art* verliert dann in gleicher Weise seine Unabänderlichkeit wie der der *Klasse*. Wir dürfen uns also nicht an die Vorstellung binden, daß die Weise, in der etwa die Romantische Medizin oder die naturwissenschaftliche Medizin sich das Verhältnis von Leib und Seele vorstellt – oder nicht vorstellt – auf einen »Einfluß« dieser oder jener *Metaphysik* »zurückzuführen« sei. Auch der sogenannte Materialismus der Medizin ist weder einem solchen Einfluß noch dem Fehlen eines solchen zu verdanken. Was hier zu bedenken ist, läßt sich nicht geistesgeschichtlich eruieren.
Wohl aber läßt sich an dem Begriffsvorrat, dessen sich die Theorie

und Praxis alltäglich bedient (wenn sie etwa von Infektion, Konstitution, Drüsen, Allergie, Psychogenie und was immer sonst redet und dabei und damit sowohl eine bestimmte Therapie einschlägt), die Epoche ablesen, welcher diese Worte angehören. Die geistesgeschichtliche Methode gibt also nur eine recht beschränkte Einsicht. Was begrifflich identisch zu sein scheint, kann historisch sehr Verschiedenes bedeuten. Bei »Körper und Seele« sehen wir nun einen vielschichtigen und weitgespannten Begriffszusammenhang, der, um überhaupt der Anwendung und Übertragung fähig zu sein, eine bedeutende *Anschaulichkeit* haben muß. Man kann nicht von Psyche oder Soma sprechen, ohne diese Begriffe auf gewisse sinnlich anschauliche Bilder zu beziehen, und man sieht, daß im praktischen Gebrauche aus Gedanken immer auch Vorstellungen werden. Die anschaulichen Vorstellungen des tätigen Arztes kann man sich so als Repräsentanten begrifflicher Gedanken klar machen, aber man könnte auch behaupten, die Forschungsbegriffe seien nur die Repräsentanten der praktisch-sinnlichen Vorgänge.

Dies alles gilt auch für jenes *Verhältnis* zwischen Körper und Seele, obgleich dieses gerade durch seinen unanschaulichen, unsinnlichen, wenn man will: auch metaphysischen oder transzendenten Charakter hervorzustechen scheint. Obwohl dies die Stelle ist, an der also die sonst geläufige und unschwierige Verbundenheit von Sinnlichkeit und Verstand unterbrochen wird, zeigt die nähere Betrachtung, daß auch hier es manchen Forschern offenbar keine besonderen Schwierigkeiten macht, sich so etwas wie die Bewegung der Muskeln durch den Einfluß des Willens oder wie die Entstehung einer Empfindung durch die Tätigkeit des Sinnesorganes *vorzustellen*. In diesen Beispielen ist bereits zu merken, daß es optische Bilder sind, welche diese Vorstellungen begleiten oder ausfüllen; dies geschieht etwa im Begriffe der »psychomotorischen Ganglienzelle« (Ramón y Cajal, 1894, 1906) oder dem Begriffe des zentralnervösen »Empfinders« (v. Kries 1923).

Mit dieser optischen (also ausdrücklich *nicht* akustischen, sensiblen usw.) Darstellung des psychophysischen Zusammenhangs verbindet sich aber ein noch viel wichtigerer Umschwung in unserem Umgang mit der Natur, die hier zum objektiven Gegenstand wurde. Mit der optischen Darstellung wird dieser Umgang leidenschaftslos, apathisch. Das ist er aber ursprünglich nicht. Ursprünglich wird in allem Umgang gehaßt und geliebt, getrennt und geeint, gestritten und versöhnt. Die Schwäche der Vernunft stammt daher, daß sie durch Abstreifung der Leidenschaft erst entstand, also sekundär ist. Als wir nicht mehr fressen und lieben konnten, nicht mehr töten und sterben wollten, da fingen wir an, zu denken.

Wenn wir nun denken, dann müssen wir anschaulich denken, gebrauchen wir Vorstellungen. Und in dieser Sphäre herrscht eine große Unbefangenheit im Nebeneinander. Gedanken widersprechen einander, Bilder nicht. Man ist, betrachtet man den Umgang eines Arztes mit einer Krankheit, versucht, zu sagen, er sei unempfindlich gegen die Widersprüche des in seinen Vorstellungen Mitgedachten. Er stellt sich vor, daß der Wille auf die nervösen Gebilde wirkt, welche die Muskeln innervieren, denkt also eine psychophysische Kausalität. Eine Nervenverletzung unterbricht die Kette; eine hysterische Lähmung auch, an anderer Stelle. – Bei der nächsten Gelegenheit stellt man sich vor, daß der lebende Körper doch nur insoferne lebt, als er beseelt ist, Seele ihn belebt; von Trennung, Unterbrechung könnte da keine Rede sein, wo die duftende Blüte sich öffnet, das mutige Pferd wiehert, das kranke Kind weint. Leib – das ist Seele des Körpers und gleichsinnig Körper der Seele. – Wenn sich unser Arzt weiter mit dem Kranken beschäftigt, kommt er in die Lage, Widerstand zu erfahren. Ein Mittel wirkt oder auch nicht; der Kranke gehorcht oder auch nicht. Der Wille hat Erfolg, bleibt aber auch vergeblich. Beide geben der Krankheit, dem körperlichen Prozeß schuld oder auch der Wissenschaft oder der seelischen Einstellung. Beide danken der Natur oder aber auch dem Geiste. Dieses Herüber und Hinüber, diese Vertauschung und Vertretbarkeit ist wie eine Kreisbewegung, und die Vorstellung des Kreises, des circulus vitiosus oder auch virtuosus ist nun wieder eine ganz andere.

So stellt man sich also Körper und Seele bald dualistisch verbunden, bald monistisch als Einheit, bald cyklomorph als Drehung vor. Jedes Bild hat sein Recht, stellt sich unvermeidlich ein, ist nützlich, nie absolut geltend, kein Widerspruch zu anderem Bilde. Psychophysische Kausalität, Parallelismus bis zur zusammenliegenden Einheit, cyklomorpher Gestaltkreis sind verträgliche und wertvolle Vorstellungen, von denen wir keine entbehren wollen. Den Endkampf um eine metaphysische und einfache Wahrheit überlassen wir gerne dem Philosophen. Das Anliegen des Denkers entsteht zunächst, so scheint es, im medizinischen Bereiche auf ganz andere Weise: aus dem ärztlichen Verhalten zum Verhalten des Kranken.

Nicht die beliebigen Anschauungsbilder, sondern ein moralisch-leidenschaftliches Verhalten ist hier führend und wählt bald diese, bald jene Vorstellung vom psycho-physischen Verhältnis aus. Daß aber die Krankheit ein moralisches und leidenschaftliches Geschehnis sei – dieser Behauptung will keines unter den psychophysischen Bildern genugtun. Und durch alle Epochen der Medizingeschichte zieht sich wiederkehrend auch die Tendenz, die Krankheit als ich-fremd, dem Wollen entzogen, uns selbst als dafür nicht verantwortlich zu erkennen. Immer muß es daher Anstoß, Verwunderung oder Widerwillen erregen, wenn wir nun behaupten, der Mensch bekomme seine Krankheit nicht, sondern er mache sie. Denn damit wird Krankheit ein Akt der *Selbstzerstörung*. In dieser Setzung ist Leben nicht Wert, sondern Unwert; ist Krankheit nicht Gegensatz zu Gesundheit, sondern deren Vorstufe, so wie man die Masern zur rechten Zeit bekommen muß = durch*machen* muß, um gegen sie geschützt zu sein. Ist dies nur ein Sonderfall, oder steht er als Beispiel für alle Krankheit, auch für die zum Tode? In dieser Zone der leidenschaftlichen Rede und Gegenrede flüchten wir uns zum Dichter, der ferner von den Bindungen der Wissenschaft und den Freiheiten, welche die Philosophen sich nehmen, der Natur nahe ist. GOETHE (1774) sagt in den »Leiden des jungen Werthers« (12. August) folgendes: »Die menschliche Natur«, fuhr ich fort, »hat ihre Grenzen: sie kann Freude, Leid, Schmerzen bis auf einen gewissen Punkt ertragen und geht zu Grunde, sobald *der* überstiegen ist. Hier ist also nicht die Frage, ob einer stark oder schwach ist, sondern ob er das Maß seines Leidens ausdauern kann, es mag nun moralisch oder körperlich sein. Und ich finde es ebenso wunderbar, zu sagen, der Mensch ist feige, der sich das Leben nimmt, als es ungehörig wäre, den einen Feigen zu nennen, der an einem bösartigen Fieber stirbt.« – »Paradox! sehr paradox!« rief Albert aus. – »Nicht so sehr, als Du denkst«, versetzte ich. »Du gibst mir zu, wir nennen das eine Krankheit zum Tode, wodurch die Natur so angegriffen wird, daß teils ihre Kräfte verzehrt, teils so außer Wirkung gesetzt werden, daß sie sich nicht wieder aufzuhelfen, durch keine glückliche Revolution den gewöhnlichen Umlauf des Lebens wiederherzustellen fähig ist.« – Es ziemt sich kaum, die Hilfe des Dichters dort in Anspruch zu nehmen, wo wir uns mit so viel Kleinerem befassen. Aber wir stehen auf der Seite des Paradoxen, wenn wir wenigstens dies hinzufügen: was für die Krankheit zum Tode gilt, das ist auch zutreffend bei jeder kleineren Krankheit, die sich begnügt, nur ein Stück unseres Körpers, eine Frist unseres Lebens zu rauben. Denn auch in dieser Zeitspanne, in diesem Körperteil dürfen wir die urtümlich allem Leben, Zelle oder Blut, eigene Leidenschaft erraten, die im Übermaße sich selbst vernichtet. Und schließlich sterben wir alle. Diese Allgemeinsamkeit übertrifft bei weitem jene, welche das Individuum schon als Totum nehmen will.

Übersicht

Der Leser, welcher bis hierher gefolgt ist, mag den Eindruck haben, es seien recht unzusammenhängende Dinge in ziemlich ungleicher Behandlungsart durchgenommen worden. Historisches, Aktuelles, Systematisches und Kritisches sind hier in der Tat sorglos verflochten und neben kleineren auch große Probleme aufgegriffen und wieder beiseite gelegt worden. Ein Tadel kann den Autor darum erreichen, gegen den er sich nicht verteidigen will, obwohl ihm mancher Hinweis auf eine nicht eben einfache Lage der Medizin in unserem Lande dafür zu Gebote steht. Auch handelt es sich nicht um ein Lehrbuch, sondern um einen Versuch, eine Gesinnung auszusprechen, die mich bestimmt hat, diese Schriftenreihe zu beginnen und für deren Fortführung ich an meinem Teil Anregungen geben möchte ohne die Absicht, daß gerade sie und keine anderen später aufgegriffen werden. Doch möchte ich den *Gedankengang*, welcher den vorhergehenden Bemerkungen zu Grunde liegt, zur Bequemlichkeit des Lesers, noch einmal zusammenfassend darlegen.

Der Anfang kommt von einer Beunruhigung des ärztlichen Gewissens her, und er will auch beunruhigen. Ich bin der Ansicht, daß wir unserer Grundlagen, der methodischen und der erziehlichen, nicht so gewiß sein dürfen, wie wir wünschen möchten. Die Meinung ist zu verbreitet, daß die Medizin schon recht wäre, wenn man sie nur richtig anwendete; ich teile sie nicht. Weder die wissenschaftliche noch die technische, weder die soziale noch die ethische Grundlage der bei uns gelehrten Medizin ist so gut und gewiß, daß auf diesen vier Säulen das Dach einer vortrefflichen Heilkunde und Heilkunst ohne von *diesen* Seiten kommenden Zweifel, auch Gewissenszweifel, ruhen könnte.

Aus dieser Beurteilung der Sachlage stammt dann das Weitere: der

Vorschlag einer »Allgemeinen« Medizin, als Aufgabe gedacht und als verstärkte Fortsetzung bereits bestehender Ansätze empfohlen. Der Begriff »allgemein« ist ein Notbehelf: gemeint ist eine Besinnung aufs Menschliche, auf die Erforschung des Menschen, auf das Studium der Krankheit als einer Weise des Menschseins. Diese Allgemeine Medizin kann also eine anthropologische genannt werden. Ich habe das griechische Wort auf dem Titelblatt vermieden, weil es, von einem etwas biedermeierlichen Beigeschmack abgesehen, auch ein Mißverständnis zuläßt. Denn unter Anthropologie wird in den Wissenschaften oft so etwas wie vergleichende Rassenforschung, Schädelmessungen und anatomische Merkmalkunde verstanden. Darum handelt es sich aber nicht. Alsdann habe ich versucht, den farblosen Ausdruck »allgemein« dadurch zu beleben, daß diejenige Schwierigkeit in der weiteren Entwicklung unserer Medizin, die mir lebenslang die größte geblieben ist, in die Debatte eingeführt wurde, nämlich die Rolle, welche dem *Rationalismus*, der Vernunft, eigentlich zufällt. Dies ist freilich eine erhebliche Einschränkung. Man kann die Gewissensfrage nach dem Schicksal des Menschen und seiner Krankheit natürlich von ganz anderen Themen aus aufrollen. Man könnte zum Beispiel von den Hoffnungen der Religion, von den Aussichten der abendländischen Kultur, von den Weltgegensätzen des Westens und des Ostens ausgehen, sich in jedem dieser Fälle die Aufgabe und Mitwirkung der Medizin überlegen, und man würde auch dann zu Fragen kommen, die ganz gewiß einen Grad von Allgemeinheit haben, der diesen etwas abstrakt klingenden Namen verdient. Jeder von uns ist an diesen Fragen so beteiligt, daß er sich erfaßt fühlt, und auf jedem dieser Gebiete wäre es keine bloße Metapher, wenn man von einer Krankheit spräche: Religion, Kultur und Politik zeigen Krankheitszeichen, und befangen in diesem Zustand kann jeder Mensch auch das werden, was die Medizin im engeren Sinne krank nennt. Der Ekel führt zum Magengeschwür.

Die Bevorzugung des Vernunftproblems hat hier also nur die Bedeutung eines an sich ersetzbaren *Beispiels* gehabt. Da war es dann das eigentümliche Schicksal des Rationalismus in den letzten drei bis vier Jahrhunderten, aus dem hier einige Phasen berührt wurden. Was sich dabei zeigt, ist eine Schwächung und eine Einschränkung, wenn man will: eine Niederlage der Vernunft, ein Einbruch der Unvernunft, ein sowohl beängstigender wie hoffnungsvoller Wandel in der Art, wie Vernunft eingeschätzt, in der

Weise, wie der Mensch mit sich, der Natur, der Welt umgeht. Sein Aktivismus ist das neue Faktum, in dem er sich einer Krankheit zu entwinden sucht, die mit der Vernunft, vielleicht durch sie selbst, entstanden ist. Dies ist also ein Problem, dem sich auch die Medizin gegenübersieht, das sie zu lösen suchen muß.
Dabei erwarten wir in der Medizin wenig oder nichts von äußerer Hilfe. Der Beruf eines Mannes ist das Feld, auf dem er die Entscheidungen seines Männerlebens zu treffen hat. Darin mag man einen Fehler vermuten; vielleicht hat LUTHER, vielleicht das moderne sozialistische Arbeitsethos darin auf mich einen unbewußten Einfluß gehabt, der nicht nötig ist. Ich meine eben, da, wo ein berufstätiger Mensch seit langen Jahren hingestellt ist, muß er auch die übernommenen Verbindlichkeiten zu erfüllen suchen. Wer also einmal Arzt ist, sollte im Ärztlichen auch die volle Freiheit brauchen und die Verantwortung spüren, die ihm als Menschen auferlegt sind, und sich nicht mit einer Liebhaberei integrieren. Kurzum: ich erwarte auch für das Problem »Vernunft und Unvernunft« nichts, was mich *entscheiden* könnte aus Bereichen, die anderen Berufen zur besonderen Obhut aufgetragen sind, also etwa dem naturwissenschaftlichen, theologischen oder philosophischen.
Diese Bemerkung war nicht zu vermeiden, weil nun hier des weiteren einige Stoffkreise zur Sprache kommen, welche den Anschein erwecken könnten, als sei das Vorhaben einer Allgemeinen Medizin zustande zu bringen durch Beiziehung der Psychologie, der Sozialpolitik und etwa der Philosophie. Dem ist nicht so. Es handelt sich hier nicht um Ergänzungen durch Anlagerung weiterer Methoden oder Wissenschaften an die Medizin. Sondern es handelt sich darum, daß die Zentrierung auf den Menschen, das Anthropologische, durch Sehweisen und praktische Verfahrensweisen verdeutlicht wird, welche psychologisch und sozialpolitisch aussehen können, welche aber im jüngsten Gang der Medizin (das heißt seit 50–60 Jahren) deren Gesicht bereits verändert *haben*. Sie haben sich der naturwissenschaftlichen Methode hinzugesellt, und sie tragen bei zu jener Richtung auf eine hier so genannte allgemeine oder *anthropologische Medizin* – nicht mehr. Darum sind sie hier besonders gestreift worden. Und dies war also der Gedankengang der vorstehenden Bemerkungen.
Wie aber soll die Krise der Vernunft beurteilt werden? Wir wollen bei der Gegenüberstellung von Vernunft und Unvernunft nicht

stehen bleiben. Ich meine, daß sich eine Lösung dieses Problems bereits abzeichnet. Rationalismus und Irrationalismus, Ich und Es, Körper und Geist – dies sind Antithesen, die, einmal in ihrer Polarität aufgestellt, bereits spüren lassen, daß der nächste Schritt nicht ein weiteres Pendeln zwischen den Gegensätzen oder eine intellektuelle Synthese beider sein wird. Ich versuche zum Schlusse, kurz anzudeuten, wie mir die weitere Entwicklung zu gehen scheint.

Nicht die Kürze und das Gedränge solcher Darstellung ist das, was die Feder hemmt. Es ist die persönliche Beschränkung und die notwendige perspektivische Verkürzung, welche jedem Standpunkt zugeteilt ist. Und es ist das Unterfangen, von einem Standort zu einem anderen hinüberzureden, um verstanden zu werden. Wenn wir uns selbst zubilligen, trotzdem von einem winzigen Ort aus zu reden, dann haben wir auch dem anderen seine Position zu wahren, und dies wäre dann nur der Anfang eines Dialoges, wahrscheinlich also eines Streits, der seine Plattform erst zu suchen hat. Überhaupt ist es sehr wunderbar, daß wir uns zuweilen zu verstehen meinen, und diese Einsicht ist am aufdringlichsten und stimmt zu besonderer Bescheidenheit, wenn das Unternehmen einer »allgemeinen« Einsicht hier nun einmal angekündigt wurde. Allgemeinheit bedeutet demnach hier Gemeinschaftlichkeit, nicht Allgemeingültigkeit.

Überlegt man recht, was das heißt, dann ist es auch gleich der erste Schritt zur Charakterisierung der Aufgabe, die wir uns stellen. Nicht ein *Zweifel* steht am Anfange einer *Erkenntnis* (dies ist der Absprung von DESCARTES (1641), ja überhaupt des Philosophierens); sondern eine *Bescheidung* steht am Anfange einer *Vereinigung* von redenden, behauptenden, hörenden, streitenden, kämpfenden und gemeinsam tätigen Menschen. Daraus erhellt, daß der Zweifel dieser Bescheidung ermangelt. Er wagt bereits zuviel, denn wer darf zweifeln? Wer ist der Unglückliche, der sich diesen Mut anmaßt? – Daß aber jene Bescheidung der Anfang alles Anfanges sei, ist damit nicht behauptet. Auch fordert dieser Ausdruck keine prinzipielle, keine fundamentale Geltung. Denn wir stehen auf einem Grunde, der selbst nie Gegenstand wird: das ist Glaube. Es steht nicht in unserem Belieben, nichts zu glauben, und wir haben nicht die Freiheit, uns den Glauben an jenen Grund zu wählen.

Darum besitzt auch die Sprache kein unanfechtbares Wort, um das auszusagen, was hier doch ausgesagt werden sollte. Ihr logisches

Mittel ist die Negation, repulsive Bestimmung dessen, was nicht Gegenstand werden kann. Die negative Aussage enthüllt nichts und sagt keine Erkenntnis aus, sie kann nur in einen schwebenden Zustand versetzen. So will es verstanden sein, wenn wir daran gehen, der gedachten anthropologischen Medizin Hauptsätze einer *medizinischen Anthropologie*, also einer allgemeinen Lehre vom kranken Menschen abzulauschen. Das will sagen, das richtige Verhalten als ein Primäres impliziere einen richtigen Begriff als Sekundäres. Da man aber nur das eigentlich versteht, was man selbst erlebt, erfahren, also getan hat, sich selbst aber auch nicht eigentlich versteht, dem anderen sich also auch nicht zumuten kann, so sehen die Aussichten einer allgemeinen Lehre vom Menschen verzweifelt aus. Die »Bescheidung«, die den Anfang bilden sollte, wird eine unendliche werden und ein Anfang, dem immer wieder nur ein Anfang folgen wird. Die Bescheidung ist in Permanenz erklärt.

An dieser Lage gibt es nun nichts zu beschönigen. Aber es ist die Lage, in der wir uns immer befinden. »Wir stehen auf einem Grunde, der nie Gegenstand wird, haben nicht die Freiheit, nichts zu glauben und uns den Glauben an jenen Grund zu wählen«. So ist es nämlich immer. Wir stehen auf der *Erde*, glauben an sie und können uns keine andere wählen. Es ist wirklich dasselbe. Wir behandeln einen Kranken; behandeln wir ihn, so können wir nichts anderes wählen. Da ist es wie mit der Erde. Ist dies einmal für allemal so, dann ergibt sich etwas, was nun betrachtet werden kann. Die folgenden Blätter sind Beispiele davon, was eine solchermaßen angefangene Betrachtung zeigt. Es sind nur Wahrnehmungen, Wahrnehmungsaussagen und dann einige künstliche Spiegelungen von Wahrnehmungen, die eigentlich neue Wahrnehmungen sind.

Jemand nimmt wahr, er sei krank. Er sagt: ich bin krank, und ich sage: er ist krank. Er darf auch sagen: ich habe eine Krankheit und ich: er hat eine Krankheit. Dies sind Wahrnehmungsaussagen. Aber was ihnen zugrunde liegt, ist immer unerwünscht, fortgewünschte Unzulänglichkeit, denn dem kranken Menschen ist an ihm selbst ein Gegner entstanden. Die einfachste Art, dies auszudrücken, ist dann, zu *denken* und zu sagen: der Körper ist krank. Der Körper ist der Feind des Kranken, der Rebell im eigenen Lager; der Körper ist der Sprecher dieser Rebellion, der, welcher als Neinsager auftritt. Er entpuppt sich dann als der, welcher die neue Lage offenbart, die Lage nämlich, die den Kranken zwingt, das Unzulängliche in sich hineinzunehmen oder auch aus sich herauszustellen. – Diese erste Wahrnehmung ist also die eines Feindes.

Was jetzt folgt, sind neue Wahrnehmungen, die man, wie schon die erste, alle auch als neue Handlungen betrachten kann; dies macht keinen Unterschied. Eines bleibt sich immer gleich: die Krankheit ist Feind, ist leidenschaftlich wahrgenommen, ist das Unzulängliche, ist negativ gegen mich und ich gegen sie. Wir schreiten gleich zum Radikalsten: sie kann mich töten, und ich muß daher sie töten. Der Tod tritt in mein Leben. Das war schon vorher so, ist hier nur eine spezielle Art, die Unterart der Krankheit; die Krankheit zum Tode. Mit dem Tod tritt der Niedergang in mein Leben, und ihn wahrzunehmen, ist eine Erschütterung (die auch willkommen sein kann), die ich in mein Leben hineinnehme, für die ich geneigt bin, wieder meinen Körper anzuschuldigen, der mein Leben negieren will, der es bedroht. Die Unzulänglichkeit enthüllt sich als Unsicherheit meines Lebens. Ich nehme wahr, daß das Leben, meines und anderes, unsicher ist.

Daß das Leben endet, ist keine so sehr verschiedene Wahrnehmung von der, daß es auch anfängt. Zeugung und Geburt sind beide ebenso unsicher; daß ich würde, war einmal ebenso unsicher, wie daß ich wurde. Daß ich lebe und leben werde. Die Unsicherheit war schon vorher da, und sie besteht sogar nach meinem Tode fort, denn ich bin nicht sicher, ob ich dann in anderer Form fortlebe. Auch das kann ich wünschen oder fürchten, auch dies ist ein leidenschaftliches Verhältnis. Sicher ist darin, daß eine Lebensgeschichte abläuft, die in Unsicherheit abläuft, und meine Wahrnehmung meiner Biographie hat jetzt die Unsicherheit in sich aufgenommen, sie hat den Niedergang meines Körpers in sich hineingenommen. Die Auferstehung des Leibes ist dieser Niedergang selbst, denn das als-Leib-Auferstehen ist nur eine Version des als-Körper-Untergehens. Sie involviert auch eine Geringschätzung des individuellen Lebens. Denn was ein »Individuum« sei, wird eben durch die Auflösung des Körpers unsicher. Wenn alle Moleküle und vielleicht Atome geteilt werden können, waren sie auch nie eines; sie waren nur verbunden. Und wenn mein Leib aufersteht, war ich nie nur mein Körper.

Habe ich einmal den Niedergang meines Körpers wahrgenommen, mein Leben als Geschichte mit Anfang und Ende, Vorgeschichte

und Nachgeschichte wahrgenommen, so erscheint mir in einer neuen Wahrnehmung die Familiengeschichte, Menschheitsgeschichte, Weltgeschichte. Sie umfaßt nun meine individuelle, bereits entwertete Lebensgeschichte samt deren Vor- und Nachgeschichte. Der historische Plan überblickt mit seiner Weite das Unzulängliche meiner Biographie, enthält also auch schon Unzulängliches. Kann er es aber ausgleichen, die Negation darin löschen? Meine Wahrnehmung zeigt es nicht, denn die Sippen-, Völker- und Weltgeschichte ist selbst zur vollen Hälfte Untergang. So viel aufging, so viel geht auch unter. Auch hier ist Auferstehung nur als unsicher wahrzunehmen und nur durch Verwandlung vorstellbar. Das Hineinnehmen des Unterganges in die Weltgeschichte ist noch großartiger, wenn sie großartiger ist als die individuelle Geschichte. So viele Schlachten gewonnen wurden, so viele wurden auch verloren – vom Besiegten. So viele ihrer Feinde Völker töten konnten, so viele Feinde *wurden* auch getötet. Das Bild des Menschen als eines Untergehenden ändert sich nicht, wenn man statt seiner die Menschheit wahrnimmt. Dort wie hier gilt: das Unzulängliche, hier wird's Ereignis.
Hier müssen wir einen Augenblick innehalten. Weit ab von der Heilkunst scheint es zu führen, wenn der Mensch als das schlechthin Unzulängliche einmal wahrgenommen, im Grunde auch ein solches bleibt. Wenn er doch sterblich bleibt, wozu ihn heilen? Der Nihilismus scheint eine Gemütsverdüsterung, keine Erkenntnis anzuzeigen. Die Bescheidung ist dann zur Negation geworden, die Medizin scheint sich selbst aufgehoben zu haben; der Arzt, zum Philosophen geworden, hat sich selbst nicht helfen können. Kann denn die Wahrnehmung das Nichts je wahrnehmen? In selbstmörderischem Tun hat die Einführung des Unzulänglichen sich bis zur Vernichtung selbst der Hoffnung vorgeschlichen. Den Kranken kann der Arzt nicht heilen, nur hinziehen, bis Schlimmeres kommt? Es ist wirklich diesmal ein düsterer Anblick. – Jeder Tag straft ihn Lügen – es gibt doch auch die Genesung. »Das Unzulängliche, hier wird's Ereignis; das Unbeschreibliche, hier ist's getan...«. Auch Genesung kommt, und auch sie kommt – unzulänglich. Ich werde gesund, ich bin jetzt gesund, auch dieses Bild drängt sich vor die Wahrnehmung, kann wahrgenommen werden. Die Wahrnehmung des Unzulänglichen war selbst unzulänglich. Auch dies Ereignis entsteigt nicht wie ein Wissen dem Zweifel, sondern wie eine Einigung nach einer Bescheidung. Die Einigung,

in der jener sagt: ich bin gesund, und dieser bestätigt, er ist gesund.

Was hier aphoristisch vorgeführt wird, ist aber ein Stück Medizingeschichte, von der bereits ein Teil hinter uns liegt. Lassen wir uns die Mühe nicht verdrießen, die Entdeckungsgeschichte des Unzulänglichen, seine Hereinnahme in die Medizin, noch einmal zu rekapitulieren. Wir können sie nur dort suchen, wo nicht das Unbekannte, sondern das *Unerkennbare* hereingenommen wurde. Daß man noch längst nicht alles weiß, war billigerweise immer zugestanden. Aber diese Bescheidung war immer verdächtig, denn stillschweigend setzt sie Erkennbarkeit des noch Unbekannten voraus. Diese Bescheidenheit ist eigentlich Hochmut; sie gleicht dem Geize, den nur der Reiche, nicht der Arme haben kann. Selbst das Ignorabimus des Resignierten ist vom Habemus des Saturierten ausgesprochen. Anders sieht die Sache aus, wo der Felsblock des Unwißbaren zur vollen Existenzbedingung des lebenden Menschen wird, und diesen Schritt der Geschichte der Medizin datiere ich mit der Wahrnehmung des unbewußten Psychischen durch Sigmund FREUD.

Ich weiß es wohl, daß die Anfänge der Psychoanalyse so gelesen werden können, als sei der Angriff auf das Unbewußte ebenfalls wieder ein Angriff des das noch Unbekannte, aber Wißbare wissen wollenden Erkennenden gewesen. Es mag auch sein, daß FREUD sich selbst damals so verstanden hat. Aber die weitere Entwicklung seiner Forschung beweist, daß sein Umgang mit dem Menschen vom Hereinnehmen des Unerkennbaren durchtränkt ist. Der Übergang vom Unbewußten zum Es (1923) beweist es; die Einführung des Todestriebs (1920) beweist es; die Zentrierung der Psychoanalyse auf die Übertragung beweist es (aus der Analyse wird die Steuerung zwischenmenschlicher Begegnung); und die Gleichsetzung des Unbewußten mit psychischer Realität beweist es von Anfang an. Nein, das Unbewußte ist kein Ungewußtes, sondern ein Block, der immer unerkennbar inmitten des Menschen liegenbleibt.

Daß dies alles sich nur in der medizinischen Psychologie abspielt, ist historisch zu verstehen, aber nicht wesentlich. Die Körpermedizin war damals nicht reif für diesen neuen Schritt. Sie schien an keinen Stein zu stoßen, den man nicht hätte wegheben oder sprengen können. Und die Unbestimmtheitsrelation der Physik gab es noch längst nicht. Aber man hätte auch in der organischen

Materie das ihr schlechthin Fremde, ihre *eigene* Unzulänglichkeit vielleicht entdecken können. Die Konstruktion der Vitalisten zeigte wenigstens ein Bedürfnis solcher Art an, aber sie versagte infolge der Selbstherrlichkeit ihres Rationalismus.

Das schlechthin Fremde *des* Körpers ist dann die Seele, das schlechthin Fremde *der* Seele der Körper. Auf dieser Stufe erscheint also das Unzulängliche in gegenseitiger Verborgenheit doch noch mit dem Ausblick auf mögliche gegenseitige Ergänzung. Aber Ergänzung ist nicht Begegnung, und Fremdheit ist nicht leidenschaftlich erfahrene Unzulänglichkeit. Der Rationalismus behauptet sich, indem er sich beschränkt, und ist noch nicht gebrochen durch fremde, leidenschaftliche Gewalt. Dies geschah in der Trieblehre der Psychoanalyse lehrhaft, im Begegnungssturm der Übertragung tatsächlich. Darum gebührt ihr der Titel der Revolution, obwohl sie sich auf psychische Erkrankung beschränkt hat.

Als man dann anfing, im Verhältnis Arzt und Kranker die wesentliche Beschreibung der Medizin zu erkennen, begann sich diese Einschränkung auf Psychopathologie als zufällig zu erweisen. In jeder Begegnung, auch der mit dem organisch Kranken, spielt sich ja das ab, was man Krankheit nennt. Auch der nicht im technischen Sinne ärztlich Behandelte ist ein ab ovo soziales Wesen gewesen und wurde, als er krank wurde, ein Sozialkranker. Die Krankheit liegt jetzt zwischen den Menschen, ist eines ihrer Verhältnisse und ihrer Begegnungsarten. Hier beginnt anthropologische Medizin.

Ist dem so, dann bleibt fürs erste unbestimmt, wer von den so einander Begegnenden nun eigentlich der Kranke sei. Ist er ein Arzt, so braucht er, was er im technischen Sinne scheinbar ist, im menschlichen Sinne nicht zu sein. Man versteht jetzt den Fall, in dem der »Arzt« der Kranke war und vom »Kranken« geheilt wurde. Dieser Fall ist in der Psychotherapie zuweilen offensichtlich; jetzt wird er ein Schema für die Einschätzung jedes Falles in jeder, auch der scheinbar nur somatischen Therapie. Diese These eröffnet einen weiten Ausblick auf die *Solidarität* aller Krankheit.

Wir kehren nicht zurück zu der seinerzeit vorläufigen Einschränkung des neuen Prinzips auf Psychologie. Wenn es fürs Psychische ein Es gibt, dann gibt es fürs Somatische ein Ich. Die gegenseitige Fremdheit ist spiegelbildlich, aber symmetrisch. Im »dynamischen Gestaltkreis« bot sich ein Gleichgewicht an, welches den ordnenden Verstand und das Ruhe suchende Systembedürfnis befriedigen mochte. Diesen Lösungsversuch muß ich jetzt zurückstellen, denn der Umkreis, in dem er nützlich bleibt, ist zu eng. Die »Einführung des Subjektes« hat doch auch dieses Gleichgewicht unterminiert. L'homme passe infiniment l'homme. PASCAL's (1670) berühmtes Wort sagt nicht, daß der Mensch sich im Unendlichen vollende, wie die Parallelen sich im Unendlichen schneiden sollen. Sondern es sagt aus, daß der Mensch sich mit jedem Schritt überschreitet. Um dies einsehbar zu machen, kann man nicht argumentieren; man muß es explizieren. Auch der tätige Körper, die Muskelarbeit übertrifft sich mit jedem Griff und Tritt. Dies nehme man zum Muster auch der Begriffe Krankheit und Gesundheit, und man wird sehen, daß sich eine gründliche, realistische und wirksame Medizin damit machen läßt. Dabei bekommt eine jede Krankenforschung reichlich zu tun. Aber nicht darum sind wir besorgt, daß der Begriff der Funktion sich nicht fortentwickeln sollte; er ist bereits auf dem Wege, von sich aus jene Maschinen-Vorstellung vom Organismus zu überwinden; er nimmt die Form an, in welcher er die *abhängige* Stellung einnehmen kann, welche der lebendige Akt ihm zuerteilt. Funktionen sind nicht mehr Naturgesetze, sondern spezielle Fälle; Formen, welche das Geschehen annimmt, wenn es unter bestimmten vorgeschriebenen Bedingungen abläuft. Diese Entwicklung bedarf keines reformatorischen Anstoßes durch eine neue Gesinnung unseres menschlichen Verhältnisses zur Welt. Hier ist vielmehr die Frage gestellt, ob es überhaupt einen Sinn hat, auch einer solchen Gesinnung besonderen Ausdruck zu verleihen, der dann mit dem Prädikat »allgemein« doch eine gewisse Prätention verbindet. Mit anderen Worten: das Projekt einer *»Allgemeinen Medizin«* hat sich erst als wünschenswert auszuweisen, und da wäre es, so mag ein Leser urteilen, besser gewesen, deren Hauptsätze gleich zu Beginn klar auszusprechen, damit man sich an etwas Bestimmtes halten kann; auch prüfen kann, welchen Wert, welche Bedeutung sie für die *Speziellen* Medizinen haben.

Die Hauptsätze einer Medizinischen Anthropologie müssen, so sagten wir, einer anthropologischen Medizin abgelauscht werden. Das bleibt zu Recht bestehen, aber es ist außerordentlich schwierig. Man tue doch nur seinen Dienst im Krankenhaus, in der Praxis und frage sich dann, welche Figuren menschlichen Begegnens und Verhaltens hier sich eigentlich abgespielt haben? Welche Szenen, welche Dramen, welche Wandlungen von Menschen und menschlichen Gruppen hier eigentlich über die Bühne zogen und welche Endzwecke erfüllt oder vereitelt worden sind? Und dann, nachdem wir darüber meditiert haben, sollen wir Hauptsätze aussprechen, welche alle diese Wahrnehmungen einer Aktivität ins Allgemeine, und das soll heißen ins Gemeinschaftliche, erheben. Dies ist alles überaus schwierig. Aber es ist nötig, soll die Gewissensunruhe, die uns zuerst befiel, eine Antwort erhalten.

Bedenkt man dies, so zeigt ein Blick auf die vorhergehenden Ausführungen, daß sie nicht zu zaghaft, sondern zu vorgreifend ausgefallen sein dürften. Eine gewisse Summe der Lebenserfahrung hat den Autor bewogen, einige Sätze zu formulieren, die mit geringer Abschleifung sich gar leicht in Hauptsätze einer medizinischen Anthropologie umformen lassen. Der Leser kann sie sich selbst heraussuchen. Der Begriff der Krankheit ist nicht undefiniert geblieben. Die *Selbstzerstörung* ist es, welche Krankheit vor allem charakterisiert. Die *Unzulänglichkeit* des Menschen ist es, was ihn anfällig für Krankheit macht. Die *Bescheidung* vor dem *nie* Erklärbaren und nie Verstehbaren ist als der Anfang jeder Therapie bezeichnet worden; aber Therapie, als Hilfe, muß verzichten auf ein Herren- und Machtbewußtsein des Arztes; denn Hilfe ist *gegenseitig*, nicht einseitig zu verstehen. Die *Solidarität* der Krankheit wurde als ein Prinzip der Pathologie vorgestellt.

Alle diese Bestimmungen enthalten Hauptsätze einer medizinischen Anthropologie, die mühelos in Satzform auszusprechen sind. Hat man dies dann getan, dann offenbart sich schon der Vorgriff. Die konkrete Erfahrung, die voranging, kam nicht zu Worte. Und darunter leidet auch die Verständlichkeit. Aber eben diese Verständlichkeit – die man einigen der vorhergehenden Ausführungen nicht wird zusprechen wollen – ist ihr Anliegen. Dies sei zum Abschlusse besprochen.

Kann man denn irgendeine Krankheit wirklich verstehen? Wenn niemals, warum denn niemals? Darauf wurde hier eine Antwort gegeben. Sie lautet: nicht darum versteht man die Krankheit – und daher auch ihre Heilung – niemals vollständig, weil »wir noch nicht so weit sind«, sondern darum, weil das Verstehen selbst ein einseitiges Benehmen, eine intellektuelle Überschätzung, ein überspannter Anspruch, ein flüchtiger Genuß, ein überschätzter Bewußtseinsakt ist. Für diese Kritik des Verstehens kann man keinen Beweis erbringen. Sie ist das Einzige, was man mitbringt ohne

Absicht und Aussicht auf erzwingbare Anerkennung. Man darf die Überzeugung von der Unzulänglichkeit vernünftigen Verstehens, verständiger Vernunft als den Glauben bezeichnen, von dem gesagt wurde: »Selig sind die nicht sehen, und doch glauben.« Darum ist der wichtigste Satz dieser Ausführungen der, daß wir keine Freiheit haben, *nicht* zu glauben.

Diese Unfreiheit, nichts zu glauben, war daher das eigentliche Motiv, die Spaltung der Vernunft, die verminderte Einschätzung der Vernunft, zuletzt die Niederlage der Vernunft zum Leitmotiv hier zu machen. Es gibt keine Freiheit, nichts zu glauben, und darum gibt es, wie J. P. SARTRE (1943, 1946) sagt, auch keine Freiheit, unfrei zu sein. Wählen können wir uns, *was* wir glauben – nicht aber, *daß* wir glauben. Und das bedeutet aber: *nicht wissen*. SOKRATES behält das Wort.

Wenn also die Mahnung ergeht, die Psychologie neben der Somatologie, die Psychosomatik über Physiologie und Psychologie hinaus zu studieren, so ist das nur ein Kunstgriff, um das Unerforschliche in die Medizin *hineinzubringen*, und *nicht*, das bisher Unerkannte aus ihr *herauszubringen*! Dieses Geständnis war ich dem Leser bisher noch schuldig.

Die Medizin im Streite der Fakultäten

Unser Thema: »Die Medizin im Streite der Fakultäten« bedient sich eines Stichwortes, welches von Immanuel KANT stammt. Als er im Jahre 1798 unter solchem Titel einige Schriften veröffentlichte, hatte er die Absicht, die Stellung der Universität zu den Mächten, Staat und Kirche, zu bestimmen. Ein Religions- und ein Zensuredikt des Königs von Preußen hatte 10 Jahre lang die Freiheit der Wissenschaft und den Philosophen persönlich bedrückt; deren Aufhebung unter einem neuen König war der Anlaß, diese Schriften endlich erscheinen zu lassen. Mögen diese Anklänge ein gutes Omen sein, wenn wir uns daran machen, das Verhältnis der Fakultäten an *einem* Beispiel zu erwägen.

Freilich, ein flüchtiger Blick auf ihr Beisammensein scheint von Streit nichts Ernstliches zu zeigen. Eher meint man zu bemerken, wie sie sich im Druck der Not ein wenig enger zusammendrängen; und es wäre verwegen, einen Hausstreit zu entfachen, wo man die gelehrte Forschung in emsigem Austausch und nachbarlicher Unterstützung sieht. Eine freilich beunruhigende Spezialisierung ist doch praktisch oft gut begründet; und diese Arbeitsteilung wird wieder rückgängig gemacht, wenn der Philologe dem Historiker, der Chemiker dem Mediziner aushilft. Der Sinn der Arbeitsteilung wäre Kraftmehrung.

Trotzdem habe ich in 40 Jahren den Mangel einer Universitas literarum bei festlichen Anlässen immer wieder beklagen hören. Die Vermutung regt sich, ein kräftiger Streit würde mehr von umfassender Einheit beweisen als die schläfrige Toleranz. Nicht einmal den Kampf brächten wir zustande, geschweige denn das Universale. Wenn wir uns gelegentlich gegenseitig aushelfen, so vermeiden wir viel eher die echte Auseinandersetzung; was fehlt, wäre der innere Zwang, die Notwendigkeit zur Gemeinschaft.

Es gibt aber doch ein Zeugnis für die tiefere Arbeit an diesem Problem. Das ist die Frage nach der *Einteilung* der Wissenschaften. Die Denkungsart der deutschen Romantik sah den Menschen im Kampf mit sich selbst. Die Verkündung ROUSSEAUS und unsere Dichtung begegneten sich darin: die Natur sei in der Zeit der Aufklärung unterdrückt worden; das Natürliche im Menschen war mit Auflehnung, Sturm und Drang als Gegenspieler der Vernunft entdeckt. In GOETHES Person sieht man dann, wie die Liebe zur

Natur das Studium der Natur erweckt. Später aber wird die Wissenschaft von der Natur der vom Geiste gegenübergestellt, und bei zunehmender Neigung zum System entsteht die im 19. Jahrhundert bezeichnende Unterscheidung von Natur- und Geisteswissenschaften, gleich als ob jene romantische Entzweiung sich in wissenschaftliche Gebietsverteilung verflüchtigt und so beruhigt hätte.

Dann entstehen Motive, wie etwa dies: der Naturforscher sei doch nicht vom Begriffe des Geistes auszuschließen. Nur die Methode der Forschung sei verschieden, je nach ihrem Gegenstande; das Erkennen der Gesetze sei dem Naturforscher vorbehalten, die Schätzung der Werte aber dem, der sich den Werken menschlicher Kultur zuwende. So wurde dann von einer Heidelberger Lehrkanzel vorgeschlagen, Naturwissenschaft und Kulturwissenschaft gegenüberzustellen. Die Kulturwerte freilich, Geschichte, Politik, Sprache und Kunst dürften doch nur dem sich erschließen, der, mit subjektiver Gabe und Teilnahme, seinen Gegenstand gleichsam schon in sich selbst vorfände; jene ich-lose kalte Objektivität der Naturwissenschaften sei hier unmöglich. Mancher fragte sich, ob nicht jene Teilung der Franzosen in Sciences und Lettres klarer sei, weil sie der allzu wissenschaftlichen Behandlung der Kulturwerte in unserem Lande besser vorbeuge.

Es gibt noch einen anderen Einbruch in das System der akademischen Wissenschaften: ich meine die Philosophie. Als SCHLEIERMACHER die Aufnahme HEGELS in die Preußische Akademie der Wissenschaften verhinderte, begründete er es so: die Philosophie bedeute Höheres als Wissenschaft. Auch jene Blüte der Südwestdeutschen Philosophie in unserer Zeit, welche den Auftrag in sich fand, die Existenz des Menschen dem Bewußtsein zu erhellen, vertrat es, daß die Philosophie selbst keine Wissenschaft, nur Hüterin, Richter und Freund der Wissenschaften sei. – Ein Gegenstück wäre dann auch die klinische Medizin, die, verpflichtet der Bedürftigkeit des kranken Menschen, doch, allzu geteilt zwischen Theorie und Praxis, als keine reine Wissenschaft mehr gelten könne. – So, wie die Philosophie gleichsam nur die Wahrheit der Wahrheit zeige, so die Medizin gleichsam nur den Nutzen der Wahrheit, wobei die eine gleichsam zu hoch, die andere zu tief zur Ebene der Wissenschaft gestellt wäre. Das eine wie das andere greift fehl; die Philosophie wie die Medizin sind echte Wissenschaften, gute Bürger der Universität. Aber die Universität wirkt

Bildung durch Wissenschaft. Ihre Glieder haben sich vereinigt, um Forschung in Bildung umzusetzen. Es darf gerne geschehen, daß hier das eine, dort das andere stärker hervortritt. So hatte Friedrich Gundolf zu seiner Zeit recht, als er einmal sagte, Göttingen sei eine Forschungs-Universität, Heidelberg eine Bildungs-Universität.

Ich meine nun, solche Gegensatzbildungen verraten ein Bestreben, aus der überlieferten Einrichtung eine verborgene Idee auszuschälen, eine verlorene Zwecksetzung dem wissenden Menschen wieder zu errichten. Wir wollen nicht nur hören: »Was brauchen die Menschen?«, sondern: »Wer ist der Mensch, daß er solches braucht?« Quer durch die Fakultäten schneiden die einteilenden Systeme; von Natur, von Geist, von Kultur, von Philosophie ist in jeder Fakultät einiges anzutreffen; weder Richtung noch Umgrenzung ist aus jenen Systemen abzulesen. Und dann: ein wie zähes Leben hat doch die feste Ordnung des Mittelalters in Theologie, Philosophie, Juristerei und Medizin bis heute bewiesen. Es muß einen Grund haben.

Versuchen wir einmal – ohne Anspruch auf strengen Beweis – einen anderen Weg. Vor Jahren erzählte ein Psychologe folgende wahre Geschichte aus der Kinderstube: Der neugierige Knirps fragt die Mutter: »Mutter, wer hat denn die Welt gemacht?« – Sie sagt: »Die hat der liebe Gott gemacht.« – »Ach wer hat denn den Gott gemacht?« – »Da mußt Du den Vater fragen.« – »Vater, wer hat den Gott gemacht?« – Der antwortet: »Du bist ein kleiner Metaphysiker.« Darauf der Sohn: »Und Du – bist ein Krokodil.« –

Das ist der Streit der Fakultäten. Zuerst fragt der kleine Mann in der Weise der Theologie. Dann glaubt er ihr nicht ganz. Darüber wird er zum Philosophen. Die Philosophie antwortet ihm ausweichend und ein wenig ironisch. Da fängt er an, böse zu werden. Das ist der Anfang des Streites. Das Kind will wissen; doch es fragt persönlich. Es hat noch nicht gelernt, durch Trennung von Person und Sache sich aus der Affäre zu ziehen. Die mütterliche Gläubigkeit und die väterliche Philosophie stimmen nicht überein; so erhält die Autorität den ersten Stoß, und das ergibt eine aggressive Stimmung; ein Beiklang von Hohn ist nicht zu verkennen. Denn, nicht wahr?, ein Krokodil, das ist doch das Tier, welches die Kinder beißt oder frißt. Das wäre doch ein Unrecht, oder man braucht vielleicht den Doktor. Schon sind die vier Fakultäten entstanden. Wenn dann der Knabe heranwächst, auf die Schule geht, kommen noch andere Teilungen. Weder braucht Gott die Welt geschaffen zu haben, noch der Schöpfer geschaffen zu sein. Die Buchstaben und die Zahlen, die Geschichten und die Lieder sind ganz natürliche Sachen, die für sich selbst bestehen. Der Junge gewöhnt sich ab, den Lehrer persönlich dafür haftbar zu machen, ihn für seine Ablenkungen gleich in ein Krokodil zu verwandeln. Inzwischen haben sich eben darum die Bereiche gesondert. Mein und Dein werden zuerst nur in der Kinderstube scharf geschieden; Kirche und Schule haben sich in den kleinen Zweifler geteilt; befehlen und gehorchen muß er und will er, aber nur in abgesteckten Gebieten. Und wo wir nicht zurückfinden zu der früheren einen Autorität, in der Glauben und Wissen noch ungeschieden waren, da reden wir uns ein, daß wir sie auch gar nicht mehr brauchen.

Bis auf den Tag, da aus unverstandener Tiefe sich die Not und der Tod einstellen, ein Geschwisterpaar, auf das die Erziehung nicht vorbereitet hat, dem die Wissenschaften nicht zu begegnen wissen. Diesmal lautet die Frage »Warum gerade ich?« – »Warum gerade jetzt?« –

Der Unglaube, die Unwissenheit, das Unrecht und die Krankheit, das sind also die vier Urstände jedes Menschen in seinem Werden, deren jeder eine Gegenanstrengung herausfordern wird – vier Schwachheiten, denen vier Stärken begegnen sollen – die vier Diffikultäten, welche vier Fakultäten beseitigen sollen. Darum ist meines Dafürhaltens die Ordnung der mittelalterlichen Universität keine Gelegenheitsform, sondern Urform. Folgen wir der Spur der *Medizin*:

Wenn der Student der Medizin die Universität betritt, erwartet ihn das schönste Studium, das es gibt. Man führt ihn einen Rundgang am Horizonte der geschaffenen Natur; bis an die Grenzen der Astronomie, bis ins Innere des Atoms; andere Entdeckungsreisen erschließen die Gestalten von Pflanzen und Tieren; Bau und Verrichtung des menschlichen Körpers werden enthüllt. Mancher verweilte am liebsten schon hier an dem ihn lockendsten Punkte. Aber der einmal gefaßte Vorsatz drängt weiter. Die Medizin soll ihn einmal ernähren. Es öffnen sich die Tore der Klinik. Wir sehen die verwirrende Fülle der Bilder. Rätselhaft ist das meiste, Ohnmacht will uns beschleichen. Nur langsam weicht der Nebel, klärt sich die Landschaft. Jetzt sind wir dankbar, daß es Schule und Anweisung gibt, den unabsehbaren Schatz überlieferten Wissens zu verwalten und auszuteilen. Es ist nun wirklich nötig, viel zu wissen, Überblick und Unterscheidung zu lernen, jedes so besonders Geartete wiederzuerkennen. Nichts hilft die allgemeinste Theorie, nötig ist es, wenigstens ein kleines Gebiet spezialistisch zu beherrschen.

Und der angehende Spezialist erst merkt recht, wie wenig man noch weiß von der Ursache und dem Fortschreiten jeder Krankheit. Und erst jetzt fällt ihm jene Vorschule wieder ein: Physik, Chemie, Anatomie und Physiologie. Jetzt gälte es, diese auch anzuwenden; damals waren sie ein Versprechen, jetzt ist es einzulösen.

Als ich jung war, wurde es üblich, daß ein angehender klinischer Assistent ein Jahr und mehr in ein theoretisches Institut ging, um eine Methode der Naturwissenschaft zu erlernen. Wie von einem Beutezug kehrte er zur Klinik zurück in der Erwartung, die Krankheitsforschung damit zu erweitern. Die pathologische Physiologie beherrschte unsere Arbeit. Das war nicht falsch, brachte aber die entscheidende Enttäuschung: wir konnten das Forschen im Laboratorium und das Tun am Krankenbett nicht mehr zusammenbringen, führten ein Doppelleben; der Kopf wurde schwer von problematischen Gedanken.

Mich deucht aber, wir seien – ehrlich gesagt – davon gar nicht überrascht gewesen. Wir glaubten von vornherein nicht mehr daran, die naturwissenschaftliche, die experimentelle Analyse allein würde je imstande sein, lebende, kranke Menschen zu verstehen, das ärztliche Handeln zu bestimmen. Wir kämpften doch im vorhinein gegen den sogenannten Mechanismus, ahnten nur noch nicht, daß geschichtliche Kräfte schon bereitstanden, die Selbstsicherheit der rein naturwissenschaftlichen Medizin zu vernichten.

In der Jugend gibt es etwas, was die Klüfte der inneren Unsicherheit überbrückt: es ist die Person des Lehrers, dessen eigene Zerrissenheit uns interessiert und insgeheim sogar beruhigt. Solange wir, dem Lehrer entfernter, noch studieren, sind wir viel problematischer, kritischer, radikaler; beobachten gründlich die Schwächen der Lehrer, den offenbaren Widerspruch zwischen ihren Reden und ihrem Tun. Üben wir dann selbst ihren Beruf aus, dann beginnen wir, selbst so wie sie zu werden; merken schließlich, daß wir das nachahmen, was wir kritisierten, ja ablehnten; daß sie ein Stück von uns wurden. Jetzt erst werden wir ganz dankbar. – Dann, langsam, Zug um Zug, beginnen die Stützen solcher

Anlehnung wegzubrechen; älter, einsamer, hilfloser steht der seine Jugend Überlebende nun da; nun kommt die Angst, jetzt brechen jene alten Rätsel und Widersprüche neu hervor. Nur wem dies widerfährt, der wird jetzt frei.

Der Lehrer ist jetzt wie verschwunden. Darauf war niemand vorbereitet. Die Vergangenheit gibt keine Antwort, allein herrscht die Gegenwart. Aber mit der Vergangenheit, der Tradition stahl sich auch die Zukunft davon. Was wir bisher Zukunft, Ziele, Pläne genannt hatten, hat uns nur genarrt, war selbst nur Bild der Erinnerung, hineingespiegelt in den leeren Raum des Kommenden. Hier herrscht vergangenheits- und zukunftslose Gegenwart. Ihr Zuchtmeister ist die Notwendigkeit, ihr Preis aber die Freiheit. Nicht, wie einige Philosophen wähnten, steckt Freiheit in uns selbst; nicht sind wir es, die auf die Freiheit zugehen. Sie kommt auf uns zu – aber im Gewande der Notwendigkeit, und das heißt: mit der Not und mit ihr der Wandlung. In diesem Augenblick, dieser Gegenwart können wir gleichsam zeitlos stehen bleiben, Ruhe finden, um uns schauen, und es zeigt sich jetzt: die Welt hat sich doch verändert. Unvermerkt hat die geräuschlose Arbeit der Zeit ein anderes Bild geschaffen; die Welt ist noch da und doch eine andere, dieselbe und doch nicht dieselbe.

Wenn ich so jetzt die Medizin meines Lebensabschnittes, von 1906 bis 1946, überblicke, so ist das, was mir den größten Eindruck macht, die *Übermacht der körperlichen Situation* des Menschen. Es ist die Abhängigkeit des Geistes vom Leibe, der Seele vom Triebe; aber auch die Klugheit dieser Leiblichkeit, die List, mit der die Krankheiten Entscheidungen herbeiführen, die dem Menschen notwendig sind; die Weisheit, die in der Materie waltet; die Hilfe, die die Natur dem Geiste bringt; die Strenge, mit der sie unsere Seele richtet; die Wahrheit, welche unsere Krankheit bringt. Dieser Blick auf den Menschen ist's, welcher die Trennung von Natur und Geist in der Medizin vereitelt.

Sie können denken, hier werde doch ein wenig optimistisch von der Krankheit gedacht; vielleicht auch: das sei ja doch verkappter Materialismus; vielleicht auch: ein kranker Idealismus, der selbst die Krankheit verklären wolle. Lassen Sie mich deshalb ein wenig objektiver von der Geschichte der Medizin der letzten 40 Jahre erzählen:

Es ist ganz richtig: Die hauptsächliche Neuigkeit der Medizin in dieser Zeit schien mir eine ganz veränderte *Einstellung zur Krank-*

heit: sie hat sich uns wie eine Kritik des menschlichen Lebens und Zusammenlebens aufgedrängt, und wir können nicht mehr anders, als uns mit ihr wie mit dem Prüfstein des menschlichen Benehmens und Verhaltens auseinanderzusetzen. Kranksein ist eine Weise des Menschseins. Wem es zuviel ist, wenn jemand sagt, die Krankheit sei die Strafe unserer Sünden – und wir verstehen den, der das ablehnt, ganz gut –, dem mag doch einleuchten: eine Krankheit ist allemal ein Examen, in dem wir mit einer gewissen Note abschneiden werden.

Versuchen wir aber, einige bezeichnende Symptome jener stillen, aber gründlichen Verschiebung unserer Einstellung zur Krankheit aufzuzählen, so erlauben Sie gewiß, daß ich die mir bekanntesten wähle. Man könnte mit anderen Hervorhebungen gewiß dasselbe sagen. Es kann sich dabei nur um ein paar Reflexionen handeln.

Seit 1900, der Jahrhundertwende, regte sich etwas wie ein Unbehagen in der Medizin. Der Widerstand kommt nicht von außen, ist schwer klar zu deuten. Einige, dann viele, meinen, es sei doch nicht möglich, die Lebenserscheinungen auf die Gesetze von Physik und Chemie zurückzuführen. Aber so ging es nicht. Der Vitalismus will der Idee der Lebenskraft eine modern angepaßte Form geben: es war vergeblich. Hinter der Ursache, sagte man, wirke doch der Zweck; die Vereinigung vieler Ursachen auf einen Punkt sei nicht Zufall, sondern sinnvoll; das Ganze doch mehr als die Summe der Teile; die Kausalität sei nur ein Vorwand; die Konstitution, d. i. die Zusammenstellung, sei die Hauptsache, ein schöpferischer Wille beherrsche die lebende Natur. Aber aus alledem entstand kein einziger wichtiger Fund, kein einziges der großartigen Mittel vom Insulin bis zu den Sulfonamiden, von der Strahlenwirkung bis zu den Narkosen war so gefunden worden. Das alles ist richtig, schafft aber keine Methode. Der Mißerfolg der Naturphilosophie wurde nur noch gründlicher sichtbar.

Die speziellen Ausführungen der Forscher bekommen dann ein sonderbares Merkmal. Immer häufiger schreiben sie, daß mit diesen Befunden das eigentliche Problem natürlich nicht gelöst sei. Gemeint ist: das Problem sei so kompliziert, daß die Lösung in unabsehbarer Ferne liegen werde. Daß die Mittel zu seiner Lösung falsche sein könnten, wird nicht erwogen. Die Regulation z. B. des Atemzentrums wird von immer zahlreicheren Faktoren abhängig; aber man erfährt dadurch nicht, ob das Zentrum die Peripherie oder die Peripherie das Zentrum reguliere. Das Bedürfnis dabei, der Lufthunger, kann gar nicht in die Theorie eingebaut werden, weil es keine Psychophysik gibt und die körperlich-seelische Beziehung als unerkennbar ausgeschaltet bleibt. Man kann sie eben nicht registrieren. Deswegen bleibt das eigentliche Problem »vorläufig« ungelöst. Die technische Verbesserung der Registrierung kann deswegen nichts nützen.

Das Unbehagen in der Medizin äußert sich schließlich in einer entschiedenen Wendung: die Technik nimmt rapide überhand; was einmal pathologische Physiologie war, wird kurzerhand in den klinischen Betrieb eingebaut. Unaufhaltsam wandelt sich die Krankengeschichte in einen Katalog von Befundzetteln, die diagnostische Fabrik entfaltet eine reiche Beschäftigung; eine überstarke Vorstellung von dem, was technisch nötig sei, verscheucht die unlösbaren Probleme; keiner, auch nicht einer, kann sich dieser Technisierung entziehen; sie ist ja längst die Form geworden, in der wir die Übermassen der Krankheitsfälle, die sozialen Bedürfnisse, namentlich auch die Ansprüche der Versicherung allein befriedigen können. Der Kranke muß »verarztet« werden, wie man sich jetzt ausdrückt, und es ist das kein schlechtes Wort für diesen Vorgang. Wenn der Arzt das Zimmer betritt, fällt sein erster Blick auf die Kurve am Kopfende des Bettes, nicht auf den Kranken. Eine Heidelberger Klinik hat sie deshalb dort entfernt – mit Recht. Und der Kranke ist längst gewöhnt, von seiner Krankheit in chemischen und technischen Hieroglyphen zu reden, mit Worten zu operieren, deren Sinn für ihn dunkel bleibt und darum gerade ihn befriedigt. Was dieser Kranke erwartet, ist ein Mittel, das hilft, und er hat recht. Aber er denkt es sich im Bilde von Apparaten in verdunkelten Zimmern, von Gläsern, Strahlen, chemischen Fabriken und elektrischen Maschinen. Was man so schildert, ist eine Karikatur; aber sie ist nicht immer falsch.

Blicke ich auf die Generation meiner Lehrer, so ist seit ihnen die Medizin ungeheuer technisch, aber auch außerordentlich therapeutisch geworden. Die Jüngeren können sich nicht vorstellen, wie wenig damals am Kranken getan wurde, können sich aber auch nicht bewußt sein, wie kurz der Weg vom Kopf zur Hand geworden ist. Der Schritt aber von der pathologischen Physiologie zur technisch-therapeutischen Gesundheitsfabrik hat mehr als eine Klärung gebracht. Das Erste ist das Bewußtsein, hier liege auch eine Gefahr. Kein bedeutender Arzt, der sie nicht sähe und zu bekämpfen sucht. Solange man sich den Naturwissenschaften unbefangen hingab, ohne die technische Konsequenz zu ziehen, blieb diese Gefahr unerkannt. Das Zweite ist ein kräftiger praktischer Sinn. Die akademischen Kliniker des 19. Jahrhunderts waren vornehme Bürger einer Gemeinde von Forschern, sozusagen Vertreter einer bürgerlichen Aristokratie der Wissenschaft. Heute stehen sie alle auch im Kampf um nützliche Einrichtungen, praktische Lösungen für das Gemeinwohl, den Gesundheitsdienst. Sehen wir auf den Schritt der Chirurgie von der großen Operationstechnik zur Wiederherstellungschirurgie und konservativen Therapie; blicken wir auf die Einführung der Arbeitstherapie, der Umschulung, der sozialen Wiedereingliederung und viele ähnliche Dinge; auf die ganze Wendung des Internismus von den großen Schulkrankheiten, dem schweren Fall zur kleinen, aber sozial-wichtigen Störung, so wird uns deutlich, was vor sich ging: eine neue Einstellung zur Krankheit. Die Enträtselung eines Naturvorganges interessiert noch, aber der Zweck und Mittelpunkt ist die Abhängigkeit der Menschen von ihrer Natur. Vorher gilt die Neugier dem Menschen in der Natur, jetzt der Natur im Menschen. Vorher erschien der Mensch im Weltraum umherbewegt, nun entsteht die Bewegung wieder in ihm selbst. Jetzt dreht sich wieder die Sonne um die Erde, wie vor KOPERNIKUS, genauer: die Umwelt um den Menschen.

Es ist also, als würde die kopernikanische Korrektur des Weltbildes noch einmal auf den Kopf gestellt, und ein solches Unternehmen kann denn nicht ohne Erschütterung vor sich gehen. – Jedermann weiß, daß heute die Ärzte einen viel größeren Wert auf seelische Momente legen. Man hört sogar, das Psychische sei natürlich die Hauptsache, was natürlich nicht so »natürlich« ist. Zuerst hatten die Ärzte einmal zu lernen, wie man seelisch bedingte Leiden von körperlichen unterscheiden kann, und das hieß doch: beides trennen. Dann kommt erst der andere Schritt: auch in jeder körperlichen Krankheit sei die psychische Ursache, der biographische Sinn, die unbewußte List, die Weisheit oder Bosheit der Materie selbst zu erkennen, und das hieß doch: beides (Körper und Geist) wieder zu vereinigen. Und dieses schwere Geschäft, kaum mit Mut begonnen, stößt nun auf manchen verdrießlichen Widerstand, Unglauben und Mißverstand. Aber dies wäre wenig, muß wohl auch so sein. Das Schwere in dem Unternehmen liegt darin, daß dieser Mensch hier aufgefordert ist, sein *Unzulängliches* selbst wahrzunehmen. Erschaffener Geist drängt hier ins Innere der

Natur und fände dort den Unzulänglichen – sich selbst. Das ist's, warum wir uns sträuben und entweichen möchten, wenn man uns unsere Angina oder unsere Stoffwechselstörung als eigenste Handlung, als Produkt unserer selbst, unseres Selbst vorstellen will. Wir ahnen: hier würde sich ein Ausweg versperren, eine neue Verantwortung auf uns legen, von der wir noch nichts gewußt haben. Aber die Tür nach innen ist einmal aufgerissen und ist nicht mehr zu schließen; zuerst waren es die Religionen, die Philosophien gewesen. Jetzt hat die ärztliche Psychologie etwas Ähnliches unternommen.

Soviel wir da bisher erkennen konnten, haben z. B. Ausbruch und Verlauf gewisser Infektionskrankheiten mit den sittlichen Situationen eines Menschen sehr vieles gemeinsam, mit seinen kulturellen Tätigkeiten aber fast gar nichts zu tun. Auch bei einer ganzen Anzahl anderer Krankheiten, etwa des Kreislaufs und Stoffwechsels, zeigte sich, wie der biographische Zusammenhang mit den erotischen oder moralischen Krisen, die auch Dauerkrisen sein können, unverkennbar ist. Und man kann erstaunt sein über das Gewicht, welches gerade diese sittlichen Bereiche unseres Lebens in der Pathologie haben sollen. Indes sind wir darauf schon vorbereitet durch die Psychologie der Neurosen, die ja ebenfalls eine solche Entstehung haben und nicht selten körperliche Symptome bilden. Es liegt also nahe genug, es mit der Tiefenpsychologie auch bei organischen Störungen zu versuchen. Aber die Einführung der Psychoanalyse Sigmund Freuds in die allgemeinere Medizin hat eben erst begonnen. Damit ist eine Art von Moralwissenschaft in die Medizin gelangt; man merkt, wie der Streit der Fakultäten in ihr selbst anhebt.

Diese Bedeutung von Gut und Böse bei organischen Krankheiten wirkt besonders befremdend. Wir müssen aber bedenken, daß man hier nicht festgestellt hat, die Schuld- und Gewissenserlebnisse seien die Ursache der Krankheit. Niemals ist festzustellen, die moralische Krise sei das erste, die Krankheit das zweite gewesen – oder umgekehrt. Man weiß – wie bei einem Streit – nicht, wer angefangen hat. Es liegt sogar eine erkenntnistheoretische Unentscheidbarkeit vor, wer angefangen hat. Das darf uns auch vor einer Überschätzung gerade der moralischen Betrachtungsweise warnen. Man hat Anhaltspunkte, daß amoralische Bereiche, wie der von »schön« und »häßlich«, von »richtig« und »unrichtig«, ebenfalls eine entscheidende Rolle spielen. Seitdem wir z. B. die Physiologie der willkürlichen Bewegungen näher analysiert haben, bemerkten wir, daß solche Instanzen in ganz analoger Weise zwar amoralisch, doch nicht weniger geistig im organischen Geschehen wirken. Damit hängt wohl zusammen, daß wir einen so großen Teil der krankhaften Prozesse bei Mensch und Tier ganz gleichartig ablaufen sehen.

Nur aus diesem amoralischen Aspekt des Leibes ist auch zu verstehen, daß die Naturwissenschaft ihren großen Erfolg in der Medizin haben konnte. Die Einführung der Naturwissenschaften in die Medizin ist schon längst erfolgt, gilt in der Neuzeit als ihr sicherster Bestand. Doch eines ist hier zu bedenken: das Weltbild der Physik hat sich jüngst fundamental gewandelt, und die Folgen dieser Wandlung sind in der Medizin noch nicht spürbar geworden.

Es gibt aber noch ein anderes Gebiet, auf dem sich jene veränderte Einstellung zur Krankheit ablesen läßt, es ist gleichsam ein politisch-juristisches Lebewesen, das sich im Schoße der Medizin zu regen begonnen hat. Die naturforschenden Ärzte, welche unsere Pathologie aufgebaut haben, und die wir als die klassische bezeichnen dürfen, faßten den Gedanken nicht ins Auge, daß der Mensch, auch der kranke also, als einzeln isolierter gar nicht existiere, sondern in jeder Hinsicht Glied einer Kette, nur als Figur im Schachbrett überhaupt etwas sei. Die einzelne Figur gibt kein Spiel. Gewiß zog VIRCHOW analogiehafte Parallelen zwischen Zellstaat und Demokratie, die nicht alle glücklich waren. Gewiß dachte Robert KOCH unermüdbar an die soziale Hygiene der Seuchen. Gewiß erkannten die Franzosen FÉRÉ (1888, 1894) und FOURNIER (1886, 1892) die Erbleiden in Familien und Sippen. Gewiß sprach man auch damals von der Krankheit einer Großstadt, einer Klasse, eines Volkes. Aber dies Soziale baut sich aus den Individuen auf. Wie aber, wenn das Individuum sich aus dem ursprünglicheren Sozialen herstellte? Wie, wenn ein kollektives Wesen existierte, noch bevor es sich zu individualisieren begann? Von den Physikern haben wir zu lernen, daß die Identität der elementaren Teilchen nicht festzuhalten ist, daß das Bild der Welle genügt, um die Funktionen darzustellen. Diese gleichsam politische Qualität der Materie kann man auch aus der Biologie ablesen, und längst war es möglich, aus den Einungen und Teilungen der Zellen zu entnehmen, die Zahl sei nicht die letzte Instanz des Lebens, die numerische Betrachtungsform nur eine untergeordnete unter vielen. Die Haut des Menschen ist nicht länger die Grenze seiner Individualität, denn durch seine Kräfte ist er mit den Kräften seiner Umwelt unlösbar verschmolzen, sich nur gestaltend, indem er sie gestaltet; von ihnen gestaltet, indem er sich gestaltet. Was Krankheit ist, erfahren wir ja nur in dieser Wechselwirkung, und diesmal ist auch die Philosophie der Embryo, der sich im Schoße der Medizin zu neuem Leben regt.

So hat auch politische Philosophie nun das Gesundheitswesen der letzten 50 Jahre (oft unbewußt) umzustellen begonnen in Erscheinungen, die von den besten bis zu den schlimmsten reichen, die wir kennen. Ich spreche natürlich vom Werke der Sozialversicherung, das in den 90er Jahren des vorigen Jahrhunderts begann, von der Entstehung des Kassenarztes und der Kassenmedizin, von der Sicherung des wirtschaftlich Schwachen, von der Katastrophe staatlichen Zugriffes und schließlich der staatlosen Gewalttat. Da ist dann die Spannweite des Segens und des Unsegens offenbar geworden. Wieweit nun die Begründung ärztlichen Handelns auf das Prinzip der Versicherung die beste Form auch der Zukunft sein wird, darf füglich erneuter Prüfung unterworfen werden. Die Aufgabe des Kranken, mit seiner Krankheit sich auseinanderzusetzen, die Gestaltung der Krankheit durch ihn selbst, diese »Krankheitsarbeit« kann er nicht mit dem Gefühl der Sicherung allein antreten. Er braucht dazu auch den Proberaum der Funktionen. Die Sicherung soll ihm etwas von der Last abnehmen, aber nicht die Hauptsache, den Gesundungsraum. Geschieht das doch, dann ist er der besten Kraft schon beraubt. Wir werden also die Unterstützung festhalten, die Institution aber umbauen müssen. Auch hier müssen der Kliniker und der Finanz- und Staatsmann wieder zusammentreten.

Hier hat sich aber noch eine ebenfalls unvermutete Neuheit ergeben. Die Kritik, welche der strenge Sozialismus, der Marxismus an der Rechtsidee des Besitzes übt, begann auch am Besitz des eigenen Körpers wirksam zu werden. So, wie aus der Französischen Revolution die allgemeine Wehrpflicht hervorging, haben die weiteren politischen Ereignisse Formen der allgemeinen Dienstpflicht in dem größten Teil der Welt entstehen lassen. Aber eine jede solche Einschränkung der individuellen Freiheit trifft den Leib. Jedes Recht auf eine öffentliche Unterstützung bringt mit sich einen Verzicht auf ein Stück individuellen Besitzes auf den eigenen Leib. Was man vom Einzelnen fordern kann, muß zunehmend auch der

Arzt bestimmen. Er soll die Arbeitsfähigkeit feststellen und so einen Rechtstitel begründen helfen, dabei also zwischen Rechten des Staates und Rechten des Einzelnen entscheiden. Da nun die Arbeit des Menschen ein durchaus psycho-physischer Begriff ist, können die unpsychologischen Untersuchungen nicht auslangen. Das Verfügungsrecht über meinen Leib ist nicht weniger, ja noch mehr eingeschränkt als das über meine Gedanken (»Gedanken sind zollfrei«, sagt SHAKESPEARE), wo irgendwelche Gesetze erlassen werden. Die Medizin also kommt in den Fall, von sich aus den individuellen mit dem kollektiven Anspruch zu vergleichen.

Ich meine nun, die Medizin müsse von sich aus etwas wie eine Habeas-Corpus-Akte ausmitteln, also das Besitzrecht am eigenen Leibe umschreiben. Das kann sie selbstverständlich nicht, wenn die Begriffe Krankheit und Gesundheit nur naturwissenschaftlich definiert sind, auch nicht, wenn sie unter Leib die Summe der unbeseelten und unbelebten Atome versteht. Nun, die eigentliche Medizin wollte so auch niemals verstanden werden. Aber man darf sagen, sie habe sich in der wissenschaftlichen Grundlegung wohl doch eine Zeitlang zu einseitig auf die sogenannte exakte Naturwissenschaft verlassen. Als dann die politischen und sozialen Ordnungen immer mehr in Bewegung gerieten, machte sich ein Mangel einer Lehre vom Menschen, einer medizinischen Anthropologie, fühlbar. Die Idealtypen, welche die Antike, das Christentum, die Dichtung oder die Kulturphilosophien geschaffen hatten, waren doch nicht ohne weiteres einsetzbar; sie blieben der persönlichen Neigung eines gebildeten Arztes anheimgegeben. So muß die Medizin selbst neu beginnen. Da kann sie natürlich nur da anknüpfen, wo sie selbst jetzt steht. Wir müssen *das* fortsetzen, was unsere Väter begonnen haben, aber das Wesen des Menschen ist aus der Naturwissenschaft nicht ablesbar.

Der stärkste Eindruck, den der Arzt empfängt, blickt er aufs menschliche Wesen, ist seine leibliche Abhängigkeit. Es ist wirklich so, wie die Bibel sagt: »Der Geist ist willig, aber das Fleisch ist schwach.« Und daß gerade *diese* Religion die Auferstehung des Leibes lehrt, wird vielleicht keines der Weltkinder so bereit sein, wieder zu verstehen, wie der Arzt. Denn der erkennt, beim Studium seiner Kranken und seiner selbst, daß gerade dieser Leib, Körper und Materie nicht nur schwach, sondern auch geistreicher, vernünftiger, auch sittlicher und inniger fühlend – wir sagen jetzt meist: »psychologischer« ist, als wir gedacht hatten. Das zeigt uns eine scharf genug beobachtete Krankengeschichte am besten. Sogar die neue Physik hilft uns, das zu verstehen, wenn sie der Einführung des Subjektes in ihre Natur nahekommt. Jene Überwältigung eines Menschen durch den Leib und die Entdeckung, wie hoch die Begabungen des Leibes doch sind – das sind ja nur zwei Seiten derselben Sache: die Natur ist beredt.

Aber eines möchte ich dabei doch noch sagen: Es war heute nicht die Rede davon, daß Medizin doch Heilkunde, Heilkunst ist. Das versteht sich zwar für sie von selbst, soll aber auch in ihrem Begriff vom Menschen zum Ausdruck kommen. Wir haben ihm zwei Merkmale gegeben: das Unzulängliche und die leibliche Abhängigkeit; wir bestimmen diese Abhängigkeit aber (im Gegensatz zum Stoiker, für den der Leib ein Kerker ist) positiv, als Gabe. Der Begriff der Materie wandelt sich dabei, und lange wissenschaftliche Arbeit wird nötig sein, um das zu klären. Die Richtung möchten wir doch mit einem Worte andeuten; versuchen wir es an der Spur, welche die Sprache weist: »materia« stammt von »mater«, die Mutter. Die Dame Medizin hat den Auftrag der Mütterlichkeit, sie soll bewahren. Das Allmenschliche, das ihr begegnet, die Urkrankheit der Schwäche, Angst, Schwindel und Schmerzen darf sie zu allererst als Schöpfungsakt verstehen, und das soll niemals für sie undeutbar werden, auch in den besonderen Untersuchungen und Begriffen nicht. Das ergibt aber auch eine besondere und eigentümliche Forschungsweise, die heute nicht zur Sprache gekommen ist, die aber einheitlicher Förderung bedürfen wird.

Und damit habe ich jetzt auch noch der Fakultät und Universität zu danken, welche solchen Auffassungen einen Lehrstuhl für »Allgemeine klinische Medizin« errichtet hat und ihrer Verfolgung einen Platz anweist, auf dem sie sich bewähren oder widerlegen lassen soll. Das Wort: »allgemein« bedeutet hier nicht eine zentrale oder umfassenwollende Stellung; auch nicht ein neues Fach für die Prüfung. Es ist auch nicht so zu verstehen, daß hier die »Ganzheit« des Menschen zu einer Besonderheit zu machen sei. Der Mensch ist keine Ganzheit, er ist ewig unfertig. Die Krankheit ist dem Ganzen nur insoferne näher, als in ihr das Unganze unseres Wesens offenbar wird. – Dieser Gedanke ist auch nicht entstanden, weil sich die Medizin in einen »Streit der Fakultäten« verwickelt hat, sondern weil ein *Streit der Fakultäten in der Medizin* sich entwickelt hat. Denn das ist freilich unverkennbar: der Methode nach begegnen sich hier naturwissenschaftliche, geisteswissenschaftliche und psychologische Erkenntnisse; gegensätzlicher, weil zwingender, heute. Aus dem Streit soll ein Wettstreit werden. Es ist klar, daß jeder Untersucher der Methode, die er selbst beherrscht, am meisten Vertrauen schenkt; die längst eingeführten haben dann weniger um Anerkennung zu kämpfen als die jüngeren. Auch ist z. B. der Gewißheitscharakter der Psychoanalyse von anderer Art als der auf Sinneswahrnehmung und Logik beruhender Forschung; ihre Einführung in die allgemeine Medizin hat erst vor etwa 10 Jahren begonnen. Da wird dann die Art des Unterschieds leicht mit dem Grade der Sicherheit verwechselt. Auch ist die Beweiskraft eines einzelnen Falles an sich nicht geringer als die einer Statistik vieler Fälle; wie auch ein einziger archäologischer Fund eine ganze Kunstepoche beweisen kann. Zählen und Messen ist nicht an sich exakter als richtig übersetzen, richtig deuten.

Und endlich darf man sagen, es würde einen Fortschritt der Medizin bedeuten, wenn sie wieder einfacher würde. Ich weiß, daß damit ein delikates Problem berührt ist. Ich kann hier nur eine Überzeugung an die Stelle einer Darstellung setzen. Wenn der heute gezeigte Streit der Fakultäten in der Medizin etwas beitrüge, das Einfachere, das Nächstliegende mehr zur Geltung zu bringen, dann wäre dies allein eine Rechtfertigung der »anthropologischen Medizin«, wie wir sie nun einmal getauft haben.

Und da wäre dann auch einmal etwas Gutes von unserer deutschen Lage zu sagen: unsere Einschränkungen bergen *eine* Kostbarkeit: das ist der Zwang und die Gelegenheit, das Nötigste zuerst zu tun, das heißt: aus den einfachen Elementen des Menschen das zu holen, was am würdigsten ist, geholt zu werden.

Vertrauen Sie dieser Lage, vertrauen Sie sich. Überschätzen Sie nicht den bloßen Willen, glauben Sie an die Gewalt der Schöpfung selbst. Wir freuen uns auf diese Arbeit, die wir in *jeder* Lage des Leibes fördern können.

Über das Wesen des Arzttums

Meine sehr geehrten Herren Kollegen! Indem Sie eine Besinnung über das »Wesen des Arzttums« an die Spitze Ihrer Beratungen stellen, wollen Sie offenbar bekunden, daß Sie unseren ärztlichen Auftrag nicht unter dem schiefen Winkel der sogenannten Standesinteressen oder der Sozialpolitik betrachten wollen, sondern aus der Würde einer geschichtlichen Stunde und aus der Tiefe des Menschlichen. Die geschichtliche Stunde nun, das möchte ich gleich bekennen, erscheint mir als solchem Vorsatz günstig. Da nämlich der Mensch im Unglück sich ungleich höher bewähren kann als im Glück, und da sein besonderer Wert in der Natur nicht von äußeren Verhältnissen, sondern aus einer inneren Entdeckung stammt, so wäre es kein gutes Beginnen, das Wesen des Arzttums im Lichte jener Voraussetzungen oder Einrichtungen zu sehen, welche nur begüterten Ländern und üppigerer Wohlfahrt zu Gebote stehen. Das Wesen des Arztes offenbart sich im Bilde des Samaritaners doch deutlicher als im Schatten patentierter Industrien und gepflegter Sanatorien. Und indem uns so eine geschichtliche Lage etwas wegnimmt, legt sie doch auch das freier, was uns aus der Tiefe menschlicher Bedürftigkeit anblickt: ein Urstand der Kreatur, der in so geheimnisvoller Weise verschlungen ist mit einer der schönsten Offenbarungen des Menschseins.

Was ich hier auszusprechen wage, hat nichts zu tun mit Optimismus und Idealismus im gemeinen Sinne. Wer jetzt noch kein Pessimist ist, der ist auch kein Realist. Aber nur, wer ein Realist ist, der kann begreifen, daß in dieser elenden Situation, und nur in einer solchen, es menschliche Beziehung gibt, die jenseits der gewöhnlichen Maßstäbe kostbar ist. Lassen wir uns doch nicht dadurch irreführen, daß gleichzeitig abstoßende Erscheinungen uns verwirren. Vergessen wir doch nicht, daß der Ankläger derselben in einem anderen Sinne der selbst Angeklagte ist. Wir hören zuweilen ein Lob des Urchristentums im Gegensatze zum Kirchenchristentum. Ich meine, ein ähnliches Lob verdiente, was man als *Urarzttum* bezeichnen und dem Schule-Arzttum entgegenstellen kann.

Lassen Sie mich andeuten, was ich mit diesem Ur-Arzttum meine. Wir schätzen es mit Recht, wenn ein Mediziner viel weiß, die Technik beherrscht, allgemeine Bildung besitzt und dergleichen.

Aber etwas ganz anderes ist es, wenn ich mich am Abend eines Arbeitstages prüfe und mir sage: Was du da und da gemacht oder gedacht hast, das war *nicht ärztlich*. Es kommt hier nicht darauf an, ob es kunstgerecht war, sondern ich urteile mit Hilfe einer ganz kleinen, aber sorgfältigen Veränderung meiner Beachtung: und es kommt dabei nicht darauf an, ob jemand den Eid des HIPPOKRATES geschworen oder KANTS Metaphysik der Sitten verstanden habe, sondern darauf, daß ich diese kleine Beachtung sorgfältig vollziehe.

Ich vertraue also dem Menschen in solchem Maße, daß ich ihm zutraue, er könne auch ohne eine bestimmt gerichtete Erziehung und Ausbildung, ohne einen eigentlichen *Kultur*wert zu bemühen, urteilen, was ärztlich und was unärztlich ist. Das ist dann etwas vom Ur-Ärztlichen. An dieser Stelle kann es mir sogar gleich sein, ob der Betreffende Christ oder Atheist oder Heide oder Humanist ist. Jeder weiß und ich weiß: *Das* ist *nicht* ärztlich gewesen. – Wenn wir demnach eine untrügliche Wünschelrute in uns haben, was hier recht ist und was nicht, dann kann sie uns auch dann nicht verlassen, wenn gewisse äußere Verhältnisse, die der Krieg oder ein politisches Unwesen mit sich bringen, ungünstig sind. Aber eins wird hier zu leichtfertig übersehen: wenn ein Widerstreit tobt, in dem wir nicht zwischen Gut und Böse wählen können, weil wir zwischen *zwei bösen* Dingen wählen müssen (was doch jeder echte Konflikt des menschlichen Lebens ist) –, ich sage, auch dann wird uns jene urärztliche Wünschelrute zwar nicht verlassen, aber die Beurteilung muß die Schwere des Entscheids zwischen zwei bösen Dingen erwägen. Ein Arzt, der trotz solcher äußerer oder innerer Verhängnisse das Beste, das menschlich Beste aus der Situation herausholt, verdient höhere Achtung, als wer sich in Freiheit bewegt und dabei sogar anständig bleibt.

Das schließt nicht aus, sondern fordert im Gegenteil, daß wir die Institution dem Wesen des Ärztlichen anpassen sollten, und nicht umgekehrt das Ärztliche der Institution. Zu den Institutionen aber zähle ich erstens die Ausbildung und zweitens die soziale Form der Praxis.

Versuchen wir also jetzt, die ärztliche Ausbildung darauf zu prüfen, ob sie auf das Bestmögliche des Arzttums hin ausgerichtet ist. Ich persönlich bin dieser Meinung nicht. Aber nicht dadurch, daß wir dem Studiengang ein schlechtbesuchtes Zwangskolleg über ärztliche Ethik hinzufügen; nicht dadurch, daß wir irgendeinen alten oder neuen Eid schwören lassen; nicht dadurch, daß wir die Studenten ein bißchen Philosophie oder Psychologie hören lassen; auch nicht dadurch, daß wir sie ein wenig Krankenpflege machen lassen, werden sie menschliche Ärzte. Die Studenten fragen ihre Lehrer ausschließlich: *Bist du* denn das, was du da redest? Und trotzdem ist die Art des Lernstoffes hier von größter, aber seltsam verborgener Bedeutung, und ich muß auf dieses Thema hier kurz eingehen.

Die Tatsache, daß die Ausbildung des Arztes eine fast ausschließlich naturwissenschaftliche ist, war nicht gleichgültig. Denn die Naturwissenschaften betrachten ihren Gegenstand als Objekt und schließen das Subjekt in ihm ausdrücklich aus; ja, sie lehren, daß unsere Vorstellung von der Natur nicht anthropomorph sein dürfe, nichts Menschliches enthalten dürfe. Der Umgang aber mit dem Gegenstand hat die Form des Experimentes. Wer also Naturwissenschaften studiert, wird einer Einübung des Geistes in der Objektivität unterzogen. Er muß sich gewöhnen, den Gegenstand objektiv, also subjektlos, zu erfassen, und muß sich üben, experimentellen Umgang mit ihm zu pflegen. Sonderbar, daß man sich nicht fragt, ob dies für den künftigen Arzt in jeder Hinsicht gut oder wenigstens harmlos ist. Denn der Mensch ist ein Objekt mit Subjekt.

Man sagt dann, es handle sich ja nur um die *Anwendung* der Naturwissenschaften in der Medizin. Was ist also Anwendung? In der Anwendung begibt sich eine Verwandlung. Aus einer Methode des Verfahrens entsteht hier ein Bild des Gegenstandes. Zum Beispiel begibt es sich, daß wir eine Funktion, die wir mit experimenteller Methode untersucht haben, in der Anwendung in das Bild eines Mechanismus übersetzen. Aus dem Bild des Mechanismus wird dann die Vorstellung des Apparates, und so entsteht schließlich die Gewohnheit, den Gegenstand für einen Apparat zu halten und so zu behandeln. Die experimentelle Art des Umgangs, einmal eingeübt, überträgt sich jetzt auf jenen Umgang mit dem Menschen, den wir Therapie nennen. Kein Zweifel aber, daß der ursprüngliche Umgang mit Objekten seelenlos, ein Technizismus, war.

Nur wenn Anatomie und Physiologie uns *zwingen* würden, von Anfang an den Organismus als menschlich, beseelt, subjekthaltig zu begreifen, wäre jene Übertragung vermieden. Ein derartiger Zwang existiert aber in diesen Wissenschaften nicht. Sie können sagen, es würde eine Revolution der Wissenschaften selbst fordern, das Subjekt in den Begriff ihrer Realität so einzuführen, daß ohne es etwas Wirkliches gar nicht vorhanden wäre, und daß eine solche Revolution 50 oder 500 oder noch mehr Jahre brauchen würde. Aber die Richtung ist doch klar, in welche eine solche Entwicklung zu gehen hat. Das Ziel ist, daß wir den menschlichen Organismus nicht nach seiner natürlichen Beschaffenheit und nicht nach seiner biologischen Qualität, sondern unter dem Gesichtspunkt der *menschlichen Bestimmung* als wirklich zu erkennen haben. Der Mensch ist aber nur als Mensch unter Menschen zu bestimmen.

Es gab nun einen scheinbaren Ausweg aus diesem zweifellosen Dilemma. Man sagte nämlich, der Arzt müsse individualisieren, und er müsse die Anwendungen des Naturgesetzes jeweils unter den besonderen Verhältnissen des einzelnen Falles vollziehen. Dieser Ausweg ist aber aus Gründen versperrt, die ich jetzt übergehen muß. Verdorben aber wurde er dadurch, daß man sich gewöhnte, den Begriff des biologischen Wertes einzuführen; so wurde Krankheit an Minderwertigkeit angenähert. Wenn es im strengen Sinne nur Individuen gibt, dann ist ein Volk nichts als die Summe von Individuen, in einer Summe wäre aber ein Summand durch den anderen auswechselbar, wenn er nur den gleichen Wert hat. Da die Erfahrung einer solchen Algebra widerspricht, so kam man zu der Behauptung, daß die Individuen von biologisch verschiedenem Werte seien. Ein Volk ist aber keine Summe von Individuen, ist auch kein Kollektiv mit auswechselbaren Summanden. Wie die Menschen, so hat auch das Volk selbst ein Subjekt, welches nicht in einem einzelnen Individuum allein konzentriert ist; es kommt hinzu, daß jeder biologische Minderwert sich gerade da finden kann, wo ein kultureller, geistiger oder sittlicher Höchstwert anzutreffen ist. Jener Rat zu individualisieren war also unvermögend, den Mangel der reinen Objektivität zu kompensieren.

Eine andere Empfehlung ist dann die, die Psychologie in die Medizin einzuführen. Die wissenschaftliche Methode der Psychologie ist weit weniger festgelegt, aber auch weit entfernter von einer allgemeinen Beistimmung derer, welche sich mit solchen Dingen zu befassen haben. Es scheint mir nicht richtig zu sein, die psychologische Methode als unexakt der der exakten Naturwissenschaften gegenüberzustellen. Sie hat nur einen anderen Evidenzcharakter, und wir müssen zugeben, daß die Psychologie heute einen viel unmittelbareren Zugang zur Bestimmung des Menschen bietet als die Naturwissenschaft, und aus diesem Grunde glaube ich mit Ihnen ganz einig zu sein in der Forderung, es sei höchste Zeit, die Psychologie und Psychotherapie in Vorbildung und Ausbildung der Ärzte einzuführen.

Ich möchte noch von einer ganz anderen Erwägung her begründen, daß die gegenwärtige Vorbildung unserem Wunsche nicht entspricht, die Erziehung des Arztes dem Wesen des Arzttums besser anzupassen. Gehen wir aus von dem heute verbreiteten Begriff der Gesundheit. Gesundheit wird darin ausdrücklich praktisch gleichgesetzt mit normaler Funktion. Das hat aber ebenfalls eine insgeheim verhängnisvolle Bedeutung für die Welt der Arbeit, der Wirtschaft und des Staates gehabt. In Beziehung auf diese bedeutet nämlich dann Gesundheit soviel wie *Verwertbarkeit für beliebige Zwecke*. In Begriffen wie Arbeitsfähigkeit, Erwerbsfähigkeit, Dienstfähigkeit kommt diese Indifferenz gegenüber dem Menschen, der da als gesund bezeichnet ist, deutlich zum Ausdruck. In diesem Augenblick wird das ärztliche Urteil »gesund« gleichbedeutend mit verwertbar für beliebige Zwecke, welche außerhalb der Medizin durchgesetzt werden. Die Mitwirkung des Arztes an der Bestimmung des Menschen unter Menschen ist damit ausgeschlossen, ja, er wird sogar, ohne es zu wollen, zum Helfer bei der Erreichung von Zwecken, welche dem Arzttum nicht nur fremd, sondern zuwiderlaufend sein können. Fassen wir zusammen, so werden wir sagen: das Wesen der Therapie ist nicht Herstellung der Gesundheit gleich Verwertbarkeit für beliebige Zwecke, sondern das Wesen der Therapie ist Ermöglichung der Bestimmung des Menschen unter Menschen. Auch nach der ärztlichen Idee dieser Bestimmung.

Mit diesen Überlegungen sind wir nun bei der sozialen Struktur der ärztlichen Handlung angelangt. Ich sagte schon, daß das Individualisieren nicht genügt, weil das Wesen des Menschen nur als Mensch unter Menschen Realität hat, also eine soziale Struktur hat. Der Gegenstand der Medizin ist durchaus ein Mehrheitsbegriff: Geschwisterschaft, Ehe, Familie, Gruppe, Gesellschaft, Volk. Es ist nicht unbedenklich, wenn man, wie so oft, gleich vom Dienst an der Menschheit spricht und damit jene greifbaren und realeren Mehrheitsbildungen überspringt. Erwägen wir also, ob die soziale Form der Praxis in unserem Lande (also besonders das Kassenarzttum) eine bestmögliche Anpassung an das Wesen des Arzttums darstellt. Ihnen brauche ich nun nicht mit meiner Stimme zu bezeugen, daß man dies kaum sagen kann. Wie bei der Ausbildung, so sind wir hier ebenfalls nicht in der Lage, die Form der Sozialversicherung ärztlich gutzuheißen. Seit dem Entstehen der modernen Sozialversicherung sehen wir zwar viele Verbesserungen, die wir aus sozialpolitischen und menschlichen Gründen rühmen dürfen. Ich sehe aber nicht, daß diese Verbesserungen entscheidend von der ärztlichen Idee aus bestimmt und geformt worden sind. Von der ärztlichen Idee aus gerade sind erhebliche Einwendungen unberücksichtigt geblieben. Erlauben Sie nur wenige von zahlreichen Punkten zu streifen.

Bereits das Versicherungsprinzip selbst ist zweifellos ein politisch-ökonomischer und nicht ein ärztlicher Gedanke gewesen. Durch die Versicherung nämlich entsteht ein Rechtsanspruch, welcher durch Krankheit erworben wird. Unvermeidlich bekommt so das Kranksein den Wert eines Rechtsanspruches auf die Beschaffung bestimmter, und zwar vor allem materieller Güter. Es ist klar, daß dies nicht unbedingt zur Korrumpierung in der Psyche des Kranken, etwa zum Krankseinwollen, führen muß. Aber ebenso klar ist, daß diese Gefahr heraufbeschworen wird. Besser als das Versicherungsprinzip wäre ein solches, welches weniger auf einen Rechtsanspruch als vielmehr auf ein Bedürfnis aufgebaut wäre. Selbstverständlich würde die Schwierigkeit der praktischen Durchführung voll zu würdigen sein; ich kann aber nicht einsehen, warum die Versicherungsbürokratie selbst sich diesen ärztlichen Einwand nicht zu eigen machen sollte. – Ein anderes Beispiel ist die prozentuale Einschätzung der Erwerbsfähigkeit in den Unfall- und Rentenversicherungen. Die Messung einer Gesundheit nach Prozenten wird seit Jahrzehnten von jedem Arzt als ein Unding erkannt. Ich kann nur sagen, daß ich selbst seit dreißig Jahren empört bin, daß keine ernstliche Anstrengung gemacht wird, dieses Unding zu korrigieren, um so mehr, seitdem das letzte Wehrmacht-Fürsorge- und Versorgungsgesetz bewiesen hat, daß eine solche Korrektur möglich ist. Es handelt sich hier überhaupt darum, und das wäre ein dritter Punkt, statt Geld soziale Therapie zu leisten. Der so überwiegend monetarische Aufbau der Sozialversicherungen und die Vernachlässigung von Beschaffung geeigneter Arbeit, Umschulung, qualitativer statt quantitativer Beurteilung der gesundheitlich Geschädigten haben bewirkt, daß die Betroffenen gezwungen sind, sich Hilfe auf anderem Wege zu suchen. Eine Erstarrung in den Grundlinien der Sozialversicherung ist unverkennbar und nicht im Sinne von deren eigentlicher Aufgabe, die doch eine therapeutische und nicht eine sozialpolitische ist.

Als vierten Punkt möchte ich wenigstens streifen das große Problem der Einheitlichkeit der Versicherungen. Auch hier vermissen wir einen kräftigen Einfluß des ärztlichen Gedankens, wie er nicht nur aus dem Wesen des Arzttums, sondern aus dem Wesen der Krankheit selbst hervorspringt. Der Mensch, sein Kranksein, sein Leiden, seine dadurch oft unabänderliche Einschränkung ist oft nicht heilbar. Da der Mensch nicht teilbar ist, ist es auch nicht gut für ihn, wenn er, je nach den Normen des Versicherungsträgers, davon abhängt, durch welche Ursachen sein Anspruch auf Hilfe entstanden ist, Krankheit, Unfall oder Krieg. Es kommt nicht auf die Ursachen, sondern auf deren Folgen für ihn an. Aus vielen Gründen muß man daher als Arzt Sympathie haben für den Gedanken einer unitarischen Versicherung. Der Unitarismus darf aber nicht den Sinn haben, daß die fundamentalen Unterschiede im Leben des Arbeiters, Bauern, Angestellten, Kaufmanns, Beamten usw. unberücksichtigt bleiben. Stadt und Land, Volksstamm und Landschaften sind so verschieden, daß die größten Fehler und unnötige Verluste entstehen würden, wollte man die beruflichen und regionalen Verschiedenheiten nicht berücksichtigen. Ärztliche Gesichtspunkte also sind es, welche in jeder weiteren Beratung über Unitarismus und Pluralismus in der Sozialversicherung gehört werden müssen.

Zwei Dinge sind es, welche also vom Wesen des Arzttums aus gesagt werden müssen, wenn wir unsere Stimme erheben für die bessere Anpassung unserer Einrichtungen. Beide gehen darauf aus, daß das Kranksein eine Weise des Menschseins ist. Das eine ist, daß die wissenschaftliche Pathologie und Klinik und damit der Unterricht sich anstrengen muß, in der Krankheit selbst die menschliche Gefahr und den Weg zur menschlichen Bestimmung wieder wahrzunehmen, das Subjekt im Objekt anzuerkennen. Und das heißt zur Zeit, der Psyche und Psychotherapie ihren Platz zu geben. Das andere ist, daß die ärztliche Handlung auch in der Form des Dienstes in der Sozialversicherung mitwirken müsse am Schutze der Menschlichkeit, gezwungen durch die Idee der Krankheit selbst. Der gesunde Mensch ist nicht ein Fertigprodukt, zu beliebiger Verwendung ablieferbar. Noch besitzen wir nicht die Habeas-

Corpus-Akte, welche den Arzt ermächtigt, selbst am Schutze der Menschlichkeit mitzuwirken, und zwar als Arzt.
Meine sehr verehrten Herren Kollegen! Ich bin kein junger Mann mehr. Wenn die Medizin nicht dazu da ist, Menschen für beliebige Zwecke gebrauchsfertig zu machen, wenn sie vielmehr ein Teil von jener Kraft sein soll, welche den Menschen zu seiner Bestimmung unter Menschen hinführt – dann kann uns die heutige Medizin nicht unbesehen gefallen. Das Schonendste, was man von ihr sagen kann, ist, daß sie selbst Krankheitszeichen zeigt. Ich bin aber nicht jung genug, um mir Illusionen zu machen über eine augenblickliche und schnelle Therapie der Wissenschaft (die ich gar nicht für so unantastbar halte), oder der Menschen, oder des Instituts der Sozialversicherung. Zwang, uniformierte Gleichheit, Materialismus, das sind Elemente in der Sozialversicherung, die vom Wesen des Arzttums und vom Wesen der Krankheit aus nicht in sie hineingehören.
Aber es gibt noch einen Gesichtspunkt, der uns nicht auf den Blick ins unerreichbare Endlose verweist, sondern zu rüstiger Tätigkeit ermuntern kann. Er betrifft die sogenannte ärztliche Ethik selbst. Man hört so oft, »die Wissenschaft« schreite immer fort und sei schon recht, wie sie ist, denn sie wandle sich ja fortwährend; aber der Fehler sei, wenn man von den ewigen, immergleichen Normen der Sittlichkeit abweiche, und das sei eben leider jetzt wieder geschehen. Man beruft sich dann auf den Ewigkeitswert des hippokratischen Eides u. dgl. Ich bin ganz anderer Meinung. Auch Sitten und Sittlichkeit sind historische Phänomene und müssen sich also wandeln. Es ist doch gar kein Zweifel, daß das soziale und politische Problem heute gänzlich anders liegt als in der hohen Antike und auch anders als vor 100, 50, 10, ja sogar als vor 3 Jahren. Und hier gibt es etwas zu tun, zu erforschen und zu ändern. Lassen Sie mich nur *einen* Gedanken herausgreifen, der das zeigt. Ich vermisse in den früheren ärztlichen Sitten und Systemen durchaus die Lösung des Problems der *Gegenseitigkeit*. Sie sind hier zusammengekommen, um Sozalversicherung, Psychotherapie, Bekämpfung der Seuchen zu erörtern. Vergessen wir nicht, daß es für diese Aufgaben eine brauchbare ärztliche Ethik noch gar nicht gibt. Wenn der Wert zweier Menschen verglichen werden soll, und man diesen Vergleich nur *biologisch* anstellt in der Medizin, dann verfehlt die Medizin ihr Ziel, ja sie schädigt uns alle. Denken wir also daran, daß die Politik heute die Aufgabe zu lösen hat: Nicht,

»wer wen«, wie sie das früher machtpolitisch ausdrückte, sondern ich, du, wir. *Was* wertvoll ist, *wer* wertvoll ist, das soll im Sinne der Gegenseitigkeit gefunden werden. Es ist auch nicht wahr, es ist ein unwahrer Idealismus, daß der Arzt sich für den Kranken opfern solle; er kann es nicht und er tut es auch nicht. Auch er, der Arzt, muß bestehen. Aber der Kranke auch, und die Krankheit ist nur auch eine Weise seines Menschseins – kein Naturvorgang.

Zur Frage der »christlichen« Medizin

Heidelberg, im September 1947

Lieber Herr Knorr!

Sie stellen die Frage: »Gibt es eine christliche Medizin?« Indem ich mich anschicke, Ihnen zu antworten, muß ich zuerst die Beweglichkeit meiner Gliedmaßen probieren, um zu spüren, auf welche Art ich mit einem solchen Thema eigentlich umgehen kann und bis zu welchem Ziele mich fortzubewegen ich überhaupt hoffen kann. Denn ich habe eine unüberwindliche Abneigung dagegen, mich anderen und mir selbst als Christ vorzustellen, so als ob man wüßte, wer das ist, und was das ist; und die oft zu hörende Wendung: »vom christlichen Standpunkt aus« bekundet eine Sicherheit und ein Selbstvertrauen, dessen ich mich nicht rühmen mag. Ebensowenig aber scheint es mir zulässig, so zu reden, als wüßte jemand, was »die Medizin« ist, so als ob da ein Ding wäre, über dessen Beschaffenheit sich alle einig wären. Mit so biegsamen und wandelbaren Begriffen also läßt sich nicht umgehen, wie der Handwerker mit seinen festen Werkzeugen umgeht, ⟨*und meine von Ihnen erbetene Äußerung wird deshalb mehr einer Suchbewegung*⟩ als einem Hammerschlag ähneln.

Sie knüpfen an die Diskussion in Bad Boll über »Kirche und Öffentlichkeit« an. Es war klar, daß in dieser Versammlung von Forschern und Gelehrten, von Naturwissenschaft und Medizin im Verhältnis zu Theologie, Geschichte, Jurisprudenz und Philosophie zu wenig gesprochen wurde. So setzte sich eine Stimmung durch, in der man sich auf den Universitäten oft befindet und die etwa bedeutet, daß es sich bei Kirche und Religion um ein geisteswissenschaftliches Problem handle, an dem die Naturwissenschaft und Medizin wenig oder nur indirekten Anteil hätten.

Abgesehen davon, daß über Bad Boll doch immer noch etwas von der Atmosphäre von Blumhardt liegt, ist die Art dieser Veranstaltung doch auch nicht von der Tatsache abgelöst zu denken, daß Jesus in Galiläa Kranke geheilt hat. Ich weiß nicht, womit er früher hervortrat, mit der Krankenheilung oder mit der Predigt; auch nicht, ob das eine oder das andere im Volke die stärkere oder die frühere Wirkung hatte. Aber die Heilungen wegzulassen wäre nicht angängig. Und besonders wichtig will mir scheinen, daß man sich diese Heilungen nicht alle als Wunder vorstellt. Es sind deren genug berichtet, die nicht nur den Jüngern, sondern auch modernen Ärzten oft genug gelingen können. Die Bemühungen, einen Teil dieser Fälle als Heilung von Hysterie aufzuklären, sind doch gar nicht so vergeblich. Wenn man also meint, daß es sich um natürliche Möglichkeiten und nicht um Wunder gehandelt hat, dann muß man auch zugeben, daß JESUS in einem bestimmten Sinne jedenfalls auch ein Arzt war. Freilich ist es eine sonderbare Verirrung, daß man das Wunder immer als Übernatürliches und Widernatürliches definiert, so als ob die Natur selbst kein Wunder sein könnte. Jedenfalls scheint der Beruf des Heilens von Krankheiten, der den Aposteln noch zugeteilt war, in den folgenden Generationen unter den führenden Personen der Christengemeinden allmählich ausgestorben zu sein. Sonst wären COSMA E DAMIANO nicht so ausdrücklich als christliche Ärzte verehrt worden. Und ich habe mich immer darüber gewundert, daß in der Lehre von der Apostolischen Sukzession man von den Priestern zwar eine gewisse Beherrschung der Theologie, aber keinen Nachweis des Heilenkönnens mehr zu verlangen scheint. Man gerät geradezu auf die verwegene Vermutung, als sei die Heilkraft durch Theologie ersetzt worden. Das Arzttum der ersten Christen ist sozusagen auf der Strecke geblieben.

Mit diesen Bemerkungen möchte ich die Frage einleiten, ob vielleicht durch Einbeziehen von Naturwissenschaft und Medizin die Analyse unserer heutigen geistigen Situation eine andere Wendung bekommen würde. Wenn nämlich die geistige Situation unserer Zeit daran kranken sollte, daß der Geist eben geistig und nicht mehr geistlich verstanden wird, mit anderen Worten, daß der vernünftige Geist nicht die Leib und Seele verwandelnde Kraft des heiligen Geistes besitze – nur dann könnte es ja so sein, daß die Geisteswissenschaft darin gefehlt hat, daß sie die Wirkung auf Leib und Seele an Naturwissenschaft und Medizin abgegeben hat, während das voll und ganz verstandene apostolische Amt ursprünglich auch Heilkraft an Leib und Seele bewiesen hat, so also, daß der Krankenbehandlung ursprünglich bei den Christen ein geistlicher, ein verwandelnder Sinn und Kraft einwohnte; so daß man begriff oder unbewußt voraussetzte, daß die Krankheit eine Weise des verfehlten Menschseins ist (so wie die Bibel selbst den Tod als der Sünde Sold bezeichnet). Das Resultat ist, daß, soviel mir bekannt ist, weder die protestantische noch die katholische Theologie die naturwissenschaftliche Medizin als solche kritisieren, obwohl in

der Praxis oft genug Zusammenstöße vorkommen; etwa, wenn der geistliche Seelsorger den Kranken mit dem Tode vertraut machen möchte, während der Arzt darin einen schwächenden Pessimismus zu erblicken glaubt. Das Evangelium kennt einen solchen Gegensatz meines Wissens nicht.
Es gäbe noch viele Bilder vor unserer Erinnerung, die zeigen, wie getrennt in unserer Zeit die christliche Ansicht von der weltlichen Praxis ist. Wenn jemand, der sich für einen Christen hält, krank ist oder mit einem Kranken zu tun hat, dann sucht er den besten medizinischen Spezialisten auf, gleich ob der für einen Christen gilt oder nicht. Wenn der gut operiert, ist es ganz gleich, ob er das ganze Christentum für einen Schwindel hält.
Der Leser des Testamentes findet eine Erbauung darin, daß auf dem Wege JESU eine solche Menge von Kranken sich anschloß, daß er die Flucht ergreift und in die Einsamkeit entweicht. Er erschrak vor der Entdeckung seiner Heilkraft. Warum findet dieser erbaute Leser es nicht unerbaulich, daß die lange Prozession der Tuberkulösen, Krebskranken, Gelähmten und Leidenden sich in unseren Tagen vor der Klinik vorfahren läßt und nicht vor der Kirche? Es handelt sich hier eben nicht um eine sogenannte geistige oder existenzphilosophische Entscheidung, sondern um einen Kampf auf Leben und Tod. Das ist doch sehr einfach zu verstehen. Diese endlose Kolonne der Schwindsüchtigen, Zuckerkranken, Schwerverletzten und Geisteskranken fährt an der Kirchentür vorbei ins Krankenhaus. Diesmal fällt die akademische Patina vom Bilde ab. Das ist kein geistesgeschichtliches Thema mehr, sondern eine sehr praktische Entscheidung: Wer hilft und wer hilft nicht?
Ich mag diesen sensationellen Gegensatz zwischen dem frommen Leser und dem krank gewordenen Menschen nicht weiter ausspinnen. Wir möchten zu einem Ergebnis kommen: Ist die Adresse an die heutige Medizin falsch, weil sie nichts hilft, oder ist sie richtig, weil es nichts Besseres als sie gibt? Meine Antwort ist, hoffe ich, nicht unklar. Sie lautet: Die heutige Medizin leistet genau das, was jemand von ihr erwartet, wenn er vernünftig ist. Sie ist richtig für den, der von ihr das erwartet, was sie bieten kann und nicht mehr. Und sie ist falsch für den, der etwas sucht, was sie nicht bieten kann. Ob man jemandem etwas, was er gar nicht sucht, als wünschenswert vordemonstrieren kann, ob man ihn also zu etwas erziehen kann, was man selbst wünscht, der andere bisher aber nicht wünscht, das möchte ich im Augenblick unentschieden las-

sen. Die Frage der Erziehbarkeit ist sicher eine Frage der Kirche, nicht des Evangeliums. Meine nächsten Darlegungen gelten der Klärung, warum eigentlich die Medizin unreligiös, unchristlich und über die Kirche weg rein sachlich, warum sie in jedem Sinne autonom geworden ist. Das ist also eine rückblickende historische Frage, aus der wir zu lernen hoffen, was die Medizin ist und was sie statt dessen vielleicht werden sollte.

Überblickt man nun dieses Thema im ganzen, so ist der erste Eindruck, daß ein Individuum nicht imstande sein würde, hier etwas Allgemeingültiges zu behaupten, was für alle anderen vorbildlich sein würde. Es ist aber klar, daß hier nicht jeder Einzelne seinen Weg suchen und finden kann. Es sind die Nöte des spezifisch protestantischen Individualismus, welche einen so starken Trieb zu Tagungen und Vereinigungen hervortreiben und welche wohl auch ihren Anteil daran haben, daß »Kirche und Öffentlichkeit« ein geradezu betontes Thema im evangelischen Kreise wurde. Mit der »Öffentlichkeit« entsteht ja eine Art Zwangslage, sich mit der subjektiven Gewissenserforschung und der erkenntnistheoretischen Nabelbeschauung nicht mehr begnügen zu können. Kaum hat man sich dann diesem Zwange ausgeliefert und das Ziel objektiver, allgemeingültiger Aussagen aufgestellt, so entsteht schon wieder die protestantische Gewissensregung, die daran mahnt, die Wahrheit müsse sich doch nicht auf ein abstraktes Kollektiv (zu dem auch die Kirche dann würde), sondern auf die menschliche Person beziehen. So möchte ich es deuten, daß in dem umfassenden theologischen Referat von THIELICKE (1947) die Frage aufgeworfen wurde, ob die Lehre das allgemeine Sein oder die Person zugrunde legen solle, also ob sie ontologisch oder personalistisch sein müsse; ob sie der Natur der Welt Rechnung zu tragen, also kosmologisch denken, oder ob sie der Einmaligkeit des Menschen in erster Linie, also anthropologisch, verfahren solle. Und mit deutlicher Absetzung von katholischer Lehre entschied sich das Referat gegen die ontologisch-kosmologische und für die personalistisch-anthropologische Ansicht. Diese Alternative nun würde, so scheint mir, noch viel schärfer sich gestellt haben, wenn von Anfang an nicht nur historisch-philosophische, eigentlich geisteswissenschaftliche Daseinsbereiche, sondern naturwissenschaftliche und medizinische, damit auch technische Lebensbezirke im Vordergrunde gestanden hätten. Denn hier hat sich die moderne Zivilisation noch viel bedenkenloser daran gewöhnt, moralische und religiöse Entscheidungen als etwas hier nicht Hergehörendes zu ignorieren und die Autonomie des wissenschaftlichen Verstandes protestlos hinzunehmen. Die Medizin, so meint man, hat sich den natürlichen Gesetzen und den kosmischen Ordnungen zu beugen, und damit wäre für ihren Bereich dann doch der volle Gegensatz und schließlich auch die Unvereinbarkeit mit dem anthropologischen Verfahren protestantischer Theologie festzustellen. Ich erinnere mich eines Nationalsozialisten, der einmal sagte, man könne doch nicht nationalsozialistisch durch ein Mikroskop gucken; genau ebenso könnte ein Theologe sagen, man könne doch nicht christlich durch ein Mikroskop gucken. Damit wären wir hier also wieder beim Dualismus gelandet. Eine solche Schärfe in der Situation ist aber, scheint mir, nötig, um scharf genug über ihre mögliche Überwindung nachzudenken, und die Medizin ist besonders geeignet, dazu zu zwingen. Im übrigen war es eindrucksvoll genug zu hören, wie fast sämtliche anwesenden Juristen anzumelden hatten, daß ein Verzicht auf das Naturrecht in der Jurisprudenz nicht erträglich sein würde. Das weist doch in die gleiche Richtung und regt ganz ebenso die Frage auf, ob denn jene Alternative unüberwindlich ist, ob nicht vielmehr ein Drittes möglich sei.

Übrigens ist THIELICKE's Referat mir auch noch in einem anderen Punkte dankenswert erschienen. Ich habe daraus den Eindruck empfangen, daß seine Theologie eine Autonomie der positivwissenschaftlichen Sachbereiche ganz allgemein in Frage stellt. Hätte diese Theologie die Macht dazu, so würde sie eine Sach-Autonomie geradezu unmöglich machen, und das von der Astronomie bis zur Philologie, von der Medizin bis zur Pädagogik. Darin aber würde sich diese Theologie von zwei Lehren gründlich unterscheiden, welche jetzt großen Einfluß haben, nämlich von der Existenzphilosophie und von der dialektischen Theologie. Da meine weiteren Bemerkungen nun der Frage gelten, ob die Medizin von sich aus und auf ihrem eigenen Boden eine Lehre vom Menschen, also eine medizinische Anthropologie entwickeln, und ob sie dabei die naturwissenschaftliche Autonomie selbst preisgeben, ja zerstören kann, so stelle ich gleich zu Beginn fest, daß sie dabei von Existenzphilosophie und dialektischer Theologie keinen Beistand erwarten darf, denn diese pflegen die Sachautonomie der positiven Wissenschaft nicht anzutasten. Eine Theologie aber, welche schon von sich aus den Autonomismus der Natur- und der

Geschichtserkenntnis anficht, eine solche Theologie würde ein Bundesgenosse sein können, oder wenigstens konvergent auf das gleiche Ziel zugehen.

Die auf engerem Bezirk gestellte Frage – gibt es eine christliche Medizin? – ist mit einem Wort bejaht, wenn man biblisch antwortet: die Krankheit ist ein Fluch. Aber ich habe es schon einleitend gesagt, ein solches biblisches Apriori gefällt mir nicht, es macht die Sache zu leicht. Man schiebt die Lösung der Schwierigkeiten einfach in die Frömmigkeit ab und behandelt sie von der Medizin aus als extraterritorial. Die Medizin geht dann so weiter wie sie eben ist, und man verschiebt alle Gewissensbedenken auf später, auf die religiöse Epikrise. Das kann nicht gut sein. Man beschreibt den Zustand der modernen Medizin ganz richtig, wenn man ihn als an und für sich nicht religiös definierten beschreibt; aber wir hatten uns zu erwägen vorgenommen, ob er seiner Natur nach unberührbar ist. Es ist auch selbstverständlich richtig, daß es dabei eine ärztliche Ethik gibt, die angibt, wie man die Wissenschaft und Technik anwenden soll und wie nicht. Es ist aber bezeichnend, daß man dabei über den Eid des Hippokrates meist nicht hinauskommt, der immerhin von einem Heiden kommt, der unverdächtig ist, mit dem Christentum in Berührung gekommen zu sein. (Ich entsinne mich eines Examenskandidaten, der auf die Frage, wann Hippokrates gelebt hat, zur Antwort gab »entweder vor Christi Geburt oder nach Christi Geburt!« Die Antwort ist so treffend, daß ich ihm in Anerkennung seiner Schlagfertigkeit eine höhere Note gab.) Die heute so genannte ärztliche Ethik enthält nun sicher Elemente, die aus dem Christentum oder der christlichen Kultur stammen. Die Ideen des Roten Kreuzes, der Genfer Konvention, die enge Verbindung von Mission und Krankenpflege (Baseler Mission), der karitative Gedanke, die konfessionellen Krankenhäuser, die Ausbildung von Krankenschwestern in beiden Konfessionen, von Diakonissen und katholischen Ordensschwestern müssen voll gewürdigt werden. Aber ebenso klar ist, daß in dem medizinischen Staatsexamen, in der ärztlichen Bestallung kein Punkt ist, der auf das Christentum auch nur hinwiese. Paracelsus, der formell noch katholisch war, ist der letzte berühmte Arzt, dessen medizinische Lehre als eine christliche bezeichnet werden muß. Seitdem ist die Medizin eine weltliche Wissenschaft geworden.

Nun möchte ich Ihre Aufmerksamkeit darauf lenken, daß die

neuzeitliche Medizin und Naturwissenschaft in der Hauptsache nach der Reformation und größtenteils im protestantischen oder vom Protestantismus beeinflußten Kulturgebiet entstanden ist. Die Deutung dieser Tatsache würde uns zunächst in ein Gestrüpp vorgefaßter Meinungen und tendenziöser Stellungnahmen verwikkeln. Ein Jude würde darauf verweisen, daß in der späten Antike und im Mittelalter jüdische Ärzte eine bevorzugte Geltung hatten, und daß im 19. und 20. Jahrhundert besonders viele jüdische Ärzte und Forscher die Medizin gefördert haben und eine besondere Begabung der Juden für die Medizin anerkannt wurde. Ein Katholik könnte die Entchristlichung des modernen Arztes aus den Folgen der protestantischen Ketzerei herleiten; ein Protestant die Befreiung des wissenschaftlichen Geistes von den Fesseln des ARISTOTELES und der mittelalterlichen Theologie der Reformation zugute schreiben. Ein Kommunist würde urteilen, daß rein wissenschaftliche und praktische wirksame Fortschritte überhaupt nur dort entstehen können, wo die Gottesidee verschwunden und die Religion einflußlos geworden ist. Ich schlage vor, das Gebiet der naturwissenschaftlichen Medizin zunächst gar nicht zu verlassen und vielmehr von ihm aus sich zu fragen, ob diese in sich selbst einen Zug enthält, der zunächst nicht als irreligiös, weltlich, unchristlich imponiert, wohl aber als Entfremdung von der *Natur* sich auswirkt. Die Naturwissenschaft als Entfernung von der Natur – das wäre ein Sachverhalt, der uns fesseln kann, ohne in vorgefaßte Meinungen über die Beziehung von Glauben und Wissen zu geraten.

Ich muß nun acht geben, daß ich in diesem Briefe nicht in eine wissenschaftsgeschichtliche Abhandlung verfalle, in der die Hauptfrage schließlich unterginge. Sie haben mich nicht gefragt, ob ein christlicher Arzt möglich sei, sondern ob ich eine christliche Medizin für möglich halte. Wir werden uns schnell einigen, daß sie in unserer Zeit nicht existiert und daß die Christian Science keine solche ist. Wir werden auch darin übereinstimmen, daß gute Gründe vorliegen, den profanen Charakter der Naturwissenschaft in der Medizin nicht aufzugeben und kurzerhand durch Gebete oder persönliches Charisma zu ersetzen. Schließlich ist es dann nicht ein biblischer Apriorismus oder kirchlich-theologisches Postulat, was uns in Bewegung setzen könnte, diesen Zustand der Medizin ändern zu wollen, sondern eine Kritik an der Medizin von der ärztlichen Erfahrung selbst aus. Uns gefällt vieles in der medizinischen Praxis nicht, und davon gingen auch unsere Jahre zurückreichenden Gespräche aus. So kommt man schließlich zur Frage, woher denn die eigentümliche Kühle und schließlich die Gefährlichkeit einer rein objektiven Betrachtungsweise stamme, in der der Mensch noch als ein Objekt behandelt wird. Und dabei endlich stößt man auf diesen zuletzt geäußerten Verdacht, daß hier eine Naturentfremdung durch die Naturwissenschaft selbst im Spiele sei. Schließlich ist es einfach ein Mangel an menschlicher Wärme, der uns im Verlauf einer langen Sprechstunde und einer klinischen Visite auffällt und unter dem die Kranken zu leiden haben. Es ist nicht unbedingt sicher, daß wir recht tun, die Naturwissenschaft dafür anzuklagen und nicht vielmehr uns selbst. Dann finden wir, daß die Gemütskräfte des Menschen ihre Grenzen haben, daß das mechanische Denken und Handeln in der Ermüdung später nachläßt, widerstandsfähiger ist als das Gefühl, welches schneller erschöpft ist.

Wenn man junge Leute fragt, warum sie den Arztberuf wählten, dann antworten sie meist, sie liebten die Natur. Neuerdings behaupten sie auch, sie wollten leidenden Menschen helfen. Studieren sie dann, so sieht man sie gepackt und begeistert von dem kunstvollen Gebäude, das die Naturforschung errichtet hat. Was sie so bewundern, ist weniger die Natur als Kühnheit, Kunst und Scharfsinn, mit denen dieses Menschenwerk der Wissenschaft erbaut ist. Das eben ist es, was ich Naturentfremdung nenne und was in einer großen Selbstbewunderung des modernen Menschen, in der Selbstbewunderung seiner Wissenschaft sich ausdrückt.

Ich bin nun sicher, daß ein Mediziner an dieser Haltung nur irre wird, wenn irgendwann einmal diese Bewunderung der Wissenschaft für ihn zusammenbricht. Plötzlich oder allmählich verliert er den Halt in diesem Rahmen, die Geborgenheit in diesem Gebäude, und dies ist der Vorgang, durch den aus einem Mediziner ein Arzt wird. Jetzt ist die Verfassung da, in der er ergriffen werden kann vom Kranken, der ihm gegenüber ist. Jetzt begreift er, daß er ergriffen wurde vom Kranken, und daß man nur den richtig behandeln kann, von dem man ergriffen wurde. Es gibt so etwas wie eine Urzeugung des eigentlichen Ärztlichen. Damit, scheint mir, wird die Frage überhaupt zum erstenmale diskutabel, ob dieser Beruf etwas mit Religion zu tun hat.

Ich beeile mich, diesen einem Geburtsakt vergleichbaren Augenblick wieder zu verlassen. Furcht vor Sentimentalität, Einsicht, daß

Solches nicht lehrbar und nicht analysierbar ist, Besorgnis, daß unwahrer Mystizismus uns befallen könnte, mögen diese Fluchtbewegung motivieren. Und es gibt nun auch genug nüchterne und methodische Dinge zu besprechen, welche besprechbar und darstellbar sind und zu unserem Hauptthema beitragen. Wenn wir uns einmal dessen inne wurden, daß ärztlicher Beruf und Religion etwas miteinander zu tun haben *können*, so sind wir im Hauptpunkte hinreichend vorbereitet, ganz direkt zu fragen, wie eine christliche Medizin aussehen würde, wenn es sie einmal gäbe. Es sind zwei Wesenszüge zu nennen, die nicht würden fehlen dürfen: die Liebe und die Auferstehung des Leibes. Das sind zwei Züge des Christentums, die in einer christlichen Medizin erkennbar sein müßten. Wo sie erkennbar sind, da beginnt die Wahrscheinlichkeit, daß Anfänge einer christlichen Medizin möglich sind.

Damit ist alles gesagt, was hier überhaupt zu sagen wäre, und alles weitere kann nur Versuch einer Erläuterung sein. Nachdem Sie mir aber zugemutet haben, etwas in dieser Richtung zu sagen, müssen Sie es in Kauf nehmen, wenn in diesen Erläuterungen ausschließlich etwas von den nicht ausmeßbaren Schwierigkeiten vorkommt, die einer nun einmal so genannten christlichen Medizin im Wege stehen würden. Lassen wir einige Erfahrungen sprechen.

Man hat erstens den Eindruck, daß die einzigen Menschen, die rücksichtslos an Christus glauben, die Geisteskranken sind. Ich kann diesen Satz nicht beweisen, und kann ihn nur so hinstellen, mit der Empfehlung, über ihn nachzudenken.

Zweitens ist mir aufgefallen, daß an Neurose leidende Geistliche oder Theologen oft Träume haben, in denen sie die gröbsten Blasphemien ausdrücken. Zum Beispiel, indem sie auf Moskau schwören, Stalin die Gesichtszüge Christi hat, Hitler als Prinzip des Guten oder der die Welt erlösenden Kraft auftritt. Eine alte Überlieferung, daß der Antichrist dem Christus zum Verwechseln ähnlich ist, daß er mit den Zügen Christi kurz vor der Apokalypse erscheint und von der Welt für Christus gehalten wird und den Weltuntergang dann herbeiführt, drängt sich bei solchen Träumen der Erinnerung auf.

Drittens ist festzustellen, daß der geistig Gesunde seine Krankheit durchgehend nicht im Sinne des Christentums als seine Sünde, als seine Erlösung, als sein eigenes Werk auffaßt, sondern als etwas nicht von ihm Gemachtes, als ichfremden Zufall oder Schicksal, jedenfalls paganistisch oder natürlich. Man kann gegen diese Behauptung zwar einwenden, daß Christen (genauer solche, die sich für Christen halten) und ebenso Nichtchristen (genauer solche, die sich nicht für Christen halten) öfters auch ein Schuldgefühl bei ihrer Krankheit haben. Auch kommen solche Aussagen vor, wie, sie betrachteten ihr Leiden für eine Schickung Gottes oder für die Folge begangener Sünden, oder für das Werk ihrer Feinde (Folge ihres Verdrusses über Nachbar, Ehegatte usw.). Aber diese Klagen, Anklagen oder Selbstvorwürfe haben einen psychologischen Charakter oder sie sind Ergebnis bestimmter intellektueller Einstellungen oder eines Aberglaubens. Die primäre Einstellung zur Krankheit ist trotzdem immer die zu einem Es, Objekt oder zu einer Kausalität, also sachlich nüchtern und fremd. Die geistig gesunden Kranken verhalten sich also genauso wie die wissenschaftliche Medizin.

Der Eindruck von den Geisteskranken, die Aussagen der Träume und der Unglaube im Bewußtsein normaler Kranker befestigen die Gewißheit, daß man im normalen Bewußtsein kein Christ sein kann. Bezeichnend dafür ist auch, daß das normale Bewußtsein für das Göttliche und das Christliche den Begriff des Wunders bildet. Was über aller Vernunft ist, ist nicht in der Vernunft. Das christliche Paradox ist wesentlich, und dazu gehört die Feindesliebe. Eine Medizin der Liebe wäre nicht christlich, wenn sie nicht zuallererst Feindesliebe wäre. Selbstliebe, Nächstenliebe, Gottesliebe, Liebe schlechtweg und in jedem Sinne wären nichts, wäre sie nicht jedesmal Feindesliebe.

Es gibt nun ein Unternehmen der heutigen Medizin, welches an dieser Grenze zum Unvernünftigen operiert: das ist die Behandlung der Krankheiten von der Seele aus. Es wäre ein Wunder, wenn die organischen Krankheiten durch seelische Kraft heilbar wären, wo es geschieht, da ist es ein Wunder. Man kann nicht sagen: In einigen Fällen geschieht dies, in den meisten anderen nicht. Wenn es in einem geschah, dann kann es auch in allen anderen geschehen, wenn die seelische Kraft stark genug ist. Wie es zu gehen pflegt, hat man sich gegen diesen radikalen Bruch mit gewohnten und gesicherten Anschauungen in der Weise zur Wehr gesetzt, daß man sich ein Stück von ihm zurückzog, um dem Neuen ein Stück des eigenen Territoriums zum Aufenthalt anzubieten. Was man dann so nennt, ist die psychosomatische Medizin. Diese soll jetzt eine Abart der exakten Medizin sein und als Bundesgenosse begrüßt werden. Das ist Täuschung. Die psychische Behandlung einer Organkrankheit ist in jedem Falle voller Okkultismus, und legalisierter Okkultismus ist immer noch Okkultismus.

Unsere Seele schreckt zurück vor solchen Schritten, und der Krankheit gegenüber befällt uns das Gefühl der Ohnmacht, da wir unsere Kräfte dem Anfordern seelischer Heilungen nicht gewachsen fühlen. Erwartungen werden erweckt, denen wir nicht genug tun zu können sicher sind. Auf das erste Erschrecken folgt Rückzug, um Zeit zu gewinnen; folgt die Besinnung, daß hier mehr ein Gedanke als eine Tat, ein Tasten, keine Methode vorliegen. Das ist nun wirklich ein Ausweg. In dem Versuche, neue Methoden auszubilden, werden wir gewahr, daß Erkenntnisse, Forschungen, Kritik und Einfälle nötig und nützlich sind. In theoretischen Dingen zeigt sich, daß wir unsere Grundlagen zu verändern im Begriffe sind.

Darüber noch einige Worte. Eine Grundlagenveränderung vollzieht sich in breiter Front und auf vielen Gebieten der Einzelwissenschaften. Welcher Teil davon ist für unser Hauptthema der wichtigste? Dieses: daß die Krankheit eine Weise des Menschseins ist, daß diese Weise ein Werden zur Bestimmung des Menschen ist, daß unser Leben einen Grund hat, der nie Gegenstand werden kann – weder im Erkennen noch im Tun. Was wir so Leben nennen, ist aber dasselbe, was die Physiologie Funktionen nennt, was aber nicht so ist, wie es die Physiologie darstellt. Es ist in der Physiologie ein Irrtum, den es zu korrigieren gilt – daran werden wir noch lange arbeiten müssen. – Hier schließt die Grundlagenveränderung der Naturwissenschaft an.

Mithin: der Körper ist nicht das, was er dem naturwissenschaftlichen Zeitalter schien; er ist etwas anderes, und wir müssen es zu erforschen suchen. Diese Forschung, dieser Fortschritt geschieht autochthon in der klinischen, der biologischen, der psychophysischen Untersuchung. Er beruht nicht auf Anleihen bei Metaphysik und nicht auf Einflüssen einer Theologie. Dagegen bekommt man häufig den Eindruck, daß eine Konvergenz zwischen dieser Entwicklungsrichtung der Medizin und der der Theologie erfolgt; diese Konvergenz ist nicht im Bewußtsein und von Absichten gelenkt; sie stellt sich heraus. Die biographische Betrachtungsform der Medizin und die Eschatologie in der Theologie sind ein Beipiel solchen Zusammenlaufens zweier Richtungen auf einen fernen Zielpunkt hin. Das Weltbild und das Bild der Heilsgeschichte

werden dann vergleichbarer, ähnlicher, schließlich vielleicht übereinstimmend. Der Aufgang im Untergang ist dann eine gemeinsame Form natürlicher und heilsgeschichtlicher Darstellung.
Hier wird nun Zeit sein, abzubrechen.

Mit herzlichen Grüßen
Ihr
Viktor Weizsäcker

Der Begriff sittlicher Wissenschaft

Meine Damen und Herren, Sie alle wissen, warum ich den Begriff sittlicher Wissenschaft als Thema gewählt habe. Aus Naturwissenschaft folgt Technik, aus Technik kommen Maschinen, Maschinen werden zum Töten und Quälen mißbraucht, schließlich steht der Zauberlehrling da und weiß nicht, *wann* das Böse überhaupt angefangen hat. War diese Wissenschaft nur böse angewendet, oder war sie von Anfang an böse? – Aber in der Geisteswissenschaft ist es nicht anders. Die Theologie schulte HEGEL, HEGELS Schüler war Karl MARX, sein Schüler LENIN, und LENINS Schüler bekämpfen die Theologie. – Oder: ROUSSEAUS Schüler war ROBESPIERRE, von der Französischen Revolution stammen die Liberalen, von den Liberalen die Kapitalisten, von den Kapitalisten kommen die Ausbeuter und das Goldene Kalb des Geldes, vom Geld die Fabrikation der teuren, der besten und siegreichen Waffen. Aus dem Guten stammt das Böse, aber auch aus dem Bösen das Gute. Die Motoren befördern die Bomben und die Lebensmittel, und die Logik begründet das Denken des Mörders und des Quäkers.

Eines ist also gewiß: es gibt explosive Wissenschaft; und eines ist wahrscheinlich: jede Wissenschaft kann Explosivstoff enthalten. Wenn wir unser Thema jetzt anfassen, werden wir uns eines vornehmen: wir wollen uns *nicht* zu denen stellen, von denen die Schrift sagt: eritis sicut Deus scientes bonum et malum. Dies Wort will als ein ironisches gelesen werden: ihr werdet so sein, *als ob* ihr das Gute und das Böse wüßtet, aber darum seid ihr noch immer keine Götter. Wir wollen uns nicht zu denen halten, »die es schon immer gewußt haben.« – Und ferner dürfen wir nicht vergessen: es gibt solche, die gerade jetzt reden können, aber auch solche, die schweigen müssen. Es ist nun nicht so, daß die Redenden darum die Guten und die Schweigenden die Schlechten sein müßten. Die Kraft des Schweigens ist wahrscheinlich die stärkere, und wenn ich rede, so habe ich mich dieser Kraft begeben. – Endlich: wir werden versuchen, nicht nur zu kritisieren, sondern etwas Positives zu sagen, wollen das Risiko eines praktischen Vorschlages auf uns nehmen, und in diesem Augenblick wird Reden auch wieder so viel wie Handeln. Daß aus Worten Taten werden, daß schon Gedanken insgeheim Handlungen sind, daß Denken ein Probehandeln ist, das haben wir ja bereits gehört, wenn wir von explosiver Wissenschaft sprachen.

Gehen wir mit so löblichen Vorsätzen an unsere Aufgabe heran, dann bleibt doch ungewiß, ob es so etwas wie sittliche Wissenschaft überhaupt geben kann. Der Begriff sittlicher Wissenschaft kann uns wie der eines hölzernen Eisens vorkommen. Und als Akademiker neigen viele sicher zu folgender Meinung: was eigentlich »sittlich« ist, könne niemand beweisen, jeder könne da etwas anderes sagen; aber Wissenschaft sei nichts Beliebiges, sie sei streng, objektiv, sogar zwingend und unfrei. Ist das richtig?
Sicher entsteht da ein Konflikt; wenn wir zwar sittlich frei, wissenschaftlich aber unfrei sind, wie soll da ein wissenschaftlicher Mensch bestehen? Wohl doch nur dann, wenn das Sittliche und die Wissenschaft verschmelzen, und jetzt erscheint sittliche Wissenschaft wirklich als ein gutes Thema. Es ist auch dringend. Nachdem EINSTEIN im Jahre 1939 einen Brief an Präsident ROOSEVELT geschrieben hat, in dem er ihn dringend bittet, die Atomkernforschung aufzunehmen, damit Hitler nicht die Welt erobere, geschah dies. *Reine* Wissenschaft erweist sich als explosiv. Nach diesen Erfahrungen ist den Völkern ein Schreck in die Glieder gefahren. Alfred WEBER (1946) hat kürzlich vorgeschlagen, daß gewisse Forschungen künftig nur unter Kontrolle fortgesetzt werden sollen, die Kontrolle solle Macht haben, den Forschern zu sagen: bis hierhin und nicht weiter. Der Vorschlag ist begründet, aber ich halte ihn aus verschiedenen Gründen nicht für durchführbar, für nicht wirksam. Ich glaube, daß er aus der Stimmung stammt, welche dem Mißerfolg des Baruch-Planes, der Nichteinigung in der UNO folgen mußte. Ein amerikanischer Publizist ging noch weiter; er soll gesagt haben, es gebe nur noch zwei Möglichkeiten: entweder die Wissenschaftler umzubringen oder die Menschen so zu erziehen, daß sie die Wissenschaft nicht mißbrauchen. Also müsse man die Menschen erziehen. Wird aber der Erfolg der Erziehung noch rechtzeitig kommen?
Wir stellen fest, daß furchtbare, durch nichts zu entschuldigende Untaten geschahen. Um sie künftig zu vermeiden, müßte man die Ursachen wissen. Betrachten wir einige der Erklärungen, die wir gehört haben. Da ist zunächst die Erklärung, die *Moral* sei gesunken und sinke immer weiter. Richtig, aber warum ist sie gesunken? Davon wissen wir schon zu wenig. Es gibt eine Feststellung, die nicht falsch ist. Wenn der wirtschaftliche Wohlstand sinkt, dann sinkt auch die Moral. Also müßte man jedenfalls den Wohlstand heben. Aber es ist uns nicht wohl dabei, daß die Moral nur vom

Wohlstand abhängen soll. Eigentlich stamme sie aus der Religion. Und so hörten wir auch, die Menschen seien von der *Religion* abgefallen, der *Kirche* untreu geworden. Richtig, aber warum? Es ist doch ein theologischer Unsinn, die Untreue und den Abfall samt ihren Folgen von der Untreue und dem Abfall abzuleiten; denn die Religion »erklärt« nicht etwas; sie verkündet, sie bindet, hilft, rettet, warnt und erlöst. Wenn jemand die Religion verläßt, dann hat er keine, und man kann mit demselben Rechte sagen: die Religion hat ihn verlassen. Wir wollen nicht Symptome beschreiben, sondern die Gründe von Symptomen erklärt wissen.
Eine weitere Deutung ist dann profan: die *Vernunft* der Menschen sei ohnmächtig geworden, die Unvernunft habe Übermacht bekommen. Das Irrationale, die vernunftlosen Mächte, die Triebe, das Unbewußte seien immer stärker geworden; wir haben es von Ortega y Gasset (1935), von Huizinga (1935) gehört. Die Massen seien mit diesen Kräften der Unvernunft in die Geschichte eingetreten. Weder Ranke noch Marx haben damit gerechnet. Und Le Bon (1895) zeigt die Massenpsychologie vor allem von ihrer schlechten Seite. Ich glaube, nicht mit Recht.
Das alles kann eine zutreffende Beschreibung sein, aber warum ist es dann so; warum? Wie wenig hier die bloß richtige Beschreibung hilft, möchte ich durch eine psychologische Erfahrung belegen. Man könnte denken, daß ein Mensch, durch das Bild der furchtbaren Folgen sinkender Moral, verlassener Religion, siegreicher Unvernunft abgeschreckt, sich zum Guten wende. Diese Aufklärung würde als Drohung wirken. Aber die psychologische Erfahrung lehrt, daß gerade die Drohung nicht nur abschreckt, sondern auch reizt, und dies gerade in den wichtigsten Fällen. Die Drohung ist in der Kindererziehung eins der schlechtesten Mittel. Auch der Erwachsene reagiert auffallend wenig auf Drohung, er wendet sich ab, glaubt nicht recht, vergißt, und er hat einen Dämon in sich. Der Dämon befiehlt ihm, das Gefährliche zu wagen, das Risiko der Sicherheit vorzuziehen. Das Böse ist dann auch anziehender als das Gute, das Glücksspiel unterhaltender als die langweilige Voraussicht.
Es wird jetzt an der Zeit sein, von allgemeiner Psychologie zu dem konkreten Beispiel zurückzukehren, zur Gefahr der explosiven Wissenschaft. Statt der Gründe, die außerhalb der Wissenschaft vorliegen mögen, soll in ihrer eigenen Beschaffenheit nach einem Grunde für ihre destruktive Möglichkeit gesucht werden. Denn

was außer ihr, um sie herum liegt, hat uns im Augenblick nichts gebracht, was einleuchtet und so greifbar wäre, daß wir hoffen dürften, mit einem Griff die Wurzel des Übels zu fassen. Außerdem könnte sein, daß wir in der Wissenschaft selbst nur dasselbe Verhängnisvolle antreffen, welches auch außer ihr, in der Politik, in der Moral, im Menschen dieselbe destruktive Wirkung hat. Also statt Gründe außerhalb kritisieren wir die Wissenschaft selbst. Wir verweigern uns der Behauptung, die Wissenschaft wäre schon recht, wenn die Menschen sie nur löblich anwenden wollten.

Die erste Kritik möchte ich da gleich als Behauptung aussprechen: die Wissenschaft ist keine Idee, ist nicht ideal. GOETHE (1907) hat einmal geschrieben, er verstehe nicht, wie die Menschen von liberalen Ideen sprechen und sich mit bloßen Wortschällen hinhalten mögen. Die Idee solle tüchtig und kräftig auch zum Zerstören sein, aber nicht liberal. Eine unschädliche Wissenschaft, so fügen wir hinzu, müßte aber liberal sein, nicht ideal, keine Idee. Eine Wissenschaft müßte auf Begriffen, nicht auf Ideen beruhen. Der Begriff einer sittlichen Wissenschaft, von dem hier die Rede sein soll, ist also durchaus problematisch, und im üblichen Sprachgebrauch halten wir die Wissenschaft nicht für sittlich und nicht für unsittlich, sondern für objektiv. Die objektive Wissenschaft wäre dann sittlich-neutral. Eben darum können sich in den wissenschaftlichen Betrieb gute und schlechte Dinge einschleichen; wir müssen aber gleich den Argwohn haben, daß eben dieses Einschleichen seine Gründe, nämlich in der Wissenschaft selbst seine Gründe haben könnte. Dann wäre eine solche Wissenschaft, in die sich das Böse einschleichen kann, eben schon nicht mehr in Ordnung gewesen, und im wissenschaftlichen Betriebe gibt es sicher sowohl Tugenden wie Untugenden.

Da bemerken wir sogleich gewisse Tugenden, die wir *Betriebstugenden* nennen können und die wir am wissenschaftlichen Arbeiter schätzen. Da ist sein unermüdlicher *Fleiß*. Ich kannte einen Physiker, der zu spät zu seiner eigenen Hochzeit kam, weil er ein Experiment nicht fertig hatte. Ein echter Gelehrter läßt sich nicht von fremden Interessen leiten. Das Ehepaar CURIE opferte den letzten Sou für seine Entdeckung des Radium und ertrug bittere Armut; und ⟨*Lavoisier*⟩ endete auf der Guillotine, weil er, um Geld für seine Sauerstoffversuche zu bekommen, das verhaßte Amt eines Steuereinziehers übernommen hatte. Die Uninteressiertheit des Forschers ist also nicht immer leicht zu erkennen. Während

sich aber eine Beeinflussung durch materielle Vorteile leichter entdecken läßt, ist die Verschlingung seiner geistigen Motive ungleich schwerer zu entwirren. Mit dem ihm eigenen theoretischen Radikalismus hat Max WEBER (1917/18) seinerzeit die wertfreie Wissenschaft gefordert und damit die Objektivität KANTS gesteigert und den Begriff der objektiven Wahrheit über die Logik hinaus auf die Werte des Guten, Schönen, Individuellen, Subjektiven ausgedehnt. Wissenschaftliche Wahrheit wäre also wertfrei zu denken; aber es ist offenkundig, daß Wissenschaft damit unmöglich oder mindestens immer tragisch würde. Es gibt eine Menge vorzüglicher Beispiele und Kundgaben, um zu beweisen, daß große Forscher diesen Anspruch nicht erhoben, eigentlich abgelehnt haben. LEIBNIZ' (1710) optimales Prinzip ist eines, welches mathematisch, physikalisch, philosophisch und religiös begründet ist und besagt, daß die wirkliche Welt als die *beste* gedacht werden *muß*, weil das Unvollkommene auch das Unmögliche ist. Es sind nur Abschwächungen, die aber dasselbe besagen, wenn man später wie z. B. Ernst MACH (1882, 1883) die Einfachheit, die Ökonomie der Wissenschaft als ihre höchste Instanz heraushob.
Simplex signum veri ist ein Satz, der formalistisch klingt, aber eine ästhetische Kategorie repräsentiert, (die als ästhetische sich sowohl an die logische wie die sinnliche wie die ethische anlehnt). Man sieht, daß die Betriebstugenden sich doch sehr leicht und verführerisch an Ideale anlehnen lassen, was dann dazu führt, daß der wissenschaftliche Arbeiter seine oft sehr unvollkommene Person mit solchen Idealen identifiziert. Aber der Begriff der wertfreien Wissenschaft ist nicht nur zu einseitig, er ist nach meiner Überzeugung falsch, und ich kann mich dafür auf das Optimalprinzip LEIBNIZ', auf das ästhetische Prinzip, von dem noch die Rede sein soll, berufen.
Eine Ernüchterung tritt dann ein, wenn wir den Tugenden die *Verkümmerungen* gegenüberstellen, welche diese Tugenden ebensooft begleiten und in ausgesprochene Untugenden übergehen. Ein gewöhnlicher Fall ist die mit dem Fleiß gekoppelte Verarmung, ja Zerstörung der *Phantasie*. Die schöpferische Phantasie wird dann mit der schweifenden und der kritiklosen Phantasie zusammengeworfen und alle zusammen unter Anklage gestellt, als unwissenschaftliche Haltung verbannt. In der gelehrten Pedanterie verschwindet dann auch der männliche Wagemut, und so entsteht auch eine charakteristische *Gefühlskälte* des wissenschaftlichen

Betriebs, die man in der Sprache der Pathologie als Frigidität bezeichnen kann. Das alles könnte man versuchen als nur in bestimmten Personen entstandene, als individuelle und psychologische Entartung zu deuten und mit der Formel abzutun: »Aber das braucht doch gar nicht zu sein«. Wie aber kommt es dann, daß die Physik ein Weltbild schließlich geschaffen hat, in dem Gott, Seele und Mensch ihrem Begriff nach nicht mehr vorkommen dürfen, daß man den Anthropomorphismus ausdrücklich als eine Verunreinigung der wissenschaftlichen Vorstellungen bezeichnet hat? Die Entgottung, Entseelung und Entmenschung der naturwissenschaftlichen Weltbilder ist doch mehr als ein individualpsychologischer Vorgang, sie gehören zum Begriffe dieses Weltbildes und helfen es konstituieren. Ein pathetischer Protest des gläubigen oder gefühlvollen Außenstehenden erreicht die innere Konsequenz der Naturwissenschaft erfahrungsgemäß nicht. Daß sie etwa böse sei, diese Behauptung kann nichts an ihrer Richtigkeit ändern. Eher fühlt sie sich noch beunruhigt, wenn jemand sagt, sie sei nicht böse und schuldig, sondern krank; nämlich etwa so, daß die exakte und rein verstandesmäßige Haltung das Ergebnis einer Zwangsneurose sei, die aus einer pathogenen Verdrängung des Eros habe hervorgehen müssen.

Alle diese Erwägungen führen nun aber dazu, daß wir den Begriff der *Objektivität* offenbar einer sehr sorgfältigen Untersuchung unterziehen müssen. Die Untersuchung soll nicht nur sorgfältig, sondern auch frei geschehen; das heißt, wir wollen dies Postulat der Objektivität nicht als selbstverständlich hinnehmen, sondern einer Anfechtung, sei es Korrektur, sei es Überwindung, aussetzen. Wir wollen als möglich annehmen, daß die Objektivität ein falscher Begriff oder eine unrichtige Definition der Wissenschaft ist. Sie wissen, daß in den letzten 150 Jahren man sich das Postulat der Objektivität für die Wissenschaft am meisten aus der Philosophie KANTS holen zu dürfen geglaubt hat, und insofern ist das nun Folgende kein »zurück zu Kant«, sondern ein Antikantianismus. Wir unterwerfen uns jedenfalls nicht dem Aberglauben, Wissenschaft sei in jedem Falle unanfechtbar, *sei* Tugend, und es genüge, daß sie nur von tugendhaften Menschen angewendet werde. Nicht nur, weil wir skeptisch sind, daß es gelingen könne, diese tugendhaften Menschen hervorzubringen, bis zu ihrer Bereitstellung aber die Wissenschaft anzubinden; sondern weil der Satz »Wissenschaft ist Tugend« selbst unter Beweis gestellt werden soll.

Die berühmteste Formel, welche Tugend und Wissen in Verbindung bringt, lautet ganz anders: »Tugend ist Wissen«. Dieser dem Sokrates zugeschriebene Satz lautet gerade umgekehrt. Sehen wir zu, ob sich aus der sokratisch-platonischen Lehre etwas gewinnen läßt für die uns peinigende Frage: was geht eigentlich vor sich, wenn jemand ein wissenschaftliches Experiment macht, wodurch andere in Stand gesetzt werden, abscheuliche, vernichtende Handlungen zu tun? Eines sieht man auf den ersten Blick: diese Art der Mitwirkung, Mitverantwortung und Mitschuld hat Platon als Problem anerkannt und nicht mit der Phrase erledigt, daß die Verantwortung nicht beim wissenschaftlichen Forscher, sondern ausschließlich beim *Anwender* liege. Im Gorgias z. B. wird, zwar von der Rhetorik, bewiesen, daß sie, wenn recht erlernt, auch nicht Unrecht tun könne, sondern nur Rechtes; aber was für die Rhetorik stimmt, gilt dort ausdrücklich auch für Baufach, Musik, Heilkunde, Rechtskunde u. s. f. Nach Platon also muß die Wissenschaft oder Kunst schon in sich selbst das Gute enthalten und verwirklichen, nicht aber darauf warten, daß man von anderswoher sich ein nun hinzukommendes sittliches Prinzip hole, um die an sich angeblich reine Wissenschaft nun gut oder böse anzuwenden. Man sieht, daß hier Wissen und Anwenden, Wissenschaft und Ethik gar nicht getrennt sind. Wer etwas denkt, der handelt auch bereits, und wer etwas anwendet, der kann es nur demgemäß anwenden, wie das Wissen ist, gut wenn gut, böse wenn böse. Wenn also die Anwendung des Explosivstoffes böse ist, dann war es auch die Erfindung schon und umgekehrt. Dann konnte also Nobel seine Erfindung des Dynamits, *wenn* sie böse war, auch dadurch nicht reinwaschen, daß er den Friedenspreis stiftete, und nicht anders verhält es sich mit der Atomphysik usw.
Übergehen wir hier die selbstverständlichen Einsprüche, die sich einstellen, wie den, daß die großen Forscher doch meistens nicht nur anständige, sondern ungewöhnlich vornehme und edle Menschen sind, oder den, daß der Industriearbeiter und der Soldat doch nur in Ausübung ihrer Pflicht an den zuletzt destruktiven Aktionen beteiligt sind. Wir wollen vielmehr wissen, von wannen eigentlich der Protest gegen die behauptete ursprüngliche Identität von Wissen und Tugend stammt. Denn jetzt hieß es ja nicht nur Tugend sei Wissen, sondern auch Wissen sei Tugend, und platonisch wäre es zu sagen, daß das Gute eine ältere, umfassendere Idee ist als das Wahre; was wahr ist, das ist *nicht auch* gut, sondern es *ist*

das Gute: das Wahre ist wie das Schöne nur eine Seinsweise des Guten selbst.
Warum sträubt sich der Wissenschaftler gegen seine Mitverantwortung an der späteren Anwendung, warum der Anwender gegen seine Mitverantwortung an der Wissenschaft? Arbeitsteilung ist doch unvermeidlich, es muß Forscher, aber auch Techniker, es muß Politiker, aber auch Fachleute geben. Daß aber in der Arbeitsteilung bereits der Anfang eines Übels liege, das hat Karl Marx (1844) erkannt, und er hat sie als die Wurzel einer Selbstentfremdung des Menschen verstanden. Hier begegnet Marx also Platon. Der Gedanke, daß die Arbeitsteilung etwas mit dem Verhängnis, das hier vorliegt, zu tun habe, scheint höchst wichtig, weil, wie wir auch sehen werden, die Arbeitsteilung etwas mit einer Spaltung des Bewußtseins zu tun hat, diese aber mit einer Desintegration des Menschen selbst, mit dem, was Marx die Selbstentfremdung nennt. Aber die Arbeitsteilung ist ein Faktum, an dem wir durch mehr oder weniger geistreiche Betrachtung und durch sentimentale Klagen nichts ändern werden.
Wir sind jetzt so weit, daß wir auf der Suche nach einer Erklärung eines Verhängnisses etwas gefunden haben. Ein Mensch A findet in reiner Wissenschaft eine Neuigkeit, diese ist aber so beschaffen, daß sie in den Händen eines Menschen B furchtbar böse Folgen hat. A kann nicht wissen, was bei B daraus wird. Das ist das Verhängnis. Das Bewußtsein A ist ein ganz anderes als das Bewußtsein B, und die Spaltung ist eine Getrenntheit zweier Bewußtseine. Statt einer philosophischen Analyse, die abstrakt ausfallen würde, suchen wir die anschaulichere der historischen Erinnerung. Sie liegt besonders klar in der Epoche, in der die moderne Wissenschaft sich von der mittelalterlichen eben ablöst, und das wäre, als ein Beispiel, Leibniz. Leibniz hat in sich selbst die zweiseitige Stellung der Vernunft, die uns interessiert: rückgewandt zu der göttlichen, besten und schönsten Ordnung der geschaffenen Natur und vorwärts gewandt zu der sich selbst erhaltenden, gesetzmäßigen und gott-, seele- und menschlosen der Physik, sucht er und vermag er beide zu vereinigen. Aber in den folgenden drei Jahrhunderten sehen wir die Spaltung unaufhaltsam fortschreiten bis zu diesen Weltgegensätzen, von denen heute jede geistige, politische und moralische Kleinigkeit berührt ist. So kommt es, daß die Versuche zur Einheit jetzt überall den Charakter einer Reaktion auf das Übel der Spaltung bekommen. Ein Beispiel, das verdient,

einer gewissen Vergessenheit entrissen zu werden, ist Friedrich SCHILLER, der unbeschreiblich unter dem Untergang der Einheit des Menschlichen gelitten hat. In seinen Briefen »Über die ästhetische Erziehung des Menschen« (1795) finden wir den Satz: »der Weg zu der Gottheit ... ist ihm aufgetan in den Sinnen«. Die Kunst allein hielt er noch für vermögend, die Kluft zu schließen und dem Menschen seinen Weg zu seiner Vollendung zu zeigen – nicht die Wissenschaft; und so auch der andere Satz: »es gibt keinen anderen Weg, den sinnlichen Menschen vernünftig zu machen, als daß man denselben zuvor ästhetisch macht«. Auch diese überraschende, gewöhnlich auf den Einfluß KANTS auf SCHILLER zurückgeführte antispiritualistische Wendung (die »Kritik der reinen Vernunft« (1781) beginnt ja wirklich mit der Transzendentalen Ästhetik) versteht man doch besser, wenn man sich erinnert, daß die Wissenschaft der Neuzeit im 17. Jahrhundert anhebt mit einer Rehabilitierung der *sinnlichen* Erfahrung. Beobachtung der Himmelskörper, Experimentieren mit schiefer Ebene, fallenden Gewichten, Messen von Zeiten und Längen, das alles hieß doch, der Aussage der Sinne wieder einen Rang in der Wahrheit geben, der über der Aussage der bloßen Gedanken steht. Daß solche Wissenschaft also überlegene Wahrheit bringe, das war dann nicht nur ein sittliches, sondern auch ein sinnliches Prinzip.

Unser Zeitalter der klassischen Literatur begreift die Wissenschaft als einen Teil der *Bildung*, sieht in der Wissenschaft also keinen möglichen Teil der Empörung und Inhumanität. Das wird dann anders, wenn die Wissenschaft sich den Fesseln humaner Bildung entwindet, wie eine steuerlose Maschine fortrollt, die Technik gebiert und gleichsam der letzte Gott des sonst gottlosen Zeitalters wird. Und nun ändert sich auch der Umgang mit dem Menschen. So geht der Weg von der Rehabilitierung der Sinne zur Spaltung des Bewußtseins, und von dieser zur Trennung der Wissenschaft von der Bildung der Humanität.

In diesem Augenblick gerät der Begriff sittlicher Wissenschaft in Gefahr, denn die leuchtende Fackel der Sinnlichkeit hatte sowohl der neuzeitlichen Wissenschaft wie der klassischen Bildung den Weg gezeigt. Als aber beide sich trennten, entstand für die Humanität ein Unglück. Das ist die Spaltung des Bewußtseins.

Die Träger der reinen Wissenschaft stehen aber den praktischen Anwendungen keineswegs mehr gleichgültig oder gar feindselig gegenüber. Wenn AMPÈRE's und FARADAY's elektrische Entdekkung zu besserer Beleuchtung der Straßen und Schreibtische, zu Dynamomaschine und Elektromotor führt, der Lebensstandard und die Wohlfahrt sich heben, so haben sie etwas Gutes geschaffen. Wenn sie aber zu Vernichtungswaffen und Verkehrsunfällen führen, dann waren es die Anwender, die möglicherweise auch zu Gaskammern weitergingen. Die Objektivität reiner Forschung hat sich zwar aus der Partnerschaft der humanen Bildung gelöst, aber in dem sozialen Nutzen der Zivilisation einen neuen Partner, eine Art von Ersatz gefunden; die Objektivität hat sich gleichsam wieder verheiratet.

Um diesen Übergang noch besser zu beleuchten, kann man bestimmte Phänomene des bürgerlichen Zeitalters heranziehen, und ich wähle dafür bestimmte Sprachgebräuche. Da hören wir Ausdrücke wie »ewige Wahrheiten«, »ewiger Wandel der Geschichte«, »ewige Gesetze« usw. Hier wird offenbar mit dem Worte »ewig« Schindluder getrieben. Es ist das eine sentimental-pathetische Sprechweise von lediglich nützlichen und empirisch bewährten Dingen, so als ob mit diesen bereits die letzte Bestimmung des Menschen erreicht wäre, aber unter Überspringen des *Gerichtes*, der apokalyptischen Abrechnung, welche Diesseits und Jenseits, Zeitliches und Ewiges trennt. In solcher Sprechweise drückt sich ein unaufrichtiges Verhalten zu den letzten Dingen, eine Art verlogener Eschatologie aus. Der Triumph des Wissens über den Glauben ist dadurch nicht mehr zu bemänteln.

Aber es sollte doch nicht eine historisch ungerechte Überheblichkeit unserer geprüften Gegenwart gegenüber jenem sogenannten bürgerlichen Zeitalter betätigt werden. Dies wäre nicht nur unhistorisch, sondern auch eine schlechte Einsicht in das *Wesen eines Verhängnisses*. Knüpfen wir also lieber wieder an jene notorische Spaltung des Bewußtseins in Wissen und Glauben an, bei der der Glaube in die Defensive gedrängt wurde.

Der verhängnisvolle Charakter dieser Spaltung ist aber doch einer gewissen Analyse fähig, braucht nicht als unauflösliche Gegebenheit hingenommen zu werden. Ich weiß, daß diese Ansicht nicht allgemein geteilt wird, und daß gute Köpfe unter uns bis heute die Geschichte als tragischen Prozeß, die Kultur als eine tragische Anstrengung, den Menschen als Tragödie definieren. Daß aber die Politiker und die Pädagogen im Grunde niemals aus dem tragischen Weltbilde die Folgerung ziehen, daß sie alle so tun, als ob sich eben doch eine Kleinigkeit verändern, der Zustand ein wenig verbessern ließe, daß wir alle von morgens bis abends ebenso handeln – das entwertet das tragische Weltbild praktisch doch. Und wir haben im Alltag mit den Politikern und Pädagogen dies gemeinsam, daß wir, von bestimmten Höhepunkten abgesehen, uns um die sinnliche Verbesserung unseres Zustandes emsiger bemühen als um seine sittliche Hebung. Und die Staatsmänner, die von der Hebung des Lebensstandards sprechen, wagen schon gar nicht von ihren Völkern eine höhere Sittlichkeit zu fordern, ohne ihnen zugleich eine bessere Sinnlichkeit (d. h. Wohlfahrt usw.) zu verheißen. Sie fühlen wohl richtig, daß das bloße Fordern eigentlich ein Nehmen ohne ein Geben wäre. Ob aber mit bequemerer Sinnlichkeit auch eine bessere Sittlichkeit käme, das eben bleibt fragwürdig, und die Geschichte des Sozialismus hat gerade diesen Einwand immer zu hören bekommen: er behandelte die materielle Wohlfahrt als das prius, einen sittlicheren Zustand als posterius, der automatisch folge. Aber das Umgekehrte ist genauso fragwürdig, nämlich daß dem geistigen Menschen auch die sinnliche Vollendung wie von selbst zufalle; ich erinnere nochmals an SCHILLER. So ist der Vorwurf des Materialismus immer ein Vorwurf gegen den Sozialismus geblieben, und so kommt es dann, daß das Wort Materialismus heute in der einen Welthälfte ein hohes Lob, in der andern einen Tadel bedeutet.

In diesem Dilemma soll uns also die Analyse des Verhängnisses einen Dienst erweisen. Unsere Kritik hat als erstes behauptet, unsere Wissenschaft sei nicht ideal, sie sei keine Idee. Als zweites sagen wir jetzt, sie sei auch nicht tragisch, keine Tragödie. Es gibt da ein Verhängnis; aber unsere Wissenschaft, so kann man sagen, erhebt sich gar nicht zum Rang einer Tragik, und sie täte besser daran, das Verhängnis zu analysieren, statt es hinzunehmen und sich tragizistisch zu gebärden. Wie sieht nun unser Problem aber aus? Unser erster Schritt hat bereits etwas ergeben: das Verhängnis besteht in einer Spaltung der Vernunft. Wissen und Glauben, natürliches Weltbild und göttliche Ordnung sind auf getrennten Wegen gegangen, und zwar mit Hilfe einer Bewußtseinsspaltung und damit einer arbeitsteiligen Selbstentfremdung. Das könnte ein Ausweg, eine wohltätige Unterscheidung und Einteilung sein, und soviel ich verstehen kann, hat das 18. Jahrhundert die Teilung der Gewalten, etwa in MONTESQUIEU (1748), zu einer Klarheit gebracht und als große Befreiung genießen dürfen. Es mag sein, daß sie eigentlich das Geschenk der Reformation, besonders der lutherischen war. Aber die Geschichte des 20. Jahrhunderts hat dann an den Tag gebracht, daß die Spaltung des Bewußtseins und der Bewußtseine ein Danaergeschenk war und eine böse Folge hatte. Gehen wir ohne Umschweife auf den Kernpunkt zu und tun damit einen weiteren Schritt unserer Analyse: es entstand die *unbewußte Schuld*, der Tatbestand der *unbewußten* Schuld.

Wir haben sie hier von Anfang an beschrieben. Es ist nicht nötig, es noch einmal zu wiederholen. Jetzt aber kündet sich die neue Lage an; angesichts des Unheils steht der Kläger auf und spricht zum Forscher: schuldig. Und der Angeklagte erwidert ihm: unschuldig. Der Angeklagte hat nur dem Zwange seiner Wahrheit gehorcht; der Kläger aber erwidert ihm, er sei verantwortlich gewesen. Aber weder Strafe noch Freispruch können entdecken, wie es sich denn nun eigentlich verhalten habe, und sie können es nicht entdecken, weil beide nicht wissen, was sie mit unbewußter Schuld anfangen sollen. Die Folgen sind klar; der sich schuldlos Wissende versteht seine Strafe als Justizmord, der verurteilende Richter behält nur seine Macht in der Hand, die niemals das Recht erschaffen kann. Der Rest ist die Tragödie, welche dann als persönliches Schicksal nur noch individuell, subjektiv verarbeitet wird. An diesem Punkte steht, das versuche ich hier klarzumachen, jetzt die Wissenschaft, ganz gleich, ob ihre einzelnen Vertreter diese Lage einsehen mögen oder nicht.

Wir haben aber noch keinen Schritt vorwärts getan, wenn wir die unbewußte Schuld nicht ganz genau untersuchen, und wir nannten sie schon wiederholt einen Tatbestand, nicht eine nun einmal verhängte Tragödie. Wenn sie ein Tatbestand ist, dann hat der Richter die Pflicht, ihn aufzuklären. Dazu gehört viel mehr, als wir so schnell leisten können, und wir wählen zwei Zusammenhänge aus, um etwas zur Aufklärung beizutragen. Der eine liegt im Problem der angewandten Wissenschaft, der andere in der Gemeinschaft bildenden Funktion der Wissenschaft.

Was begibt sich bei der *Anwendung der Wissenschaft?* Wenn sich jemand – wie ich glaube, unrichtig – vorgestellt hat, daß die Wissenschaft »an sich« rein sei, nur die Anwendung eventuell unrein würde, dann ist an dieser Stelle offenbar der Sündenfall zu lokalisieren. Auch hier soll nur eine Seite der Sache herausgegriffen werden, das Beispiel des Begriffes *Funktion*. Der Begriff stammt wohl aus der Mathematik und wird dann das Darstellungsmittel der theoretischen Physik. Beobachtete Bewegungen werden auf

Kräfte zurückgeführt und in Funktionssymbolen dargestellt. Die Physiologie nennt dann ihre Vorgänge ebenfalls Funktionen, zum Beispiel Reflexe. Wenn ich dann den Begriff des Reflexes bei einem Nerven- oder Kreislaufkranken anwende, so brauche ich ihn nicht mehr als Darstellungs*symbol*, sondern *realistisch* als Vorstellung, die etwas Wirkliches beschreibt. Jetzt gibt es für mich Reflexvorgänge, und in diesem Augenblick wird aus dem Nervensystem ein Apparat, eine Reflexmaschine. Jetzt ist der Materialismus der Medizin bereits fertig. Im Umgang mit dem Kranken ist aus dem Menschen die Maschine geworden. Man sieht jetzt, daß in der Anwendung aus Gesetzes-Symbolen Wirklichkeits-Vorstellungen wurden; was in der Theorie idealistisch war, ist in der Praxis positivistisch geworden. Der Sündenfall der Anwendung besteht darin, daß aus Gesetzen Bilder gemacht wurden, die in der Praxis wirksam werden. Diese Umwandlung ist das Verhängnis, denn unter der Hand hilft sie dazu, daß nun im Umgang mit einem Menschen dieser als ein materielles Objekt behandelt wird. »Unter der Hand«, das heißt, unbewußt geschah es, daß ich, indem ich aus einem »nur« Erkennenden ein Handelnder wurde, nun mit dem Menschen wie mit einem Objekt umgehe. Zuerst haben wir, er und ich, gesprochen, gefühlt, sind uns wie ich und du begegnet; jetzt ist aus ihm ein Objekt, ein Es geworden und (dies sei beiläufig gesagt) habe auch ich mich in ein Es, ein Objekt verwandelt. Das ist dann die Sachlichkeit des zum Mediziner gewordenen Arztes. Wenn es nun ein böses Verhalten ist, einen Menschen, auch einen Kranken, als Objekt zu behandeln, dann ist hier eine wahrhaftige Schuld entstanden, und zwar auf unbewußtem Wege. Das Verhängnis der unbewußten Schuld ist hier durchsichtig geworden.

Der ganze Vorgang ist aber keineswegs nur in der Medizin von dieser Art. Er spielt sich bei jeder anderen Praxis oder Technik in gleicher Weise ab. Er geschieht aber doch nicht in dem Maße unbewußt, daß nicht eine Warnung, irgendein Mißbehagen ins Bewußtsein dränge, und wir wollen nun auch ein Beispiel solcher Warnung betrachten. Die Warnung führt dazu, daß man einen Ausweg, eine Korrektur, eine Wiedergutmachung sucht. Das, was hier offenbar in Gefahr geraten ist, das ist die zwischen-menschliche Beziehung, die Menschlichkeit in Begegnung und Umgang. In diesem (mehr gefühlten als gedachten) kritischen Moment bietet sich das Programm der sozialen Beziehung an: der Umgang mit Menschen, die Objekt zu werden drohen, müsse ein sozialer sein.

Es ist die geschichtliche Epoche des Sozialismus aufgetaucht. Da stellt sich dann sogleich die Frage ein, ob die Objektivität in der Wissenschaft etwas ist, was Gemeinschaft stiftet.
Die Objektivität stiftet ohne allen Zweifel Gemeinsamkeiten; die Frage ist, ob sie dadurch Gemeinschaft erzeugt oder, wenn nicht, wenigstens ermöglicht. Das Experiment hat so zu sein, daß jeder es nachmachen und bestätigen kann. Die Logik gilt in jedem denkenden Geiste gleich. Die objektiven Erkenntnisse sind immer und überall richtig. Das Messen, die Maße, Gewichte, Uhren und Landkarten sind allgemeingültig, denn sie beruhen auf Naturgesetzen, die allgemein gültig sind. Das Geld, die Valuta, die Sprachen und die Schriften sind zwar verschieden, aber übertragbar und übersetzbar, und dies beweist, daß ein absoluter Beziehungspunkt, eine objektive Norm existiert, ohne welche die Übersetzungen, Vergleichungen nicht möglich wären. Es sind fortgesetzte Tendenzen wirksam, welche das Regionale, Nationale zu überbrücken suchen und das überall Gleiche zur Geltung bringen wollen; und sie würden keinen Erfolg haben, wenn nichts Einheitliches da wäre, worauf diese Tendenzen konvergieren. Der Austausch der Güter, der Handel verläßt sich auf die Möglichkeit der einheitlichen Norm, und Verkehr und Handel gelten als wirksame Beförderer der Verständigung und des kulturellen Austauschs. Die Wissenschaften enthalten soviel Objektives, daß sie sich dadurch als Träger der Völkerverbindung rühmen dürfen. Was von der Wissenschaft gilt, nimmt auch die Kunst für sich in Anspruch, und der Sport will nicht vergessen werden. Ihr Wettstreit ist immer wieder international, und wer von der Objektivitätstheorie der Wissenschaft herkommt, wird in allen diesen Betätigungen die Objektivität als das verstehen wollen, was noch weit jenseits der Wissenschaft auch die Gemeinschaft begründe.
Trotzdem gibt es Kriege. Warum? Wenn die Objektivität Gemeinschaft stiftete, warum zerreißt sie dann? Ich erinnere mich an einen Streit zweier Dörfer um eine Bachregulierung, welche nach der Meinung der einen Gemeinde ihren Äckern das Wasser entzog, nach Meinung der andern nicht. Der Landrat bestellte einen Sachverständigen, der bewies, die Regulierung sei nicht schuld. Sein Beweis war streng objektiv. Aber nach seinen Ausführungen sagte der Bauernvertreter: Sie also sagen, es mache nichts aus; wir aber sind der Ansicht, es sei doch so. Der Prozeß ging jetzt erst recht an. In allen politischen oder ähnlichen Streiten ist die Objektivität

eine Waffe *beider* Parteien, aber eben Waffe, nicht *Friedens*mittel, sondern *Kampf*mittel. Der Kampf ist viel älter als die Objektivität, und er ist auch stärker. Die Objektivität ist aber nicht nur schwächer, sie ist auch charakterloser, nach LUTHERS (1546, 1566) grimmigem Ausdruck eine Hure. Ihre Schwäche ist, daß sie zur Stärkung beider Parteien verfügbar ist.
Der Sozialismus war sicher eine Bewegung, die nach Name und Geist der Gemeinschaft dienen wollte, gedient hat und noch dient. Er wurde dann auch immer wissenschaftlicher, objektiver. Aber eines seiner ersten Produkte war die allgemeine Wehrpflicht, und sein Wunsch, den Nationalismus zu überwinden, ist bis heute nicht erfüllt worden. Und wer will übersehen, daß im Zeitalter der sozialistischen Bewegungen, also seit 150 Jahren, die Kriege immer größer und furchtbarer wurden, indem sie schließlich total wurden? Und das im gleichen Zeitraum, in dem die Wissenschaft, und zwar die objektive, immer mächtiger wurde und der letzte Gott zu werden schien?
Das alles sind freilich nur Zusammenstellungen, die keine kausale Beweiskraft haben. Man kann verschiedene, also keine Schlüsse daraus ziehen. Aber gewiß bleibt, daß die Behauptung, die objektive Wissenschaft habe fraglos gemeinschaftsbildende Bedeutung, falsch sein muß. Eine Unklarheit bleibt bestehen und eine Unaufrichtigkeit, wenn Objektivität sich unbedingt als etwas zweifelsfrei Friedliches, selbst und an sich schon Gutes vorstellen will. Etwas, was erst in der Anwendung gut oder böse wird, ist selbst nicht an sich gut; es muß seine moralische Qualität von anderswo holen, sie erborgen. Die Objektivität ist daher kalt, nicht warm, und wieder ist sie unfähig, den Begriff der sittlichen Wissenschaft zu konstituieren. Ihrer Frigidität fehlt also doch die Liebe. Es gibt aber noch einen Ausweg, den wir zu erwägen bisher zu schüchtern waren. Er lautet: die Objektivität genügt nicht nur nicht, sie ist *falsch*.
Meine Damen und Herren, unser ganzes Unternehmen wäre als gescheitert zu betrachten, wenn es sich als ein Versuch herausstellte, widerwärtige Verhältnisse durch irgendeinen schlauen Einfall, Trick, Kniff, Kunstgriff oder sogenannte neue Gedanken zu verbessern. Das gehörte nicht nur nicht vor ein Forum Academicum, es bewiese auch ein volles Mißverständnis der Zusammenhänge. Wir versuchen hier nicht, wie man so sagt, im Großen zu bauen; und der Mut zu anstößigen Behauptungen interessiert uns hier nicht. Die Skepsis und die Unentschlossenheit kann einen

größeren Mut erfordern als das allzu freie Wort und die allzu kühne Tat. Wenn ich vorschlage, die Objektivität als falsch in Erwägung zu ziehen, dann handelt es sich um eine geistige Situation, die bereits vorliegt und durch die nur heller beleuchtet werden will, was wir noch nicht genug sehen. Und was nun zu betrachten sein wird, das sind Anzeichen einer Veränderung des wissenschaftlichen Verhaltens der Menschen, wenn Sie wollen, auch des wissenschaftlichen Weltbildes. Die Beispiele entnehmen wir der Physik, der Biologie und der Medizin; Bereichen, deren Wahl nur auf meinen persönlichen Beschränkungen beruht; denn Geschichte, Philologie oder Staatskunde dürften eigentlich nicht fehlen. In jedem Falle also suchen wir die Forschung auf ihrem eigenen Gebiete auf und suchen den Begriff sittlicher Wissenschaft nicht von außen, sondern von innen zu bestimmen. Es scheint mir, daß die weitaus wichtigsten Veränderungen aus der inneren Notwendigkeit der Wissenschaft selbst entstanden sind. Nicht extraterritorial, sondern territorial suchen wir Ansätze eines Wandels auf.

Dabei tut sich die *Physik*, namentlich die theoretisch genannte, am meisten hervor durch eine philosophische Konsequenz und Schärfe des Denkens, wogegen Biologie und Medizin als geradezu denkschwach erscheinen und ihr Verdienst mehr in einer Freiheit anschaulicher Vorstellungen liegt. Die Physik nun, bestrebt, ihre Grundbegriffe unablässig zu kontrollieren, scheint mir zu einer Selbsteinschränkung ihres Unternehmens gelangt zu sein, welche den älteren Begriff der Objektivität aufhebt. Es sind vielleicht eher Merkmale als die Sache selbst, die ich hier nenne. Das erste ist, daß ein Naturgesetz nur soweit als wahr gilt, als sein Geltungsbereich reicht. Der bereits gerügte Ausdruck »ewige Gesetze« verliert damit die Prädikate »immer und überall«. Der beschränkte Geltungsbereich wird in den Gesetzesbegriff hineingenommen und nimmt diesem seinen Absolutheitsanspruch. Das Beispiel ist etwa der eingeschränkte Geltungsbereich der klassischen Mechanik für große Dimensionen gegenüber der sogenannten Mikrophysik des Atoms. Das zweite hängt damit zusammen: die Ablehnung von Sätzen, die empirisch nicht entscheidbar sind. Wenn also ein Satz nicht durch sinnliche Beobachtungen prüfbar ist, dann gilt er als sinnlos und *darum* auch nicht als richtig. Hier sieht man, daß die Rehabilitierung der Sinnlichkeit im modernen Denken mit erneuter Kraft festgehalten wird: das Prinzip des Empirismus. Hiermit wiederum verknüpft ist das Dritte und am meisten populär Gewordene: die Einführung des Beobachters in die Physik. Dieses Problem verträgt vielleicht am wenigsten eine solche kursorische Behandlung. Begnügen wir uns damit zu sagen, daß hier anerkannt wird, daß jedes als wahr Anerkannte davon abhängt, wie sich der Beobachter dazu stellt, ob er z. B. den Ort eines Vorgangs oder seine Energie beobachtet hat und daß beides nicht gleichzeitig für den gleichen Vorgang möglich ist. Wie diese Einführung des Subjektes in die physikalische Erkenntnis auch näher aufgefaßt werden möge – hier liegt jedenfalls die auffallendste Veränderung des Begriffes der Objektivität vor; denn dieses Subjekt ist nicht das transzendentale KANTS, sondern eines, welches in das Faktum »dieser Mensch« hineinläuft. Ich weiß nicht, ob der Physiker recht hat, welcher mir einmal sagte, die Physik sei durch diese Selbsteinschränkungen bescheidener geworden. Jedenfalls dient sie jener Meisterschaft, welche sich eben durch Beschränkung verstärkt, nicht schwächt. Uns betrifft hier und muß betroffen machen die Zerstörung jener Objektivität, welche nicht nur, wie KANT, auf eine übersinnliche Geltung verzichtet, aber an einem transzendentalen Ich festhält, sondern auch dem Ich eine Beweglichkeit zubilligt, die in jedem Einzelakt der Erkenntnis wiederkehrt, so daß es nicht mehr auf die allgemeine Objektivität, sondern auf die jeweilige Begegnung von Subjekt und Objekt ankommt. Wir können das als eine *Gegenseitigkeit* bezeichnen und erblicken in ihr die nächste Aufgabe.

Die *Biologie* alsdann, schwächer im Denken, aber stärker in der Anschauung der Formen und Gestalten, hat keinen geringeren, vielleicht sogar einen später einmal als wirksamer anerkannten Anteil an der Zerstörung der alten naturwissenschaftlichen Objektivität. Vielleicht darf man den grandiosen Mißerfolg in dem Unternehmen, das Leben physikalisch und chemisch zu begreifen, wenigstens als ein Symptom der Lage auffassen. Unablässig verfolgt uns in biologischen und physiologischen Abhandlungen die Schlußbemerkung, daß die Erklärung natürlich nicht ausreiche und entweder weitere Untersuchungen oder ein Unbekanntes anzunehmen nötig mache. Diese Betonung der Unzulänglichkeit enthält aber mehr als – die gebührende Bescheidenheit, auch anderes als ein Ignorabimus. Sie hält die Biologie auch gar nicht im Fortschreiten auf. Sondern in der Biologie behauptet sich ein Vorrang der Anschauung vor dem logischen Denken und damit eine ganz andere Umgangsweise des Menschen mit der Natur: der Mensch will hier dann mehr schauen als wissen, verhält sich ästhetischer und auf eine Art, die schonender mit dem Gegenstande umgeht, hingebender und bewahrender verfährt. Hier bekommen wir etwas zu spüren von einer Einstellung, die auch eine sittliche Bedeutung haben kann. Der Verzicht auf eine Maschinentheorie des Lebens, aber ebenso der auf eine Maschinentheorie – beides kann der Anfang besserer Umgangsformen mit dem Lebewesen sein. Aber erst ein Vertrag auf Gegenseitigkeit würde das Prinzip von Herr und Knecht auch aus der Biologie entfernen. Ein Bakterienkrieg würde freilich ziemlich das Gegenteil sein.

Wenn wir uns endlich der *Medizin* zuwenden, wie sie heute ist, so sehen wir: bewahrendes Verhalten und objektivierendes Auflösen und Zerstören ringen hier noch aufregender miteinander. Der Mensch scheint hier unserem Ich doch näher zu stehen, unserer Sorge anvertraut, unserer Verantwortung gefährlicher übergeben. Ich meine nun, der wissenschaftlich hochstehende und gute Arzt sei doch ein merkwürdiges Dokument des gesuchten Begriffes sittlicher Wissenschaft; doch nur der *Möglichkeit* nach. Wenn wir Ansätze zur langsamen Umbildung der Grundlagen und bildhaften Vorstellungen suchen, dann finden wir sie auch hier. Die Einführung des Subjektes in die Pathologie, die Beachtung der Psyche, die Entstehung sozialer Begriffe sind solche sichtbaren Anzeichen in der Heilkunde, daß wir nun auch ohne die gebührende genaue Schilderung zur zusammenfassenden Bestandsaufnahme dessen übergehen können, was man vielleicht als Entzauberung des Objektivismus bezeichnen kann.

Dabei vergessen wir den Satz nicht, der geeignet ist, alle akademische Leidenschaft zu entzünden durch seine Paradoxie; er lautete: die Objektivität ist falsch. Sonderbar, daß wir, die wir in der Wissenschaft, die kritisch ist, unablässig sagen, »nein, das ist nicht, wie es scheint«, die wir also die halbe Arbeit mit der Veränderung und Widerlegung des von einem anderen für objektiv richtig Gehaltenen zubringen, daß wir selben Leute dieselbe Objektivität, mit der wir fortgesetzt Objektivitäten vernichten, doch so zu verteidigen den Mut behalten, als wäre sie der *letzte* Anker, der *letzte* Gott. Die Objektivität eines andern, die Objektivität von gestern müssen wir allezeit als Irrtum oder Nachlässigkeit zu opfern bereit sein – um der Objektivität willen. Immerfort gilt es, einzureißen, um aufzubauen. Gerade darin liegt seltsamerweise die

Gediegenheit der Wissenschaft, die also offenbar nie die Objektivität selbst ist, sondern eine zur Selbstzerstörung fähige Objektivität, also auch eine sich selbst nicht trauende Objektivität. Dahinter muß etwas bis jetzt nicht Beachtetes stecken.

Jene Entzauberung des Objektivismus bedeutet bis jetzt nur, daß er ein fließendes Element sei; mehr eine Verbindlichkeit als eine positive Wahrheit; mehr eine Methode als eine Erkenntnis. Jetzt aber wollen wir ohne Umweg zum Grund dieser Gebrechlichkeit in der Zeit vordringen. Wie erfolgt denn nun der Wandel in der Zeit, und was bestimmt das, was nur jeweilig objektiv richtig, auf die Dauer gesehen aber objektiv falsch, also falsche Objektivität ist?

Meine Damen und Herren, es gibt Herausforderungen, die man annimmt. Hier liegt ein wirkliches Verhängnis vor uns. Wir näherten uns ihm auf jede Weise. Das erste war, daß die Wissenschaft explosiv ist. Das beunruhigt jetzt alle Gemüter. Es beginnt, auch Gemeingut zu werden, daß nicht nur Atome so sind, sondern auch Ideologien. Wir sehen um uns und haben in uns destruktive Ideologien, und sie stammen aus den Geisteswissenschaften. Dann war darauf zu verzichten, die Wissenschaft sei Idee, ihr Ergebnis sei ideal. Denn wenn sie Böses aus sich entläßt, dann war sie entweder nicht gut, oder sie wurde nicht angewendet. In der Anwendung liegt auch das Verhängnis, daß aus Funktionen Bilder werden, und in der Objektivität üben wir uns, das nur als Objekt zu nehmen, was doch ein Subjekt ist, lebt und Seele hat. So wird die Objektivität nicht nur ungenügend, sondern Fälschung. Die Gegenseitigkeit im Umgang geht zu Grunde. Schließlich ist die Objektivität nur ein mit Sicherheit sich selbst aufhebendes Instrument, aber ein unvermeidliches, denn sie allein gewährt die Gediegenheit – also ein volles Dilemma und wieder ein Verhängnis. Das allen diesen Verhängnissen Gemeinsame ist aber, daß es sich unbewußt vollzieht und daß wir es darum immer zu spät wahrnehmen. Der historische Mensch ist ein Zu-spät-Mensch. Bewußt *sein* heißt, zu spät *kommen*. Ich sagte, es gibt Herausforderungen, die man annimmt. Wir nehmen das Verhängnis also an. Das Verhängnis aber ist unbewußte Schuld. Die nehmen wir an. Und wir nennen das nicht Schicksal, sondern Schuld. Ist das nun wieder ein Schuldbekenntnis? Nein, das ist kein Bekenntnis, sondern eine Erkenntnis, die in der höchst eigenartigen Lage ist, daß sie immer zu spät kommt, immer auf Unbewußtes zielt; eine Schuld, die nie strafbar ist, nie bekennbar ist, der der Ankläger, der Angeklagte und der Richter in gleicher Weise unterliegen. Das ist es, was wir nicht Schicksal, sondern Verhängnis nennen, das auch, was wir intraterritorial in der Wissenschaft entdeckt haben.

Schneiden wir jetzt gleich eine Fluchtbewegung ab, die das Unheil nur vergrößern würde. Unsere Bequemlichkeit, auch unsere Sicherheit flüstert uns zu: die Objektivität ist wenigstens etwas Solides, Reinliches, Übersehbares – halten wir uns an diese. Jene Schuld aber ist, so wurde ja gesagt, im Unbewußten, ist unentrinnbar – lassen wir sie also auf sich beruhen. Die bewußte Objektivität muß und kann man auch ernst nehmen, die unbewußte Schuld kann man nicht und braucht man auch im Augenblick nicht ernst zu nehmen. – Es ist aber gerade umgekehrt. Die unbewußte Schuld nämlich ist durch die bewußte Objektivität selbst erzeugt. Die verhängnisvolle Entscheidung lag, so zeigt sich jetzt, nicht darin, daß A Experimente, B Maschinen und C mit ihnen Böses tat, nicht darin, daß A eine Philosophie, B eine Ideologie und C einen Terror mit ihr machte; sondern von Anfang an hatte A sich in ein *Bewußtsein* geflüchtet und ein Unbewußtes damit vergewaltigt, und damals, damit erzeugte er unbewußte Schuld. Indem er das Bewußte ernster nahm als das Unbewußte, geschah das, und in diesem Augenblick dürfen wir sagen: das Unbewußte sollte immer etwas ernster genommen werden, das Bewußte immer ein wenig weniger ernst.

Damit nähern wir uns dem praktischen Vorschlag. Es braucht nichts Endgültiges zu sein, daß hier eine Zuspitzung auf heute meistens psychologisch verstandene Begriffe – »bewußt und unbewußt« – gewählt wurde. Ein Theologe hätte andere gewählt, um dasselbe schwer Auszudrückende zu sagen. Was wesentlicher war, ist der Hinweis, was wir am meisten ernst nehmen sollten. Darin liegt nämlich auch der praktische Vorschlag. Der Begriff sittlicher Wissenschaft sollte, mit HEGEL zu reden, ein konkreter, kein abstrakter Begriff sein. Und wenn er das ist, dann sind auch Präzisionen für einzelne Wissenschaften möglich. Was heute zu sagen war, sind nur Vorbereitungen gewesen; die Ausführung sieht anders aus. Sie werden also hinausgehen und sagen: unbefriedigend. Gerade das ist meine Absicht. Wir wollen hinausgehen und fragen: wie können wir denn das Unbewußte in der Wissenschaft *ernster* nehmen als bisher? Das ist ein erster praktischer Vorschlag. Eine Bändigung der objektiven Wissenschaft ist unmöglich; diese

Bestie ist zu stolz. Empfindlicher ist das edle Ungetüm gegen unedle Behandlung, und auf Langeweile wird es ganz anders reagieren wie auf moralische Vorwürfe. Zeigt ihm aber eine andere Landschaft, einen neuen Kameraden oder Nebenbuhler, dann wird es sich blinzelnd abwenden und in eine neue Richtung gehen. Der zweite Vorschlag ist also, daß die Wissenschaft in eine andere Landschaft gehe. Das ist dann so, wie wenn das Großstadtkind einen Landaufenthalt bekommt, in eine andere Familie kommt. Seine Trotzigkeiten und Unarten, seine Lügen und seine Leiden werden bald verschwinden; es wird gesund; man sieht, es hat einen ganz anderen Charakter, als es schien. Dieses Gleichnis bedeutet, daß es für das Verhängnis der objektiven Wissenschaft eine andere Aussicht gibt als die der Tragödie. Die Aussicht ist buchstäblich die, daß sie sich für etwas anderes interessieren wird als zuvor, weil sie einer neuen Landschaft begegnen wird. Das nun ist meine feste Überzeugung. Und der praktische Vorschlag ist, in die neue Landschaft hineinzuwandern. Die sittliche Wissenschaft besteht also darin, daß wir die Reise riskieren, nicht darin, daß wir den Begriff definieren.

Die Reise wird also in einer anderen Dimension verlaufen als der der Objektivität. Nicht in Raum und Zeit, *durch* Raum und Zeit hindurch. Nicht in der Ehrfurcht vor dem Objekt, sondern wachsam gegen die *Tücke des Objekts*. Nicht nur kritisch gegen die Erscheinung, sondern wach für den *Wahn der Materie*. Nicht nur ruhig gegenüber der Bewegung, sondern leidenschaftlich bewegt in der *Leidenschaft der Bewegung*. Nicht nur verständig gegen die verstandesmäßige Funktion, sondern hellhörig gegen den *Unverstand der Funktionen*. Nicht das ernst nehmen, was doch nur ein Ding ist, sondern mit den Dingen spielend, die mit uns spielen, eingedenk des *Unernstes der Dinge*. Denn darin hatten die Alten doch recht (Hegel hat es gesagt, 1842), wenn sie die Natur als Non-Ens nahmen. Das Unzulängliche also in die Naturwissenschaft hinein zu nehmen, ist notwendig auf der Weiterreise. Aber auch die Wissenschaft von der Geschichte kann, scheint mir, nicht fortschreiten, wenn sie dem gelebten Leben und der getanen Tat den Vortritt überall gibt, wo wirksam doch das ungelebte Leben und die verhinderte Tat ist – wirksamer und so wirklicher der nie gekrönte König und der nie besiegte Pilger und Bettler. Worin denn schließlich die Toten die Lebendigen, die Ungeborenen die Erben und die Späteren die Früheren, die Letzten die Ersten sind.

Wenn dann solches Wissen Wissenschaft würde, dann wäre wohl die eigentliche Crux, das wahre Kreuz der europäischen Krankheit, nämlich die Spaltung der Vernunft in Wissen und Glauben, doch keine unheilbare Krankheit; und wenn all dem so ist, dann haben wir es wagen dürfen, von einem Begriffe sittlicher Wissenschaft einmal zu reden. Jetzt wird klar sein, daß dieses Unterfangen nur ein winziges Anfangen ist. Aber es ist viel, wenn wir verstehen: es ist hoch an der Zeit, anzufangen.

Grundfragen Medizinischer Anthropologie

Was unter dem Namen »Medizinische Anthropologie« hier erörtert werden soll, hat im vorigen Jahre das Alter der Volljährigkeit erreicht; und nachdem ich aufgefordert worden bin, darüber zu berichten, will ich auch meine Teilvaterschaft nicht verleugnen, obwohl mir die Namengebung nicht mehr ganz gefällt, obwohl die Sache selbst mit ganz anderen Hervorbringungen in- und außerhalb der Medizin enge genug und zuweilen schwer unterscheidbar verflochten ist, und obwohl endlich ich über diesen nun volljährigen Sohn auch keine volle Verfügungsgewalt mehr besitze. Ja ich frage mich, ob ich nicht bereits mit einer Generation der Enkel zu rechnen habe. Das alles stimmt mich trotz mancher innerer Bewegung auch gelassen, und so beschloß ich, das Polemische zu unterdrücken und Ihnen, vor allem zur Information, einen Sachbericht zu geben. Dieser muß – trotz der Jugend dieser Wissenschaft – zum Teil historisch ausfallen, und ich werde, wie die Dinge einmal liegen, einige persönliche Meinungen dabei nicht ganz ausschließen können.

Da ist es nicht nebensächlich, daß bei der Geburt zwei Namen auftauchen, welche man auch als Zeugen oder Geburtshelfer bezeichnen kann, nämlich Max Scheler und Sigmund Freud. Im Jahre 1926 fand in Baden-Baden ein von Medizinern aller Fächer und Richtungen besuchter Kongreß für Allgemeine ärztliche Psychotherapie statt, der wohl Mitanlaß wurde, daß ich im gleichen Jahre in Wien und im folgenden in Köln zu sprechen hatte, beide Male über »Medizinische Anthropologie«. Beziehungen zu Freud und zu Scheler stehen also an der Wiege, und die Bedeutung dieses Faktums wird im folgenden erkennbar werden. 1927 war es auch, daß in der von Martin Buber, Joseph Wittig und mir herausgegebenen Zeitschrift »Die Kreatur« drei Aufsätze zur medizinischen Anthropologie erschienen. Der immer wiederkehrende Gedanke war, daß die wesentliche Beschreibung der Medizin im Verhältnis von Arzt und Krankem enthalten sei, und dieser Gedanke formulierte auch eine Erfahrung. Trotz dieser empirischen Haltung ist klar, daß damit ein entschiedener Gegensatz zur objektiven Form der Naturwissenschaft gebildet war. Antithetisch dazu ist auch das weitere Schicksal der Medizinischen Anthropologie geblieben. Sie hat sich der übrigen Medizin bisher nicht fugenlos einpassen lassen, und die meisten Konzessionen haben sich als flüchtige, sogar als schädliche Übermalungen charakteristischer Gegensätze erwiesen. Deshalb sind die Kämpfe um sie auch nicht einfach als Sachfragen zu entscheiden gewesen, sondern eine Charakterfrage geblieben.

Was nun weiter zu berichten ist, kann man sich wie drei Ströme vorstellen, die zwar einen gemeinsamen Ursprung haben und auch in *einem* Becken wieder zusammenfließen sollen, die aber in ihrem Verlauf oft recht getrennt aussehen. Ich kann sie also zunächst sondern und werde so der Reihe nach behandeln: 1. die Analyse der Funktionen, 2. Kritik und Veränderung der grundlegenden Begriffe, 3. Wesen einer anthropologischen Medizin. Beim ersten Teil handelt es sich also um physiologische Untersuchungen, beim zweiten um denkende, wenn Sie wollen, empirisch-philosophische Bestimmung von Grundbegriffen, beim dritten um die Erarbeitung einer bestimmten Art ärztlichen Denkens und Handelns.

I

Daß mein Körper nicht nur mein zuverlässiger Freund ist, das müßte ich eigentlich gemerkt haben, ohne geradezu krank zu werden. Mein Schlaf kommt doch oft gar nicht, wenn ich ihn brauche; meine Haut ist viel zu verletzlich, um mich zu schützen; meine Nerven, sie revoltieren bei geringem Verdruß; und schon bei noch lange nicht lebensgefährlichem Mangel an Nahrung, Wärme und Ruhe bekomme ich Hunger, Schmerzen und Depressionen. Die Sexualität fährt wie eine Furie durch Liebe, Ehe, Familie und Gesellschaft. Die Unvernunft des Körpers ist um ebensoviel stärker als die Vernunft des Geistes, wie ein einziges Unrecht stärker ist als tausend Gerechtigkeiten. DESCARTES (1637, 1641) würde heute nicht mehr sagen: »Ich denke, also bin ich.« Ich jedenfalls sage: Ich denke, also mißtraue ich. Denken zeugt Mißtrauen, Mißtrauen zeugt Angst, Angst aber zeugt Rüstung, Rüstung zeugt Bedrohung, Bedrohung zeugt Krieg, und erst nach dem Krieg beginnt wieder das Denken. Der Adam dieses Geschlechterregisters aber war eben das Denken. Aus Prometheus ist jetzt Epimetheus geworden, und das Denken ist der nachhinkende Bote einer Botschaft aus dem Unbewußten.

Diese Abschweifungen sollen die medizinische, biologische oder

ärztliche Analyse der Körperfunktion ins Licht rücken. Ehe wir mit ihr beginnen, bemerken wir unser mißtrauisches Denkverhältnis zum Körper. Unser Mißtrauen richtet sich nicht gegen den sogenannten Materialismus, sondern gegen die Materie. So tükkisch, so wahnhaft, so leidenschaftlich, unverständig, unernst und verlogen ist mein Körper, daß ich nun freilich auch mein: »Ich denke, also bin ich« so bezweifle, wie es bei DESCARTES vom Zweifel geboren war. Etwas gemeinverständlicher ausgedrückt: Die objektive Naturforschung ist unbehaglich geworden, wenn die Natur, die Materie, die Energie und der Lebensvorgang selbst wie wild geworden sind und die Ruhe des Forschers stören. Man könnte sagen, die Natur selbst habe ihre bürgerliche Behaglichkeit abgeworfen wie ein abgetragenes Hemd. Es handelt sich hier um eine Wiederkehr der magischen Beziehung des Menschen zur Natur. Dieses magische Verhältnis bleibt wie das mythische und das philosophische koexistent mit dem naturwissenschaftlichen erhalten und ist nicht überwindbar.
Nun muß beschrieben werden, wie sich das in der Wissenschaft selbst ausnimmt. Ich beschreibe, wie in der behutsamen Beobachtung der Natur, in der sorgfältigen logischen Analyse selbst sich eine Schritt um Schritt schreitende Veränderung begibt. Hier nämlich herrscht nicht die Starre oder Willkür, sondern eine Notwendigkeit; die Entwicklung ist hier unausweichlich.
In der Wissenschaft muß man sehr empfindlich sein gegen einen Versuch des Gefühls, die Logik zu überrennen. Die intellektuelle Unsauberkeit würde sowohl die Logik verderben wie das Gefühl vergiften. Das ist zum Beispiel der Grund, warum im neunzehnten Jahrhundert die Naturphilosophie sich blamiert hat. Es zeigt sich hier eine Art Gesetz der Ritterlichkeit, das besagt, daß Gleiches mit Gleichem, Verstand mit Verstand, Gefühl mit Gefühl, Willensmacht mit Willensmacht kämpfen soll; daß diese Kämpfe fair play sein sollen. Deshalb kann man Sinneswahrnehmung nur einer andern Sinneswahrnehmung gegenüberstellen, Beobachtung nur gegen Beobachtung halten, Logik nur durch Logik vernichten, dem Leben nur mit Leben anständigerweise begegnen. Wissenschaftlichkeit ist diese Ritterlichkeit.
Diesem Gebote gehorcht auch der Teil der medizinischen Anthropologie, den ich vorhin Funktionsanalyse genannt habe; er ist also durchaus nicht die Folge eines weltanschaulichen Umbruchs oder eines sogenannt-religiösen Einbruchs. Er ergibt sich aus dem Tur-

nier der Wissenschaft mit sich selbst – das ist das erste. Da zeigt sich nun, daß zum Beispiel ein Reflex (etwa Pupillenreflex, Würgreflex, Kniesehnenreflex) in jedem Falle abhängt von einem Hintergrunde; von einer Vorgeschichte; von einer Bedingung, deren Vorbedingungen sich in grauer Vorzeit verlieren; von einem Ganzen, das aus unzählbaren und unlokalisierbaren Teilen sich zusammensetzt. Von einem Reflex ist immer zu sagen, daß er »nicht existiert, es sei denn daß...« Und dies Es-sei-denn-daß gehört zu seinem Dasein; dessen Wirklichkeit ist die wirksame Wirklichkeit. Wir haben uns also seit vielen Jahren bemüht, im Experiment nicht die Bedingungen künstlich so einzuschränken, daß nur Reflexe erscheinen, sondern den willkürlichen Bewegungen die Regeln abzulauschen, nach denen sie und gerade sie sich gestalten müssen, und haben dabei gefunden, daß sie alle auf eine gewisse Idealität zustreben, nicht aber, daß sie einer Idee, Gesetz oder Zwang gehorchen.

Das ist darum für die Medizin besonders bedeutsam, weil sich hier ein beispielhafter Vorgang zeigt. Wir finden nämlich später, daß man das in der Analyse der sogenannten Willkürbewegung gefundene Prinzip der Idealsuche, der Nomophilie, der gleichsam immer vergeblichen Liebe zu einem Gesetz, daß dies Prinzip ein Vorbild ist, das man allen körperlichen Funktionen zugrunde legen kann, zum Beispiel bei Herz, Lunge, Leber und Nieren. Sie verhalten sich also so wie willkürliche Bewegungen, nicht wie Reflexe. Das ergibt natürlich ein ganz anderes Fundament für den therapeutischen Umgang mit ihren Funktionen, einen anderen Funktionsbegriff. Die Funktion ist jetzt nämlich nicht das *Konstante*, sondern das, was sich beständig *wandelt*. Der Funktionswandel war zuerst einmal nachzuweisen, dann wurde er das eigentliche Thema.

Nun gibt es ein Phänomen, bei dem von vornherein die Subjektivität im Vorgang gar nicht zweifelhaft ist, und das ist die Sinnlichkeit. Während also im Falle der Bewegungen die Qualität des Willkürlichen, *das Subjekt im Objekt*, erst mit Mühe aufzudecken war, ist es im Falle der Sinne von vornherein da. Man kann die klassische Sinnesphysiologie als eine einzige Anstrengung bezeichnen, die Abhängigkeit des Subjektes von objektiven Bedingungen so zu erweitern und so zu verankern, daß schließlich vom Subjekt so gut wie nichts übrig bleibt, als gälte es die Subjektivität hinauszupraktizieren. Aber die anthropologische Sinneslehre erkennt im Subjekt selbst das Objekt.

So wie also das anthropologische Studium der Bewegungen das Subjekt hereinbringt, so bringt das Studium der Wahrnehmungen das Objekt herein. Die Bewegungsanalyse anerkennt im Objekt das Subjekt; die Wahrnehmungsanalyse im Subjekt das Objekt. Und diese merkwürdige Gegenbewegung, diese Spiegelbildlichkeit ist nun doch selbst und zusammengenommen so eigentümlich, daß wir verstanden, hierin drücke sich etwas Wichtiges, Fundamentales für unseren ganzen Umgang mit der Körperwelt aus. Denn dieser Umgang sei, theoretisch wie praktisch, eigentlich eine liebende wie feindselige Auseinandersetzung; ein Kampf mit Hin und Her, mit Wenden und Drehen; ein sich im Kreise Jagen ohne Ruhepunkt; ein Austausch der Kräfte mit Stellvertretungen und Austausch, mit Gleichsetzungen von Verschiedenartigem, eine »Kaffeemühle«, wie man in der Strategie der Schlacht sagt. Fragen wir jetzt, wie eigentlich Lebendes mit Unbelebtem umgeht, so lautet die Antwort: Indem Lebendes mit Unbelebtem umgeht, wird dieses belebt. Und in diesem Kampfspiel wurzelt auch jenes Mißtrauen des Denkens, das Mißtrauen gegen die Körperwelt; aber auch das der Körperwelt gegen das Subjekt.

Was hier ein wenig trivial und vorgreifend geschildert wurde, das stützt sich auf so manche Funktionsanalysen, die sich zunächst bruchlos in die Fachwissenschaft einordnen zu lassen scheinen. Trotzdem verlangte die besondere Beachtung und Anerkennung des Subjektes im Objekt schließlich ein deutlicheres Wort, und ich habe, um die kreisartige Hin- und Her-Bewegung im Umgang von Subjekt und Objekt zu betonen, das Wort Gestaltkreis gewählt und auch ein Buch mit diesem Titel (1940) versehen. Schließlich war ja auch nicht zu bestreiten, daß Pflanzen, Tiere und Menschen (oder zumindest Menschen, wenn man den Tieren und Pflanzen mißtrauen wollte) Objekte sind, die ein Subjekt enthalten, aber auch Subjekte, die ein Objekt enthalten.

Was aber nun den Seitenblick auf die Medizin betrifft, so stellten sich in dieser ungerufen statt der Abstracta »Subjekt« und »Objekt« zwei viel anschaulichere Repräsentanten ein, nämlich Seele und Körper. Und die Medizin war ja seit hundert Jahren zuerst langsam und dann schneller wieder *dualistisch* geworden. Die Psychiatrie war nie ganz erloschen; dann kam die Psychoanalyse der Neurosen; dann die medizinische Psychologie in der gesamten Heilkunde. Auf einmal wird das Leib-Seeleproblem wieder aktuell. Ich folge jetzt aber nur der weiteren Funktionsanalyse. Ich

sagte schon, daß man sich bequemen mußte, nicht nur beim Erröten, beim Erbrechen, bei einem Durchfall, einem Herzklopfen den seelischen Ausdruck zu beachten, sondern nun auch einen Magen, Darm, Lunge und Leber als Ausdrucksorgan der Seele zu betrachten. Während man die Gliederbewegungen aber verstandesmäßig deutete, sollten die inneren Organe von Gefühlen abhängen. Das Wort Sympathicus zeigt Spuren dieser Vorstellung. Ich persönlich vertrete, daß die Eingeweide genauso auch verstandesmäßig, nicht nur gefühlsmäßig handeln, wie umgekehrt Hände und Füße gefühlsmäßig, nicht nur verstandesmäßig bewegt werden.
Einmal dualistisch geworden, sieht sich die vorher nur exakt naturwissenschaftlich eingestellte Medizin aber auf einer schiefen Ebene. Wie weit kann man, darf man gehen? Sind auch die Arteriosklerose, der Diabetes, der graue Star und der Krebs psychophysische Krankheiten? Wo ist die Grenze, wo der Halt? Wenn die Behauptung auftaucht, jeder Mensch bekomme und *habe* nicht nur seine Krankheit, er *mache* und *tue* sie vielmehr; wenn ich sage, *Gesundheit* habe etwas mit *Wahrheit* zu tun, so entsteht augenblicklich eine Angst, eine Besorgnis vor übertriebenen, verrückten und destruktiven Lehren. Zunächst sieht das freilich nicht so bedrohlich aus. Man beruhigt sich, indem man sagt: Nun, das ist eben Philosophie oder Theologie, jedenfalls andere Fakultät, und man soll mir nur in der Klinik die Pferde nicht scheu machen. Wenn sich dann aber herausstellt, daß die physiologischen Funktionen selbst gemeint waren und keine andere Fakultät, auch kein Pfarrer oder Dichter zugelassen wird bei der Analyse, – nun, dann war es sogar ein Fehler, dieser Mißdeutung die Wege zu ebnen, indem man zweideutige Worte wie Subjekt, Seele, Wahrheit überhaupt benutzt hatte. Und diesen Fehler muß ich mir selbst vorwerfen. Aber ich schreite jetzt zur Verteidigung, und zwar durch Eingehen auf die als zweiten Teil angekündigte Kritik und Veränderung der grundlegenden Begriffe.

II

Ich versuche, auch das erkenntnistheoretische und metaphysische Thema in dem Sinne zu popularisieren, daß ich ihm das menschlich Nächstliegende abzugewinnen versuche, ohne in der wissenschaftlichen Strenge Schnitzer zu machen. Manche meinen, daß die

Veränderung der Grundbegriffe das Frühere ist, was dann später als verändertes Weltbild zutage tritt, und daß das Weltbild sich nicht ändert, wenn die Grundbegriffe sich nicht vorher ändern. Vielleicht ist der aufregendste Prüffall für diese Meinung aus neuerer Zeit der Übergang von Hegel zu Marx, weil nämlich Marx selbst (später jedenfalls) der umgekehrten Ansicht zugeneigt zu haben scheint, man müsse die Welt zuerst verändern, damit sie ein anderes Bild bekäme. Ich glaube, daß die Existenzphilosophie, besonders mit der Version, die Jean-Paul Sartre ihr gibt, diese Alternative jetzt eben erst zu spüren bekommt. Aber die Grundlagenforschung in der Physik und Biologie, welchen die medizinische Anthropologie teils folgt, teils vorangeht, – diese Grundlagenforschung bezieht sich in allererster Linie darauf, daß wir nicht erkennen können, in welcher Welt wir eigentlich leben, ohne diese Welt auch *zugleich* zu verändern. Ich sagte, daß die medizinische Anthropologie der Physik und Biologie zum Teil nachfolgt. Denn die Physik zuerst ist nach der Entdeckung der Quanten der Folgerung nicht ausgewichen, den »Beobachter«, nämlich seine Aktivität, in die objektive Natur einzuführen. Die Biologie, weniger denkstark, hat gleichfalls in Abwendung von Naturphilosophie und Naturgeschichte, den tätigen Eingriff, das Experiment, zu ihrem Fundament gemacht und so die aktive Veränderung der späteren Erkenntnis vorausgesetzt. So ist dann zum Beispiel lange nach Darwin die Veränderung der Arten experimentell zu beweisen oder die Gleichartigkeit belebter und unbelebter Vorgänge experimentell zu entscheiden versucht worden. Beide aber sind der Rolle, die der wirkliche Mensch dabei spielt, ausgewichen. Die Physik bekümmert sich nicht um die Lebewesen und die Biologie nicht um deren *Beseelung*. Darin geht nun die Anthropologische Medizin jenen beiden voraus: die Anerkennung des Subjektes ist ihr gleichsam angeboren, und den Umgang mit dem Beseelten braucht man ihr nicht abzutrotzen.

Wenn dann Begegnung und Umgang von Arzt und Krankem ein Prototyp jeder erkennbaren und für uns nur durch Veränderung erkennbaren Wirklichkeit ist, in welcher Welt leben wir dann eigentlich? Wie sieht das Weltbild jetzt aus? Wenn ein Bild nicht entsteht ohne eine Veränderung durch Umgang, ist denn ein Begriff überhaupt jemals veränderlich? Diese Frage, der Sinn dieser platonischen Frage, ist am leichtesten zu verdeutlichen an Beispielen.

Ein erstes Beispiel sind die in der Physik so genannten Dimensionen von Raum, Zeit, Intensität. Untersucht man nur die räumlichen, die zeitlichen und die intensiven Bedingungen eines Sinneseindruckes, so zeigt sich, daß in gewissen Grenzbereichen, zum Beispiel bei sehr kurzen, kleinen und schwachen Reizen, diese drei Werte einander ersetzen können, so daß zum Beispiel Raum für Zeit, Intensität für Raum eintreten kann. In dem so entstandenen Relativismus von Raum, Zeit und Intensität geht deren absolutes Maß aber zugrunde. Denkt man sich dann große Flächen, lange Zeiten, starke Kräfte aus vielen solchen kleinen relativistischen Bündeln zusammengesetzt, dann kommt man zu der Vorstellung, daß die langen Achsen dieser Dimensionen selbst nur ein improvisiertes Kunstprodukt sind, entstanden aus der Fiktion eines selbständigen großen Raumes, langer Zeit, großer Kraft. Diese Fiktion eines Weltgebäudes ist aber nur dazu da, den Schein einer stabilen Ordnung zu erhalten, als seien wir mit unserem Körper eingeordnet und dadurch fürs erste gesichert in diesem Gebäude. Aber alles verändert sich mit der Veränderung des Standortes, mit der Beschaffenheit und dem Verhalten der Instrumente, der Organe der Wahrnehmung; es verschwindet mit meinem Tode. Diese physiologische Subjektivität nun, deren genaue Beschreibung den Inhalt der Sinnesphysiologie ausmacht, kennzeichnet den Menschen als einen auf seine kleine Welt beschränkten König, als einen Roi d'Yvetot. Die neuere *Wahrnehmungsanalyse* hat also eine anthropologische Wendung genommen. Dasselbe läßt sich von der Analyse der *willkürlichen Bewegung* sagen. Auch in dieser ergab sich nämlich, daß der Zeitpunkt, zu dem eine Handlung anfängt und aufhört, der Ort im Raum, wo sie stattfindet, die Lokalisation ihrer Ursache in Raum und Zeit, die Konstruktion aus gegebenen Kräften nicht möglich ist. Viele Annahmen also sind erlaubt, relativ, und die absolute Bestimmung eine menschliche Setzung. Daraus folgt wieder, daß die Grenze zwischen Ich und Umwelt gleichsam verschieblich, beliebig festsetzbar ist. Endlich zeigt sich, daß bei dem gemeinsamen Handeln mehrerer Personen keine Unterscheidung und Trennung der Subjekte notwendig und determinierbar ist. Damit ist auch die Kategorie der Zahl relativiert.
Wir durchlaufen die Erkenntniskritik der Grundlagenbegriffe hier äußerst flüchtig. Was ich Antilogik, Grundverhältnis, Es-Bildung und Gestaltkreis nenne, kann ich nur streifen. Obwohl manches davon eine Verwandtschaft mit den Sätzen der Existenzphiloso-

phien, namentlich mit deren jüngster Gestaltung durch J.-P. SARTRE, aufweist, so sind doch die Entstehungsweise und das Resultat etwas anderes. Die Entstehung nämlich ist eine empirisch-experimentelle gewesen und nicht der Fundus der Philosophiegeschichte; und das Resultat ist eine Anthropologie, keine Philosophie. Daraus ergibt sich also, daß auch die Wissenschaftlichkeit von anderer Art ist. Autochthon auf dem Boden der Naturwissenschaft entsteht sie, im Umgang mit dem lebenden Menschen wächst sie, auf Menschliches bezieht sie sich. Dabei bleibt vorerst noch offen, ob es *den* Menschen allgemein, *die* Menschheit umfassend, die Menschen als einzelne für sie konkret gibt, was das überhaupt bedeutet und worauf diese Anthropologie sich bezieht. Man kann aber bemerken, daß die experimentelle und praktische Analyse des als Gegenstand genommenen Menschen zu einer Grundlagenrevision der Begriffe geführt hat und daß damit auch ein bestimmter Begriff des Menschlichen entsteht.

Versuchen wir jetzt diesen Begriff des Menschlichen in Kürze zu charakterisieren, so kann dies hier nur ziemlich äußerlich, nämlich nach Merkmalen geschehen. Die Kritik der Dimensionen besagt zunächst, daß der Mensch nicht in einer räumlichen, nicht in einer zeitlichen, nicht in einer von Kräften oder Energien bevölkerten Gehäusewelt ist, sondern daß er gleichsam nur durch den Raum hindurch, durch die Zeit hindurch, durch die Kräfte oder Energien und Zahlen hindurch lebt. Dieses »hindurch« will ausdrücken, daß diese seine Realität nicht begrenzen oder konstituieren. Da sie, jeweils in jeder Gegenwart neu formiert, eigentlich Improvisationen sind, so verliert hier das Weltbild seine klassisch-naturwissenschaftliche, auch seine physische Stabilität. Vielmehr ist die Realität des Menschen hier eine beständige Auseinandersetzung von Ich und Umwelt, eine immer erneute Begegnung von Ich mit Umwelt, ein flüssiger Umgang von Ich und Umwelt. Die logische Bestimmung dieses wesentlich als ein Umgang bestimmten Wesens kann eigentlich nur als ein beständiger Mißerfolg beschrieben werden, so, wie wenn das immer wiederholte Kartenhaus immer wieder umfällt. Auch dieses Charakteristikum der logischen Bestimmung wird dann als *Antilogik* des lebenden Menschen bezeichnet und macht einen Teil von ihr aus.

Ist nun das Wesen des realen Menschlichen einmal mit voller Kraft und Konsequenz als ein Umgang festgehalten, dann müssen auch weitere Entscheidungen fallen, zum Beispiel ob und in welchem

Sinne ein lebendes Wesen nur mit seinesgleichen oder auch mit Unbelebtem umgehen könne. Davon hängt dann wieder ab, welchen Sinn wir dem Begriffe »Umgang« eigentlich zu geben haben. Das ist ungefähr die Problemstellung des *Gestaltkreis*-Begriffes. Jedenfalls ist die Vorstellung einer Welt, in der eine gewisse (endliche oder irrationale) Zahl von Ichen lebe, also ein numerischer Begriff des Lebens unhaltbar geworden (siehe oben), und damit würde sich dieses Bild von dem der LEIBNIZschen Monadologie (1714) einigermaßen präzise unterscheiden. Diese bloß negative Erklärung ist natürlich unzulänglich. Was Umgang heißen soll, muß positiver gezeigt werden. Das Wort »Umgang« deutet in einer Metapher von geometrischer Art an, daß das Ich um seine Umwelt herum zu gehen habe, daß damit auch die Umwelt um das Ich gleichsam herumgehe, und mit diesem anschaulichen Bild, das im Worte »Umgang« liegt, hat die Sprache auch den Begriff einer cyklomorphen Ordnung festgehalten, auf die der Akt im Gestaltkreis sicher gut vorbereitet. Auch ist nun und von hier aus leicht einzusehen, daß der lebende Mensch das eigentlich Physikalische der Natur weder tun noch wahrnehmen kann. Das Physikalische, zum Beispiel die Bewegung einer Maschine nach dem Gesetze der Mechanik, können wir nicht tun; und dieselbe Bewegung, als nach physikalischem Gesetz vollendete, können wir nicht *wahrnehmen*. Was wir wahrnehmen, ist immer nur ein Eindruck davon, eine Erscheinung.

Des Wesens des Umgangs, und das ist nun ein weiteres Charakteristikum, würden wir nur habhaft, wenn wir im Umgang die *Gegenseitigkeit*, also zum Beispiel die Spiegelbildlichkeit oder die unauflösliche Verschiedenheit von Bild und Gegenbild, oder die Art, wie sie in der Verschiedenheit aufeinander passen und gegeneinander reagieren, begreifen könnten. Die Gegenseitigkeit im Umgang ist nun der ohne Zweifel bis jetzt am schlechtesten erforschte Teil der Medizinischen Anthropologie. Ich bezeichne hier nur einige Stoffe, die uns bisher noch ganz entschieden fehlen. Zu diesen gehört zum Beispiel eine brauchbare Massenpsychologie. Die Ansätze von LE BON (1895) und FREUD (1921) genügen dafür noch nicht. Ferner fehlt in der Medizin für diesen Zweck eine ausreichende Lehre von den Infektionskrankheiten und Seuchen wie etwa der Tuberkulose oder der Geschlechtskrankheiten. Ich kann nicht übersehen, wie weit politische Ökonomie, Soziologie und Geschichtsphilosophie in ausreichendem Maße die naturwissenschaftlichen Verhältnisse verarbeiten. Immerhin, wenn wir die Gegenseitigkeit im Umgang ernst nehmen, so bietet sich uns ein dritter Hauptsatz als wahrscheinlich fruchtbar und grundlegend: das ist der Satz, daß alle Akte der lebenden Menschen, als in bestimmtem Sinne solidarische, einem Gesetze der *Solidarität* unterworfen gedacht und erforscht werden müssen.

Umgang, Gegenseitigkeit und Solidarität wären also drei Grundbegriffe einer Anthropologie. Hält man sie fest, dann melden sich sogleich noch zwei offene Fragen zu Worte: das Eigentümliche des *Lebens* und das des *Pathologischen* ist damit noch nicht deutlich ausgesprochen. Beides wird zu einer medizinischen Anthropologie jedenfalls unerläßlich sein. Auf beides sei kurz eingegangen, und zwar wieder in jener gleichsam popularisierten, soll heißen das Nächstliegende aufgreifenden Form. Damit werden dann die härtesten Zumutungen an die anstrengende begriffliche Abstraktion beendet und dieser Engpaß überwunden sein.

Das Nächstliegende und vom Unbelebten Unterscheidende ist, daß der Lebende vor sich den Tod, hinter sich aber ein anderes, ihm verwandtes und doch fremdes Leben sieht. Der Tod ist nicht die Grenze des Lebens, sondern *unser* Leben ist begrenzt durch Geburt und Tod, aber *das* Leben überschreitet diese Grenze. Auch ist meine Gegenwart abgegrenzt gegen Vergangenheit und Zukunft, aber meine Gegenwart ist die *meine* durch Überschreitung dieser Grenze. Ich beschreibe hier nicht eine bestimmte Art von Lebensgefühl, nicht eine gewisse Art, das Leben zu erleben, etwa wie einen permanenten Sonnenuntergang (oder Sonnenaufgang), obwohl es dieses Erleben gibt; es ist das lyrische. Sondern die Beschreibung des Grenzhaften im Leben führt sogleich weiter zu etwas jetzt Wichtigerem: der Mensch ist nicht nur einer, der Leben empfängt und verliert, er tritt hervor als *Mörder*. Es gehört in die Lehre von der Solidarität, daß Tod als Getötetwerden, Freitod, Selbstmord, Tötung und Mord (auch Menschenopfer aktiv und passiv) Variationen des gleichen Themas sind und unlöslich zusammengehören. Was hier wichtig wird, ist, daß wir, ebenso wie wir das Leben nicht nur haben, sondern auch tun, gleicherweise den Tod nicht nur leiden, sondern auch tun. Wir stehen damit an der gleichen Stelle wie bei den Überlegungen über das sogenannte Weltbild, die zu bedenken hatten, daß man ein Weltbild nur haben kann, wenn man die Welt auch schon beeinflußt, also ändert und macht. Der philosophische Pragmatismus, der sich dem Idealismus entgegenstemmt, hat meistens nicht den Mut zu begreifen, daß er ein Revolutionär zu sein hat. Viel anschaulicher wird diese Lage, wenn sie jetzt statt auf das Weltbild angewendet zu werden, in einem lebenden Menschen, also anthropologisch wiederkehrt. Denn dieser ist unausweichlich nicht nur als Lebender, sondern als Tötender erkennbar. Das heißt, daß ein lebendes Wesen zugleich ein tötendes Wesen ist und daß gemäß der Solidarität dieses Töten sich nach außen oder nach innen, aufs andere oder aufs Selbst wendet, daß es aber kein Entrinnen von dieser sich selbst aufhebenden Seite des Lebens geben kann.

Daß dieser einwohnende Akt der Zerstörung von uns nicht immer eingestanden wird, daß das Eingeständnis uns oft in solcher Verfassung findet, daß wir mit Angst, Schrecken oder Ablehnung reagieren, daß wir aber neben der Todesfurcht die Todessehnsucht kennengelernt haben und neben der Neugier auch die Interesselosigkeit kennen, das alles besagt wenig, solange sich kein normatives Denken der Sache bemächtigt und vorschreiben will, wie wir denn zu fühlen haben sollen und was gedacht werden soll; solange also kein Gesetzgeber und kein Gewissen auftauchen. Erst wenn Tod und Töten eine moralische Frage werden, bekommt man zu Gesichte, daß man sich verstrickt hat in einem Knoten, den man nicht selbst geschürzt hatte und nicht selbst auflösen kann. Ein Beispiel ist die komische Verlautbarung, daß das Gebot, »Du sollst nicht töten«, im Kriege, in der Notwehr und in der Geisteskrankheit außer Kraft gesetzt sei. Die wechselvolle Einführung und Aufhebung der Todesstrafe offenbart die ganze Kläglichkeit der menschlichen Vernunft, aber auch die verhältnismäßige Roheit der Psychologie, so, als ob es keinen psychischen Mord und keine psychische Hinrichtung gäbe. Der Ehrverlust zum Beispiel kann in seiner Realität und Wirkung die der Guillotine bei weitem übertreffen.

So wie die Einführung des Todesproblems nötig wird, will man vom allgemeinen Naturbegriff zu dem des Lebens weitergehen, so wird von hier aus die Pathologie eingeführt werden müssen, will man von der Biologie zur Anthropologie fortschreiten. Während ein Mensch sich aber zwar das Wie, nicht aber das *Daß* des Sterbens einigermaßen wählen kann oder zu können scheint, ist es mit der Zuwendung zur Pathologie offenbar anders. Es gibt eine Krankheit zum Tode, aber nicht alle Tode sind von der Krankheit her. Oder doch?

Ich habe den deutlichen Eindruck, daß schon mit diesen Überlegungen über Leben und Tod etwas wie ein Husarenritt in die Spekulation begonnen hat. Wenn man dieses – leider zu sehr verpönt gewordene – Wort »Spekulation« nicht liebt, so mag man sich anders ausdrücken und sagen: Behauptungen, die nicht durch eine Erfahrung, Experiment oder Beobachtung entschieden worden sind oder werden können, verdienen keine Beachtung. Das ist eine noch schärfere Abwendung von der Existenzphilosophie, als sie an einer früheren Stelle vorgenommen wurde. Die Grundlagenforschung, der wir hier gefolgt sind, scheint es an sich zu haben, daß aus ihr ganz unvermerkt spekulative Behauptungen über das Sein hervorwachsen, die einer medizinischen Anthropologie nicht würdig wären. Man sieht, wir werden uns irgendeinmal deutlich zu erklären haben, ob Medizinische Anthropologie eine Erfahrungswissenschaft oder eine theoretische Spekulation ist. Das Recht freilich, uns zu dieser Alternative zu zwingen, kann ich nicht jedem beliebigen Ausfrager zubilligen. Er müßte zuvor beweisen, daß er weiß, was er mit dem einen und mit dem andern eigentlich meint. Ich selbst bin der Ansicht, daß jede Erfahrung schon eine Theorie enthält und jede Theorie eine Art der Erfahrung ist. Dazu kommt noch eine in Deutschland ganz besonders große Erregbarkeit durch philosophische und besonders durch spekulative Thesen. Das war immer so und ist noch so; und wenn man diese Disposition mißbilligt und fürchtet, dann sollte man doch auch ihren liebenswerten Zug schätzen. Er besteht in einem Ernst der Lebensauffassung, in einer Verachtung der materiellen Hemmnisse und in einer großen Fähigkeit zum Opfer. Auch sehe ich keine Anzeichen, daß der deutsche Charakter durch die jüngsten Ereignisse eine fundamentale Änderung erfahren habe, und halte gewisse widrige Erscheinungen für *keine* Symptome einer solchen Änderung.

Wir werden also besser fahren, die spekulative Färbung der gehörten Lehre vom Tode als die eine, die begrifflich betonte, Seite einer bestimmten Erfahrung zu verstehen, die durch Beobachtung entscheidbar ist. Die Frage ist dann nur, wie man sich stellen muß, um solche Beobachtungen überhaupt machen zu können, und dies hängt eben mit dem Pathologischen, genauer, mit Fähigkeit und Art, das Pathologische wahrzunehmen, zusammen. Ich meine, daß dieser Punkt besser entwickelt werden kann, wenn wir jetzt uns dem dritten Stromgebiete, der anthropologischen Medizin zuwenden.

III

Ich habe früher gesagt, daß die Medizinische Anthropologie sich der übrigen Medizin nicht fugenlos einpassen ließ, daß Kompromisse der antithetischen Charakterfestigkeit schädlich werden konnten, und ich füge jetzt hinzu, daß wie immer in solchen Fällen es nicht nur zu Reibungen innerhalb einer sich sonst solidarisch fühlenden Zunft, sondern zu soziologischer Entzweiung, Entfremdung, zum Separatismus bis zur Sektenbildung kam, an deren Ende dann das steht, was man sich unter einem Orden etwa vorstellen mag. Also die abweichende Meinung ist begleitet von einer Absonderung einer Menschengruppe.

Ich werde mich hüten, hier meine persönlichen Beobachtungen und die Erfahrungen meiner Freunde zur Sprache zu bringen, und über den gegenwärtigen Stand der Dinge nur wenige Andeutungen machen. Ohnehin wird der historische Rückblick zeigen, wie hier täglich neu entschieden wird, ob sich ein Arzt kraftvoll absetzt oder ob eine Verbindung, Verschmelzung, Synthese gelingt. Nur dies sei vorausgeschickt: wir dürfen nicht einfach voraussetzen, daß die Vereinigung in jedem Falle besser ist als die Entzweiung. Wenn auch der Friede meines Erachtens immer besser ist als der Krieg, so ist doch ein sinnvoll kämpfender Friede besser als ein sinnloser Streit. Damit ist schon ausgesprochen, daß das Problem der Sekte oder Gruppe auch hier sehr ernst zu nehmen ist; hängt mit ihm doch zum Beispiel die Bedeutung des Geheimnisses und der Geheimhaltung unmittelbar zusammen.

Nach dieser Vorbemerkung sei nun zur Wesensbestimmung einer anthropologischen Medizin eine Stufung versucht. Die erste Stufe ist die *Psychoanalyse*; die zweite Stufe ist die *psychosomatische Medizin*; die dritte Stufe nenne ich, nolens volens, die *anthropologische*. Und diese umschließt auch die beiden vorhergehenden, soweit eine sozusagen gegenwärtige Zukunft eine historische Vergangenheit umschließen kann. Das Einleuchtende dabei ist, daß es sich um einen *Weg* handelt, auf dem man die Stufen der Reihe nach ersteigen muß und keine überspringen kann.

Da ich nicht wissen kann, auf welche Art Ihnen die Psychoanalyse bisher erschienen ist und bekannt vorkommt, muß ich mich an zweifelsfreie Äußerlichkeiten halten. Bei einer psychoanalytischen Therapie wird ein Patient angehalten, vier- bis sechsmal in der Woche je eine Stunde täglich seinem Arzt seine Träume, seine

Einfälle, seine Erinnerungen und seine inneren Vorgänge oder Zustände mitzuteilen. Es gibt keine Verordnungen, Medikamente, Bestrahlungen oder Bäder, und beide Teile dürfen hoffen, daß mit einer gewissen seelischen Wandlung zuletzt auch die lästigen Symptome wegfallen und eine Verbesserung der Arbeits- und Genußfähigkeit eintritt, auch eine Freiheit zu neuer Produktivität, andere Gedanken und erneute Liebesfähigkeit. Diese Methode, diese Technik hätte eine Revolution der Psychiatrie hervorrufen können. Es ist in diesem Lande nicht geschehen. Die Psychoanalyse hat bei einigen Medizinern auch die Hoffnung erweckt, daß in Anbetracht eines viel innigeren Zusammenhanges von Körper und Seele auch für die sogenannten organischen Krankheiten ein neuer Weg, ein besserer Fortschritt zu erreichen sein würde. Aber diese Hoffnungen sind bisher nur sehr spärlich, dann freilich eindrucksvoll erfüllt worden. Wenn die organischen Prozesse sozusagen Materialisierungen vorangegangener psychischer Störungen sein sollten, dann käme die Psychotherapie immer zu spät. Aber es zeigte sich, daß bei einem körperlich Schwerkranken es für eine psychotherapeutische Arbeit eigentlich immer zu früh ist. Zu spät oder zu früh – es bleibt eine Art gegenseitigen Ausschlußverhältnisses bestehen, und das war ja bereits in der vorhin gegebenen Schilderung der psychoanalytischen Technik zu erkennen.
Sie haben bemerkt, daß für das Wort Psychoanalyse sich bereits das Wort *Psychotherapie* eingeschlichen hat, und zwar in dem Augenblicke, als der Seitenblick auf die Organkrankheit auftrat und an eine Verbindung von Psychoanalyse und Medizin gedacht wurde. Was hat das zu bedeuten? Eine Verwässerung oder einen Fortschritt? Um dies zu erklären, möchte ich auf die Verhältnisse in den Vereinigten Staaten kurz eingehen. Seit 1939 erscheint dort eine Zeitschrift für psychosomatische Medizin. Es gibt jetzt dort auch Lehrbücher und einen Verein, die sich, übrigens auch mit besonderer Anstrengung, durchkämpfen. Aber die Bewegung hat sich einige Lehrstühle erobert, und auch die Psychoanalyse ist teilweise mit der Psychiatrie verschmolzen. Die nationalen, geistigen und seelischen Bedingungen in jenem Lande sind wissenswert genug, aber was hier hergehört, das ist das Erreichen jener zweiten Stufe, der psychosomatischen Medizin.
Was ist das? Man hat die psychische Charakterologie von Diabetes, Blutdruckerhöhung, Magengeschwür und Fettsucht, Bronchialasthma und Basedow zu ermitteln versucht; man hat die

psychisch-soziologischen Bedingungen der Unfälle erforscht; man macht Untersuchungen über den Zusammenhang von Blutbild und Psyche, von Kreislauf und Affekt. Solche Studien sind auch in Deutschland schon lange im Gange, aber sie haben sich die pathologische Physiologie hüben und drüben nicht wirklich erobert. Die naturwissenschaftliche Forschung und Medizin geht ihren eigenen Gang weiter, und die meisten jungen Enthusiasten fallen schließlich auf die sogenannte Schulmedizin zurück. Denn dann meldet sich auch die Frage, wie man dem Kranken am besten helfen kann, und hier entpuppt sich dann auch die eigentliche Krise.

Es ist völlig aussichtslos, die Krise zu verstehen, wenn man sich die Erkenntnis verbirgt, daß der Arztberuf ein Modus des Gelderwerbs oder, wie man in meiner Jugend schamhaft sagte, des Broterwerbs ist. Da Macht, Geld und Wissenschaft aber in einem Konnex stehen wie die drei Seiten eines Dreiecks, so kann niemand eine der drei Seiten zerschlagen, ohne die beiden andern zu zerschlagen. Die naturwissenschaftliche Medizin ist also ganz präzise diejenige, welche mit der Machtordnung der bürgerlichen Gesellschaft und mit der Geldordnung, die Marx den Kapitalismus nannte, steht und fällt. Der Irrtum, man könne trotz der Vernichtung des Kapitalismus die Naturwissenschaft aufrechterhalten, – dieser Irrtum ist inzwischen dadurch offenbar geworden, daß man im Osten Europas statt des Kapitalismus nicht die kommunistische Gesellschaft, sondern den Gewaltstaat bekam, der sich auf die Naturwissenschaft stützt. Statt eines Gleichgewichtes bekam man eine Fiktion, die Fiktion des Sieges über die Welt nämlich. Diese Fiktion des Sieges hat dann, wie bekannt ist (und nach den psychologischen Regeln der Identifikation und Projektion auch zu erwarten ist), im Westen dieselbe Fiktion eines Sieges erzeugt. Beide Fiktionen aber, wie sie ja auch dasselbe sind, erzeugen auch das gleiche unwürdige Produkt: den unglücklichen, verzweifelnden und nur noch absterbenden Menschentypus, der die »hohe Politik« in einem Ausmaße desavouiert, daß die Mehrzahl sich gar nicht mehr für sie interessiert.

Diese Überlegung zeigt also, daß die psychosomatische Medizin, also die die Psychologie und Naturwissenschaft irgendwie verbindende, sei es durch Addition, sei es durch Analogie, sei es durch psychophysische Spekulation, – daß also solche psychosomatische Medizin höchstens eine Vorbereitung ist, die noch vor der Krise steht. Für die Krise selbst fanden wir zunächst nur einen politischen Ausdruck. Und sie erscheint hier als eine politische, nämlich in der Unzertrennlichkeit von Macht, Geld und Naturwissenschaft. So ernst ist also die Lage, daß man das System von keinem dieser drei ändern kann, ohne auch die beiden andern zu ändern. Und es ist auch klar, daß kein einzelner hoffen darf, durch eine individuelle Darbietung das Ganze zu verändern. Er kann ein Stückchen ändern und wird sich dabei immer einem historischen Gesamtprozeß gegenüber sehen. Aber das Ziel einer anthropologischen Medizin wird dadurch doch deutlicher. Sie umschließt eine politische, eine menschliche und eine wissenschaftliche Aufgabe und kann sich nur für Augenblicke auf eine dieser drei beschränkt wähnen. Das politische Element ist mit dem Prinzip der Solidarität und Gegenseitigkeit erreicht worden, das menschliche mit dem Bilde der psychoanalytischen Übertragung und des Umgangs, das wissenschaftliche endlich mit der Veränderung der Grundlagenbegriffe und des Naturbildes. Daher kommt es, daß die Arbeit auf so verschieden aussehenden Strombahnen vorwärts bewegt werden muß.

Soll ich danach versuchen in Kürze zu sagen, was eigentlich der Begriff einer anthropologischen Medizin ist, so müßte ich wohl ebenfalls mich einer Fiktion schuldig machen, nämlich der Fiktion, die Krise sei bereits überwunden. Und das kann billigerweise nicht verlangt werden. Was man sagen kann, ist einmal, was diese Medizin nicht sein sollte. Positiv aber kann das Gesagte nur ein Wagnis, keine Feststellung sein.

1. Die ärztliche *Verantwortung*, das ist das erste, was negativ zu sagen sei, kann sich der Arzt nicht aus einer anderen Sphäre holen. Weder sein gutes Gewissen noch sein schlechtes Gewissen ist irgendwoanders verbindlich vorbestimmt. Es ist weder aus dem Strafgesetzbuch noch aus den Menschenrechten, noch aus den zehn Geboten zu entnehmen. Wenn ein Arzt zu entscheiden hat, ob er eine Schwangerschaft unterbrechen will, ob er einen Verbrecher als unzurechnungsfähig erklären soll, ob er einen Homosexuellen exkulpieren darf, so gibt es kein offenbartes Gebot und kein geschriebenes Staatsgesetz, auch keine weltweit anerkannte Humanitätssatzung und keine von ihm selbst bisher akzeptierte Moralphilosophie, welche ihm den allerletzten Entschluß vorschreiben, die volle Verantwortung abnehmen könnten, wie er sich entscheidet. (Auch der Eid des Hippokrates ist keine Zuflucht. Alle typisch modernen Gewissenskonflikte sind aus ihm gerade nicht

entscheidbar. Man kann sich also die ärztliche Ethik nicht nur aus keiner von der Medizin aus extraterritorialen Ethik holen; man kann auch der Gegenwart nicht entlaufen, indem man auf irgendeinen historischen Lösungsversuch zurückläuft.)

2. Unzulässig ist auch der Versuch, Ordnung in die ärztlichen Wertsetzungen dadurch zu bringen, daß man der Medizin die Förderung eines bestimmten *Menschentypus* auferlegt, wie das mit dem Begriffe des politischen Arztes versucht wird. Der Versuch, einer Nation, einer Rasse, einer bestimmten Art von Arbeitstüchtigkeit einen Vortritt auch in dem ärztlichen Handeln zu geben, ist unzulässig. Es ist gar nicht nötig, die äußersten Konsequenzen, die mit der nationalsozialistischen Euthanasie, Sterilisation und Kastration, auch mit den Menschenversuchen gezogen wurden, hier heranzuziehen. Es genügt die Einsicht, daß die arztfremde Wertbevorzugung eines Menschentypus vor einem anderen in jedem Falle unfehlbar einen Zusammenbruch des ärztlichen Ethos mit sich führt. Das gilt für die Unterscheidung von idiotisch und normal, von unheilbar und heilbar ganz ebenso wie für die von Jude und Arier, von Christ und Heide, von Demokrat und Bolschewik. Es gibt auch kein Vorrecht der Mutter vor dem Kinde, des Genies vor dem Durchschnittsmenschen, des guten vor dem bösen Menschen.

3. Dieser schroffen Ablehnung irgendwelcher Rang- und Wertordnungen folgt als drittes Verbot, auch aus der Logik, aus der Geschichte, aus den Religionen oder aus den Reichen des Guten, Schönen und Wahren, Idealen irgend etwas in die Medizin herein zu holen. Diese glänzende Isolierung der Heilkunst ist ein großes Wagnis und ein in der praktischen Wirklichkeit niemals erfülltes Postulat. Ich könnte mir vorstellen, daß man in einer solchen äußersten Autonomie der ärztlichen Verantwortung eine Ähnlichkeit oder Verwandtschaft mit einem Superprotestantismus erblikken will und sie mit denselben Argumenten bekämpfen wird wie diesen. Aber für die Medizin kann ich versichern, daß sie einen Ankergrund hat, der sie durchaus verhindert, im luftleeren Raum der subjektiven Freiheit zu schweifen. Dieser Ankergrund ist die Natur. Damit beginnt die positive Definition.

Wir werden uns so ziemlich auf dem Boden der Erfahrung halten. Die erste Erfahrung ist, daß mit der Natur eines Vorganges etwas Moralisches, Sittliches, Geistiges im Menschen jedesmal verfehlt wird. Wenn ich eine Schwindsucht durch den Tuberkelbazillus erkläre und dabei die Hintergründe des Liebeskummers übergehe, aus dem heraus die Krankheit entstand, dann verfehle ich die sinnlich-sittliche Bedeutung einer Liebe. Wenn ich einen Krebs operieren lasse und dabei das Angebot der Todesgefahr an diesen Menschen übergehe, dann verfehle ich die Einmischung des Todes in das Leben dieses Menschen. Wenn ich einen geisteskranken Verbrecher als krank erkläre, dann vernichte ich das Problem der Schuld in diesem Falle. Wenn ich einen Bettnässer, einen Stotterer, einen Onanisten oder einen Homosexuellen tiefenpsychologisch expliziere, dann unterbreche ich den moralischen Zusammenhang und ersetze den Begriff Sünde durch den Begriff krank. Allgemein ist hier die medizinische Deutung gleichbedeutend mit einer Verleugnung des spirituellen Elementes. Der Rückgang aufs Pathologische gleicht hier einfach dem Ersatz von Geist durch Natur. Die Medizin betreibt hier gar nichts anderes als die Verhinderung des Seelenheils. *Mit der Natur wird hier ein Menschliches verfehlt.* Die Medizin hintertreibt die letzte, die höhere, wenn Sie wollen, die religiöse Bestimmung des Menschen.

Jetzt kommt ein Gegenbild. Wenn mit der Natur etwas Menschliches im Kranken verfehlt wird, dann wird eben dadurch im Arzte etwas Menschliches erzeugt. Man kann, indem man den Blick vom Kranken auf den Arzt hinüberwirft, doch einen Schritt weitergehen und sagen: indem ein Arzt erklärt: dieser Mensch ist nicht böse, sondern er ist krank, ihr müßt ihn nicht strafen, sondern behandeln, ihr müßt ihn nicht verurteilen, sondern verstehen, ihr müßt ihn nicht durch Verzeihung beleidigen, sondern durch Therapie ihn ehren – indem ein Arzt dies alles sagt und danach handelt, – ist er großmütiger, liebevoller und humaner als jeder Moralist, Jurist oder Pfaffe und Bußprediger. Der Ersatz des Wortes Sünde oder Schuld durch das Wort Krankheit ist die Form, welche die Barmherzigkeit in der Medizin annimmt. Und ferner: Wenn ihr andern Nichtärzte predigt, statt zu helfen, richtet und straft, statt zu bessern und Besserung zu ermöglichen, dann rettet ihr nur *eure* Theologie, euren Glauben, eure Kirche, eure Gesetzbücher, eure Polizei, euren Staat, aber ihr habt *euch* gerettet und nicht diesen Armen im Geiste, Armen in seiner Not oder in seinem Irrtum oder in seinem Verhängnis. Und noch weiter: mit der Hervorhebung des Geistigen, des Geistes, des Geistlichen, auch der Offenbarung, des göttlichen Gebotes, des ewigen Lebens, der Gnade und des Glaubenswunders, mit allen diesen Behauptungen der *Nicht-Na-*

tur wird etwas Menschliches verfehlt. Denn wie steht es mit dem Glauben im Hunger, mit dem Wunder beim Krebs, mit der Gerechtigkeit beim Unfall, mit den Geboten Gottes bei der Notwehr, mit der Gnade bei der physischen Schwäche, mit dem Geist in der Geisteskrankheit? Habt ihr schon einmal den stückweisen und radikalen Zusammenbruch des geistigen, des moralischen, des religiösen Lebens bei einem Carcinomkranken euch angesehen und das erfahren?

Also mit der Natur wird etwas Menschliches verfehlt, und mit der Nicht-Natur wird etwas Menschliches verfehlt. Wohin soll man sich also wenden? Es ist wirklich ein Dilemma. Der Naturalist möchte ein Spiritualist werden. Kaum ist er's, so möchte er wieder ein Naturalist werden. Es gibt aber eine Erfahrung, der niemand ausweicht. Ich nenne sie: *Alarm.*

Ein Alarm ist es, wenn eine bis dahin für unantastbar gehaltene Ordnung zusammenbricht, und ich behaupte, es gibt keine dem Menschen bewußte oder unbewußt von ihm vorausgesetzte Ordnung, die nicht zusammenbrechen könnte. Keine; ich habe überlegt, was ich sage. Es liegt hier sehr nahe, Beispiele anzuführen, die in einem bestimmt ausgewählten Kreise von Personen besonders alarmierend wirken würden, und es ist klar, daß fast alle literarischen Erfolge, fast alle kleinen oder großen geschichtlich sichtbaren Wirkungen sich solcher alarmierenden Bekundungen bedient haben. Die Versuchung dazu ist also groß; und alles, was wir paradox, erschütternd, groß oder heilig nennen, ist Alarm. Er ist Katastrophe einer *Ordnung.* Auch der Ankergrund in der Natur ist Halt in einer Ordnung, und verhaßt ist mir der Arzt, der, mit einer Unordnung spielend, die Hoffnung auf etwas Ausnahmsweises nährt. Alarm aber ist die Bedrohung einer Ordnung, und beides, so wird jetzt deutlich, Natur und Nicht-Natur beweisen die Ordnungsliebe des Menschen, indem sie etwas Menschliches verfehlen.

Vor kurzem hatte ich mich in zwei Fällen mit der Bedeutung zu geringer Körperlänge zu befassen. Dabei ist klargeworden, daß es keine Naturkonstanten gibt, die man absolut als das Richtige bezeichnen könnte. Dies hier aber nicht, weil es auf den Maßstab ankäme und daher die Größe eine relative wäre. Sondern es zeigt sich, daß, wenn ein Junge nun einmal der Kleinste in der Klasse ist, wenn eine Frau nun einmal zu kurz geraten ist, daß dann hieran gerade ihr Gefühl der Minderwertigkeit anknüpft. Es sagt nämlich:

»Ich bin ungeliebt.« Nun haßt der Knirps die Natur, seine Natur, sich; bekommt ein Schuldgefühl, auch Angst, Trotz, Rache und Gewaltsamkeit folgen nach. Seine Natur ist sein Feind geblieben, und sie ist es auch. Sie hat ihn nicht geliebt, als sie ihn bildete. Hier im Pathologischen allein ist das volle Recht eines Menschen beweisbar, sich ungeliebt zu wissen. Daher stammt auch das Recht der Ordnungsliebe. Es ist nicht so, daß die Natur in Ordnung wäre, aber so, daß Arzt sein soviel ist wie Natur in Ordnung bringen und halten. Ärzte sind professionelle Pelagianer und können durch keine Verdammung der Kirche davon abgehalten werden, es zu sein.

Etwas anders sieht es auf der Seite des Kranken aus. Seit ich mich mit der Psyche organisch Kranker beschäftige, macht mich der außerordentlich starke Widerstand vieler dieser Kranken gegen den Versuch, ihre Krankheit psychologisch zu deuten, stutzig. Dieser Widerstand ist so stark, daß es schwerfällt zu glauben, er stamme aus oberflächlicheren Bildungen. Man gewinnt den Eindruck, daß der Kranke die natürliche Ich-Fremdheit seiner Krankheit nicht nur erlebt, sondern braucht.

Diese Ich-Fremdheit spielt eine große Rolle bei den Versuchen, Psyche und Soma im Krankheitsfalle zu verbinden; denn eine völlige Fremdheit beider gegeneinander würde das Unternehmen einer Psychosomatik so ziemlich ausschließen. Es käme auf den Versuch an, ob nicht das scheinbar seelisch Sinnlose des Organprozesses sich schließlich doch überwinden ließe, indem wie in der psychoanalytischen Enträtselung von Fehlleistungen, Träumen und neurotischen Symptomen auch hier sich schließlich das Organische dechiffrieren ließe. Aber andererseits ist die völlige Abkehr des Kranken vom Sinn der Krankheit an sich schon ein bedeutungsvolles Phänomen; diese Abkehr will selbst als Phänomen ernst genommen sein. Es war ein unanalytischer Kurs, dem KLAGES folgte, als er vorschlug, die körperlichen Erscheinungen als Ausdruck der Psyche zu verstehen. Denn daß diese oft so gänzlich *ausdruckslos* sind, macht in der Pathologie noch stärkeren Eindruck, als daß sie zuweilen eine verständliche Sprache zu sprechen scheinen. Es gehört zu den Ergebnissen unserer Forschung, daß die Dechiffrierung der organischen Krankheiten ein gleichsam mehrsprachiges Vermögen erfordert.

Die psychische Ausdruckslosigkeit eines Gewebsprozesses bei Entzündung, Neubildung und Nekrose ist vielleicht keine abso-

lute; aber wenn es da etwas wie seelischen Ausdruck gibt, so ist in ihm eine Formation wie die der Tiefenpsychologie, bisher wenigstens, nicht ohne weiteres erkennbar. Gerade dieser Fehlschlag weist auf etwas anderes hin. Es ist unverkennbar, daß wir es im Organismus mit einer großartigen Vereinigung von Individuen zu tun haben, die zwar ihre einzigartige Ausprägung, ihre volle Individuation also noch nicht erreicht oder bereits wieder geopfert zu haben scheinen, die aber auf alle Fälle, trotz örtlichen Auseinanderliegens und starker Differenzierung in Bau und Funktion, eine bedeutende Zusammenarbeit, eine Art von Volks- und Staatsbildung zustande gebracht haben. Die medizinische Psychologie und auch die Psychoanalyse ist aber in der Hauptsache Individualpsychologie, hat nur schwache Ansätze zur Kollektiv-, Massen- oder Sozialpsychologie bisher entwickelt, und es ist nicht verwunderlich, daß sie den vielen Organen und noch mehr Zellen, an denen die Krankheiten ablaufen, bisher überhaupt nicht folgen kann.
Dies ist bis jetzt nur auf einem Wege in großem Maßstabe geschehen, der aber als psychologischer kaum kenntlich ist, und das ist eben die Anatomie, Physiologie und Pathologie des Organismus selbst. Man kann sich nämlich deren Erkenntnisse ganz gut als einen einzigen und in seiner Art gelungenen Versuch eines Sinnverständnisses der Organismen, und zwar ihrer Teile, vorstellen. Nur muß man sich klarsein, daß dieses Unternehmen sich vollkommen auf die verstandesmäßig erfaßbare Seite der Vorgänge beschränkt, also ein Produkt des neuzeitlichen Rationalismus, eigentlich einer Apotheose des Verstandes ist. Es leuchtet ein, daß die Psychologie hierin weniger beschränkt ist.
Indes war im zweiten Teil auch von den Umformungen der klassischen Körperwissenschaft die Rede, welche mit deren Grundlagenrevisionen einhergehen. Hieraus wird sich auch allmählich eine umfassendere und mehr als bloß rationale Interpretation der organischen Prozesse ergeben. Ein Beispiel ist der Arbeitsvorgang. Der Begriff der *Arbeit* löst sich dabei von seiner physikalischen Unterlage ab, wird als Leistung begriffen, als Lösung des gesellschaftlichen Problems eingeschätzt und so für eine Arbeitspathologie und Arbeitstherapie überhaupt erst brauchbar gemacht.
Endlich sei hier kurz darauf hingewiesen, daß eben die Auseinandersetzung mit dem Rationalismus, die so vielen Zuschauern wie ein schauriger Untergang der europäischen Kultur vorkommt,

selbst bereits der Anfang eines neuen Bildes (auch der Medizin) ist. Der Spaltung der Vernunft in eine verstandesmäßige und eine metaphysische Leistung folgt eine veränderte Einschätzung der Vernunft. Sie, diese zunächst erschütterte Einschätzung, führt zu einer neuen Erforschung ihrer Bedeutung, ihres Wertes und so auch zu einer anderen, besseren Festigung ihres Gebrauches. Wir haben in der Medizin gelernt, die Gedanken eines Menschen nicht als richtige oder falsche zu beurteilen, sondern wir lernten, diese Gedanken als Produkt seiner äußeren und inneren Situation, als die Leichensteine und Denkmäler seiner Liebesverluste, als die Endergebnisse seiner Gehirnprozesse zu verstehen. Denselben Weg geht unsere Einschätzung seiner Moralität, seiner Willensbildung, seiner Gefühle. Der materialistische Zug ist also ein Element anthropologischer Medizin, und zwar ein unentbehrliches.
Die organische Kollektiv-Bildung, die Umformung der klassischen Physiologie und die andere Einschätzung der Vernunft sind also positive Aussichten in dem Unternehmen. Es ist nicht besonders angenehm, von einem sozusagen unaufgeräumten Schreibtische her über diese Dinge zu reden. Es ist unerlaubt, das Zweifelhafte und Unerprobte wie ein gebrauchsfertiges Produkt auszubieten. Aber unerlaubt ist es auch, die Hoffnung darben zu lassen und die eigene Meinung zu verbergen. Mir kommt vor, als träten wir in eine neue Landschaft, die nicht eine historische Konsequenz der vorhergehenden ist, also sich nicht als geschichtlicher Fortschritt zu beweisen, sich auch nicht vor Rückschrittsorgen zu fürchten braucht. Vielleicht verbergen wir zuviel vor unserem Blick in die neue Landschaft, wenn wir vom Geschichtsbegriff der Konsequenz noch im Bann gehalten sind. Wenn ich im folgenden besonders vom Mißerfolge der neuen Medizin spreche, so hoffentlich darum, weil wir uns vor ihm nicht zu fürchten brauchen. Die neue Landschaft wird ihre Wirkung in jedem Falle tun.

Der Versuch, die Medizin in eine anthropologische umzuwandeln, ist heute als bisher in vielen wesentlichen Punkten mißlungen zu erkennen. Das liegt an Eigenheiten der Zunft, die zu schildern nicht besonders erfreulich ist; es liegt auch an der Neigung zur Erstarrung, welche die Begriffe zu haben pflegen. Es ist beschämend, wenn jemand, der Gesinnungen und Absichten anthropologischer Medizin hegt, sich nur legalisieren kann, indem er intellektuelle Leistungen vom naturwissenschaftlichen Typus vorweist, also gerade die Antithesis der Anthropologie hervorkehrt. Die volle andere Hälfte des Mißerfolges aber fällt nicht den Ärzten, sondern den Kranken zur Last. Denn sie sind es, welche unter allen Umständen ein Symptom los sein und nicht der Wurzel der Krankheit, dem eigenen Anteil am Kranksein, nachgehen wollen. Die Kranken sind es, welche sich ans Es klammern, um dem Ich zu entgehen, und sie verführen den Arzt, diesen Weg des geringeren Widerstandes mit ihnen zu gehen. Die Verführung ist also gegenseitig. – Angesichts dieses klaren Mißerfolges kommt dann die Frage, ob sich dies nicht in der Hauptsache aus einer falschen Wahl der Mittel erklärt, und ferner, wie ernstlich und kräftig der Erfolg überhaupt gewollt war. Der Versuch nun, der Medizin eine Wendung zum Anthropologischen zu geben, indem man eine wissenschaftliche Anthropologie erdenkt, aufstellt und propagiert, dieser Versuch ist unzulänglich. Die Worte müssen von Taten begleitet oder wenigstens gefolgt sein. Das, was man Publikum nennt, hält sich überhaupt an die Taten. Über die wirkliche Veränderung einer Praxis, einer Klinik sind vielleicht später noch einige Worte zu sagen. – Schwerer ist festzustellen, wie ernst und kräftig ein Erfolg überhaupt gewollt war. Wenn ich nämlich bei der Untersuchung des Mißerfolges, ursächlich oder moralisch, nach Gründen und nach der Schuld frage und dabei auf die radikale Unzulänglichkeit, auf deren Halbierung zwischen Arzt und Krankem, schließlich auf einen Fehlgriff bei der Wahl der Mittel, mindestens auf deren Vorläufigkeit stoße – wenn ich also die Schuld bei Kollegen, bei Patienten, bei mir selbst und somit dreigeteilt erkennen kann, so fehlt mir dabei doch ein zweifelsfreier Maßstab, nachdem der sozusagen quantitative Anteil jedes dieser drei Komplizen abzumessen wäre. Es bleibt dabei, daß eben irgendein Zusammenwirken widriger Faktoren vorliegt.

Ich glaube nun wirklich, daß hier aus der Analyse des Mißerfolges sehr viel mehr zu lernen ist als aus gewissen Hinweisen auf Erfolge. Trotzdem ist zu warnen vor einer Apotheose des Scheiterns. Es gibt eine verfeinerte Existenzphilosophie des Scheiterns, die sich bescheiden gibt, die vor der Unzulänglichkeit in die Knie sinkt und praktisch in geistige Reaktion zurückfällt. Sie erwächst aus der kritischen Philosophie, der kritischen Grundhaltung, und sie bewundert eine historische Vergangenheit. Wenn ich mich aber im Angesicht des bisherigen Mißerfolges der Medizinischen Anthropologie dem genius loci folgend theologisch ausdrücken darf, dann sage ich: Zum Teufel mit ihm! Aus dem Mißerfolg will ich nur lernen, das Scheitern will ich aber hassen, und was ich denke, das will ich auch tun. Das Subjekt will ich nicht eingeführt haben, um objektiv zu werden, und objektiv will ich nicht sein, um mein Subjekt zu opfern.

Lassen Sie mich zum Schluß einige Andeutungen über das, was wir gegenwärtig arbeiten, machen. Nachdem einerseits die naturwissenschaftliche Medizin einen vollkommen beherrschenden Formerfolg erzielt hat und in ihrer Forschungsweise auch unbeirrt fortschreitet, nachdem andererseits die Psychoanalyse eine völlig andere Realbeziehung zwischen Medizin und Krankheit, zwischen Arzt und Krankem wieder entdeckt hat und nachdem drittens eine bis an die Fundamente der Begriffe greifende Wandlung des Weltbildes, der Naturbegriffe, der Idee des Menschen und der Gesellschaft sich durchzusetzen begonnen hat – nachdem alles dies gegeben ist als das, womit wir zu arbeiten haben, da ist es unsere unausweichliche Aufgabe geworden, nicht mehr zu trennen, sondern zu vereinigen. Also beispielsweise nicht mehr zu trennen zwischen Psychosen und Neurosen einerseits, Organkrankheiten wie Lungentuberkulose, Magengeschwür oder Krebs andererseits. Dabei ist es besonders schwierig, einen umfassenden, globalen Begriff von Gesundheit und Krankheit, eine gemeinsame Methode für Psychotherapie und Somatotherapie, eine Einheitsformel für die Beziehung von Arzt und Krankem, Ärzteschaft und politischer Körperschaft aufzustellen. Aber wir streben nach einer *Allgemeinen* Medizin.

Und hier darf ich von einem ganz bestimmten Beispiel sprechen, das zeigen soll, wie es gemeint ist, daß nicht nur Wort, Gedanke und Buch, sondern auch Tat, Praxis und materielle Realität vollzogen werden können. Das Beispiel ist die Heidelberger Medizinische Klinik, an der, einem Geheimnis der Freundschaft zudank, dieser concursus und confluxus unter bedeutenden Schwierigkeiten stattfindet. Ich halte diese Tatsache für soviel wichtiger als die bisher gefundenen Formulierungen, daß ich diese letzteren am liebsten ganz unterdrückte. Dem Fernstehenden kann es wie eine zufällige Äußerlichkeit und Willkür aussehen, daß hier ein Laboratorium, eine Krankenvisite, eine schulmedizinische Therapie und zugleich biographische Anamnesen, Psychoanalysen und psychosomatische Forschungen, Arbeits- und Sozialtherapie angetroffen werden. Aber es ist kein persönlicher Zufall, keine äußerliche

Willkür, daß dies alles unter demselben Dach und zu gleicher Stunde vor sich geht. Denn nur so entstehen die nötigen Reibungen, Kämpfe und produktiven Mißerfolge, die wir uns ersparen, wenn wir Feuer und Wasser getrennt halten, Psyche und Soma, Geist und Materie überall unterscheiden wollten.

Die Beobachtung der jüngeren Ärzte und Studenten zeigt, daß unter ihnen immer einige sind, die gar nicht die freie Wahl mehr haben, sich entweder einer naturwissenschaftlichen Medizin *oder* einer psychotherapeutischen zuzuwenden. Ihre Lage ist unentrinnbar. Freilich nenne ich das weder Begabung noch Schicksal. Denn auch ihnen steht eine nicht endende Kette von Konflikten mit sich und ihrer Umwelt bevor, in denen sie noch ebenso oft unterliegen oder siegen können – unterliegen, indem sie einseitig werden, siegen, indem sie zweiseitig bleiben. Hieran knüpfen meine Schlußbemerkungen.

Zuvor sei nur noch eine Zwischenbemerkung gestattet. Was hier vor sich geht, geschieht auch unter Beteiligung der Kranken. Sie bezahlen die volle Hälfte des Lehrgeldes, und auch auf ihre Kosten wird hier probiert, experimentiert und riskiert. Sie haben nur den Vorteil, daß wir von ihnen allein lernen können, der Dank also ihnen gebührt. Ich weiß, daß nicht allen von ihnen das genügt. Aber sie sind in der gleichen Lage. Auch sie haben nicht mehr die freie Wahl, sich dem größeren geschichtlichen Gericht zu entziehen. Die meisten ahnen, daß ihre Krankheit nicht nur ein Es ist, sondern auch ein Ich. Daß das, was ihnen zustößt, nur eine mikrokosmisch eingefangene Wiederholung dessen ist, was sich in der ganzen Welt begibt.

Damit komme ich abschließend zu jener Spannung der Zweiseitigkeit unseres menschlichen Daseins auch in der Krankheit. Man könnte das als den Kernpunkt von allem bezeichnen. Der Kernpunkt wäre der formulierte Satz, daß ich meine Krankheit nicht nur bekomme und habe, sondern auch mache und gestalte; daß ich mein Leiden nicht nur dulde und fortwünsche, sondern auch brauche und will. Daß meine Krankheit deine Krankheit ist, infolge der allgemeinen Solidarität des Todes. Aber der formulierte Lehrsatz ist weit, weit entfernt von der Furie der Realität; des Sexus, der Wut, der Verzweiflung, im Orgasmus, im Gefängnis, in der blinden Tat. Pour agir il faut être fou – sagte Clemenceau einmal; man könnte auch einmal sagen: Um zu handeln, muß man dumm sein. Verrückt, dumm oder bewußtlos sind wir, wenn wir handeln. Wenn wir handeln, kennen wir uns nicht, und wenn wir uns kennen, handeln wir nicht. Wir sind also nicht harmonisch, wenn wir gesund sind, und wenn wir uns gesund wähnen, sind wir krank.

Manchmal erscheint hilfreich ein alter seliger Geist in dieser schlechten Lage wie ein vertrauter Freund. Zum Beispiel denke ich da an PLATONS Phaidon, an die Partien, in denen er beweist, daß die Seele nicht harmonisch ist, und in denen er, mit eben den Mitteln des vorchristlichen Zeitalters, die Unsterblichkeit der Seele beweist.

Wenn ich es noch wagen soll, ein Wort darüber zu sagen, ob mir die sogenannte Medizinische Anthropologie wie ein Bestandteil des christlichen Äon vorkommt, so muß ich wohl sagen: nein, sie kann nur versuchen, sich als eine vorchristliche zu verstehen; vor-christlich, das heißt nicht: vorsokratisch oder platonisch oder irgendwie an die griechisch-philosophische Medizin gebunden, der sie ja in der Tat in vieler Hinsicht näher steht als der modernen Naturwissenschaft. Sondern vor-christlich heißt hier Anlauf auf das Christentum zu, von dem sie nicht herzukommen wähnen darf, als hätte sie es schon in ihrem Besitz, sondern unvermeidlich ihm ausgesetzt, von ihm betroffen, aufgeschreckt wie von einer ohne allen Zweifel unerfüllten Forderung. Denn alle jene so dialektisch nur formulierbaren Sätze wie: wir sind Ich, aber auch Es, – wir bekommen die Krankheit, aber wir machen sie auch; wir leiden, aber nur das, was wir auch haben wollen und brauchen – sie alle sind ja darum so dialektisch, zweiseitig gespannt, polar und selbstverborgen, weil ein Untergang naht, weil wir ihn spüren und nicht mehr viel Zeit haben, ihn zu übermalen, zu vertuschen und zu verdrängen. Schon einmal habe ich (1947) hier in Boll ein Wort des alten GOETHE zitiert: »Wir müssen ruiniert werden« (ECKERMANN 1836). Das ist kein heidnisches, es ist ein vor-christliches Wort. Weiter sind wir noch nicht gekommen.

Um aber nicht so ganz friedlos zu schließen und einen Tribut an diesen friedlichen und friedfertigen Saal, diese köstliche Landschaft zu entrichten, sei noch eins hinzugefügt. Ich denke, wir enthalten uns der Übertreibungen. Ich erhalte von jüngeren Mitstrebenden fast täglich Manuskripte und erregte Briefe über Grundprobleme und tiefste, letzte Fragen. Es ist der liebenswerteste Fehler der Deutschen geblieben, im Gemüt immer nach dem Äußersten gleich zu greifen. Ich hoffe, wir suchen diese im Kurzschluß mit der

Theologie besonders leicht entflammten Brände zu mäßigen und zu mildern, von der Übertreibung zurückzuhalten. Die Medizinische Anthropologie hat nur einen und sehr beschränkten Wert: sie kann helfen, eine anthropologische Medizin vorzubereiten, und das heißt eine menschliche, keine göttliche. Mehr nicht!

An Leib, Seele und Ehre krank

Grundlagen einer neuen Medizin

Man müßte eine statistische Untersuchung bekommen, in der nachgewiesen wird, wieviel Geld der Staat, der Steuerzahler, die Privatleute und die Versicherten für die Gesundheit ausgeben. Dann wäre auch zu überschlagen, wie viele Menschen davon leben, daß andere Menschen krank sind oder sterben. Man müßte aber nicht nur die Einnahmen der Beerdigungsinstitute, das Einkommen der Ärzte und des Hilfspersonals, sondern auch den Umsatz der Krankenhäuser, der Sanatorien, der Fürsorge, der Heilmittel- und Apparateindustrie, deren Import und Export und der Ausbildungsinstitute in Betracht ziehen. Von vornherein wünschte man das wirtschaftliche Thema abzutun; aber es geht nicht. Daß auch das Gesundheitswesen eine ökonomische Tatsache ist, kann man nicht bestreiten.

Daß die ärztliche Ethik nicht naiv sein darf, sondern zu überlegen hat, wie der Arzt davon lebt, daß jemand krank ist, sollte selbstverständlich sein, aber nicht übergangen werden. Dergleichen ist aber nicht nur im Krankenhaus so. Auch das Arbeitsamt ohne Arbeitslosigkeit verlöre eine Hauptaufgabe und müßte seine Tätigkeit ändern. Auch Gerichte und Gefängnisse wären ohne Unrecht und Vergehen in dieser Lage; sie existieren vom Unrecht.

Lassen wir also die Spekulationen, und stellen wir uns auf den Boden der Wirklichkeit. Aber welche Tatsachen sind eigentlich gemeint? Was soll da Krankheit heißen? Was ist heilbar? Wofür soll geheilt werden? Das sind nicht nur »Probleme«. Denn es ist eine Tatsache, daß im Falle der Lungentuberkulose ärztlich viel getan wird, im Falle des Völkerwahns oder der Ehezerrüttung aber sehr wenig – einfach weil die meisten Menschen die Tuberkulose für eine richtige Krankheit halten, den Völkerwahn oder die Ehezerrüttung aber für keine eigentliche Krankheit. Hier also sind »Tatsachen« etwas, was von Meinungen bestimmt wird. Wenn ich die Meinung habe – und ich habe sie –, daß die Lungentuberkulose nicht die Ursache, sondern die Folge einer seelisch-körperlichen Beziehungs- oder Gesellschaftsstörung ist, dann muß die Bekämpfungsweise der Tuberkulose geändert werden. Wie aber?

Im Augenblick verbreitet sich unter Laien die Meinung, daß dank der Psychologie und Psychotherapie eine bessere Technik gefunden sei, Krankheiten zu beseitigen, die mittels Chemie, Strahlen und Operationen umständlicher, teurer oder gar nicht geheilt werden. Da hier ein Irrtum mitläuft, besteht ein Anlaß, bestimmte Illusionen zu beseitigen, falsche Erwartungen zu enttäuschen, aber auch das, was daran richtig und wichtig ist, zu vertreten.

Sprechen wir das Positive zuerst aus. Es ist wirklich so, daß eine Anzahl von Störungen, zum Beispiel Verstopfung, Schwindelanfälle, Schmerzen im Kopf oder im Leib dank psychischer Behandlung verschwinden oder gebessert werden. Die Psychotherapie ist dabei in gewissem Sinn die Nachfolgerin der Heilmethoden des Schamanismus, des Yoga, des Tempelschlafes, des apostolischen Wirkens, des Gesundbetens. Sie ist eben modern und beschränkt sich nicht auf gläubige Anhänger. Ferner ist es richtig, daß eine Anzahl von solchen, die an Angstneurosen, Hysterien und Zwangszuständen leiden, mit der Psychoanalyse davon befreit werden, was auf andere Weise nicht zu erreichen war. Wir übergehen hier die Kämpfe mit der ärztlichen Zunft und die Kämpfe innerhalb der ärztlichen Zunft. Ein älterer Mensch würde diesen Streitigkeiten ganz gelassen zusehen, wenn es ihn nicht doch immer wieder verdrießen würde, daß Kranke durch Jahre mit Untersuchungen und Behandlungen hingehalten werden infolge von Ansichten, die mit leichtfertiger Begeisterung falsch sind, und von Ärzten, die eigensinnig auf einem Irrtum beharren.

Zweifel an der materiellen Erklärung

Nun ist aber wieder eine neue Lage entstanden. Sie entstand dadurch, daß forschende Ärzte zu erkennen meinten, organische Veränderungen wie Arteriosklerose oder Magengeschwüre entstünden aus Störungen der nervösen Regulation. Wenn dies so ist und wenn die nervösen Störungen aus psychischen entstehen, dann müßte man also die psychische Wurzel anpacken. Es ist gar nicht abzusehen, wie weit dieser Weg in die Menge der verschiedenen Krankheiten führen und in welchem Ausmaß die ganze Medizin schließlich in Psychotherapie verwandelt werden würde. Diese Idee wäre dann der Anfang einer großen Revolution. Daß die Psychologie selbst dieser Aufgabe heute noch nicht gewachsen ist, bewiese nichts gegen das Programm.

Daß aber überhaupt der Gedanke einer Psychogenese organischer

Krankheiten aufgekommen ist und sich ausbreitet, dies hat noch einen anderen Grund. Es ist der Zweifel an der materiellen Erklärung und an der Unbedenklichkeit der Technik. Der Zweifel entsteht natürlich an vielen Stellen, nicht nur in der Medizin. Man sollte aber zu diesen Dingen das Wort heute nur nehmen, wenn man etwas mitzuteilen hat. Mitzuteilen ist aber: die Sache stimmt. Es ist ganz sicher, daß die Entstehung und der Verlauf einer Lungentuberkulose von psychischen Vorgängen abhängt. Es ist ganz sicher, daß die psychischen Verläufe im Individuum von denen in der Gesellschaft und ihrer Kultur, vom geschichtlichen Prozeß abhängen. Es ist ganz sicher, daß die einseitig naturwissenschaftlichen Erklärungen nicht richtig waren. Und es ist nicht einmal so, daß die psychischen Abhängigkeiten die unsicheren, die bakteriologischen und tierexperimentellen dagegen die wissenschaftlichen und darum vorzuziehenden wären. Warum zanken wir also eigentlich, warum arbeiten wir nicht besser zusammen?
Der Streit hat aber auch einen Wert, und es gibt einen Fortschritt, der bei friedliebender Toleranz nicht zu erreichen wäre. Dieser Wert und dieser Fortschritt scheint mir aber nicht in dem zu bestehen, was man die Wahrheit der Erkenntnis nennt, sondern im Umgang mit der Wirklichkeit. Das Wirkliche erfassen, schließt freilich dann auch Erkenntniswahrheit ein. Aber – und jetzt wird etwas Wesentliches zu sagen sein – es gibt eben auch wirkliche Irrtümer, Lügen, Fehler, die widerwärtig sind – und es nicht wären, wenn es sie nicht wirklich gäbe. Der Kampf gegen Irrtümer, Lügen und Fehler ist also nicht nur unausweichlich, sondern auch nützlich, und ein Fortschritt ist zu erwarten. Und nun zu den Informationen.
Zu den Vorstufen einer sogenannten neuen Medizin gehört die »funktionelle Pathologie« noch nicht. Sie zeigte, daß nicht nur die anatomische Veränderung (zum Beispiel ein Gefäßverschluß) selbstverständlich auch die Funktionen abändert (zum Beispiel eine Lähmung bewirkt), sondern daß auch umgekehrt eine Funktionsänderung (zum Beispiel ein Muskelkrampf) auch zur Veränderung der anatomischen Struktur führt (zum Beispiel zum Gewebstod). Wenn das letztere so ist, dann war zu fragen: wodurch ändert sich denn die physiologische Funktion? Zuerst bot sich dafür die Regulation im Nervensystem, dann auch die der sogenannten Wirkstoffe (Hormone zum Beispiel) an. Deshalb sprach man früher von »nervöser Störung«, jetzt oft von »Drüsenstö-

rung«. Da hinter den nervösen und Drüsenstörungen sich noch etwas verbirgt, nämlich eine subjektive, persönliche oder geistige Instanz, so machte die Medizin vor diesen halt, denn sie schienen jenseits ihres Bereiches und ihrer Zuständigkeit zu liegen.
Als Vorstufen der »neuen Medizin« können deshalb nur solche Formen gelten, in denen das Subjektive, Innerliche der Person oder des Geistes zugelassen, eingeführt und als real genommen wird. Beachten wir hier wenigstens zwei solcher Vorstufen: die Psychoanalyse FREUDS und die psychosomatische Medizin. Die Psychoanalyse wird als *Vor*stufe bezeichnet, weil sie nur aus den Neurosen entwickelt und auf die Therapie der Neurosen beschränkt wurde. Es war also einerseits nur ein kleiner Teil der Krankheiten, für den sie sich interessierte; und es wurde andererseits die körperliche Erscheinung nur an der Grenze beachtet: die Psychoanalyse war in der Hauptsache Nur-Psychologie.
Unter psychosomatischer Medizin versteht man Forschungen und Behandlungen, die sich keine solche Einschränkung auferlegen. Denn hier werden Psyche und Soma, also Seele und Körper, im Zusammenhang erforscht. Also zum Beispiel das gemeinsame Auftreten von Affekten und Blutdruckänderungen oder von Lebensschicksalen und Organkrankheiten. Das eigentliche Ziel dieser Beobachtungen aber wäre wohl, herauszubekommen nicht nur *daß*, sondern *wie* Körper und Seele bei jeder Krankheit zusammenhängen.
Man muß aber feststellen, daß in vielen Fällen die Untersuchungen beim »Daß« hängenbleiben, während das »Wie« ausgeschlossen bleibt oder in sehr unbefriedigender Weise vorgestellt wird. Die Psychoanalyse andererseits hat trotz ihrer Beschränkung auf Psychoneurosen Mut und Kraft, um das Ich und das Über-Ich ernst zu nehmen und dem Es gegenüberzustellen. Eine neue Gesamtmedizin muß also von beiden Disziplinen etwas übernehmen: von der Psychoanalyse die Einführung des Subjektes und von der Psychosomatik die Beachtung des Körpers.

Beitrag zur politischen Gesellschaft

Diese Darstellung ist bisher eine sachliche, trockene. Sie geht ganz vom Inhalt aus und vernachlässigt die Form. Auch ist nicht davon die Rede gewesen, warum solche Verschiebungen und Erweiterungen aufzählenswert seien, ob auch die Kranken davon einen Vorteil hätten. Diesem eigentlich für jedermann interessanteren Thema kommen wir näher, wenn wir noch einen Punkt berühren, der schon auf den Vorstufen merklich, jetzt aber höchst vordergründig wird. Es ist das Verhältnis von Individuum und Allgemeinheit. Wie kommt es hier herein? Schon vorhin wäre als Vorstufe einer »Neuen Medizin« auch die sogenannte naturwissenschaftliche genannt worden, wenn sie das Verhältnis des Individuellen zum Generellen ernstlich ins Auge gefaßt hätte. Aber sie tat es nicht. Die naturwissenschaftliche Medizin wurde dann so vorwaltend, daß man sie jetzt als selbstverständlich behandeln kann. Die Natur nun, die Naturgesetze, auch das, was der Mensch mit Tieren und Pflanzen gemeinsam hat, sind gewiß etwas Allgemeines. Sie sprechen gerade das aus, was nicht eigenartig im Sinne von subjektiv, individuell oder persönlich ist. Als man nun aber anfing, die Psyche zu analysieren, und dabei von einzelnen Menschen ausging, stieß man auf etwas ähnliches: wir sind nicht so einmalig, so originell in unserer Psyche, wie wir glauben. Es ist nur das Risiko, die persönliche Gefahr in der Krankheit, die uns solchen Eindruck macht, daß unser eigener Fall als ein ganz besonders wichtiger und unvergleichlicher scheint. Also weder in der naturwissenschaftlichen noch in der psychologischen Medizin wurde das einmalige Subjekt anerkannt und wissenschaftlich gewertet.

Während also die Medizin im wissenschaftlichen Sinne bisher meistens glaubte, sie könne ganz von selbst am Individuellen das Generelle lernen, die Spannung zwischen beiden aber im sozialen Verhalten auszugleichen suchte, ist es jetzt ganz anders geworden. Jetzt nämlich müssen wir dem Rechnung tragen, daß jede individuelle ärztliche Behandlung nach ihrer besonderen Art ein Beitrag zur politischen Gesellschaft ist, daß jede allgemeine Aussage zur Gestaltung eines individuellen Geschehens beiträgt. Es genügt also nicht einzusehen, daß das, was Außen, auch Innen ist, sondern das, was persönlich ist, auch allgemein ist, und das, was allgemein ist, auch persönlich ist. Weil dieser Punkt so wichtig ist, führen wir einige Beispiele an.

Man hat mir erzählt, daß, als jemand Freud fragte, wie er über Hitler denke, Freud geantwortet habe: »Bringen Sie mir den Mann zur Behandlung.« Dies ist ein Beispiel für den möglichen Zusammenhang von Politik und Medizin. Als der Reichspräsident Ebert von politischer Seite an seiner Ehre angegriffen wurde,

bekam er eine intestinale Entzündung, wurde operiert und starb. Dies ist ein Beispiel für den wirklichen Zusammenhang von Politik und Medizin. Da die Tuberkulosesterblichkeit nach Stalingrad und in den Hungerjahren nach Kriegsende zunahm, mußte man an einen politischen modus vivendi und an bessere Ernährung denken: dies ist ein Beispiel des Zusammenhangs von Politik und Medizin.
Bis jetzt kann es noch scheinen, als ob einen Arzt das alles als Arzt nichts anginge. Aber solche Arbeitsteilung ist in der Realität nicht vollziehbar, und sie ist moralisch nicht vertretbar. Genauer ist zu sagen: Die Trennung zwischen Politik, Wirtschaft und Solidarität einerseits und Medizin andererseits wird zwar fortwährend vollzogen und auch ethisch begründet; aber es entsteht dabei kein Ausgleich, der Dauer behält. Auch dient zu solchen scheinbar stabilisierenden, später aber zu Katastrophen führenden Entfremdungen oft das Argument, die Wissenschaft müsse frei, uninteressiert und nur auf Wahrheit gerichtet sein. Aber gerade auch dieses Ideal hat sich als trügerisch erwiesen.
Als der Deutsche Internistenkongreß im April dieses Jahres am ersten Tage unternahm, die Psychosomatische Medizin zu überprüfen, da war auffallend, daß man den Sitzungssaal nur erreichen konnte, wenn man zuerst einige Ausstellungsbaracken durchschritt, in denen kaum Bücher, hauptsächlich aber Industrieprodukte, chemische Präparate und medizinische Apparate gezeigt wurden. Wenn aber der Vorsitzende oder die von ihm berufenen Referenten einen Schritt weitergegangen wären und erklärt hätten, daß Schlafmittel künftig durch Psychotherapie ersetzt werden sollen, dann wäre ihnen auch der Protest der Industrie sicher gewesen. Es sieht fast wie zufällig aus, daß solches nicht geschah; ich werde aber hier sagen, warum ich für meinen Teil Zurückhaltung übe. Auch ich verschreibe, allerdings selten, Schlafmittel, wenn ich gerade nichts Besseres weiß oder tun kann. Aber ich weiß auch, daß es Besseres gibt. Außerdem aber ist die Verflechtung der zwei Fäden von Wirtschaft und Wissenschaft zwar kein noli me tangere, aber doch ein so empfindliches Gewebe, daß man mit Gewalteingriffen beide zerstört. Es muß also weiter gewoben werden, und dabei wird ihre Verflechtung umgestaltet werden. Eine rasche und brutale Herstellung dessen, was man politische Wissenschaft oder Politisierung der Wissenschaft genannt hat, ist nicht gut. Deswegen könnte ich mich nicht zu einem um die

bestehenden Lebensverhältnisse unbekümmerten Votum gegen die naturwissenschaftlichen und technischen Formen der Medizin entschließen. Auf einen weiteren Grund komme ich später zu sprechen.

Fabrikation von Gesundheiten

Wenn wir weiter in abstrakter Weise behaupten, daß jeder Mensch an der Entstehung seiner Krankheit einen unbewußten Willensanteil hat, dann wäre damit auch das bestehende System der Sozialversicherungen sinnlos. Denn dieses beruht darauf, daß die Krankheiten schlechthin unverschuldetes Schicksal sind. Die Sozialversicherungen gehen von dem sozialen Gedanken der Solidarität aus, sie sind aber irreligiös. Wenn die Religion die Krankheit als sinnvolle Konsequenz des menschlichen Versagens gegenüber Gott versteht, dann ergibt sich ein Ja zur Krankheit. Dann steht auch die Medizin zur Krankheit anders, sie sagt jetzt zu ihr: »Ja, aber nicht so.« Eine weitere Überlegung ist aber ein sehr starkes Argument für einen Angriff auf die überlieferte Medizin. Wenn diese sich in eine Gesundheitsfabrik vollends verwandelt, dann ist das Produkt eine Fertigware, mit der der Käufer anfangen kann, was er will. Er kann das aber meist nicht, weil Wirtschaft, Staat, Wehrdienst seine Arbeitsfähigkeit für ihre Absichten verwenden und diese Verwendung auch mit besonderen Gesetzen erzwingen. Der mit Arbeitsfähigkeit gleichgesetzte Begriff der Gesundheit schließt also ein, daß die Gesundheit etwas beliebig Verwertbares sei. Damit wird nun der Gesunde aber von der Mitwirkung an dem Zweck des Arbeitslebens ausgeschlossen. Jene Gesundheitsfabrik aber wird zum Handlanger des ganzen Verfahrens. Es ist also an der Zeit zu überlegen, ob die Medizin auf Gedeih und Verderb an diesen tragischen Zusammenhang ausgeliefert ist oder ob sie ihn mit einer eigenen, anderen Zielsetzung nicht verhindern kann. Sie kann es, wenn sie unter Heilung nicht die Fabrikation beliebig verwertbarer Gesundheiten versteht. So etwas gibt es. Ich glaube, daß es Ärzte gibt, die aus diesem Bestreben handeln, bezweifle aber, daß die naturwissenschaftliche Medizin sie dies gelehrt hat. Erziehen konnte diese sie nicht anders als den Druckerlehrling, der gelehrt wurde, wie man Lettern setzt, ohne darauf zu achten, ob ein Unsinn gedruckt wird und welche Folgen das Gedruckte hat.

Ein Haupthindernis für solche Bestrebungen ist die Einstellung der Patienten zum Leben. Ich erwarte und wünsche vom Trambahnschaffner keine Belehrung über die Motive meines Fahrtzieles. Wenn er aber einmal recht hätte? Wenn er einmal sagen würde: Nein, die Ausstellung taugt nichts; fahren Sie lieber in die andere Richtung, und gehen Sie im Walde spazieren? Die »neue« Medizin verhält sich zur »alten« ebenso. Sie besteht nicht darin, daß man die Trambahn durch das Auto ersetzt, um mit einem anderen Verkehrsmittel besser ans gleiche Ziel zu kommen, sondern sie fährt an ein anderes Ziel und wählt für dieses das beste Mittel. Die in der Krankenberatung dabei auftauchende Schwierigkeit ist, daß jedes Mittel dem Kranken recht ist, wenn es nur zu seinem Ziel führt; denn dieses zu ändern, ist ihm nicht in den Sinn gekommen. Darin ist er nämlich Individualist, und hier zeigt sich, daß es die generalisierende naturwissenschaftliche Medizin ist, die dem Individualismus dieser Art den Weg bereitet hat.

Die feige Medizin

Ein Beispiel ist hierfür die Einstellung vieler Patienten zum Leben. Sie wollen nämlich nicht leben, sondern weiterleben. Die Verlängerung der Lebensdauer ist ein Hauptziel der Medizin und ihr besonderer Ruhmestitel geworden. Alle heroistischen, religiösen und politischen Zielsetzungen der neuesten Zeit hatten recht gegen diese lebensverlängernde Medizin und haben auch meist verstanden, sie zu unterjochen. Man muß jene Bewegungen aber geradezu als eine Reaktion auf diese feige Einstellung beurteilen, die nicht fragt, wie oder wofür man lebt, sondern ob man weiterlebt. Insofern ist diese Art von Medizin eine besonders feige und überdies eine die Reaktion darauf erzeugende. Die Patienten sagen also: »Ich will nur wieder arbeiten können.« Oder sie sagen: »Ich will nur diesen Schmerz los sein, darum bin ich gekommen.« Ein Arzt nun, der antwortet, das sei Nebensache, verjagt diese Patienten aus seiner Sprechstunde, wenn er dieses »nur« nicht gelten läßt. Dieser Widerstand gegen eine neue Medizin stammt also von den Patienten, und die Widerstände der Zunft finden ihren wichtigen Bundesgenossen in der Klientel. Aber es ist doch eine lakaienhafte Haltung des Arztes, die dem Kranken hier zunächst immer recht gibt.

Das Mißverständnis, das die psychosomatische Medizin antrifft, ist also dieses, daß man glaubt, das Ziel beibehalten zu können, auch wenn die Mittel sich änderten. Aber das Ziel ist ein anderes, und die Mittel dazu sind zwar ähnliche, aber doch andere. Auch wenn man so weit mitgeht, dann bleibt noch als Haupteinwand gegen eine solche zieländernde Medizinreform der, daß ja nicht gesagt werde, welches Ziel denn nun eigentlich gemeint sei. Ist es der kommunistische, der demokratische oder der kapitalistische Staat? Ist es die humanistisch-aufgeklärte oder die christliche Gemeinschaft? Ist es die total geplante oder die liberal bewegliche Ordnung? Solange man hier die Wahl offenhält, solange muß es auch gleichviele Richtungen in der Medizin geben, die einander bekämpfen. Heute ist es jedenfalls eine Unaufrichtigkeit, von »der« Medizin zu sprechen. Denn es gibt mehrere Medizinen. Ein gutes Beispiel ist etwa der Gegensatz von kirchlicher Seelsorge und säkularisierter Psychotherapie. Ein anderes der zwischen Psychotherapie einerseits und Chemotherapie und Chirurgie andererseits. Auch wo man sie für vereinbar hält, bleibt der Kampf um die Ausdehnung in Kompetenz und Anwendung. Diese Kämpfe spielen sich nicht nur zwischen Vertretern der einen mit Vertretern der anderen Richtung ab; sie toben auch in der Brust der einzelnen Person. Darum wird hier der Begriff »neue Medizin« nur so weit entwickelt, daß wenigstens dieser Kampf stattfinden soll, daß dieser Kampf selbst wenigstens zum Begriff der Medizin gehören soll.

Das Leben ist auch ein Risiko

Wer eine solche Position bezieht, zieht sich allerdings leicht den Verdacht zu, ihm liege mehr am Kompromiß als am Entscheid, und er stelle sich zu sehr auf einen imaginären Punkt über allen Standpunkten. Dieses divide et impera werde ihm aber niemand zubilligen. Deshalb seien zum Schluß noch einige Sätze ausgesprochen, die über den Willen des Verfassers hoffentlich keinen Zweifel lassen.

Die kolossale Unordnung an dem gestirnten Himmel über mir und die sonderbare Schwäche des Sittengesetzes in mir würden mich ängstlich und traurig machen und entmutigen, wenn ich mich auf diese beiden ganz und nur verlassen hätte. Daß das Leben auch ein Risiko ist und man nur leben kann, wenn man das Risiko übernimmt – diesen Zustand kann auch eine Medizin nicht ändern. Zornig aber werden wir mit Recht, wenn jemand das Wißbare und danach Tubare mißachtet. Deshalb ist zu tadeln, daß namentlich im reichsdeutschen Gebiet, aber auch anderwärts, viele wissenschaftliche und akademische Ärzte die Erkenntnisse der FREUDschen Psychoanalyse vernachlässigt und unfruchtbar bekämpft haben. Das ist der erste Punkt. Der zweite ist, daß eine Ausschaltung des Subjektes durch die Objektivität ein Fehler war, den man gutmachen kann. Es ist das zwar auch ein wissenschaftliches Problem; aber es hat die praktische Seite, daß mit dem Objektivismus das Subjekt nicht nur vergeblich auszuscheiden versucht wird, sondern daß man allein mit der Einführung des Subjektes auch das Objekt richtig in den Griff bekommt. Anschaulicher wird dieser Satz, wenn man ihn in ein Beispiel wie das der Lungentuberkulose kleidet. Entstehung und Verlauf dieser Krankheit wird nicht nur unzulänglich, sondern falsch dargestellt, wenn man die Wirkung der Erlebnisse, der Entscheidungen, der Beziehungen der Kranken ignoriert.

Der dritte Punkt ist dann der, daß jene Erlebnisse, Entscheidungen und Beziehungen in breitem Ausmaß auf den Gebieten der Politik und Religion fallen. So bekommt die »neue Medizin« ein positives Verhältnis zu Politik und Religion. Ich sage nicht, daß hier eine benennbare Weltanschauung oder ein bestimmter Glaube jeweils gut oder im Gegenteil schlecht für die Kranken wäre. Sondern ich sage, daß dieses »gut« oder »schlecht« nicht in der Natur nur, sondern auch in anderen Sphären entschieden wird. Zwar spielt dabei die Beziehung von Arzt und Kranken eine große Rolle; aber diese Beziehung ist nicht so originell wie es schien. Beide sind ja stets Teilhaber von nichtindividuellen Vorgängen, die sich sowohl in der Natur wie in der Gesellschaft, in politischen und in religiösen Bereichen abspielen. Das positive Verhältnis der Medizin zur Politik und zur Religion ist mit keinem Dekret abzuschaffen. Versucht man es trotzdem, indem man es ins Unbewußte verdrängt oder indem man es fanatisch erzwingt, so entstehen Krankheiten, anstatt daß sie geheilt würden.

Endlich kommt es darauf an, wie wir leben, und nicht darauf, daß wir nur leben. Wir haben von Ärzten, Ethikern und Staatsmännern oft gehört, daß man sich mit dem Erreichbaren begnügen und mit einem Minimum des Guten vorliebnehmen müsse. Gut. Aber wir wollen dann auch wissen, was dieses Minimum eigentlich ist und was hier gut genannt wird. Jetzt erst beginnt der Kampf um die Wirklichkeit, um das, was verwirklicht werden soll. Wenn es den Bremer Ratsherren erlaubt war, den Satz »navigare necesse est, vivere non est necesse« auszusprechen, dann dürfen ihn auch die Ärzte sinngemäß aussprechen. Tun sie es nicht, so werden sie rückständig, kenntnislos und schädlich werden.

Wert und Unwert der Psychoanalyse

Es verlohnt wenig, auf die Einschränkungen, Bemängelungen und Verunglimpfungen der Psychoanalyse einzugehen. Meistens stammen sie von Personen, die sich um die Behandlung kranker Menschen gar nicht bemühen, oder von solchen, welche die Psychoanalyse gar nicht aus gründlicher eigener Arbeit kennen, also mit leichtfertigem Dilettantismus urteilen wie der Besucher eines Varietés, der bekanntgibt, welche Nummern ihm nicht gefallen haben. Ich widerspreche daher auch Karl JASPERS (1946). Es ist unzulässig, wenn er oder andere der Psychoanalyse nur eine Beobachtungsfunktion zuschreiben, jene Beziehung auf die Wahrheit aber aberkennen, die sie der Philosophie zuerkennen. Die meisten Einwendungen gegen die Trieblehre, die Traumdeutung, das Unbewußte usf. bewegen sich auf dem Vorfeld psychoanalytischer Arbeit, sie sind dem Psychoanalytiker als Anfängerschwierigkeiten bekannt und besser bekannt als jenen Außenstehenden.

Wenn ich also über Wert und Unwert der Psychoanalyse urteilen soll, dann muß ich mich schon bemühen, auf die schwierigere Frage einzugehen, an welchem Orte Wert und Unwert einer Heilkunde oder Heilkunst eigentlich entstehen. Also nicht von dem Katheder einer angeblich feststehenden Erkenntnis herab zu richten, sondern auf die verschlungenen Pfade einzugehen, welche eine Wahrheitssuche wie die der Psychoanalyse gehen mußte. Denn diese Pfade waren nicht nur willkürlich gewählte, sondern durch die Beschaffenheit der Psyche selbst vorgeschriebene. Die Leidenschaft aber, mit der pro und contra bei der Beurteilung der Psychoanalyse gewöhnlich vorgebracht wird, stammt natürlich auch daher, daß jeder Mensch, bei sich selbst und bei andern, heiklen moralischen Schwierigkeiten und unangenehmen Dunkelheiten begegnet ist, deren Überwindung sehr eingreifende Wandlungen, unter Umständen bedeutende Opfer intellektueller oder gefühlsmäßiger Art fordern würde. Auch ist dies ein Fall, in welchem der Mißbrauch einer Technik oder die Schädigung durch eine angebliche Wissenschaft keineswegs ausgeschlossen sind; dann wird untersucht, wo der Fehler eigentlich stecke.

Es hilft also nichts, wir müssen uns schon bequemen, so weit vorzudringen wie PLATON im »Gorgias«, wo auch er untersucht, wie es sich eigentlich mit der Ursache des Mißbrauchs einer an sich zutreffenden Erkenntnis verhalte:

Sokrates: ... Wenn du jemanden zum Redner gebildet hast, so muß er unbedingt Kenntnis haben von Recht und Unrecht ... Und wer die Heilkunde erlernt hat, ein Heilkundiger (sein) ... Ist nun nach dieser Regel nicht auch der, welcher das Recht erlernt hat, gerecht?
Gorgias: Gewiß ...
Sokrates: Der Gerechte handelt aber doch gerecht?
Gorgias: Gewiß ...
Sokrates: Jetzt aber erweist sich der nämliche Redner als ein Mann, der niemals Unrecht tut. Oder nicht?
Gorgias: So ist es.

Wir werden diese Stellen nicht damit abtun können, daß sie ein dialogischer Trick sind, um einen Schwachkopf zur Aussage eines Unsinns zu verführen. Sondern es steckt in dieser Unterredung die Einsicht, daß nur das wahr sein kann, was selbst auch gut ist; die Lehre, daß Tugend ein Wissen ist. Wenn die Psychoanalyse schadet, dann war sie gar nicht angewendet. Und wenn sie gut ist, dann ist sie auch wahr. – Ein Ergebnis dieser Untersuchung ist auch, daß man die Wahrheit nicht teilen kann. Wenn man die Courtoisie aufbringt, der Psychoanalyse ein Streben nach Wahrheit zuzugestehen, dann kann man nicht Wert und Unwert der Psychoanalyse unterscheiden, sondern nur Erfolg und Erfolglosigkeit ihres Strebens. Darum wird also im Folgenden die Psychoanalyse als ein historisches Gebilde im Werden behandelt, und hier sind freilich sowohl Irrungen wie Fortschritte erkennbar.
Nun sind allerdings die wichtigsten Funde und Einsichten Sigmund FREUD selbst zuzuschreiben. Die Verdrängung, der Widerstand, die Sinndeutung von Fehlleistung, Traum und neurotischem Symptom, die Wirksamkeit vergessener Vorzeiten, der Einfluß des Unbewußten auf Gedanken und Handlungen – das alles hat er selbst entdeckt und formuliert. Auch der Ausdruck »Psychoanalyse« stammt von ihm und wurde von ihm beibehalten, auch nachdem er später erkannte, daß nicht eigentlich die Analyse und Bewußtmachung das allein therapeutisch Wirkende zu sein scheinen, sondern die Dynamik der Übertragungen, besonders zwischen Patient und Arzt, das heißt eine Art von erotischer Bindung und Ersatzbindung zwischen Menschen. Wieviel Anteil an einem Behandlungserfolg die Dynamik der Übertragung, wieviel die

analytische Erhellung und Bewußtmachung der unbewußten Zusammenhänge habe, dies ist in manchen Fällen keineswegs klar festzustellen. Überhaupt kann ich mich nur wundern über Leute, die in solchen Dingen ihre Meinung mit der größten Sicherheit vorbringen, während der Analytiker ein sehr vorsichtiger und behutsamer Urteiler zu sein pflegt.

Es besteht gar kein Grund, nicht zuzugeben, daß auch vor FREUD ähnliche Einsichten gefunden worden sind. Gewöhnlich nennt man da NIETZSCHE und DOSTOJEWSKIJ. Aber ich wüßte noch viele andere und viel ältere Namen zu nennen. Es handelt sich aber nicht um die Entdeckungsgeschichte von Begriffen und überhaupt nicht um ein geistesgeschichtliches Problem. Sondern es handelt sich darum, daß aus dem Schoße der Medizin heraus eine originelle Behandlungsart erfunden wurde, welche man auf Leidenszustände anwendet, die man Neurosen nennt (Hysterie, Phobie, Zwangsneurose), auf Krankheiten, die nun einmal in den 90er Jahren des 19. Jahrhunderts so und nicht anders aussahen und auch heute oft ein zeitgeschichtlich-charakteristisches Gepräge haben; Krankheiten ferner, die auf andere Weise meist nicht wegzubringen sind und um welche sich deshalb oft niemand kümmert. Krankheiten endlich, welche sehr oft von andern Ärzten völlig falsch, unwirksam oder schädlich behandelt werden. Längst nicht jede Neurose wird durch eine psychoanalytische Kur geheilt; aber das gilt von andern Krankheiten und anderer Medizin auch. Böswillig ist aber die zuweilen vorgebrachte Behauptung, die Psychoanalyse heile nie und sei unnütz.

FREUD hat also Vorläufer, aber er ist kein Nachläufer gewesen. Er wußte wenig von jenen Vorläufern. Weniger einfach ist zu sagen, ob er Nachfolger hatte, die ebenso originell oder noch origineller waren und bestimmte seiner Fehler verbesserten. Ich bestreite dies. Alfred ADLER hatte große Verdienste, betonte die Bedeutung bestimmter körperlicher Mängel (1907) und pflegte die sozialen Fragen, die entstanden. Auch trug er, wie später AICHHORN (1925), viel zum Verständnis der Kinder und ihrer Erziehung bei. Die Bedeutung von C. G. JUNG in Kürze zu würdigen, reicht hier nicht der Raum, bin ich auch nicht zuständig, und ist auch die Zeit wohl nicht reif. Nach meinem Dafürhalten kann von einem Nebeneinander von FREUD und JUNG keine Rede sein. Das ist weder rein zeitlich noch geschichtlich zu vertreten. Von jenen alten Kämpfen beider hat manches heute lediglich das Interesse mittelalterlicher Parteistreitigkeiten. Soweit eine Erbfolge vorlag, hat JUNG seine Pflichten, die Abhängigkeit anzuerkennen, nicht immer erfüllt. Soweit er zur Weiterbildung verhalf, befand er sich in der Epoche einer mannigfachen Ausstrahlung und sozusagen weiteren Erbteilung der FREUDschen Psychoanalyse.

Es gibt heute nämlich eine Menge von neuen Aufgaben. Da ist zum Beispiel der Einfluß psychoanalytischer Erkenntnisse auf die Kindererziehung, ein Gebiet, auf dem besonders FREUDS Tochter, ANNA FREUD, arbeitet. Da ist die Frage, ob die frühere Ablehnung, auch Geisteskrankheiten (Schizophrenie, manisch-depressives Irresein) zu behandeln, zu Recht bestand; man wendet die Psychoanalyse jetzt mit Grund und zuweilen zusammen mit Schocktherapien auch hier an. Da ist die weitere Frage, ob die organischen Krankheiten nicht ebenfalls psychoanalytisch untersucht, erforscht und eventuell behandelt werden können; darauf komme ich noch zurück. Auf jedem dieser Gebiete sollte man zur Zeit das Wort denjenigen überlassen, die etwas davon verstehen und etwas darin leisten.

Dagegen hat die Welt der Laien und die Gesellschaft der denkenden Kritiker ein volles Recht, sich mit der menschlichen, psychologischen und geistigen Einstellung der Psychoanalyse auseinanderzusetzen. Hier kann von einer Verschanzung hinter die sachliche Zuständigkeit oder Unzuständigkeit keine Rede sein. Bei der verhältnismäßigen Oberflächlichkeit dieser Ausführungen greife ich nur drei besonders wichtige Konflikte heraus, die konkret genug sind, um auch eine klare Stellungnahme zu erlauben. Der erste Konflikt entsteht mit der Seelsorge im Christentum, der zweite mit der sogenannten Existenzphilosophie; der dritte mit der geistigen Tradition, die man als Humanismus bezeichnen kann. In jedem dieser Fälle kann es auch zu Übereinstimmung und Zusammenwirken kommen; aber die Gegensätze und gegenseitigen Verwerfungen sind lehrreicher.

Man hört oft, die christliche Seelsorge sei etwas im Wesen anderes als die ärztliche Psychotherapie. Dies scheint zum Beispiel auch die Ansicht von Karl BARTH und THURNEYSEN zu sein. Ich bezweifle dabei nicht, daß FREUD nur in der christlichen Ära, ja sogar nur im zugleich protestantischen Zeitalter entstehen konnte. FREUD steht zum Menschen wie zu einem Wesen, das, so wie es ist, nicht in Ordnung ist. Die Homosexualität zum Beispiel, auch die (neurotische) Gewissensangst, sind für ihn Störungen, die korrigiert werden müßten. Seine sorgfältige Beachtung des Verhältnisses zu Vater und Mutter (der »Ödipuskomplex«), die ungeheure Bedeutung der Familie sind immer schon als eine alttestamentliche Einstellung erkannt worden, die vom Judentum auch ins Christentum überging. Die von FREUD betonten unbewußten Schuldgefühle der Neurotiker, deren Abkunft von einer verdrängten und vergessenen Vorzeit des individuellen wie des Stammeslebens hat unverkennbare Ähnlichkeit mit der christlichen Lehre von der Erbsünde und deren paulinischer Herleitung von Adam. Die bedenkliche Störung des Ich durch die teils bewußte, teils unbewußte Macht des Über-Ich, die er zeigt, hat zweifellos Verwandtschaft mit dem, was PAULUS über die Bedingtheit der Sünde durch das Gesetz gesagt hat. Es ist wie eine psychologische Fortsetzung jener Auseinandersetzung des christlichen Apostels mit dem mosaischen Gesetz. Und wenn nun in der Psychoanalyse nicht von Schuld, sondern von Schuldgefühlen die Rede ist, wenn dieser Komplex nicht gerächt, gesühnt oder vergeben, sondern wie eine Krankheit geheilt werden soll, dann kann man gewiß sagen, daß darin gerade der Unterschied gegenüber einer Gesetzesreligion bestehe, indem eben nicht auf »schuldig«, sondern auf »krank« erkannt wird. Aber noch wichtiger ist doch der Hinweis, daß auch die Psychotherapie sich nicht auf eine Verurteilung zurückzieht, sondern Hilfe zu bringen sucht. Und eine Übereinstimmung der Haltung von Psychoanalytiker und Christ besteht doch zweifellos darin, daß anstelle von Moralismus, Verurteilung und Strafe in der Therapie die Hilfe, in der Kirche das Heil gebracht werden soll. Ärztliche Hilfe und evangelisches Heil sind doch verwandter als gesetzliches Gebot und natürliche Erklärung, die in der Tat begrifflich unvereinbar sind und zu entgegengesetzten Maßnahmen führen. Wir müssen es zugeben, daß mit der Einführung der Psychoanalyse in die Medizin die Heilkunde der Seelsorge angenähert, nicht noch mehr entfernt worden ist.

Trotzdem soll da ein unverwischbarer Unterschied bestehen. Es sei eben doch etwas ganz anderes, wenn jemand die geoffenbarte Wahrheit Christi ergreift, wie wenn er seine Ängste, Zwänge und Beschwerden als psychogen entstanden begreift und eventuell von ihnen befreit wird. Ich bin nun aus Erfahrung zu der Ansicht gekommen, daß, wer diese prinzipielle Unterscheidung zu definieren sucht, in beiden Fällen von etwas redet, was er gar nicht genau genug kennt. Weder ist das Wesen der Psychotherapie so klar, noch die Wirkung der christlichen Gnade so in Begriffen rationalisierbar, daß man Übereinstimmung oder Unterschied einfach behaupten kann. Vielmehr ist gleich die Zuwendung zu einem Menschen in Not. Und eine Unterhaltung zwischen Arzt und Seelsorger ergibt auf dieser Basis etwas viel Bedeutsameres: die beiden können sich in der gleichen Not vor derselben Not des hilfesuchenden Menschen vorfinden.

Es sei nicht bestritten, daß die Methoden des Psychoanalytikers (freie Assoziationen, Traumanalyse, Erinnern, Wiederholen, Durcharbeiten, Lenkung der Übertragung) und die Einrichtungen der christlichen Kirche (Beichte, Reue, Gebet, Sakrament) sehr verschieden aussehen. Aber eine eingehende, vergleichende und historische Untersuchung würde wohl ergeben, daß in der Psychotherapie eine ganze Reihe von Heilspraktiken der Kirche sozusagen profan wiedererweckt worden sind. Namentlich ist dies von der Beichte bemerkt worden. Aber der Vergleich des Bewußtwerdens in der Therapie mit der Offenbarung im Glauben führt tiefer und tiefer in Bereiche, in denen die Unterschiede immer kleiner werden. Es ist nicht einzusehen, warum man diesen Vorgang der Begegnung durch prinzipielle Schlagbäume unterbrechen soll. Geschieht dies aber trotzdem, dann ist leider oft eine Art versteckten Hochmutes im Spiel; so als ob eben der Vertreter der *anderen* Fakultät doch auf einer geringeren Wertstufe stünde. Ich werde das nicht näher ausführen, denn dazu wäre nötig, die Verlarvung dieses Hochmutes in erkenntnistheoretische Argumente, metaphysische und ontologische Setzungen, auch hinter enthusiastischen Gefühlen oder eindrucksvollen Einzelerlebnissen Schritt für Schritt aufzudecken. Viele Meinungen erweisen sich einfach als die Folge irgendeiner persönlichen Erfahrung, und man nimmt sich auch nicht die Mühe, andere Erfahrungen anderer Leute ebenso ernst zu nehmen, sondern unterdrückt sie kurzerhand mit dem Urteil, diese Leute und ihre Ansicht besäßen kein Gewicht und keine Autorität.

Wir haben uns mit den letzten Bemerkungen bereits der zweiten Widerstandsgruppe genähert; sie wird von Philosophie und Wissenschaft gestellt. Wenn Philosophie und Wissenschaft überhaupt die Frage zulassen, ob die Psychologie sich hier ein Gebiet anmaße, für das sie nicht zuständig sei, dann haben sie einen intellektuellen Charakter der Psychoanalyse damit bereits anerkannt. Aber eben darauf beruht eine Art von Mißverständnis, nämlich daß es sich hier überhaupt wesentlich um eine Frage der intellektuellen Erkenntnis handle. Aber eine Therapie will doch, daß sich etwas ändert, nicht daß etwas wahr oder richtig sei. So gehört die gewaltige Menge der Erörterungen über Psychoanalyse, in denen um Richtigkeit und Falschheit der »*Lehren*« FREUDS gestritten wird, in den Ofen. Denn wenn man von Lehren der Psychoanalyse spricht, dann hat man meist gar nicht begriffen, daß FREUD eine Therapie erfunden hat, in der zuletzt auch neue Begriffe formuliert, konstruktive Annahmen über die Struktur der Seele gemacht wurden. Denn irgendwie mußten die Beobachtungen ja auch ausgedrückt, irgendwie auch den Patienten und den Schülern mitgeteilt werden. Aber der Anfang war immer eine Beobachtung und das Ziel immer ein Heilerfolg. Die »Lehre« stand immer in der Mitte, war stets nur ein Mittel, nicht der Zweck. Deshalb war FREUD auch immer bereit, Begriffe zu ändern oder zu ersetzen. Ein wichtiges Beispiel ist der Übergang vom Gegensatzpaar *bewußt* und *unbewußt* zum Gegensatzpaar *Ich* und *Es* (1923); ein anderes wurde schon erwähnt: der Übergang von der Bewußtmachung zur Übertragungsdynamik.

Nun sind in diesem sonderbaren *Verhältnis* zwischen einer therapeutisch gemeinten Erkenntnis und einer objektiv gemeinten Philosophie oder Wissenschaft viele *Variationen* möglich, je nachdem dieses Verhältnis sich in Mißverständnissen, Annäherungen und Entfernungen auslebt. So kann eine Metaphysik sich als Heilslehre verstehen, so auch eine Psychotherapie sich als Seinserkenntnis verstehen. Es können die mannigfachen Figuren hier nicht alle durchgesprochen werden, in denen Psychoanalyse einerseits, Philosophie und Wissenschaft andererseits sich zueinander gestellt haben. Eine Kollision, die vermeidbar war, mußte zum Beispiel eintreten, wenn Existenzphilosophie und Psychoanalyse sich um die Wesensbestimmung des Menschen glauben streiten zu müssen.

»L'existentialisme est un Humanisme«, sagt J. P. SARTRE (1946) und zieht damit eine Konsequenz, welche in der vorangehenden Entwicklung der neuesten Philosophie vorbereitet war. Aber die philosophische Existenz und die Psychoanalyse werden nicht dort auf Tod und Leben ringen, wo sie das Wesen des Menschen erkennen, sondern wo sie es verändern, bilden oder gar erzeugen wollen. Jetzt zeigt sich das angeborene Mißtrauen der FREUDschen Psychoanalyse gegen die Formationen des Bewußtseins einschließlich Philosophie, besonders der idealistischen Art; jetzt auch die Gekränktheit der Philosophie über den Zugriff von Psychologie oder Biologie zum geistigen Menschen. Die Ärzte und Psychologen sollen sich auf ihre empirischen und positiven Forschungsbereiche beschränken – so sagt der Philosoph. Der Philosoph soll sich auf die Prinzipien der Erkenntnis beschränken und den lebend gegebenen Menschen nicht beurteilen wollen – so sagt der praktische Psychotherapeut. Die Stellung der Logik, der Ursprung der Begriffe, das Verhältnis von Intuition und Ratio müssen aber doch bestimmt werden, und das geschieht dann auf sehr entgegengesetzte Weise. Zum Beispiel bemerkt FREUD gelegentlich, daß im Unbewußten der Satz des Widerspruchs nicht gelte; auch daß es zeitlos sei. Solche Aussagen zeigen, wie es zum Zusammenstoß der Grundlagen des Wahrheitsbegriffes mit den Strukturvorstellungen der Psychoanalyse kommen muß.

Nicht nur von philosophischer, sondern auch von erfahrungswissenschaftlicher Seite kamen dann bezeichnende Einwendungen. Die meist gehörte ist die, die Psychoanalyse bringe Deutungen, nicht Beobachtungen; auch von psychiatrischer Seite wird ihr ein Mangel an wissenschaftlicher Exaktheit vorgeworfen. Ich kann nun bekunden, daß die Krankengeschichten FREUDS ein unübertroffenes Muster klinischer Beobachtung und psychiatrischer Sorgfalt sind. Niemals zuvor sind Hysterien und Zwangsneurosen so exakt beobachtet und beschrieben worden. Was dann Fernstehende als »Theorie«, »Deutung«, »Lehre« bezeichnet haben, war gar nichts als die genaue Wiedergabe der Selbstwahrnehmung und der Gedankenbildung der Kranken. Es ist aber deutlich, daß hier unter Exaktheit Verschiedenes verstanden wird. Für die Selbstkritik der Physik und Biologie hat das Exakte auch die Bedeutung von sicher, verläßlich, sichernd. Für die Selbstkritik der Psychoanalyse hat das Exakte auch den Sinn von unbefangen, unvoreingenommen bezüglich der Grundlagenbegriffe. Was hier vom Exakten gesagt wird, gilt auch für den Begriff des Objektiven. Das läuft dann etwa darauf hinaus, daß die psychoanalytische Psychologie neben der Rationalisierung sich auch auf die Intuition, die Realität der Bilder, die Struktur der Formen stützt; denn sie setzt nicht voraus, daß nur die Rationalität dem Gegenstande der Psychologie angemessen sei. Und ich würde hinzufügen: sie muß offenlassen, ob die Wirklichkeit des Seelischen überhaupt vernünftig *ist*.

Da sich der hier verfügbare Raum zum Ende neigt, schließe ich mit einer Erwägung über die Stellung der Psychoanalyse in der kulturgeschichtlichen Situation unserer Zeit. Relativ wenig Eindruck macht vermutlich die Bekundung, daß ich in Universitätspolitik, öffentlichem Erziehungswesen und ärztlichem Gesundheitsdienst stets für eine praktische Zusammenarbeit und gegen Betonung prinzipieller Gegensätze eintrete. Ich schätze hier den angloamerikanischen pragmatischen Sinn für ein Zusammenwirken, auch wo man nicht zusammen denken kann. Es scheint wenig Zeit mehr für eine Einigung übrig zu sein; aber ich weiß, daß es Leute gibt, die scharfe und harte Machtproben für gesünder und erfolgversprechender halten. Die friedliebende Einstellung beruht aber auf einer Ansicht vom Menschen, die auch durch die Psychoanalyse selbst mit herbeigeführt wurde; insoferne wird man hier einen Zirkel argwöhnen.

Es ist nicht richtig, daß die Trieblehre in der Psychoanalyse unbeschränkt herrscht. Gewiß hat FREUD darauf bestanden, daß der Mensch nicht nur den offenkundigen Sexualtrieb sich eingestehe, sondern ihn auch in seinen Verkleidungen und Übertragungen anerkenne. Aber von Anfang an hat er neben der Liebe den Hunger gelten lassen; später (1920) ist er dazu gelangt, den Lebenstrieben den Todestrieb gegenüberzustellen. Immer vertrat er, daß wir von den Trieben selbst so gut wie nichts wissen und die Trieblehre das dunkelste Stück der Psychoanalyse sei. Er hat auch einmal behauptet, daß das Unbehagen in der Kultur (1930) mit der Triebunterdrückung zusammenhänge. Aber bemängeln konnte man doch nur, daß ein Forscher sich gelegentlich auch in Versuchen der Kulturdeutung ergeht; hier ist es nicht in unbesonnener und diktatorischer Form, sondern mit der erwünschten kritischen Zurückhaltung und außerdem mit dem Charme literarischer Grazie geschehen. Auch sein Atheismus wurde nicht entfernt so verletzend und ungehemmt von ihm verlautbart, wie NIETZSCHE und andere Geringere dies taten. Aber das Unternehmen, die ganze Arbeitsweise der Psychoanalyse ist allerdings getragen von der Meinung und der Sorge, daß der heutige Mensch und die gegenwärtige Kultur in Unordnung geraten, irgendwie krank sind; daß etwas geschehen müßte. Die Behandlung der Neurosen ist nicht nur ein zusätzliches Stück der modernen Medizin, sie ist, symbolisch oder stellvertretend, weit mehr; sie ist ein Versuch, die Verdrängungen, Ängste, Hemmungen und Irrtümer der Menschen zu heilen, nicht nur Symptome zu beseitigen. Die Psychoanalyse

ist also ein Versuch zum Humanen, ein Bemühen, die Menschen freier, würdiger, selbständiger und geistig wahrer zu machen – genauer: ihnen dabei zu helfen, denn die Hauptarbeit fällt dem Patienten zu.
Selbstverständlich erstreben das gleiche auch andere Leute als die Psychoanalytiker, und dann kommt es zu Konkurrenzkonflikten etwa mit Kirchen, Politikern oder Wirtschaftsleuten. Das gemeinsame Ziel sollte da nicht gegenseitigen Ausschluß, sondern Einigung empfehlen. Eine bedeutende Rolle spielt hier aber das Festhalten an überkommenen Geistesgütern, das Verhältnis zur Tradition.
Es läge nahe, das Heil in dieser Situation in einer vernünftigen Arbeitsteilung zu suchen. Etwa so: die Psychoanalytiker sollen die Psychoneurosen, die Organmediziner die körperlichen Krankheiten, die Politiker die Politik und die Wirtschaftsleute die Wirtschaft behandeln (und die Pfarrer das Seelenheil?). So geht es aber nicht. Denn eine solche Arbeitsteilung wäre nur möglich, wenn alle ein festes Verhältnis zur Tradition und ihren Einteilungen hätten, wenn also die menschlichen Tätigkeiten teilbar wären, obwohl der Mensch selbst unteilbar ist. Um das Verhältnis der Psychoanalyse zur Tradition zu charakterisieren, diene eine Formel ihres existenzialphilosophischen Gegenspielers J. P. Sartre, (der uns übrigens selbst eine »Psychoanalyse existentielle«, 1943, verspricht); sie lautet: »il n'y a pas de nature humaine« oder »l'homme est ce qu'il se fait« oder »l'homme est pleinement responsable« oder »l'homme invente l'homme« (1946). Sosehr diese Formeln Exzesse sind, so bezeichnen sie doch jene praktische Haltung der Psychoanalyse, die nun einmal *zugleich* Erkenntnis und Therapie zu sein strebt. Und damit ergibt sich auch ihr Verhältnis zur Tradition: sie will sie erwerben, um sie zu besitzen, und hält diesen Neuerwerb für nötig.
Endlich sei noch gesagt, daß eben deshalb man sich die Psychoanalyse als ein flüssiges, in Fortschritt und Werden begriffenes Gebilde vorstellen muß. Es wurde schon bemerkt, daß in unseren Tagen ein neues Thema angepackt wird, dem die rein psychologische Aufbauzeit der Psychoanalyse aus dem Wege ging: die Körperlichkeit des kranken Menschen. »Psychosomatische Medizin« ist eine Parole, die jetzt aktuell wurde. Weder kann man die Psychoanalyse unverändert auf die organische Krankheit anwenden, noch kann man die Biologie und Pathologie der Organe so

lassen, wie sie sind, wenn man sie psychologisch zu verstehen sucht. Das ist nun einer der Fälle, wo ein einfaches Festhalten an Traditionen (die übrigens wenig länger als bis ins 19. Jahrhundert zurückreichen) nicht nur Irrtümer, sondern auch Fehler und Schädigungen hervorruft. Ein unrevidierter Traditionalismus wird sich hier als lebensgefährlich herausstellen und wir können nur sagen: wir warnen! Der Psychoanalyse ist Dank, großer Dank abzustatten, daß sie geholfen hat, uns sehend für diese Situation zu machen. Die losgebundene seelenlose Körperlichkeit würde einem herrenlosen, fortrasenden Motor gleichen.

Der Mensch und seine Krankheiten

Auch wir hätten unser Leben gern vernünftig, anständig und normal geführt. Wahrscheinlich war auch die Fähigkeit dazu in uns, aber das läßt sich jetzt schwer beweisen. Denn dann geschah so viel Unvernünftiges, Unanständiges und Verrücktes, daß wir jetzt nicht einmal genau wissen, warum dies so war und wer daran schuld war: wir selbst oder die anderen. Wenigstens kann ich mich nicht bereitfinden zu behaupten, ich wisse genau, was oder wer schuld ist. Ich weiß, daß es Personen gibt, die schon diesen Zweifel mißbilligen. Sie scheinen zu verlangen, daß ein rechter Mensch wisse, was rechts und was links ist; oder was östlich und was westlich ist. Sie werden sogar zornig, wenn jemand sich nicht entscheidet oder schwankt. Ich aber werde wieder zornig, wenn jemand die Unentschiedenheit bemäntelt.

Warum werden wir eigentlich zornig? Wieso wird man zum Beispiel über Dummheit zornig? Ist Dummheit strafbar? Es ist nicht wahr, daß der Dumme sich selbst bestraft. Denn meistens sind es andere, die dafür büßen. Und wenn sogar Dummheit im Grund immer Bosheit ist, welche Art von Strafe wäre dann die angemessene? Und so weiter. Es gibt jetzt auch solche, die so etwas als moral-philosophische Reflexion betrachten und keine praktische Realität darin finden. Ich behaupte nun, daß der Mangel an Begriffsarbeit, das Ausweichen vor der Reflexion, das Nicht-zu-Ende-Denken ein großer Irrtum und ein praktischer Verstoß sind. Ich verlange die Anstrengung des Denkens und meinetwegen der Philosophie und warne vor ihren Verächtern.

Nun weiß ich, daß man viele Probleme nicht lösen kann. Aber es gibt keine ewig unlösbaren Fragen, sondern immer kann man und muß man ein Stückchen zu ihrer Beantwortung beitragen. Ohne solche Beschränkung freilich geht es nicht. Für diesmal wähle ich eine Teilfrage aus: die Psychologie der Macht. Gibt es Leute, die seelische Macht über andere haben, und was steckt eigentlich dahinter? Niemand kann sich dabei auf eine allgemein anerkannte Wissenschaft stützen. Was der Blick des Basilisken, was die Zauberei, was die Hörigkeit, was Magie, was Hysterie sind – dafür gibt es keine wissenschaftliche Grundlage, aus der man sich eine Erklärung holen könnte wie ein Stück Käse aus der Speisekammer. Ob jemand – wie zum Beispiel Herr Gröning – besondere Kräfte besitzt, mit denen er Wunderheilungen vollbringt, oder nicht, das läßt sich mit einer von der Gesellschaft oder vom Staat approbierten Wissenschaft nicht entscheiden. Wie aber sonst?

Heilkräfte oder Sachkenntnis?

Nun, es ist gar nicht zweifelhaft, daß Menschen seelische Macht über Menschen haben. Das ist nicht gelegentlich so, sondern immer. Jeder Mensch hat Macht über andere, nur die Mittel sind verschieden. Rede und Gesang sind nicht jedem verliehen. Aber am wenigsten beachtet ist die Macht der Ohnmacht. Am besten erkennen sie noch erfolgreiche Machthaber. Die middle class übersieht, daß auch in der Ebenbürtigkeit stets die Ungleichheit enthalten ist. Wenn Mann und Weib ebenbürtig sind, wenn Freund mit Freund gleichgestellt scheint, dann ist immer noch eine Verschiedenheit da, die sich leicht auswachsen kann, so daß daraus das Verhältnis von Herr und Knecht, ja sogar Herr und Sklave entsteht. Und hier wäre der Herr auch nicht ohne den Knecht; nicht nur der Knecht nicht ohne den Herrn. Das müssen wir genauer ansehen.
Man kann diese Dinge nicht aufklären, wenn man nicht in eine konkrete Erfahrung hineingeht. Um Illusionen aufzudecken, muß man etwas gelernt haben. Erst dann bekommt man zu Gesicht, daß die Methoden in einem Handwerk oder Beruf sich ändern. Zum Beispiel glauben jetzt manche Leute, es werde von gewisser Seite eine neue Art von Medizin, Heilkunde oder -kunst gefordert: sie behaupten also, es gebe da Leute, die etwas fordern. So ist es aber nicht. In Wirklichkeit haben sich das Wesen und die Methoden der Medizin als Ganzes genommen bereits geändert, und man versucht, diese Veränderung jetzt noch als solche auszusprechen. Dieses Beispiel paßt hier herein, weil nämlich diese Veränderung sich gerade auf ein psychisches Machtverhältnis bezieht, ganz besonders zwischen dem Arzt und der Krankheit.
Daß die Macht eines Arztes über eine Krankheit gerade auf einer psychischen Kraft beruhen soll, ist nicht selbstverständlich. Sieht man sich die Beziehungsarten zwischen den Kranken und ihren Ärzten etwas an, dann frappiert doch vor allem die Vielfalt der Beziehungen. Man traut, wenn man sich krank findet, dem Arzt in einer statistisch nicht zählbaren Zahl von Fällen gar nicht beson-

dere Heilkräfte, sondern Sachkenntnis zu. Seine Macht über die Krankheit ist dann also eine nur von der Spezialkenntnis ausgeliehene. Die Fälle dagegen, in denen »der Glaube heilt«, in denen geheimnisvolle Kräfte vom Arzt auf den Kranken überströmen, gelten vielen schon fast als pathologisch und dann heute als psychopathologisch oder hysterisch. Die Frage ist nun, ob diese Einteilung in wissenschaftliche Medizin und in psychopathologischen Heilglauben endgültig ist und klargestellt oder nicht. Ich bin der Ansicht, daß sie nicht endgültig ist und nicht klar genug ist, und zwar aus folgendem Grunde.

Die Ereignisse hängen in der Welt nämlich so sonderbar zusammen, daß die wissenschaftliche Erklärung dieser Zusammenhänge nicht gelingt, ja sogar suspekt ist. Wenn jemand gerade vor dem Antritt einer beabsichtigten Reise sich das Bein bricht, dann wäre man vor der Psychoanalyse zufrieden gewesen, dies als zufällig, als rein äußerlich zu erklären. Heute wird man dagegen nach einer psychischen Tendenz zum Unfall, zum Beispiel nach einer Abneigung gegen die Reise, forschen. Geht man auf diese Weise weiter, dann kommt man schon weit in die Entstehungsgeschichte der Krankheiten hinein, freilich nicht bis zum Ende. Dann stößt man aber auch auf noch ganz andere, sonderbare Zusammenhänge, so daß einem schließlich der ganze Zweck der Medizin in anderem Licht erscheint und schließlich fraglich-verworren wird.

Der Berliner Dauertanz

Wofür ist denn eigentlich die Medizin, und schließlich die Sanität, aufgebaut worden? Wie weitläufig und wie sonderbar die Zusammenhänge da werden können, wird das folgende extreme Beispiel zeigen. Unter der Überschrift »Dauertanz mit Sanitätern« brachte eine Zeitung folgende Meldung: »Berlin. Den ersten Dauertanz in Deutschland veranstaltet der Weltbürger Nr. 2, Rudi Herzberger, am 2. Oktober in Berlin. Mehrere Tanzkapellen werden abwechslungsweise Tag und Nacht spielen. Ärzte und Sanitätspersonal sollen vorsorglich bereitgestellt werden. Nach den geltenden Regeln wird ein Tanzpaar aus dem Wettbewerb ausgeschlossen, wenn einer der Tanzpartner mit dem Knie den Boden berührt. Die Sieger dieses Wettbewerbs – die Paare müssen ihre Mahlzeiten während des Tanzens zu sich nehmen – dürfen zur Erholung drei Wochen

in die Berge oder an die See fahren. Herzberger hatte erklärt, er sehe keine andere Möglichkeit zu Geld zu kommen, um in Hamburg das erste Weltbürgerschiff vom Stapel laufen zu lassen.« Wieso soll Herr Herzberger eigentlich nicht ganz recht haben? Ich als Leser glaube das ohne weiteres. Also ist dieser Einsatz der Medizin völlig richtig, und der betreffende Arzt muß wissen, daß man hier eventuell Coffein spritzen muß, und er muß gelernt haben, wie man damit umgeht. Er würde keine Macht über die Ohnmacht haben, wenn er es nicht hätte. Er fügt sich ein, indem er sich fügt. Er kann nicht und er braucht nicht zu wissen, welche Konsequenzen sein Tun schließlich für die Weltpolitik und für das Seelenheil der Menschen haben wird. Freilich: Ein völliges Alibi bei der Durchführung jener Pläne des Weltbürgers Nr. 2 vermöchte jener Arzt auch nicht beizubringen.
Damit haben wir bereits den springenden Punkt erreicht. Wenn nämlich nichts Gutes bei einem solchen Unternehmen herauskäme, wäre dann die ärztliche Beteiligung genauso erfreulich, wie wenn etwas Gutes herauskommt? Und dann kann auch der Fall eintreten, daß die Menschen ganz entgegengesetzter Meinung darüber sind, was nicht gut und was gut zu nennen ist. Jetzt machen sie einander weitgehend haftbar für das Geschehene. Wenn sie die Macht dazu haben, so strafen sie auch die Haftbargemachten. Der springende Punkt ist nun der, daß man um die Entscheidung nicht mehr herumkommt, ob ein Mensch (wie jener Arzt) mit seiner Einsicht, seiner Voraussicht, seinem Bewußtsein die Konsequenzen seines Handelns übersehen haben muß, um haftbar gemacht zu werden oder nicht. Es ist gar kein Zweifel, daß bisher die Gedankensysteme und die Institutionen in der Hauptsache annehmen, daß Einsicht, Voraussicht, Bewußtsein vorhanden gewesen sein müssen, wenn ein Täter zur Verantwortung gezogen werden soll. Trotzdem muß auch schon lange ein Gefühl dafür vorhanden gewesen sein, daß nicht immer und nicht unbedingt nur davon ausgegangen werden kann. Wenn nämlich die Folgen einer Tat sehr schlimm sind, dann stellt man doch schärfere Forderungen an das Bewußtsein. Am deutlichsten ist das in der Rechtsprechung. Hier wäre der Begriff der fahrlässigen Tötung doch ein Beweis, daß man eine Tat strafbar findet, bei der nicht die nötige Sorgfalt beobachtet wurde. Das Bewußtsein wird eben hier nicht nur festgestellt, sondern gefordert. Man nimmt an, daß auch der Umfang des Bewußtseins (in Grenzen allerdings) willkürlich, also

verantwortlich verkleinert oder vergrößert werden kann. Wo sind aber hier die Grenzen? Um hier gerecht und sachgemäß zu urteilen, müßte man über die Natur des Bewußtseins ins klare kommen, und da wird nun der Sachverständige, auch der psychologische Sachverständige, befragt. Kann er dieser Forderung genügen? Dazu muß man die Bedingung kennen, unter der dieser Sachverständige ihr genügen kann. Dabei wird es nicht darauf ankommen, sich einer Meinung zu entledigen, die ein anderer mehr oder weniger billigen kann; sondern ein Sachverhalt ist es, den der Sachverständige zu zeigen oder zu beweisen fähig sein muß. Ich habe mich nun oft besonnen, wie dieser Sachverhalt dem, der ihn nicht kennt, am besten vorzuführen ist. Schließlich sind die meisten Menschen noch am ehesten fähig, das, was sie selbst betrifft, wahrzunehmen. Daß andere Leute auch einen Rücken haben, ist ihnen zwar bekannt; aber es kommt darauf an zu erfahren, daß man selbst einen Rücken hat, den man nicht sieht, und dieses, das nicht sehbare Zugehörige, wird von den meisten Menschen in der Selbsterfahrung noch am ehesten erkannt. Das ist der Grund, warum zum Beispiel in der Psychoanalyse mit Recht eine Analyse desjenigen verlangt wird, der dann auch andere analysiert – eine sogenannte Lehranalyse. Aber auch, daß man »von der Pike auf dienen« soll, daß der Betriebsleiter einmal Lehrling und Arbeiter gewesen sein soll, besagt dasselbe. Man versteht besser, was man selbst erlebt hat. Und so ist die allgemeine Bedingung, unter der die Bedeutung des Bewußtseins für eine Handlung zutreffend beurteilt wird, die, daß man die Mitwirkung von Nicht-Bewußtsein erkennt.

Welche Macht hat das Unbewußte?

Wenn man sich dies fest eingeprägt hat, dann muß man auch verstehen, daß das Bewußtsein eines Menschen kein Alibi ist. Anders ausgedrückt: wenn das Bewußtsein nichts von den eigentlichen Motiven einer Tat und auch nichts von ihren Konsequenzen enthält, so ist das kein Beweis, daß der Träger dieses Bewußtseins unschuldig an der Tat ist. Infolgedessen ist also ein Strafkodex, der von den im Bewußtsein auffindbaren und in ihm möglichen Zusammenhängen ausgeht, unzuständig, fehlerhaft, unanwendbar. Nur ein Strafgesetz und ein Strafverfahren, die das sogenannte unbewußte Motiv oder die so zu nennende unbewußte Fahrlässigkeit erfassen, könnten die Sühne einer Handlung begründen. Die – weil historisch entstandenen und daher verfügbaren – Rechtsideen und Codices enthalten meines Wissens dergleichen nicht. Daher sind so viele Rechtsanwendungen jetzt falsch; die Gerichte müßten ihre Unzuständigkeit erklären.

In dieser Lage ist es sehr verständlich, daß man an die psychologische Wissenschaft die Frage richtet, welche Neuigkeiten sie von der menschlichen Seele mitzuteilen hat, besonders über das Verhältnis von Bewußtem und Unbewußtem. Denn soviel ist jetzt schon klar: Eine bloße Bewußtseinspsychologie kann hier nicht helfen; aber man hat gehört, daß die Psychoanalyse und die Tiefenpsychologie mit Erfolg das Unbewußte erforscht haben. Auch diesmal kann nur ein einziges Thema herausgegriffen werden, das hier wichtig scheint: Welche Macht hat dieses sogenannte Unbewußte im Umgang der Menschen miteinander? Eine ungeheure, lautet die Antwort; vielleicht die weit überwiegende, vielleicht sogar die einzig entscheidende. Wenn das auch für die sogenannten gemeinen Verbrechen wie Mord, Raub, Brandstiftung immer gilt, dann ist nicht nur die Falschanwendung bestehender Rechtssätze auf andere als die mit ihnen gemeinten Handlungen ein Unsinn, sondern dann sind auch die bisherigen Bestrafungen solcher gemeinen Verbrechen nicht mehr gerecht. Aber nun wird es dringend, diese unbewußten machtbegabten Kräfte selbst kennenzulernen.

Es sind drei Unternehmen zu erwähnen, um diese Kräfte zu ermitteln: das psychoanalytische, das massenpsychologische und das medizinische. FREUD ist den Spuren nachgegangen, welche von dem teils gewohnten, teils absonderlichen Verhalten der Menschen zu den in frühester Kindheit durchlebten Kämpfen hinführen, und er stieß dabei auf bedenkliche Tendenzen zu Mord und Inzest. Wenn dann später im Leben so etwas wie Krankheit, Verbrechen oder auffälliges Benehmen durchbricht, dann kann es oft auf jenen Spuren als Abkömmling sehr früher Verdrängungen verstanden werden. Und das ist dann auch eine Art von Erklärung oder Entschuldigung. Immer ist dabei wesentlich, daß solche Zusammenhänge oder Gründe unbewußte sind. Jetzt steht man vor der neuen Frage, ob dieses Unbewußte überhaupt verantwortlich gemacht werden kann. Die erste Reaktion wird wohl immer sein: Nein, denn verantwortlich kann jemand doch nur für das gemacht werden, was er weiß. Dann erst kommt die Einsicht, daß dann schließlich jede Tat exkulpiert werden müßte. Und so entsteht der Wunsch nach anderen Rechtssätzen, anderen Strafen als den bisher vorhandenen.

Das zweite, das massenpsychologische Unternehmen, nimmt wahr, daß Menschen in Masse ganz anders handeln, als sie als Individuen zu tun pflegen. Im Bösen, aber auch im Guten bringen sie Außerordentliches zustande, verharren aber auch in trägen Gewohnheiten. Es entsteht auch die Erkenntnis, daß die Individualpsychologie hier nicht anwendbar ist. Denn auch diesmal ist eine unbewußte Kraft wirksam, daß die Menschen in Masse zu Opfern und auch zu Gewalttätigkeiten gegen andere fähig sind, die sie als Individuen nicht zustande bringen. Ob das eigentlich nur ein psychologisches Problem ist, kann bezweifelt werden. Jedenfalls müssen die Kräfte, auf die man nur aus den Wirkungen schließt, wiederum unbewußte sein.

Der dritte Versuch, so Unindividuelles, so Unpersönliches zu erklären, ist dann der der Medizin. Sie scheint eine nur psychologische Erklärung nicht für beweisbar zu halten, zumal wenn sie, wie die ältere Psychiatrie, nur von den bewußten Phänomenen ausgeht. Sie, die Medizin, suchte die Erklärung daher in einer bewußtseinslosen Materie und nannte deren Veränderung Krankheit. Wenn ein Gehirn verändert sei, könne es krankhafte Gefühle, Gedanken, Willensakte hervorbringen, die man dann verrückt, wahnhaft oder auch verbrecherisch nennen, für die aber der Mensch nicht verantwortlich gemacht werden könne. So kam es denn, daß Pinel, ein Anhänger der Französischen Revolution, die Geisteskranken aus den Gefängnissen holte und sie in Spitälern pflegte; so auch, daß die Exkulpierung durch Geistesstörung, der Paragraph 51 des deutschen Strafgesetzbuches, sich durchsetzte, während man vorher Hexen und Narren umbrachte wie Irrgläubige und Sektierer. In einer Zeitung fand ich auch den Satz: »Der Präsident der Landesärztekammer spricht in seinem Flugblatt den Verdacht aus, daß Gröning nicht voll zurechnungsfähig und daher für seine Handlungsweise nicht voll verantwortlich zu machen ist.« Ein solcher Satz ist möglich, wenn man annimmt, daß Geistesstörung deswegen exkulpiert, weil sie von einer nicht-verantwortlichen Kraft der Person verursacht ist.

Man sieht danach ganz deutlich, daß es sich nicht mehr darum handelt, ob eine Erscheinung physischer oder psychischer Natur ist, sondern darum, ob die bewirkende Kraft verantwortlich gemacht wird oder nicht. Es könnte ja auch sein, daß die psychische Natur nicht moralisch, ethisch oder juristisch kritisierbar ist, daß sie sich im Naturzustand der Unschuld befindet. Das wird heute leichter zugegeben. Oder es könnte auch sein, daß die physische Natur in Wirklichkeit von geistiger Art ist (wie Leibniz dachte), und daß ihr Geist schuldig, also auch verantwortlich werden kann, indem er irrt, lügt oder sonst böse ist. Das widerspricht zwar dem heute verbreitetsten Weltbild, ist aber trotzdem vertretbar.

Offenbar gerät der Mensch, der gegenwärtig vertritt, daß das Unbewußte verantwortlich (aber anders verantwortlich), daß der als Massenmensch Handelnde strafbar (aber anders strafbar) und daß der kranke Mensch schuldig (aber auf andere Art schuldig) sei, mit den geltenden Denksystemen und den an der Macht befindlichen Institutionen in einen furchtbaren Konflikt. Da ich persönlich gerade diese Ansichten vertrete (damit aber keineswegs allein bin), so ziemt es sich, auch einen Ausweg zu zeigen oder wenigstens einen Ausblick zu gewähren. Nicht der einzige, aber einer ist der folgende: wenn der Unbewußte, der Massenmenschliche und der Kranke als solche verantwortlich, strafbar und schuldig sind, so sind sie es auf andere Weise als die, die man sich als bewußte Individuen und als Gesunde vorgestellt hatte. Es wäre nicht recht, beide Gruppen so zu behandeln, als wenn sie gleichartig wären. Außerdem kann man die Menschen nicht so in zwei Haufen teilen, sondern jeder Mensch hat an den Eigenschaften beider Gruppen teil; und kein Mensch ist frei von Unbewußtem, Massenmenschlichem und Krankhaftem. Wir sind auch nicht so originell, wie wir glauben, und auch nicht so unfrei, wie wir behaupten. Wenn es also zu dem inneren Widerspruch in der menschlichen Verfassung kommt, so halten wir, wie gesagt, Umschau nach einem Ausweg. Der Ausweg ist die Gegenseitigkeit aller Verhältnisse und Begriffe. In der praktischen Medizin zum Beispiel gibt es heute eine Anstrengung, den Weg zur Gegenseitigkeit zu finden. Die moralisch und politisch aufregenden, aber auch den seelischen Konflikt wachrufenden Fragen sind: Schwangerschaftsunterbrechung, künstliche Befruchtung, Euthanasie, Menschenversuche, Zurechnungsfähigkeit, Narkoanalyse.

Jeder dieser Fälle ist in der Meinung der Menschen kontrovers. In der Überzahl ist zum Beispiel die Kirche dagegen, die Wissenschaft oder der aufgeklärte Sozialismus sind dafür. Die Meinungsgegensätze könnten aber verschwinden, wenn es gelänge, in jedem dieser Fälle die Gegenseitigkeit herzustellen. Wenn die der Kindabtreibung zustimmende Mutter sich mit ihrem zu tötenden Kinde einigen könnte, wenn die wegen Wertlosigkeit Euthanasierten oder die für Menschenversuche Geopferten zustimmten, und so weiter, dann wäre ein Ausgleich geschaffen, dann wären Recht und Schuld in solchen Fällen nicht mehr kontrovers, dann ginge hier Macht nicht mehr vor Recht. Da sagt man nun: weil solche Willensübereinstimmung nicht möglich ist, deswegen muß Macht entscheiden. Und hier steckt der Fehler. Denn wenn auch keine volle Einigung möglich ist, dann ist doch wenigstens eine Annäherung möglich. Und diese zu erstreben, an ihr mitzuwirken, ist ehrenvoll. Dies ist nur von dem zu verwirklichen, der das Unbewußte, das Massenmenschliche und das Krankhafte anerkennt. Das ist im Prinzip keine Neuigkeit, aber eben weil es sich um den Grund der Dinge handelt, darf man sich nicht auf das verlassen, was frühere Geschlechter für sich erreicht hatten, sondern man muß den Grund jederzeit neu ausgraben und neu auf ihm bauen.

Die Heiligkeit der Krankheit

Um anschaulicher zu machen, daß auch das jetzt als Unbewußtes, Massenmenschliches und Krankhaftes Benannte schon von früheren Geschlechtern gesucht und gefunden wurde, darum aber auch so nicht beibehalten werden kann, sondern neu formuliert werden muß, sei noch auf die folgenden Beispiele aufmerksam gemacht: das, was wir heute das Unbewußte nennen, war einstmals repräsentiert von der durch Menschen geformten Gottes-Idee. Wer aber die Gottes-Idee im Namen der Psychologie des Unbewußten verwirft, der muß auch zugeben, daß im Unbewußten dasselbe wiederaufersteht, was ein anderer Gott nannte. Zu der massenmenschlichen Kraft ist für ein historisches Verständnis das wiedergekehrt, was eine andere Epoche zum Beispiel »das Volk« mit jener Emphase genannt hat, welche die politische Romantik, den

Sozialismus und die Demokratie unterstützt und beflügelt hat. Man kann sie als veraltete Begriffe, aber auch als Eltern der Massenpsychologie, des Kollektivismus, der Einigkeiten erkennen. So wie mit der Gottes-Idee und der Volks-Idee das Merkmal der Heiligkeit verbunden ist, so auch mit dem dritten unserer Beispiele: der Krankheit. Daß jeder morbus, jeder Kranke, ein sacer, ein Heiliger ist, das spürt man im Roten Kreuz und in allen Spielarten modernen Respektes vor den Krankheiten, die ja von Privaten und von Institutionen immer wieder gleichsam heiliggesprochen werden. Auch solche Heiligsprechungen mögen noch so sehr in der Verachtung des nüchternen Realismus sinken. Wer historisch begreift, muß immer zugeben, daß sie das bedeuten, was einstmals Begriffe wie Fügung, Strafe Gottes, Blitz des Jupiter bedeutet haben.

In diesem Augenblick und an dieser Stelle ist also Gegenseitigkeit als das Ziel genannt. *Was* Gegenseitigkeit bei der Kinderverhütung, bei der künstlichen Befruchtung, bei der Schwangerschaftsunterbrechung sein würde, ist freilich erst mühsam zu erarbeiten. Aber *daß* es dabei gegenseitig zugehen sollte, das versteht jedermann sofort. Wer also gegen das hier Vorgebrachte polemisiert, indem er es nicht zu verstehen behauptet oder indem er bemängelt, es sei nicht klar definiert worden, was unter »Gegenseitigkeit« verstanden wird, der bedenke, daß man um eine Definition nur lange genug herumzugehen hat, um zu erfahren, was es mit ihr auf sich hat. Der Kern ist dann nur ein geometrischer Ort für diesen Umgang; das Herangehen und das Wahrnehmen der verschiedenen Aspekte ist dann viel wichtiger. Auch soll jede bessere Bezeichnung, jede fruchtbarere Formulierung willkommen, jeder durchführbare Vorschlag zu begrüßen sein.

Zuletzt noch ein Wort über die ungemütliche Stimmung, die viele ethische oder logische Formulierungen auslösen. Die Ereignisfolgen der Natur haben etwas Heimtückisches an sich. Wenn Macht vor Recht geht, sind wir beleidigt. Wenn Recht ohne Macht bleibt, sind wir enttäuscht. Wenn Liebe in Resignation endet, sind wir verdrossen. Wenn jemand die blutlose Spiritualität erringt, fühlen wir uns isoliert und verlassen. Wenn Leute von Zauberei und Wundertäterei beglückt sind, können wir uns keine Teilnahme daran wünschen, sondern neigen zur Verachtung, ja zur Aggression. Denn die Natur und die psychische Erscheinung sind heimtückisch. Umarmungen haben Pflichten zur Folge, und man kann da nicht umkehren. Wenn es mit der Pflicht beginnt und mit der Umarmung endet, ist alles verdorben, ganz gleich, wie wenn es mit der Pflicht beginnt und mit der Untat endet. Nicht nur die Natur, auch die Geschichte ist heimtückisch. Wenn es auch nicht immer so läuft, es kann doch so laufen, und das ist schlimm genug. Das Weltbild zu beschönigen, ist noch viel anstößiger, als es zu besudeln. Denn Schönmalerei ist auch ein Vergehen, Illusionen sind gegen Stolz und Ehre. Das fortgesetzte zänkische Kritisieren ist unangenehm; aber die fortwährende Blindheit für das Übel ist verdächtig. Die Freiheit scheint vor allem für die da zu sein, die sie haben. Das Recht vor allem für die, die es sprechen. Die Macht für die, die sie besitzen. Das sind ironische Sätze, und sie klingen beinahe zänkisch. Aber das sehende Kritisieren und das blinde Handeln sind doch nicht die beiden einzigen Möglichkeiten. Es gibt doch auch ein sehendes Handeln. Nicht wahr? Es ist nämlich nicht so, daß Taten immer besser sind als Worte. Auch Worte, Artikel, Bücher können Taten sein. Zum Beispiel war das Buch »Die Leiden des jungen Werther« eine Tat, und die Expedition Napoleons nach Ägypten war auch eine Erkenntnis. Das ist aber in kleineren Fällen ebenso. Und das ist dann auch keine große Philosophie, denn jeder kleine Fall ist ebenso philosophisch. Das ist westlich so, und es ist östlich so.

Das Antilogische

Contra Deum nemo nisi
Deus ipse.

Ich möchte hier in völlig laienhafter Weise einige Beobachtungen niederschreiben, welche der Leser wahrscheinlich am ehesten als philosophisch zu charakterisieren geneigt sein wird. Aber ich selbst würde sie wohl lieber als Physik bezeichnen, obwohl ich sicher bin, daß ein richtiger Physiker so etwas Psychologie nennen wird. Nun gestehe ich, mit den Jahren gegen die Eifersucht stumpf geworden zu sein, mit welcher die gelehrten Vertreter der Fächer ihre Bereiche zu hüten pflegen; zu sehr erinnern sie mich an jene Schüler, welche durch Vorhalten des Löschblattes sich gegen das Abschreiben ihres weniger begabten Nachbarn zu schützen pflegen. Das Zutreffende muß es auch da noch sein, wo es, vom Fakultätsmantel entkleidet, im Stande der Unschuld erscheint. Wenn der Mensch das eine wirkliche Sein durch verschiedene Wissenschaften ergreift, so sind das nur unvermeidbare Umwege, die doch schließlich wieder zusammenführen sollen.

Ich weiß also nicht, ob das nunmehr hier Vorzubringende Philosophie, Physik, Psychologie oder vielleicht auch Physiologie ist. Gewiß ist mir nur, daß es zu den schlechten Sitten akademischer Pedanterie zählt, wenn jemand eine Behauptung dadurch bekämpft, daß er sie in ein anderes Fach verweist, für welches er selbst unzuständig zu sein erklärt. Diese Bescheidenheit ist nur ein Trick, den ich schon gleich zu Beginn aufdecken will.

Damit sind wir aber bereits in der Nähe unseres Themas. Wie andere, so habe auch ich die Erfahrung gemacht, daß zuweilen eine wertvolle und ausgezeichnet begründete Erkenntnis von verdienstvollen und scharfsinnigen Leuten als Unsinn erklärt wird. Die Betreffenden können die sonnenklare Wahrheit einfach nicht sehen, und man merkt bald: sie wollen gar nicht sehen. Ich habe selbst mehrere solche Fälle erlebt, und zwar sowohl mit Erkenntnissen, die ein anderer gefunden hatte, und die ich nur verteidigte, wie auch mit solchen, die mir selbst gelungen waren. Ich werde diese Beispiele nicht ausdrücklich nennen, da Gleichgesinnte wissen, was ich meine; die Gegner aber sind schon hier in der Stimmung, daß sie sagen: ja das waren und sind eben furchtbare Irrtümer. Ich bin hier einem faulen Frieden ganz abgeneigt, der

sich darauf einigt, die Wahrheit komme nur durch den Streit an den Tag. Was hier an den Tag kommt, ist nicht die Wahrheit, sondern die Unzulänglichkeit.
Wo aber steckt die Schwierigkeit? Sie beruht meines Erachtens in der Machtlosigkeit der Logik. Shakespeare sagt:

> a man, convinced against his will,
> is of the same opinion still.

Worauf aber beruht die Kraftlosigkeit der Logik? Meine Antwort ist: auf der Logik. Die Logik begegnet einem Hemmschuh, einer stärkeren Gegenkraft, und wir müssen fragen, ob der große SPINOZA (1677) recht hatte, dafür die Leidenschaften anzuklagen. Ich werde, nicht ohne die Hilfe gewichtiger Zeugen natürlich, zu einem anderen Ergebnisse kommen. Zwar verspüre ich große Lust, SPINOZA auf einen Widerspruch aufmerksam zu machen, da gerade er den amor intellectualis Dei als höchste Kraft anerkennt, also den Widerspruch begeht, die Liebe, die doch sicher auch eine Leidenschaft ist, zum Vorgesetzten des Intellektes zu erheben. Aber ich muß der Versuchung widerstehen, gegen ihn mit dem Satze des Widerspruches zu operieren. Denn dieser Satz ist doch der Hauptsatz der Logik, und es ist nicht zu hoffen, die Schwäche der Logik mit Logik zu überwinden. Abgesehen davon, daß der logische Beweis der Logik sich im Kreise dreht, wie man dem Satze A = A leicht anmerkt, wäre auch zu bedenken, daß diese Kreisbewegung gerade der Vorteil der Logik sein könnte, und daß diese ihre Schwäche ihre einzige Stärke sein, die Bekämpfung dieser Schwäche einen unersetzlichen Verlust herbeiführen könnte.
Statt dessen möchte ich etwas zum Lobe der Antilogik beitragen. Antilogik nenne ich die fröhliche Freiheit des Lebens, die Vernunft nur soweit zu brauchen, als vernünftig ist, den Rest aber zum Fenster hinauszuwerfen. Antilogik nenne ich die angenehme Gabe, auf einem reizvollen Umweg schneller ans Ziel zu kommen als auf der kerzengeraden Heeresstraße der Logik. Auf keinen Fall also ist das Antilogische etwa der Widerspruch. Denn der Widerspruch ist eben gerade das Logische, und der Streit kommt mithin von der Logik her, was bekanntlich die klugen Logiker mit Recht dazu bestimmt hat, den Satz des Widerspruchs als den Hauptsatz der Logik anzuerkennen. Und die Erfahrung bestätigt es, daß gerade die, welche sich am meisten auf die Logik stützen, am hitzigsten und giftigsten werden, wenn man ihnen widerspricht. Es verdrießt

den Anwalt der Logik zwar sehr, wenn sein Plädoyer mit bäurischer Beharrlichkeit einfach überhört wird, aber am meisten erregt er sich und ist er zu bedauern, wenn einer, der ebenfalls Logiker zu sein behauptet, das Gegenteil beweist.

Wir müssen daher ernstlich nachforschen, wie es möglich sein kann, daß jemand logisch sein und doch unrecht haben kann. Denn, so wird der Leichtgläubige gerne zugeben, es kann doch nicht sein, daß beide recht haben; der, welcher etwas behauptet, und der, welcher das Gegenteil behauptet. Aber da eben sind wir schon in die Falle gegangen, wenn wir das zugeben: wir haben uns dem Satze des Widerspruchs bereits unterworfen, wenn wir sagen, nur einer von beiden könne recht haben. Da ist die Hoffnung schon begraben, aus dem Zwiespalt herauszukommen, und der Streit wird verewigt, zur unbeschreiblichen Freude derer, welche behaupten, daß der Streit der Vater aller Dinge sei, was nicht einmal Heraklit *so* gemeint hat.

Ich habe einmal einen Richter etwas sagen hören, was mir so gefiel, daß ich es wiederhole, weil es die Andeutung eines Auswegs enthält. Er sagte etwa: die Logik ist für mich eine Art und Weise, meinen Gefühlen Ausdruck zu verleihen. – Ich möchte den Richtern gerade in diesem Streitfall nicht über den Anwalt stellen; wenn der Richter es ist, der einen Ausweg findet, dann muß man sagen, seine Stellung mache es ihm leichter, so leichtbeschwingt zu urteilen. Die Heiterkeit seines Geistes stammt aber doch daher, daß er die Logik aus dem Gefühl ableitet. Er hat vielleicht schon begriffen, daß die Logik deswegen so eifrig und hitzig macht, weil sie selbst aus dem Gefühl stammt.

Da haben wir nun etwas gefunden, was sehr zu begrüßen ist. Man begreift nämlich plötzlich, daß es außer einer Behauptung und ihrem Gegenteil noch etwas Drittes gibt, was die beiden Streitenden einfach nicht gesehen hatten. Während die Parteien hinter den zwei Seiten einer Mauer standen, war schon ein Dritter vorhanden, der rittlings oben saß und eine ganz neue Landschaft überblickte.

Trotzdem ist dieser Sitzplatz nicht nur bequem. Denn nun wird es voller Ernst damit, daß eine Behauptung richtig sein kann und auch ihr Gegenteil. Selbstverständlich hat eine Diskussion darüber nur dann einen greifbaren Sinn, wenn jede der beiden Behauptungen etwas Wirkliches meint, und nicht nur behauptet wird, es werde etwas behauptet; dies letztere wäre ganz uninteressant und bedeutungslos. Sondern es ist nur interessant, wenn sowohl der eine recht hat, welcher sagt: dieser Weg führt bergauf, als auch der andere, welcher sagt: dieser Weg führt bergab, obwohl beide denselben Weg meinen. Eigentlich ist es zwar lächerlich, dies interessant zu finden; denn es ist eine Binsenwahrheit, daß es dabei nur auf den Standpunkt jedes der beiden ankommt. Interessant ist dabei nur, daß es unlogisch wäre, wenn die beiden, der Hinaufsteigende und der Herabsteigende, nicht Widersprechendes, sondern das gleiche sagen würden. Um logisch zu bleiben, müssen sie Widersprechendes aussagen.

Aristoteles hätte das nie zugegeben. Er sagt, daß der Hinaufsteigende und der Herabsteigende gar nicht dasselbe tun, weil sie verschiedenen Zielen zustreben. Eine Aussage über den Weg an sich habe gar keinen Sinn, weil nur Aussagen über etwas mit dem Wege wirklich Vorhandenes, Bezwecktes und Geschehenes Sinn haben. Bekanntlich hat diese Auffassung des Aristoteles große geschichtliche Folgen gehabt. Seine Behauptung ist, daß es einen Weg an sich, ohne ein auf sein Ziel bewegtes Ding, gar nicht gebe; also er leugnet den leeren Raum, den Raum ohne Materie; und dies hat es verhindert, die Gleichungen der Mechanik zu entdecken. Erst die Annahme eines an sich vorhandenen Raumes gestattete, auch den Weg im Anstieg und im Abstieg gleich und unabhängig von dem bewegten Ding zu setzen, und ebenso die wirkende Kraft beim Anstieg unabhängig vom Weg gleichzusetzen der beim Abstieg wiedererscheinenden. Die Erhaltung der Kraft ist nur verständlich, wenn so Verschiedenes wie kinetische und potentielle Energie gleichgesetzt werden. Eine solche, Ungleiches gleich nennende Gleichung allein befriedigt auch hier die Logik; ganz so wie vorhin nur die widersprechenden Aussagen der Standpunkte die Logik befriedigen konnten.

Obwohl es logisch ist, daß dasselbe Ding von verschiedenem Standpunkte aus verschieden aussieht und verschiedene Größen zusammengesetzt dieselbe Größe ergeben, obwohl also die Logik nur durch Widerspruch gegen Widersprechendes zuletzt befriedigt wird (was dann als synthetische Erkenntnis bezeichnet wird), bleibt doch etwas Unfaßbares übrig, und das ist das Vorhandensein verschiedener Standpunkte und die Gleichung verschiedener Größen von einem Standpunkte aus. Gleichungen, und das heißt die Logik befriedigende Messungen, sind nur von einem Standpunkt aus möglich. Aber der eine Standpunkt ist nur möglich, wenn

andere mögliche Standpunkte ignoriert, d. h. durch Verneinung nach dem Widerspruchsatz ausgeschlossen werden. Nachdem also die Logik sich auch hier befriedigt, bleibt es ihr doch unfaßbar, daß mehrere Standpunkte möglich, ja sogar, wie die Erfahrung zeigt, vorhanden sind, von denen jeder nur durch den Ausschluß der übrigen logisch ist. Und dieser Sachverhalt ist der antilogische.
Ich habe bemerkt, daß er die Physiker traurig stimmt; wenigstens die moderneren. Denn LEIBNIZ (1714) fühlt sich durch die großartige fensterlose Mannigfaltigkeit der Standpunkte fröhlich und fromm gestimmt und war gewiß ein großer Physiker. Ich möchte den Ursachen dieses Unterschiedes nicht nachzugehen versuchen, weil Ursache und Wirkung hier eigentlich dasselbe sind. Denn Fröhlichsein und andere leben lassen ist das gleiche, wie auch Finstersein und andere nicht leben lassen dasselbe ist. Man kann sogar noch mehr feststellen. Das Zuschlagen mit dem Hammer der Logik macht auch noch grausam und böse, während das fröhliche Loslassen der Antilogik zur Güte und zum Wohlwollen, ja zur Barmherzigkeit gehört.
Aber noch immer ist nicht deutlich genug, was die Antilogik eigentlich ist. Wenn die Antilogik wirklich eine so gewaltige Empfehlung hat, ein Freund des Guten, Fröhlichen und Barmherzigen zu sein, dann soll sie sich auch als mächtig genug ausweisen, damit wir einen Erfolg sehen können. Wir meinen hier einen Erfolg gegen ihren persönlichen und stärksten Feind, und der ist die Logik, von der sie ihren Namen borgt, wie der Antichrist vom Christen. Dieser Vergleich ist freilich sehr verfänglich, denn auf die Seite des Antichrist möchte ich mich damit, daß ich für die Antilogik plädiere, nicht stellen. Im Gegenteil habe ich gefunden, daß der Antichrist in ganz auffallender Weise mit der Logik operiert und mit der Logik gegen den Christen und gegen Christus zu Felde zieht. Daraus könnte man fast die Vermutung ableiten, der Logist sei ein geheimer Verbündeter des Antichrists und der Antilogist ein unbewußter Freund Christi. Obzwar die Forschung nicht klarstellen zu können scheint, ob das Wort credo quia absurdum nun von AUGUSTIN, TERTULLIAN oder wem sonst stammt, hat es mich persönlich immer beruhigt, daß LUTHER ihm Bedeutung beigemessen.
Nun ist die Zeit mit dem Streit zwischen Logik und Christus sehr wechselvoll verfahren. GALILEI war sicher ein scharfer Logiker, und die Statthalter Christi wären im Rechte gewesen, wenn sie es

ihn entgelten ließen – vorausgesetzt, daß die Logik wirklich Christi Feind ist. Ich glaube aber zu bemerken, daß es bereits 300 Jahre nach Galilei Physiker gibt, die von Antichristen bekämpft werden. Sieht man sich diesen Fall genau an, so gewahrt man, daß diese neuesten Physiker nunmehr den Antichristen nicht logisch genug sind. Man erkennt das freilich nur bei sehr geschärftem Blick, gleichsam mit dem Auge, das bewaffnet ist für die feinsten Unterschiede der Logik selbst. Darauf komme ich zurück. Übrigens ist immer schon behauptet worden, daß der Antichrist dem Christus zum Verwechseln ähnlich aussieht. Jedenfalls steht in der Zeit die Macht bald bei den Logikern, bald bei den Antilogikern. Ob nun die Antilogiker immer Christen sind, möchte doch recht fraglich sein. Ich habe überhaupt nie den rechten Mut gehabt, von jemandem zu behaupten, er sei ein Christ, außer von Christus.
Ich wollte aber Beispiele dafür beibringen, daß die Antilogik Erfolge aufweisen kann, zum Zeichen, daß sie auch Macht hat, die Logik einmal aufs Haupt zu schlagen. Des zum Beweise ist es nun gar nicht schwer, Sätze aufzutreiben, die, obwohl sie einander klar widersprechen, beide gleiche Überzeugungskraft haben. Wenn z. B. einer sagt: nichts wiederholt sich, alles ist neu, so glauben wir ihm sofort. Sagt aber ein anderer: alles kehrt wieder, nichts ist neu, so werden wir nachdenklich und müssen auch ihm recht geben. Oder wenn jemand sagt, natura non facit saltus, so hat man die größten Mathematiker und Physiker seit Leibniz auf seiner Seite. Sagt aber wieder einer, natura facit saltus, dann hat er alle Atomisten von Leukippos bis Max Planck für sich. Ich sammle seit längerer Zeit solche Sprüche und Weisheiten und finde, daß diese Sammlung Aussicht hat, viel größer zu werden als die logischen Sätze der Physik oder gar das ärmliche Inventar der Logik selbst, die, mit dem Satze der Identität und des Widerspruchs noch nicht zufrieden, beide auf einen einzigen zurückführen möchte.
Übrigens unterhalte ich mich, da ich Arzt bin, viel lieber mit einfachen Menschen als mit Fachvertretern oder -genossen. Und da finde ich fortgesetzt die beglückendsten Beispiele von Antilogik. Ich habe, als ich einen neuen Lehrstuhl antrat, gefunden, daß mein Unterschied gegen meinen sehr bedeutenden Vorgänger überhaupt darin besteht, daß er sich immer freute, wenn etwas zur sonnenklaren Theorie stimmte, während ich mich leider immer freue, wenn etwas nicht dazu stimmt, und die Tatsachen haben mir unermüdlich zu dieser Freude verholfen. Als Nervenarzt bin ich

genötigt, je nach der Lage sehr verschiedene und, wie es sich dann zeigt, oft entgegengesetzte Ratschläge zu geben. Stelle ich diese dann zusammen, so zeigt sich, es sind lauter widersprechende Sätze. Ich setze hier einige Beispiele hin, weil ich hoffe, daß bei jedem von ihnen das richtige Gefühl siegt. Das würde nämlich bedeuten, daß es so etwas gibt wie eine Allianz des Richtigen mit dem Fühlen. Um also bestimmte Kranke zu behandeln, muß ich ihnen sagen, daß ihre Sicherheit nur aus Unsicherheit entsteht. Aber einer anderen Art von Leidenden muß man sagen, daß ihrer subjektiven Unsicherheit eine objektive Sicherheit zugrunde liegt. In anderen Fällen muß ich die Träume mit den Kranken besprechen. Dabei zeigt sich, daß ihr Traum überhaupt erst den rechten und guten Sinn ihres Wachlebens ausspricht. Es gibt aber auch Kranke, deren Träume solchermaßen nur sinnlose Schäume sind, daß man daraus nur die wirkliche Sinnlosigkeit ihres wachen Lebens ableiten kann. Die ersten muß man ermutigen, ihr Leben zu verteidigen, den zweiten aber raten, es zu ändern, da sie ihr Rennen nicht gewinnen können. Die einen denken zu viel an den Tod, die anderen aber zu wenig. Und auch dieser Gegensatz birgt Antilogik.

Ist man einmal in der aufgeräumten Stimmung, dies alles ganz natürlich zu finden, dann findet sich auch die Heiterkeit, welche manche Gespenster der Logik ihres Schreckens beraubt. Ich denke hier an die beängstigenden Behauptungen des Parmenides, wie die, daß es keine Vielheit, keine Bewegung und keinen Raum gibt. Diese ontologischen Wahrheiten waren so furchtbar, daß dem Zenon kein anderer Ausweg blieb, als sie in freche Gedanken-Turnier-Spiele umzuwandeln. Er verdient, ein großer Arzt genannt zu werden, denn er hat den denkenden Menschen auf Jahrtausende eine Ablenkung von der für sie schier unlösbaren Aufgabe geschenkt. Denn die Einsicht seines Meisters lief darauf hinaus, daß es in unserer Welt nicht möglich ist, zur Wahrheit zu kommen, es sei denn, wir stürben an ihr. Nun aber wäre damit, käme es auf die Wahrheit in der Welt an, mit ihr auch die Schöpfung und die Offenbarung Gottes dahin. Und das hat Parmenides bestimmt nicht gemeint. Denn: contra Deum nemo nisi Deus ipse. Vielmehr wollte er sagen: da es das Nichtseiende nicht gibt, ist auch die Welt kein Schein, sondern das erscheinende Sein. Solange wir aber leben, können wir das Leben nur durch seinen Widerspruch ertragen, indem wir dadurch nämlich wissen, daß das Nichtseiende auch nicht ist.

Bestimmtheit und Unbestimmtheit in der Medizin

Meine Damen und Herren! Ich weiß, daß das Thema dieses Vortrags nicht sehr aufschlußreich formuliert ist. Daher bitte ich Sie, meinen Fehler verbessern zu dürfen, indem ich jetzt gleich sage, um was es sich handelt. Das Hochstift, als ein Hüter der Kultur, darf von dem, welchen es der Ehre einer Einladung würdigt, erwarten, daß er nicht kalt und gleichgültig auf die hohen Güter blickt. Ich will also den *Kulturbeitrag der ärztlichen Medizin* untersuchen; und weil dabei das Vorkommen sowohl von *Bestimmtheit* wie von *Unbestimmtheit* das Urteil erschwert, sind diese abstrakten Worte in die Ankündigung geraten. Wenn man nicht deutlich sieht, was die Medizin selbst will und wollen kann, dann ist auch ihr Beitrag zur Kultur fragwürdig. Von *ärztlicher* Medizin aber spreche ich, um von vorneherein die Flucht in das Laboratorium abzuschneiden.

Unter den *künstlerischen* Menschen, die ich sah, waren solche, die sich von allem Krankhaften schnell abwandten, und wieder solche, die sich von der Krankheit heftig angezogen fühlten. Gleichgültig war keiner. Waren sie selbst krank, dann erwarteten viele vom Arzte eine gute Technik, ein spezielleres Wissen, aber keine Belehrung über den Tiefsinn der Sache. Etwas Angst und ein kleiner Hochmut ist meist dabei; bei einigen Künstlern steigert er sich zu ungeheurer Ironie oder zu freimütiger Verachtung. Im Gedächtnis haften mir Romane und Bilder mit Beschreibungen stupider und niedrig stehender Ärzte durch große Dichter. – Aber einige Künstler sind gerade die, welche im Mediziner das ihnen Verwandte suchen.

Nun hole ich mir ein Thema heraus, das vielleicht nicht das wichtigste, aber das mir zugänglichste ist: die *Wissenschaft*. Durch Wissenschaft nämlich eroberte sich die Medizin ihre kräftigere und zuverlässigere Wirkung; und durch Wissenschaft behauptete sie ihren Rang im Verbande der Fakultäten, errang sie ihren Platz unter der Sonne der Wahrheit. Wenn das so ist, dann mußte die medizinische Wissenschaft zwar in solcher Weise gleichsam eingebürgert werden. Aber sie mußte und muß immer neu prüfen, ob diese ihre Wissenschaft auch richtig ist. – Nun wird unser Weg aber noch einmal kompliziert. Nun werden wir auch fragen, was heißt hier richtig, und wie kann Wissenschaft Wahrheit bringen? Es ist nämlich nicht mehr so, daß wir bedenkenlos der Wissenschaft zutrauen, daß sie die richtige Orientierung des Menschen in der Welt bringe; auch nicht, daß wir alle von vorneherein wüßten, wo wir die Wahrheit zu suchen haben: bei der Religion, der Kunst oder der Wissenschaft – jenen drei sonderbarerweise früher einmal als Kulturträger vereinigten Säulen.

Es ist nun nicht so, daß neurotische Zweifelsucht es nur ist, die alles und jedes mit Fragezeichen versieht. Im Gegenteil hören wir jetzt fortgesetzt, der heutige Europäer, wenn er nur jung und gesund sei, glaube nicht mehr an die geistigen Traditionen, könne nicht mehr idealistisch der Vernunft und dem Willen trauen, sei nicht mehr geborgen in den überlieferten Gehäusen des Logos. Ist das eigentlich zutreffend? Im Gegenteil höre ich in meiner *Sprechstunde,* die Intimes und Stadtbekanntes zutage bringt, eigentlich nie darüber klagen, daß die ewigen Gesetze nicht mehr *gelten,* sondern immer darüber, daß man sie nicht anwenden, nicht *realisieren* könne. Auffallend ist dieser Unterschied zwischen der geistsuchenden Diskussion und der Sprechstunden-Konversation. Um es noch einfacher zu sagen: die enthusiastische oder bekümmerte Problematik ist wie weggeblasen, wenn jemand Zahnweh hat und das los sein will und nur das. Wie ist das möglich?

Erlauben Sie mir bitte, für eine Antwort dorthin zu gehen, wo ich zu Hause bin: in unsere alltäglich gegenwärtige Krankheitsforschung. Da sieht es nun so aus, als sei da in der medizinischen Wissenschaft eine große Bestimmtheit; so bestimmt, daß man gewiß sein kann, sich geborgen fühlen kann. Es ist etwa der Zustand, den Saint-Exupéry beschreibt, wenn der Flieger in hoffnungslos scheinender Lage sich an seinem Hebel, seiner Maschine festhält und orientiert. Ist das ein Schwindel? (Es ist ein Schwindel, der einen Schwindel aufdeckt.) Was ich nun zu sagen habe, ist weder angenehm zu sagen noch anzuhören; ich habe nicht einmal die Zuversicht, daß am Schlusse zugestimmt werde; es ist trotzdem nötig, es auszusprechen. Es gibt auch immer Leute, die in jedem Falle Taten den Worten vorziehen.

Teilen wir auf. 1. Jener Mensch, der vor allen Dingen seine Zahnschmerzen los sein will, möchte frei werden für ... ja wofür eigentlich? Das gehe seinen Zahnarzt gar nichts an. Ist es ein wunderbares Buch, was er dann schreiben kann, oder eine dunkle

Tat, die er dann tun wird? Oder er verlangt einen sein Leben rettenden Eingriff; wird dann das so gerettete Leben ein köstliches oder ein erbärmliches, ein Gott wohlgefälliges oder ein verruchtes sein? Das soll den Arzt gar nichts angehen. *Leben*sicherung *und* *Leben*verlängerung sind demnach a-moralische und unkulturelle Ziele, aber sie werden angestrebt im Namen der Wissenschaft. Sie nennt sich Biologie.

2. Daß die Bestimmtheit der Biologie also gerade die Unbestimmtheit des Lebenssinnes fordert und befördert, ist schon jetzt einzusehen. Das wird noch klarer, wenn man etwas Konkreteres sagt. Wenn z. B. eine ärztliche Maßnahme zur Herstellung der Wehrdienstfähigkeit dient, fragt sie nicht, ob dies für einen gerechten oder ungerechten Krieg geschieht. Wenn eine Kur zur Herstellung der Arbeitsfähigkeit dient, dann fragt sie nicht, ob das eine nützliche oder eine schädliche Arbeit sein wird. Wenn ein Eingriff die Zeugungsfähigkeit eines Mannes oder einer Frau herstellt, dann fragt er nicht, ob das zu zeugende Kind ein guter oder ein böser Mensch, ein sogenannter wertvoller Mensch oder ein sogenannter Schädling sein wird. Wollen wir nun darauf verzichten, gerecht und ungerecht, nützlich und schädlich, gut und böse zu unterscheiden? Offenbar können wir gar nicht unterscheiden, wenn wir Wehrdienst-, Arbeits- oder Zeugungsfähigkeit überhaupt als bloße *Fähigkeiten*, nicht aber deren Gebrauch fördern.

Was hier beschrieben wurde, sind also Dilemmata. Es ist das die Beschreibung einer Zwangslage, *keiner Freiheit*. In dieser Zwangslage, so sehen wir, wählt man entweder die Staatsgewalt, oder wir lassen's am Ende gehen wie's Gott gefällt. Und auch diese Entscheidung ist ein Zwang, keine Freiheit. Wenn nun die medizinische Wissenschaft in dieser Situation eingefangen ist, dann hat sie, auch diese Wissenschaft, teil an solcher Unbestimmtheit des Daseinszweckes. Ja, sie hilft durch ihre Bestimmtheit mit, diese Unbestimmtheit hervorzurufen.

3. Es läßt sich nicht vermeiden, hier noch ein Wort, einen Begriff zu nennen, der höchst bezeichnend für unsere Lage ist: den Begriff des Schicksals. *Schicksal* soll es sein, daß jemand krank wird und stirbt. Dieser Begriff tritt dann in verschiedener Weise hervor, und dann spricht man von Konstitution, Vererbung, Trauma und Zufall. Immer aber ist es hier der Schicksalsbegriff, durch den wir die Mitverantwortung wegschieben möchten, aber dabei eben auch spüren. Ja, man darf sagen, daß alles, was in der medizinischen

Forschung als Fortschritt, Entdeckung, Erfindung durch Genie und Schöpfung geschah und geschehen wird, ein Bemühen ist, das Schicksal zu bändigen, in die eigene Hand zu bekommen und zu meistern. Wenn wir also ein chemisches Gesetz finden, dann benutzen wir die Notwendigkeit, um eine freie Herrschaft über das Schicksal zu erobern, und die Notwendigkeit wird so der Diener der Freiheit. Aber auch diesmal haben wir darauf verzichtet, den künftigen Gebrauch dieser Freiheit zu bestimmen. Wir sind also wirklich arme Kerle. Denn indem wir den Vorgang bestimmbar machen, bekommen wir wieder die Unbestimmtheit des *Sinnes* der Krankheit. Die Krankheit soll weg – weiter kommen wir nicht.

4. Nicht schwer zu sagen, was wir bei dieser unerträglichen Sinnlosigkeit tun: wir halten uns an Familie, Volk oder Staat. Also an einen Pluralis. Nur eines fehlt völlig: es ist, daß wir zur Krankheit nicht nur »nein«, sondern auch »ja« sagen müßten. Das ist nun eine Neuigkeit, wenigstens für den irreligiös gewordenen Menschen. Wir sagen jetzt zur Krankheit nicht einfach nein, sondern wir sagen »ja, aber nicht so«. Und »wenn nicht so, dann anders«. Nachdem wir also die Unbestimmtheit des Lebenssinnes in der Biologie, die Unbestimmtheit des Lebenszweckes bei den Fähigkeiten, die Unbestimmtheit des Krankheitssinnes in der naturwissenschaftlichen Medizin begriffen haben, kommen wir jetzt dazu, nicht einmal zu wissen, ob die Medizin eigentlich im Singularis oder im Pluralis reden soll; ob sie dem Individuum oder dem Kollektivum mehr verpflichtet ist. Davon hängt doch auch ihr Kulturwert ab. Natürlich: das Individuelle und das Kollektive sollen miteinander ausgeglichen, vereinbart werden. Aber im kritischen Falle muß ich mich doch fürs eine oder fürs andere entscheiden. Warum aber gerade die Schulmedizin, ihre technische Einstellung und deren naturwissenschaftliche Grundlage angreifen, die doch gar nichts dafür können? Das muß jetzt besprochen werden.

Das erste Argument läßt sich sozusagen auf der Straße auflesen, was nicht besagt, daß es schlecht ist. Es ist der Protest gegen die Behandlung des Menschen als Zahl, als Objekt, als Maschine; die Vermassung, die Entmenschung. Jeder spürt es, jeder weiß, was gemeint ist. – Trotzdem ist dieses Argument nicht kräftig genug, den Vorgang aufzuhalten. In der Zeitschrift »Merkur« sah ich vor einigen Tagen einen Aufsatz des englischen Physikers WHYTE, der ganz richtig wohl voraussagt, daß in den nächsten Jahrzehnten eine einzige einheitliche Naturwissenschaft vorwaltend sein werde. Man kann hinzufügen, daß das wohl im Westen und im Osten so sein wird. Trotzdem ist einigen Personen nicht wohl dabei. Und nicht jene wissenschaftliche Übereinstimmung, sondern jene Gemeinschaftlichkeit des Unwohlseins könnte das sein, was West und Ost verbinden wird. Und vor allem die Einsicht, daß die Maschinentheorie des Lebens gefährlich wurde, da sie zu Täuschungen, Spaltungen und so zum Gegenteil dessen führt, was sie bringen soll, nämlich Verbesserung des Lebensstandards, wie die Staatsmänner das nennen.

Muß eigentlich ein Mediziner kommen, um gegen die herrschend gewordene Medizin etwas zu sagen? Auch ein Mediziner, aber nicht nur ein solcher; denn die Hauptsache ist überall die Selbsterkenntnis. Niemand kann sich die von einem anderen erborgen.

Ich habe behauptet, daß die subjektlose, objektive, unabhängige, autonome Wissenschaft eine *Täuschung* sogar hervorruft. Was ist damit gemeint? Gemeint ist, daß die klassische Mechanik, die selbständige Biologie so tun, als ob sie eine wirklich vorhandene Realität beschrieben, und als ob sie ganz unabhängig von einem gesellschaftlichen Zustande, auch von der Realität des Unrechtes, der Unvernunft gälten. Das ist aber nicht so, sondern diese klassische Mechanik und diese Biologie sind die Konsequenz eines sozialen Zustandes, den wir einmal als den bürgerlichen bezeichnen wollen. Natürlich wird dies nicht dadurch verbessert, daß man den Bürger kurzerhand totschlägt. Denn jene Täuschung besteht auch dann weiter. Die Täuschung nämlich, daß jene exakte Wissenschaft eine Wirklichkeit beschreibe.

Da ich dies hier nicht näher ausführen kann, eile ich zur zweiten Folge, das ist die *Spaltung*. Ein gutes Beispiel hat Margret Boveri vor kurzem dargelegt: die Spaltung in militärisches und in politisches Denken. Indem man auf allen Seiten Mißtrauen oder Angst behält, entsteht ein Circulus vitiosus. Man rüstet, um den Krieg zu verhindern, und führt ihn dadurch herbei. Man bewirkt also das Gegenteil der Absicht. Das ist die Folge dieser Spaltung. Wie aber geht das vor sich? Die Psychologen haben es genauer beschrieben: durch Identifizierung mit dem Gegner. Indem ich so handle, wie ich mir vorstelle, daß der andere handeln wird, tue ich dasselbe, was der Gegner nach meiner Vermutung täte; und wenn nun beide sich so verhalten, dann geschieht genau das, was beide nicht wollten. – Es ist aber nicht nur mit Frieden und Krieg so; es ist auch mit der Wissenschaft so. Indem ich den Menschen wissenschaftlich definiere und so tue, als ob er ein wissenschaftlicher Gegenstand sei, vernichte ich *den* Menschen, der seinem Wesen nach gar nicht wissenschaftlich ist, anstatt ihn zu vermenschlichen. Dieser Gegensatz von Wissenschaft und Mensch ist auch so eine Spaltung, die zur Erzeugung des Gegenteiles mit Hilfe von Identifizierung führt. Damit sind wir nun wieder in die Nähe der Medizin gerückt.

Denn in der Medizin haben sich auch solche verhängnisvollen Spaltungen eingenistet, und die gegenwärtig besprochenste ist die in Körper und Seele. Auch hier ist es so, daß zwar zunächst eine reinliche Scheidung der körperlichen Vorgänge von den seelischen die Eigenheiten beider erst richtig stellt. Dann aber werden, in dem Bestreben, ihren Zusammenhang wiederherzustellen, diese verhängnisvollen Identifizierungen wieder vorgenommen: man stellt sich die Seele vor wie einen Apparat, und man bildet sich ein, der Körper habe die Fähigkeiten der Seele, z. B. zur Regulation oder zu Zeugung und Wandel. Statt aber die alte Gesundheit wieder hervorzubringen, produziert man eine neue Krankheit, etwa die sogenannte Neurose, und hat jetzt statt der alten Krankheit eine neue bekommen. Wenn nun aber auch die alten Krankheiten, die man gewöhnlich die organischen nennt, auch schon auf solche Weise entstanden sind, dann ist das Verhängnis nur um so deutlicher, und es fragt sich jetzt, ob ihre Abschaffung ein Vorteil wäre, wenn wir statt dessen nur das Unheil der Neurosen bekommen müssen. – Meine persönliche Meinung ist, daß, wenn es uns nur gelänge, die Tuberkulosen, Krebse usw. zu besiegen, die Menschen in einen Zustand des Streites kommen würden, in dem sie sich nach der guten alten Zeit jener Krankheiten sehnen werden wie nach einem Goldenen Zeitalter. Hier möchte aber an eine Leistung der Medizin zu erinnern sein, welche doch rühmenswert bleibt: ich meine die Beschreibung der Schizophrenie, wörtlich übersetzt der Geistesspaltung. Denn die Psychiater haben diese Krankheit und ihre immer weitere Ausbreitung nicht nur vortrefflich beschrieben, sondern sie haben auch mit der Einführung des Begriffes »Spaltung« vieles beigetragen zu der Einsicht, daß wir die Spaltung nicht zu verurteilen, sondern anzuerkennen haben. Es handelt sich nämlich sowohl um die Spaltung in einem individualen Gemüt wie auch um die Spaltung der Familie, der Völker, Rassen und Nationen. Auch diese geraten in den Zustand, sich gegenseitig nicht ganz verstehen zu können, weder durch Gewalt noch durch Identifizierung zusammenleben zu können und sich also nur durch gegenseitige Anerkennung der Verschiedenheit miteinander vertragen zu können. Selbstverständlich kommt solche Einsicht von vielen Stellen und Männern. Wahrscheinlich war z. B. William JAMES ein solcher.

Wenn wir damit wieder in die Nähe der auch hochpolitischen Spaltung und Spannung zwischen West und Ost kamen, so ist um so wichtiger zu begreifen, daß bei dieser es sich keineswegs um etwas handelt, was man auf das psychologische, das theologische oder das machtpolitische Problem einengen kann. Man darf zum Beispiel füglich behaupten, daß gegenwärtig nicht der Gegensatz von Theismus und Atheismus die Menschen entzweit, sondern ein geographisch im Osten und Westen auch unzulänglich angedeuteter Gegensatz. Ein Gegensatz von so mächtiger Art, daß von ihm aus die theologischen, psychologischen oder machtpolitischen leicht wie nur ideologische aussehen. Wenn aber die bisherigen Ausführungen recht haben, dann ist die Ursache auch dieser Entzweiung im Grunde gar nicht der Unterschied, sondern vielmehr gerade die Gleichartigkeit des beiderseits Getanen. Die wahnhafte Identifizierung mit dem Gegner verhindert auch hier die Verträglichkeit, den Vertrag. Auf beiden Seiten glaubt man an *eine* Wissenschaft, die Täuschung produziert, auf beiden Seiten erzeugt man den *gleichen Wahn,* sei es den der Gewalt, sei es den der Einsicht und des Verstandes.

Ich weiß, daß dies nur ein winziger Beitrag ist. Aber noch bewußter ist mir, daß die Beschreibung eines Übels nicht nur Beschreibung des Übels sein soll. Die letzte Frage muß also sein: Was sollen wir denn eigentlich tun? Allen Ernstes bin ich der Meinung, daß ein jeder vor seiner Tür kehren sollte. Allen Ernstes bin ich der Meinung, daß ein jeder seinen Beitrag liefern kann, sei er nun Arzt, Physiker, Hafenarbeiter oder Chauffeur, dann, wenn er nämlich in seiner Sache sich vor spaltender Identifizierung hütet. Autochthon also, und nicht durch Sich-anhängen an den »fremden Gott« soll dies geschehen. So erlauben Sie mir also, zur Medizin zurückzukehren, aber *nachdem* begriffen ist, daß ihr Kulturwert in ihrer Art und Besonderheit liegt und nicht in ihrer Unterwerfung unter benennbare Gebote oder Gesetze; und diese besondere Art soll also eine solche sein, daß keine verhängnisvoll die Menschen spaltende Wirkung entstehe, sondern ein verträgliches Zusammenleben, das hohe Güter schafft. Soviel nun auch zum Aufbau einer solchen ärztlichen Medizin nötig ist, und wie viele einzelne Aufgaben diese Absicht stellt, so soll hier nur das davon herausgegriffen werden, was Kultur nicht *ermöglicht,* sondern *erzeugt.*

Ein ziemlich bequemer Einstieg in den Kulturzweifel an einer Medizin findet sich dort, wo ärztliche Handlungen mit den Sitten- oder Strafgesetzen in Konflikt geraten können. Solche Fälle sind die Unterbrechung der Schwangerschaft (die Reichweite und Berechtigung des § 218), ferner Homosexualität, Ehebruch, pathologischer Rausch, pathologischer Schwindel, Hysterie, die sogenannte Euthanasie, die Menschenversuche, die Schocktherapie, die Geständniserzwingung durch Narkolyse. In den meisten handelt es sich darum, ob und unter welchen Bedingungen ein Arzt über Leben, Gesundheit und Willensfreiheit eines anderen Menschen verfügen dürfe. Prozesse pflegen auch Unbeteiligte so aufzuregen, daß die Vermutung naheliegt, jeder habe dabei das Gefühl, er selbst könne einmal in solchen Konflikt geraten. Wenn dann der Prozeß den Eindruck macht, es gelte nicht für alle Menschen das gleiche Recht, oder der Richter sei nicht auf der Höhe der richtigen Einsicht, dann können die Meinungen über die Sittlichkeit nicht nur, sondern die Strafbarkeit einer Handlung weit auseinander treten. Es ist nun eine Kleinigkeit, bei sich festzustellen, daß eine Tendenz existiert, der zufolge weder Abtreibung noch Euthanasie, noch Menschenversuche, noch Schocktherapie, noch Narkolyse *an sich* wünschenswert und rechtens sind. Aber das ist leider nicht gefragt. Sondern gefragt ist, ob ein kleineres Übel herbeigeführt werden soll, um ein größeres zu verhindern. Und jetzt wird das Problem: was ist ein Übel? Welches Übel ist größer, die Unsittlichkeit der ärztlichen Handlung oder das Geschehenlassen furchtbarer Folgen wie soziale Not, Fortschrittlosigkeit der Heilmethoden, durch Schmerzen oder Idiotie zerstörtes Weiterleben usw.? Aus solchem Dilemma hat man von jeher zum Kompromiß und zum Individualisieren von Fall zu Fall gegriffen, und das mit Recht.

Als ich aber vor einigen Jahren (1947) die Ansicht aussprach, daß man vor allem den Geist der Medizin selbst anklagen müsse, weil in deren naturwissenschaftlich-biologischer Form kein Schutz gegen die Übertretungen liege, da war doch auffallend, daß diese Wissenschaften selbst im Gefühl ihrer Sicherheit sich wie taub verhielten. Was den Angeklagten hätte helfen können, das wurde im Interesse der Sicherheit dieser Wissenschaften nicht gehört. Darin liegt ein Anzeichen, daß der Angriff auf sie als eine sehr bedenkliche Unternehmung empfunden wird und sozusagen frontal wenig Aussicht hat. Daher sei hier noch ein Umweg genannt, auf dem die Überlistung mehr als die Vernichtung des Gegners helfen wird. Dieser Umweg ist der, daß wir von der ärztlichen Medizin eine Gegenseitigkeit zwischen Arzt und Krankem verlangen. Zum Glück sind hier bereits kräftige Ansätze vorhanden. Ein Beispiel ist die Zustimmung des Patienten zu einer riskanten Operation. Ein anderes sein Einverständnis mit einem Experimente, das nicht ihm, sondern anderen Leuten nützlich sein könnte. Wie aber, wenn ein solches Einverständnis von einem Embryo, einem Bewußtlosen oder Geistesschwachen nicht erhältlich ist? Und wie, wenn die Handlung vom Strafgesetzbuch verboten ist? Jetzt besteht die Gegenseitigkeit in etwas anderem, nämlich darin, daß der Arzt das Risiko seiner Bestrafung auf sich nimmt (eine in diesem Sinne sehr achtbare Handlung). – Was aber Gegenseitigkeit ist, das ist nun allein moralisch nicht zulänglich zu bestimmen. Jedenfalls würde die Ethik KANTS (1788) dies völlig verhindern, deren Hauptsatz lautet: »Handle so, daß die Maxime deines Handelns zum allgemeinen Gesetze dienen könnte«. In der Gegenseitigkeit aber kommt es gerade darauf an, die andere Lage des andern anzuerkennen, also die Allgemeingültigkeit der Norm zu durchbrechen. Andererseits kann ein technischer Fortschritt, der z. B. den Umgang mit einem Taubstummen ermöglicht, diese Gegenseitigkeit befördern. Jedes Wörterbuch kann dazu helfen.

Nun bin ich auch dabei angelangt, Bestimmtheit und Unbestimmtheit in der ärztlichen Medizin als kulturellen Wert zu beurteilen. Es geht wirklich nicht länger an, daß die Verwalter des Nobelpreises mit der einen Hand den Friedenspreis verteilen, mit der andern Hand aber Entdeckungen auszeichnen, die dienen, den Krieg auf die Spitze zu treiben. So war das Wort, die Linke solle nicht wissen, was die Rechte tut, nicht gemeint. Das war so gemeint, daß die Wohltat nicht nach den Grundsätzen des eigenen Interesses gelenkt werden solle. Es geht auch nicht an, daß wir die unerwünschte Handlung freisprechen, wenn sie und weil sie aus unbewußten Antrieben erfolgte; wenn wir ein Verbrechen aus krankhaftem Geisteszustande exkulpieren. Aber die Strafe muß dann freilich eine ganz andere sein: nicht milder, sondern anders, zum

Beispiel nicht ehrenrührig, sondern die Gegenseitigkeit herstellend.

Ein Blick auf solche große Aufgaben wird verstattet, nachdem wir das Verhältnis von bestimmt und unbestimmt nun kennenlernen.

Meine Damen und Herren! Lassen Sie sich doch nicht einschüchtern von den Brillen. Die einheitliche Naturwissenschaft, die sich nun auch der Geschichte, der Soziologie, der Gestalt und des Menschen bemächtigen soll, annonciert sich nicht immer bescheiden. Sie benutzt die Angst. Schon feiner ist die Verfügung dort, wo sie dem Selbstgefallen schmeichelt. Sehr wirksam ist sie, wo sie massenpsychologische Regeln benutzt, um den Individualismus zur Scheinblüte zu bringen. Am interessantesten ist vielleicht der Fall, wo es die *Selbstbegrenzung* der Wissenschaft fertigbringt, ihre Allmacht zu stützen, ihr Leben zu verlängern. Man sagt dann etwa so: dieses Gesetz darf nur innerhalb einer gewissen Grenze (z. B. der Temperatur) angewendet werden; aber innerhalb dieser Grenzen gilt es ganz sicher. Wer die Kochkunst kennt, weiß, was ich meine. Wenn mir aber das Essen trotzdem nicht schmeckt? Das ist nun gerade der Fall bei Bestimmtheit und Unbestimmtheit. Durch *Begrenzung* auf ein Anwendungsgebiet soll die Unbestimmtheit vermieden werden. Die Tendenz ist also: Meidung des Unbestimmten. Warum also soll das Unbestimmte gemieden werden? Das ist nun in der Tat für den Augenblick vernünftig und beruhigend. Man soll nicht operieren, wenn gar nichts Operables da ist; man soll kein Risiko erzeugen, wo keine Gefahr ist. Diese Rechnung stimmt aber nicht. Denn sie rechnet mit etwas, womit nicht zu rechnen ist; nämlich mit den unbestimmbaren Kräften des Glücks, des Zorns, der Unzulänglichkeit und der Freude am Zerstören, des Unbewußten und Unwißbaren. Ich weiß nicht, ob der Höhepunkt der Anklammerung an die Wissenschaft geschichtlich schon vorüber ist, oder ob er noch bevorsteht; auch weiß ich nicht, wie man geschichtliche Höhepunkte feststellt. Hier kam es darauf an, dem Unbestimmten zu begegnen, nicht dem Bestimmten.

Nun kommt noch der Versuch, den Gedanken, den einzigen, kurz auszusprechen, um dessentwillen diese ganze Ausführung gemacht wird. Es ist dieser: durch die wissenschaftliche Mehrung der Bestimmtheiten *selbst* erzeugen wir die Unbestimmtheit. Durch die medizinische *Verlängerung* des Lebens verlängern wir die

Fraglichkeit seines Zieles. Durch die bestimmbare Vermehrung der *Fähigkeit* zum Wehrdienst, zum Arbeitsdienst, zur Zeugung vermehren wir eine unbestimmte Fähigkeit zu Taten, statt einer bestimmten Tat; durch wissenschaftliche Forschung selbst verstärkt die Medizin die Kräfte der Unvernunft, der Unzulänglichkeit und alles, was sonst mit der Silbe »Un« beginnen mag.

Diesen Gehalt der Selbstzerstörung in der ärztlichen Wissenschaft einmal wieder aufzuzeigen, ist jetzt an der Zeit. In einer Epoche, die hinter uns liegen sollte, taucht dafür das Wort »tragisch« auf. Damit wurde dann eine Müdigkeit, eine Hoffnungslosigkeit, eine Verzichtstimmung bekundet. Ich habe von meinem italienischen Kollegen GRASSI gelernt, daß dies ganz und gar nicht der Sinn der griechischen Tragödie ist. Noch deutlicher scheint mir zu sein, wenn wir sagen, daß jede Tragödie auch den Tiefsinn der Komödie hat. Daß wahre Philosophie den Tiefsinn der Ironie hat. Daß man die Dinge zwar nicht ernst genug, aber auch zu ernst nehmen kann. Daß das Hochstift in Tiefstift umschlagen kann; daß es nicht nur Hochstapler, sondern auch Tiefstapler gibt. Aber auch, daß GOETHE den MOLIÈRE über alles geliebt hat.

Wenn also heute einmal etwas für die Unbestimmtheit gesagt wurde, wenn einige Worte gegen die Wissenschaft klangen, dann war das nicht tragisch gemeint in jenem allzu sentimentalen Sinne, sondern tragikomisch, jedenfalls ironisch und sicher in der Hoffnung auf unsere Kultur.

Medizin und Logik

Es wäre angenehm, die Last der Logik abzuwerfen und von Medizin ohne Logik zu sprechen. Ist schon das Leben ein sinnvoller Widerspruch, so wäre bei der Krankheit ein Grund mehr, den Widerspruch zu tragen, nicht zu sagen. Es wäre frischer, jugendlicher, mutiger, sich von der Woge tragen zu lassen. Wozu noch erst beweisen, daß man das Unvernünftigste nicht vernünftig machen kann?

Aber es gibt einen festen Punkt für die schweifende Phantasie. Das ist die vielfache Übereinstimmung der Krankheit des Individuums mit der Krankheit der Welt. Es geht nicht an, diese Übereinstimmung als nur formal zu bezeichnen. Es handelt sich um eine Faktizität aus Fleisch und Blut. Dann wird man sich fragen: was ist die Welt? Wie ist die Welt? Kann man überhaupt auch sie krank heißen? Auch die Theologen, Geographen, Historiker und Physiker suchen sie zu beschreiben. Dann gibt es Treffpunkte dieser verschiedenen Beschreibungen, die so ein eigenes Interesse gewinnen. Ein solcher Treffort ist die Logik.

Wenn zum Beispiel Albert EINSTEIN (1948) seinen Aufsatz in Heft 7/8 dieser Dialectica mit einem Satze einleitet, der mit den Worten beginnt: »Im Folgenden will ich kurz und elementar darlegen, warum ...«, dann frage ich mich: was nennt er »elementar«? Offenbar steckt darin ein Anspruch, daß das Elementare erreichbar oder wenigstens ansteuerbar sei. Aber ist das Elementare auch das Wirkliche? Offenbar enthält die hohe Wertschätzung des Elementaren die Voraussetzung, daß das Wirkliche aus Elementen bestehe oder wenigstens auf Elementares reduzierbar sei. Und diese Voraussetzung ist dann eine *logische* Voraussetzung. Vielleicht ist sie nicht selbstverständlich, sondern bedarf selbst wieder einer besonderen Begründung. Wenn dann H. REICHENBACH (1948) die Benutzung einer dreiwertigen Logik in der Physik empfiehlt (ibidem), so hat er diese Folgerung bereits gezogen.

Wenn also so verschiedenartige Beschreibungen der Welt wie die genannten zusammentreffen, dann kann wenigstens einer der Trefforte die Logik sein. Aber auch jede einzelne von ihnen kann sich mit der Logik konfrontiert sehen. Dieser zweiten Spur folgen wir in Nachstehendem.

Zuerst gibt es also einen Zusammenstoß zwischen Medizin und

Logik, wenn wir bemerken, daß die Wirklichkeit sich nicht vernünftig verhält und nicht logisch ist. Dann müssen wir unsere Überlegung vertiefen und untersuchen, ob es vielleicht verschiedene Arten der Logik gibt, und ob etwa nur eine ungeeignete Art angewendet wurde. Schließlich wird sich zeigen, daß eine abgesonderte Reflexion des logischen Problems nicht weit genug führt, und daß eigentlich die Umgangsart mit Gegenständen und Menschen das ist, worauf es ankommt.

I

Die Realität der Unvernunft

Daß »alles Wirkliche vernünftig« (Hegel 1821) sei, kann nur als metaphysisches Dekret ausgesprochen werden. Die Erfahrung lautet anders. Wenn jener metaphysische Satz recht behalten soll, dann muß die Erfahrung unrecht haben. Wenn es also Erfahrung gibt, dann gibt es auch etwas, was unrecht hat; und somit gäbe es doch etwas unvernünftiges Wirkliches. Was von dieser Dialektik bleibt, ist dann, daß Metaphysik trotz ihrer bejaht werden kann. Sie heißt jetzt Ontologie.

Daß es in der wirklichen Welt Unsinn, Irrtum, Lüge und Bosheit gibt, das wäre demnach eine Erfahrung, und man kann jetzt fragen, was »Erfahrung« ist. Ist sie ein Erlebnis oder ein Urteil: schon wieder gibt es da eine Spaltung, denn man kann das eine und das andere vertreten; man wird weiter dahin gelangen, daß das Erlebnis nie ohne Urteil wiederzugeben ist, und daß man nicht urteilen kann, ohne ein Erlebnis zu haben. Auch wenn man nur das eine von beiden vertritt, geriete man in die Spaltung. Während die Erfahrung dabei haltmachen kann, daß es nicht nur Vernünftiges, sondern auch Unvernünftiges, zum Beispiel Unsinn, Irrtum und Lüge gibt, kommt man beim Weitergehen zu der Spaltung in Erlebnis und Urteil. Statt des unvernünftigen Seienden hat man jetzt die Spaltung. Entweder Erfahrung oder Spaltung. Das erste ist wie ein Geschehen, das zweite mehr wie ein Zustand.

Ich kann zum Beispiel sagen: »Dann habe ich mich der Politik zugewendet«. Aber ein andermal kann ich auch sagen: »Die Politik hat von mir Besitz ergriffen«. An dieser Umkehrung ändert sich nichts, wenn ich statt des personalen »ich« ein anderes, zum

Beispiel du, er, wir usw. setze. Bei der Umkehrung scheint freilich das Personale zuerst aktiv, dann passiv zu werden. Aber statt »Politik« kann man auch einen Namen eines Menschen setzen. An der Personalität ändert sich dabei nichts. Bisher scheint es also so, als ob unsere ganze Überlegung den Personalismus einschlösse, also vielleicht Anthropologie, nicht Philosophie sei. Aber es wäre zuviel behauptet, daß damit auch schon gezeigt sei, daß wirklich Unvernünftiges nur in der Anthropologie, nicht in der Philosophie vorkäme. Auch menschlose Philosophie muß dem Unvernünftigen begegnen, mit ihm kämpfen, und sei es auch nur ein Gespenst.

Die Antilogik

Eine zweite Art, auf die das Unvernünftige begegnet, ist die folgende. Wenn jemand, der vor der Verhaftung steht, durch einen Bombenangriff, der sein Haus zerstört und Unordnung erzeugt, fliehen kann, dann wird er sagen, er habe »Glück im Unglück« gehabt. In einem solchen Falle ist das »Unglück« eine reale Bedingung des Glückes. Wir müssen ihn aber völlig unterscheiden von Fällen, in denen das Erlebnis oder das Urteil auf einem Kontrast beruht. Wenn ein Gemälde die helle Lampe nur durch eine dunkle Umgebung darstellen kann, dann ist der sogenannte konträre Gegensatz Bedingung von beiden, dem Hellen und dem Dunklen. Das ist logisch. Wenn aber das Unglück selbst zugleich das Glück ist, dann ist das nicht logisch zu bezeichnen, sondern das Ereignis wäre nicht möglich, wenn es logisch gebaut wäre. Es *muß* widerlogisch zugehen, wenn das Ereignis stattfinden soll, und wir nennen dies antilogisch. Bei der geschlechtlichen Zeugung, bei der Befruchtung, wird aus Zweien Eines, und es ist nicht alogisch, es ist antilogisch, daß aus den 2 die 1 wird. Das Antilogische ist also weder in der konträren Struktur noch in der logiklosen Beschaffenheit, sondern in der Zerstörung des logischen Zusammenhangs realisiert.

Man kann sich umsehen, wie weit die antilogischen Ereignisse verbreitet sind. Man kann sich auch besinnen, ob man aus der Antilogik der Ereignisse ein Prinzip abstrahieren darf, dessen Reichweite, Grenzen, Anwendungsweise diskutabel wäre. Aber als ein Vorkommen, ein Realitätsmodus würde die Antilogik dadurch nicht beeinträchtigt, daß sie etwa ein relativ seltenes Ereignis wäre;

sondern entscheidend ist dafür, daß die Antilogik die Logik fordert, die durch sie oder in ihr zerstört wird. Wenn man sagt, daß Logisches dasein muß, um zerstört werden zu können, dann ist das zwar selbst als ein logischer Satz aussprechbar. Aber es handelt sich hier nicht darum, daß die Logik in sich selbst den Begriff des Unlogischen enthielte, also die kontradiktorische Aussage mit umfaßte; dies ist als »Satz des Widerspruchs« in den meisten Logiken anerkannt, ja zur Grundlage der Logik gemacht worden. Sondern es handelt sich nur darum, ob es Vorkommnisse gibt, in welchen logisch Geordnetes so zerstört wird, daß die Logik dieser Ordnung mitzerstört wird, und nur diesen Fall bezeichnen wir als antilogisch.

Die Verwirklichung des Unmöglichen

Bisher gibt es für diejenigen, welchen um die unzerstörbare Logizität der Wirklichkeit zu tun ist, noch einen Ausweg. Sie sagen, in allen Fällen, in denen Widerlogisches beobachtet werde, handle es sich um einen »Schein«. Wenn sie noch weiter gehen und die Erfahrung des Unvernünftigen (nicht nur des Unlogischen) in Betracht ziehen, dann sagen sie, auch der Unsinn habe einen geheimeren, tiefen und verborgenen Sinn. Oder sie sagen, der Irrtum sei selbst ein Irrtum, es existiere in Wirklichkeit kein Irrtümliches. Oder sie sagen, die Lüge könne nur als Wahrheitsverdunkelung, als Gottferne, mithin nur negativ, repulsiv bestimmt werden. AUGUSTINUS hat diese Argumentationen gerne gebraucht, so wenn er behauptet, die Sünde habe keine causa efficiens, sondern nur eine causa deficiens; mit einem Wortspiel wird angedeutet, die Sünde habe eigentlich keine Ursache, also auch keine eigentliche Wirklichkeit.
Wenn diese Argumentation auch auf das Antilogische angewendet wird, dann wird dem Unvernünftigen die wahre Wirklichkeit abgesprochen. Man kann den Ausdruck »wahre Wirklichkeit« auch transformieren und erläutern, indem man sagt, es gebe nur eine wahre, keine unwahre Wirklichkeit. Jedenfalls sind Existenz und Essenz dann zu unterscheiden: das Existierende hat in sich noch keine Essenz, das Dasein hat in sich kein Sein. Diese auch der neueren sogenannten Existenzphilosophie eigentümliche These ist für deren weitere Entwicklung von hoher Bedeutung. Sie führt entweder zu ganz übermäßig hohem Anspruch der Philosophie

oder zu einem völligen Nihilismus derselben. Mir scheint nun eine weitere Überlegung notwendig, um Klarheit zu schaffen. Es ist eine Überlegung über den Begriff der Möglichkeit.

Eine Vorhersage oder eine erfolgreiche Planung kann nur dann erfolgen, wenn das Vorhergesagte oder Geplante nach wirksamen Gesetzen oder wenigstens Zusammenhängen erfolgt. Nur also derjenige, welcher diese Gesetze oder Zusammenhangsarten richtig weiß oder wenigstens unbewußt richtig anwendet, kann einen Erfolg bekommen. (Es ist nicht nötig, daß ein Billardspieler die physikalischen Gesetze des Stoßes in seinem Bewußtsein habe; es genügt, wenn er sie unbewußt richtig anwendet.) Nun könnte es sein, daß die Wirklichkeit ganz anders zusammenhängt, als jemand auf den ersten Blick meint. Zum Beispiel kann ein Politiker mit einer bestimmten Propaganda grade das Gegenteil von dem erzeugen, was erhofft, weil er den Geist des Widerspruchs in den Hörern unterschätzt oder übersieht. Dabei zeigt sich also, daß, wenn die Welt ganz anders zusammenhängt als gedacht, ganz grobe Fehler in Vorhersage und Planung erfolgen werden. Wer jenes »ganz anders« ausspricht, wird auf gewohnte, liebgewonnene Vorstellungen stoßen, Interessen verletzen, und dieser Sachverhalt könnte sich auch am Boden des Antilogischen finden. Dann wäre es so, daß antilogische Sachverhalte eigentlich nicht gegen Logizität, sondern nur gegen Erwartungen gerichtet sind. Nicht bedeute Antilogik, daß die Vorgänge die Logik verletzen, sondern, daß sie gewisse Anwendungen der Logik verletzen.

Um nun dieses Dilemma zu lösen, bedient sich das Denken einer ganz bestimmten Methode, die hier zu besprechen ist. Das Denken zieht sich nämlich von seinem Anspruch halbwegs zurück, indem es sagt: ich kann nur feststellen, was möglich und was unmöglich ist, nicht kann ich feststellen, was wirklich geschehen wird. Wenn es nun zum Beispiel mehrere Möglichkeiten gibt, dann kann ich nur soviel behaupten, daß eine von diesen eintreffen wird; welche von ihnen, kann ich nicht sagen. Wenn in solcher Weise die Logik sich nicht nur in sich selbst bewegt, sondern auf die Wirklichkeit hinschielt, dann muß sie auch die Kategorien, die man als die onto-logischen bezeichnen kann, in ihr Repertoire aufnehmen. In eigentlich sorgloser Weise hat dies KANT (1781) getan, indem er die drei »Modalitäten« möglich, wirklich und notwendig in seine Kategorientafel aufnahm. Es sieht jetzt ganz so aus, als ob das Verhältnis von möglich und wirklich als eines von Denken und

Sein in Ordnung gebracht und beruhigt wäre. Es ist aber nicht so. Mindestens das Denken ist selbst auch schon ein Sein. Und wie, wenn sich Unmögliches verwirklicht? Wenn also jemand davon ausgeht, daß nur Mögliches sich verwirklicht, dann muß er im Falle der Verwirklichung von Unmöglichem höchst konsterniert sein und aus der Bahn geworfen werden. Und dies ist nun grade beim Antilogischen der Fall.

Wir haben damit eine 3. Bestimmung des Antilogischen gewonnen: es ist die Verwirklichung des Unmöglichen. (Wir erinnern hier daran, daß die Analyse von Begriffen wie Wunder, Transzendenz, Jenseits, Ewigkeit, religiöses Paradox, Absurdität nun ebenfalls mit dieser Definition des Antilogischen vorgenommen werden kann.)

Eine nicht mehr eigentlich logische Bestimmung läßt sich finden, wenn wir auf das menschliche Verhalten im Umgang mit Gegenständen achten, unter denen auch die eigene Person, Natur, Ich oder Selbst der Gegenstand sein kann, mit dem ein Mensch umgeht. Diese Umgangsart oder dieses menschliche Verhalten ist fürwahr nicht immer dasselbe. Wir können nämlich einmal einen Gegenstand erleiden, ein andermal ihn etwas erleiden lassen. Ich unterscheide also ein pathisches Verhalten und stelle es einem andern gegenüber, das ich als ontisches bezeichne. Ferner kann jede dieser beiden Verhaltensweisen noch einmal unterteilt werden, wodurch zwei Gruppen entstehen. Darauf gehen wir erst im folgenden Abschnitte ein, wo diese Gruppenbildung und die Gruppen selbst auch im inneren Zusammenhang sozusagen systematisch betrachtet werden. Hier sei nur angemerkt, daß das Antilogische im Umgang ein menschliches Verhalten provoziert, das als pathisches zu bezeichnen ist. Denn die Wirklichkeit des Unvernünftigen kann der vernünftige Europäer wenigstens zunächst am ehesten in leidender Haltung akzeptieren. Allerdings, es wird, wenn man dies einmal auf sich nimmt, auch die weitere Frage entstehen, ob hier nicht ein pathisches Verhalten nur aus der Geschichte des Europäertums stamme, also mehr historischer Tatbestand als Seinsnorm sei. Aber diese Frage könnte vorläufig zurückgestellt bleiben.

II

In ungesuchtem Fortgange unserer Überlegungen wenden wir uns jetzt der Frage zu, ob es vielleicht verschiedene Arten der Logik gab oder gibt, die bisher nicht zulänglich unterschieden worden sind. Nachdem dies zunächst mehr konstatierend nachgeholt sein wird, zeigt sich dann bald, daß ein Systembedürfnis wirksam ist, dem aber eine ganz selbständige Bedeutung vielleicht nicht zuerkannt werden dürfte. Auch die Systemlosigkeit kann von dem Gebote der Wahrhaftigkeit gefordert werden. Es könnte ferner sein, daß auch die Wirklichkeit unsystematisch ist, wie das Vorhandensein akosmistischer Lehren zeigt, die sich dem Begriffe des Kosmos entgegengesetzt haben.

Verschiedene Logiken

In der Kritik der reinen Vernunft tadelt Kant (1781) den Aristoteles, daß er in der Aufstellung seiner Kategorien nur ein Gemenge zusammengestellt habe. Da er kein Prinzip gehabt habe, so habe er sie aufgerafft, wie er sie eben vorgefunden.

Im einzelnen sagt er drei Dinge. Erstens, daß modi der reinen Sinnlichkeit darunter seien; so quando, ubi, situs, prius, simul; zweitens ein empirischer modus, nämlich motus; und endlich daß abgeleitete statt Urbegriffen darin vorkämen wie aktiv, passiv. Man bemerkt leicht, daß der Tadel von verschiedenen Forderungen an eine bessere Kategorientafel ausgeht. Man kann aber nicht sagen, daß die Tafel Kants tadelfrei sei. Wagen wir es, ohne zulangende Kenntnis der inzwischen geleisteten Kritik einiges Auffallende hervorzuheben. Wie ist zu verstehen, daß Kant unter den Kategorien der Quantität die *Zahl* zwar unbestimmt angedeutet, aber erst als Mittel des »Schematismus« der Verstandesbegriffe eingeführt hat? Was soll es ferner heißen, daß Realität und Negation als zwei Arten der Qualität aufgeführt werden? Nicht zu billigen ist ferner, daß Substantialität und Kausalität unter die Relationskategorien gepreßt und ihr inniger Bezug auf die Realität dadurch verhüllt wird. Endlich ist schon oft bemerkt worden, daß die Subsumption von Möglichkeit, Dasein und Notwendigkeit unter die Verstandeskategorien nicht gehörig ist, denn sie haben nichts mit der Form zu tun, in welcher der Verstand seine Gegenstände denkt, sondern

etwas mit dem modus ihrer Gegenständlichkeit selbst. Dies hat KANT selbst anerkannt, wenn er diese modi als »Postulate des empirischen Denkens überhaupt« erläutert.
Der Fortgang von der formalen Logik – als deren Beispiel die des ARISTOTELES angeführt zu werden pflegt – zur transzendentalen Logik KANTS wird erst durchsichtig, wenn man als dritte Stufe die Dialektik HEGELS folgen läßt. Denn erst von dieser aus wird offenbar, daß jener Stufengang erzwungen wurde von der Prüfung des Geltungsanspruches der Logik aus. Ob die Logik die Wirklichkeit nur ordne, oder kritisiere, oder die eigentliche Wirklichkeit selbst sei – diese Frage wird erst nach HEGEL wieder so dringend, daß das Schicksal der Philosophie davon abhängt. Aber auch dort, wo die Geltung der Philosophie nicht besonders interessiert, entsteht nun ein steigendes Bedürfnis, die Rangordnung der logischen Begriffe und noch mehr ihren ursprünglichen Gehalt scharf zu prüfen und eine Logik der Logik zu ergründen. Dieses Bemühen ist das der sogenannten Logistik, welche sich an einem bestimmten Stoffe erprobt. Es sind hier verschiedene Stoffe verfügbar, so der Stoff der sprachlichen Syntax, oder auch der der Mathematik und Physik. Wenn diese beiden Hauptzweige der Logistik besonders entwickelt wurden, so ist damit doch wohl nur ein Anfang gemacht. Es ist wahrscheinlich, daß etwa vom Stoffe der Farben, der Töne, der optischen Gebilde und Gestalten, der Rhythmen aus gleichfalls eine logistische Suche nach den möglichst wenigen Elementen erfolgen kann und wird. Es ist auch wahrscheinlich, daß diese verschiedenen stoffbedingten Analysen zu einem Vergleich derselben und damit zu weiteren Ergebnissen führen werden. Spezialisten und synthetisch Begabte werden dabei zusammenwirken können.

Der Systembegriff

Schon dieser erste Blick zeigt, daß es in der Geschichte mehrere Logiken oder eine Entwicklung der Logik gegeben hat. Welche davon für die Medizin die beste wäre, muß sich auch in der Medizin entscheiden. Zum Beispiel ist nicht klar, ob diese Logik hauptsächlich elementar und urbegrifflich, oder ob sie vor allem systematisch und vollständig sein muß. Wenn ferner die Krankheiten teilweise oder ganz unlogisch sind, dann hat die Anwendung von Logik hier eine Grenze. Und wenn Lebens- oder Krankheitsvorgänge antilogisch sind, dann ist nicht Logik, sondern Zerstörung von Logik das Geschäft. Außerdem kann nur der Fernstehende sich einbilden, es gäbe so etwas wie »die« Medizin, als ob für alle feststünde, was die Medizin ist oder sein soll; während der Fachmann weiß, daß auch in der Medizin fundamentale Gegensätze der Meinung über die wichtigsten Punkte vorkommen. In allen diesen Punkten wollen wir uns erst, wenn überhaupt möglich, entscheiden, nachdem wir sie im Bereiche der Medizin selbst untersucht haben.

Trotz dieser Offenheit oder Unentschiedenheit soll eine Art von Autonomie der Logik nicht erschüttert werden. Gewöhnlich wird dann gefragt, wie es mit der »Anwendung« der Logik in einem bestimmten Falle stehe. Man muß aber bedenken, daß dann alle Schwierigkeiten in dem Begriffe der Anwendung wiederzukehren pflegen, und diese Schwierigkeiten sind selbst zum Teil logische. Es gelingt nicht, sie damit zu beseitigen, daß man von Anwendung spricht und diesen Begriff unklar läßt.

Die mit dem Thema »Medizin und Logik« entstehende Situation wäre also auch dann nicht aufgeklärt, wenn die Systemfrage geklärt wäre. Weder kann vorausgesetzt werden, die Medizin sei ein System, noch die Logik sei ein System, noch endlich, Medizin und Logik stünden in einem systematischen Verhältnis. Sondern es entsteht jetzt, und das ist ein Ergebnis dieser ziemlich negativen Überlegungen, die Lage, daß ein Mediziner einem Logiker gegenübersteht. Die Begegnung ist dann nicht als eine zwischen mehr oder weniger feststehenden Wissenschaften, sondern als eine zwischen Repräsentanten gegeben. Die Art des Umgangs ist die unter Menschen geschehende, und diese Seite des Problems ist keineswegs zu ignorieren.

Das Pathische

Es ist jetzt an der Zeit, der Verschmelzung eines wissenschaftlichen mit einem menschlichen Umgang eine erste Präzision zu geben; diese soll zunächst *sprachlich* vorgelegt werden.

Es ist im Umgang von Menschen besonders auffallend, daß er sich gar nicht so abspielt, als ob da etwas wäre, was schon fest vorhanden *ist,* sondern wir gehen miteinander so um, daß aus Etwas etwas

Neues *wird*, nicht wie mit etwas, was da ist. Es kann sich dies freilich auf sehr verschiedene Art zeigen, zum Beispiel in der Weise, daß dieses Werden gefürchtet oder gehofft wird; oder auch so, daß es erwartet wird oder unerwartet kommt. Oft, aber nicht immer, ist eine Intention dabei; denn wir spüren auch Enttäuschung oder Überraschung usw. In der intentionalen Sphäre ist die Sache besonders deutlich, denn hier wollen, können, dürfen, sollen oder müssen wir; immer richtet sich die Intention auf etwas, was nicht ist. Aber auch das Widerstreben, Fürchten, Meiden richtet sich auf etwas, was, obzwar es vorhanden sein mag, doch auch als abwesend vorgestellt wird. Um nun dem Gegensatz von Seiendem und Nichtseiendem Ausdruck zu geben, wird das Wort ontisch im Gegensatz zu *pathisch* vorgeschlagen. Weil die Sphäre des Nichtseienden mehr erlitten als gegeben ist, schickt sich für sie das griechische Wort Pathos. Mag der Ausdruck wie alles Terminologische auch seine Mängel haben, so hat er doch den Vorteil, einen Klang hörbar zu machen, den wir schon eben anschlugen: die Stimme des Subjektiven. Denn das Leiden und das Erleiden kommt in der Sprache unverwüstbar zum Ausdruck, wenn man dem Verbum das personale ich, du, er, wir usw. vorsetzt, und das Infinitivum dadurch anwendbar macht. In diesem Sinne kann auch festgestellt werden, daß die medizinische Logik immer einen sozusagen sozialen Charakter hat, was nur ein anderes Wort dafür ist, daß im Medizinischen die Begegnung von Arzt und Krankem niemals eliminiert werden kann. Ein medizinischer Begriff wird immer in Gefahr sein, sinnlos zu werden, wenn seine Anwendung im Ärztlichen sinnlos wird.

Übrigens sollte die Frage nach der Logizität des ärztlichen Denkens und Handelns nicht auf den Umgang von Mensch und Mensch beschränkt werden. Was ein Mensch ist, das wurde gar nicht festgelegt, und sobald man sich den ärztlichen Umgang vornimmt, zeigt sich dies. Bezeichnungen wie Gegenstand, objektiv, sachlich zeigen sofort, daß eine Festlegung wie etwa lebend und leblos, organisch und anorganisch nur möglich ist, wenn man auch Unterscheidungen zuläßt, in denen das in irgendeinem etwa höheren Sinne Menschliche mit Nichtmenschlichem konfrontiert, ja feindlich entgegengesetzt wird. Es bleibt, daß hier von Begegnungen und Umgangsarten die Rede ist, während offenbleiben muß, ob die »soziale« Umgangsart, die »pathische« Sphäre gerade die sind, in denen nur von menschlicher Gesellschaft oder von einer Menschheit im Unterschiede von Tier-, Pflanzen- oder Mineralreich die Rede sein kann. Im Gegenteil läßt sich schon jetzt sagen, daß gerade eine solche anthropologische Einschränkung dem Wesen der Medizin niemals genug täte, da die Medizin sich immer auf die sogenannte Natur und nicht auf die geistes- oder seelengeschichtliche Seite des Menschendaseins richtet.

III

Während bisher die Wirklichkeit des Unvernünftigen und die Mannigfaltigkeit der Logiken diskutiert wurden, soll nun die Logizität der Medizin untersucht werden. Dabei, es zeigte sich das schon, fällt der Akzent auf den Umgang, die Art des besonderen Umganges von Arzt und Krankem. Diese Kategorie des Umgangs ist nun ein weites Feld; bei einer logischen Untersuchung wird man zunächst alles offen, alles unbestimmt vorfinden, und es ist zu erwarten, daß hier alle möglichen Probleme sowohl der Logik selbst wie ihrer Anwendung auftauchen. Um aber ein Abgleiten dieser Darlegungen ins Erkenntnistheoretische zu vermeiden, suchen wir, statt dem Geltungsproblem der Logik nachzugehen, einen Überblick darüber zu gewinnen, wie denn die Medizin oder die Mediziner Logisches vorfinden und behandeln.

Die Logophanie

Da ist es zunächst eine Vereinfachung, daß der Arzt in vielen, oft den meisten Fällen mit denkenden Menschen zu schaffen hat. Allerdings beim Kinderarzt wird hier bereits eine Grenze sichtbar; und der Tier- und Pflanzenarzt wird, wenn er mit seiner Klientel umgeht, andere Scheidungen von Denken, Gedachtem und Denkbarem vornehmen und den Umgang, wenn überhaupt in einer Sprache, dann in einer anderen pflegen. Beschränken wir uns aber zunächst auf den Fall, daß auch der Kranke Gedanken hat, deren Logizität gegeben ist, dann bringt hier die ärztliche Einstellung es mit sich, daß Gedanken wie Tatsachen oder wie Gegenstände behandelt werden. Sogleich erhebt sich also die Frage, ob auch die Logizität solcher Gedanken zum Objekt werden kann. Daß dies nun geschieht, unterliegt keinem Zweifel; wenn Psychiater und andere Ärzte von Verwirrung, Wahn, Simulation, Illusion usw. sprechen, so übernehmen sie die Möglichkeit krankhaft veränderter Logik beim Kranken wie etwas selbstverständlich Vorkommendes. Man könnte höchstens diskutieren, ob dies auch erlaubt sei.

Da wir hiermit zunächst nicht vom Fleck kommen, werden wir vorziehen, das Faktum zu respektieren und näher zu betrachten. Da zeigt sich dann doch eine gewisse Mannigfaltigkeit. Es ist nämlich sonderbarerweise meist so, daß logisches Denken als normal, unlogisches als oftmals krankhaft genommen wird. Eine weitere Beobachtung ergibt dann freilich, daß auch der Gesunde nicht immer logisch denkt, ohne deshalb als abnorm genommen zu werden; ferner, daß Geisteskrankheit oder Bewußtseinsstörung logisches Denken nicht durchgehend ausschließen. Da muß also etwas Besonderes vorliegen und weiter erforscht werden. – Es gibt nun Mediziner, welche im Falle krankhafter Unlogik bestimmter Gedanken eine Erklärung suchen und auch finden. Und diese Erklärung ist dann sehr verschieden. In einigen Fällen behauptet man, es liege eine Gehirnerkrankung materieller Art zugrunde. In anderen sucht man die Erklärung in einem ungewöhnlichen Einfluß psychischer, aber nicht denkmäßiger Vorgänge; zum Beispiel könnte die Sinnestätigkeit oder das Gefühlsleben, oder die Willenssphäre das Gestörte und aufs Denken verkehrt Einwirkende sein. Dann ist die Denkstörung ein sekundäres Phänomen; die primäre Störung liegt außerhalb des (logischen) Denkens. – In allen diesen Beispielen verhält sich die Medizin also »phänomenologisch«. (Rügen wir hier nicht den Mißbrauch oder Andersbrauch des von einer modernen Philosophie anders festgelegten Terminus »Phänomenologie«.)

Aber schon zeigt sich in einigen dieser Beispiele auch, daß Gedanken in abhängiger Stellung behandelt werden. Wenn ein logischer Gedanke von nicht als logisch geltenden Bereichen wie Materie, Gefühl, Wille her abänderbar genommen wird, dann ist nur ein kleiner Schritt von der Phänomenologie zu dem, was ich mit Wortumstellung als *Logophanie* bezeichnen will. Darunter lassen sich recht verschiedene Entstehungsweisen des Logischen zusammenbringen; gemeinsam wäre ihnen nur, daß Logisches aus Nichtlogischem hervorzugehen scheint, und daß dieser Schein durch irgendwelche zeitliche oder inhaltliche Beziehungen nahegelegt, vor allem daß der Zusammenhang aus Beobachtungen entnommen worden ist. Keineswegs ist das nun etwas ganz Neues, denn wir

können in unserer Aufzählung auf eine Anzahl in der Geschichte der neueren Wissenschaften recht bekanntgewordene Darstellungen hinweisen. Ein erstes Beispiel ist die Lehre von den Sinneswahrnehmungen. In der Sinnesphysiologie wird angenommen, daß gewisse Vorgänge im Organ bzw. im Nervensystem die Ursache seien, daß in der Wahrnehmung etwas wie »vorher« oder »nachher« oder »zugleich« oder »stärker« und »schwächer« oder »darüber«, »darunter«, »daneben« perzipiert wird, woraus dann auch entsprechende Urteile hervorgehen. Schon hier zeigt sich dann, daß dieses »Hervorgehen« ein ziemlich unverbindlicher Ausdruck ist, der in verschiedener Weise interpretiert werden kann. Die Diskussion über das Verhältnis von Empfinden und Wahrnehmen zeigt dies. Je nachdem man diese beiden trennt oder gleichsetzt, werden sich auch verschiedene Vorstellungen der Logophanie dabei bilden. – Überhaupt ist dann diese Diskussion nicht beschränkt auf die aktuelle Sinnestätigkeit; sie entsteht auch dort, wo wir Vorstellungen zu analysieren suchen, denn hier erscheint dasselbe Problem als Verhältnis von Anschauung und Begriff (etwa eines Quadrates). Nur wo Begriffe seien, könne auch von Verstandesfunktion, Gedankenbildung, Urteil die Rede sein; aber die Begriffe sind, wie Kant (1781) meint, ohne Anschauung blind, so wie umgekehrt Anschauungen ohne Begriffe leer seien.
Eine andere, bisher ins allgemeine Bewußtsein übergegangene Art der Logophanie ist dann die, welche in Freuds Psychoanalyse beachtet wird: die psychogenetische. Biographische oder historische Beobachtungen zeigen hier, daß jemand einen bestimmten Gedanken denkt, weil er früher einmal etwas Bestimmtes erlebt hat. Ein Beispiel ist die Entstehung des Über-Ich aus einem Liebesverlust. Es handelt sich dabei nicht darum, daß der betreffende Mensch aus dem, was er erlebt hat, sozusagen eine Lehre zieht, sondern daß er ein unangenehmes Erlebnis ins Unbewußte verdrängt, vergessen hat und daß von dort aus enorme Übermacht auf bewußte Schätzungen und Gedanken ausgeübt werde. Es handelt sich also um eine durch zahlreiche Erfahrungen gestützte Theorie. So entsteht das, was in der Psychologie des Bewußtseins dann Gewissen oder Gott heißt.
Von der logischen Seite her sind dann Fragen zu stellen, die Freud nicht untersucht hat, zum Beispiel, um welche logischen Kategorien es sich bei diesem modus der Logophanie handeln kann. So kann man untersuchen, ob und wie die Kategorie der Kausalität in

solcher Weise entstehen kann. Hier wird uns später eine Umschau beschäftigen. Vorläufig sei nur darauf hingewiesen, daß man, wenn man eine Logophanie bestimmter Kategorien annimmt, man nicht bei diesem logischen Thema haltmachen kann. Was zum Beispiel Motiv für Gedanken und Handlungen wird, das wird auch von den wirksam gewordenen Kategorien abhängen. Zum Beispiel kann ein Gedanke wie der, wer schuldig ist, oder eine Handlung wie Rache nicht unabhängig von der Idee der Ursache oder der Vorstellung des Wirkens sein. Andererseits sind logische Kategorien auch mit gewissen Philosophien oder sogenannten Weltanschauungen unlöslich verknüpft. Beispiele sind die Verknüpfung des Determinismus mit der Individualität usw.

Am wichtigsten für die medizinische Forschung sind aber jene rätselhaften Zusammenhänge, welche im Krankheitszustande sich aufdrängen. Ein Beispiel hierfür ist die Schmerzlokalisation. Wenn ein Mensch Zahnweh hat, so erscheint der Gedanke »Er muß heraus« (wie Wilhelm Busch sagt) oder wenigstens, es müsse irgendwo etwas geschehen. Ist dann, wie bei einer Trigeminusneuralgie die Zahnextraktion ohne bessernde Wirkung, dann erweist sich die Lokalisation als ein Problem, das falsch oder richtig zu lösen ist. Es gibt auch Kranke, die in ihrem kausalen Denken eine Art von überwertiger Idee bilden; zum Beispiel stellt sich ein Student vor, sein Gedächtnisschwund müsse doch chemisch, etwa durch ein Hormon heilbar sein, während ein anderer überzeugt ist, daß eine ihm unerkennbare Verdrängung zu zwanghaften Fehlleistungen geführt haben müsse. Allgemein ist zu sagen, daß im Umgang mit Kranken und Krankheiten es sich zwar zum Teil darum handelt, gewisse als bekannt geltende Zusammenhänge als vorhanden oder nicht vorhanden zu ermitteln (eine Diagnose zu stellen), zum Teil aber auch, einen durchaus einmaligen und erstmaligen Zusammenhang zu entdecken, zu enträtseln, ja zu bewirken.

Die Gestaltung

Um das Verhältnis von Medizin und Logik zu erkennen, ist nun das im vorhergehenden Abschnitt angeschnittene Thema eines logophanen Zusammenhanges nicht so führend, daß man ihm ein Monopol erteilen dürfte. Die zuletzt erwähnte Situation, in der wir dem Zusammenhang als rätselhaftem begegnen, führt überhaupt zu der Aufgabe, mit Unverständlichem fertig zu werden. Dabei begegnen uns Vermutungen, die sich bestätigen oder nicht; es begegnen Hypothesen, Zustände, die sich klären oder ewig ungeklärt bleiben usf., ferner Zustände des Gemütes, in denen wir etwa uns zu denken gedrungen fühlen, hier müsse ganz gewiß ein Zusammenhang vorliegen, ohne daß derselbe jemals klar und beweisbar wird. Überhaupt ist hier die Lage gemeint, in der wir etwa sagen: »also *so* ist das«. Es ist das eine Qualität, die jederzeit dem Ereignis anhaftet, die die Farbe der Neuigkeit hat, für die auch eine gegenseitige Verborgenheit von Grund und Folge, von Wesensart und Wesensart charakteristisch ist.

Betrachten wir diese Situation noch genauer, so handelt es sich nicht um das, was man nebelhaft, verschwommen, unklar zu nennen pflegt. Vielmehr ist jener Zustand sowohl des Zusammenhängens wie des Verborgenseins ein sehr präziser; wir können sagen, er hat Gestalt. Ein Schmerz, ein Schwindel, eine Schwäche, das sind ganz präzise Ereignisse. Nicht nur was die Kranken als Beschwerde zu klagen haben, auch das, wovon sie gar nichts merken, wie eine Zuckerausscheidung oder ein Lungenkrebs, ist von so präziser Gestalt. Gestaltet ist also das Subjektive und das Objektive.

Diese Gestaltung nun ist gerade das, was die sonderbare Doppelstimmung mitbringt: sowohl deutlich wie unerklärlich zu sein. Wenn nun die Wissenschaften sich vornehmen, auch die Gestalten zu erklären, also den Vorgang der Gestaltung zu rationalisieren, so kann man doch behaupten, daß sie ihr Ziel dabei nie ganz erreichen. (Diese Behauptung wäre nur im einzelnen zu stützen.) Gestaltet dürfen wir Kristalle, Pflanzenformen, Tierleiber, die Morphologie von Gattungen und Personen nennen. Die Wiederholbarkeit ist nicht wesentlich dabei, die Gesetze sind nur zuweilen in der Gestalt erkennbar, und wenn das geschieht, so sind besondere Bedingungen dazu nötig. Und die Kenntnis dieser Bedingungen ist es gerade, die sich so unergründlich erweist. Daß ein Gesetz sich so durchsetze, daß man es an einem Quarzkristall oder einem Planetensystem ablesen könne, dazu scheint eine Bewegungsfreiheit nötig zu sein, deren Bedingung wir nicht als Gesetz feststellen können; die Freiheit hilft hier dem Gesetz zu seiner Darstellung. Das Experiment ist eine Anordnung jener Zwecke, solche Gesetzesdarstellung zu ermöglichen, und es wurzelt in dem dunklen Grunde, aus dem menschlicher Planungswille aufsteigt. Aber die Vermutung, daß auch die Naturformen aus solchem Planungsgrunde aufsteigen, ist ein Gedanke, der Vermutung bei sich hat, nicht Gewißheit.

Erfahrung in der Medizin

An Gestaltetem entzündet sich die Liebe zur Erscheinung, der Stolz des erkennenden Menschen, und der Genuß des Genießens dessen, was ist. Es liegt auch eine gewisse Leichtfertigkeit und Undankbarkeit darin, wenn wir so einfach annehmen, die Rose blühe eben für uns. Aber dieser Leichtsinn und dieser Undank sind läßliche Sünden; sie sind der Stimmung vorzuziehen, in der die Physiker, mißmutig genug, dem Optimismus der Allerkennbarkeit absagen, sich aber doch mit der eingeschränkten Teilerkenntnis immer noch groß tun.
Es wird jetzt nötig sein, auf die strengeren Formulierungen, die wir von Physikern gehört haben, einzugehen. Am wichtigsten, darum sei dies vorangestellt, ist die Angabe, daß die physikalischen Aussagen die *Wahrscheinlichkeit,* daß ein bestimmter Vorgang eintreten wird, quantitativ bestimmen können. Wenn also diese Wahrscheinlichkeit durch eine Zahl anzugeben ist (ψ-Funktion), dann heißt dies, es sei möglich, aber nicht gewiß, daß ein bestimmter Vorgang eintreten wird. Auf die Medizin übertragen heißt dies zum Beispiel: in 70% der Fälle führt diese Operation zur Heilung; in 30% der Fälle tritt der Tod ein. Ohne Operation würde der Tod in 95% der Fälle eintreten, folglich ist ratsam, das Risiko der Operation einzugehen. Denn durch Operation werden 65% an Wahrscheinlichkeit der Heilung gewonnen. Ohne Operation beträgt sie nur 5%. Nun möchten wir aber noch etwas wissen, wenn es sich um einen geliebten Menschen (der ich selbst sein kann) oder um eine besonders wertvoll geschätzte Person handelt: ist der grade zu beratende Mensch, wenn er in den 5% der unoperierten Lebenden enthalten ist, eventuell unter den 30% der operierten Sterbenden enthalten? Das eben wissen wir nicht. Die Frage lautet viel einfacher: wird diesem speziellen Menschen durch die Operation das Leben verlängert werden? Das bleibt offene Frage.
Man kann die Medizin physikalisch, und das heißt jetzt statistisch, ausrichten. Aber man sollte sich klarwerden, daß dabei Individuum und Person untergehen. Kein Zweifel, daß der Arzt dabei

noch andere Eigenschaften, Güte etwa, individuelles Verständnis und persönlichen Charakter betätigen kann. Aber diese werden sich in der Verteidigung durchsetzen müssen, nicht im Angriff sich frei fühlen können. Gehen wir sogleich einen Schritt weiter zu der lebensvollen Betätigung, und sprechen wir aus, was in dieser sklavenartigen Einstellung geholfen hat und helfen wird. Die Vorstellung, daß nur Mögliches verwirklicht wird, ist feige. Nicht als ob der Mann, der die Politik als die »Kunst des Möglichen« gelegentlich definiert hat, diese selbst nur so gehandhabt hätte. Natürlich hat er nicht nur das Mögliche beachtet, sondern für sich selbst das Risiko gekannt, daß er das vielen unmöglich erscheinende versucht hat. Ob er dabei gewinnen oder verlieren würde, ist auch ihm *vor* der Entscheidung unbekannt gewesen. Wir, die Betrachter nach der Entscheidung, sind auf ewig von ihm getrennt dadurch, daß wir die Entscheidung kennen.

Damit, daß der Möglichkeitssatz (nur Mögliches werde verwirklicht) als feige gebrandmarkt wurde, ist noch nicht bewiesen, daß es falsch ist. Auch kann einer kommen und sagen, was da feige genannt werde, sei Klugheit oder Bescheidenheit. Jedenfalls sollen jetzt alle Gründe gegen den Möglichkeitsbegriff ins Feld geführt werden. Durch die zahlenmäßige Wahrscheinlichkeit entsteht keine Vorhersage. Also ist es nicht das Vorhergesagte, was wirklich wird, denn es konnte nicht vorhergesagt werden. Steckt nun auch im Möglichkeitsbegriff eine Art von Vorhersage? Immer dort, wo möglich so viel bedeutet, daß es unter noch nicht angegebenen Umständen verwirklicht werden kann. Dann aber gilt für die Möglichkeit dasselbe wie für die Wahrscheinlichkeit: sie enthält auch keine Vorhersage. – Man könnte diesem harten Entscheid dadurch entgehen, daß mehrere Möglichkeiten (vielleicht sogar eine endliche Anzahl) bestehen, und daß sicher eine von diesen verwirklicht werden muß (wenn überhaupt eine). Aber dies ist kein Ausweg; denn für jede einzelne dieser Möglichkeiten gilt dasselbe: auch die limitierte oder seligierte Möglichkeit ist keine Vorhersage, da die Verwirklichung nur als Risiko vorkommt, also überhaupt nicht strikte vorhersagbar ist.

Eine zeitliche Formulierung des Indeterminismus hatte in einer Epoche einen Vorrang, weil im Schema der Zeit sich das Verhältnis von Seiendem und Nichtseiendem besonders leicht und verständlich aussprechen zu lassen schien. Aber die Kritik des Zeitbegriffes konnte von einem Standpunkte jenseits des Zeitlichen aus erfolgen, und man mußte ein Weltbild zulassen, das gar nicht in der Form der Zeit gefaßt war. Dabei zeigt sich dann, daß die Situation eines Menschen vor und nach einer gegenwärtigen Wirklichkeit in vieler Hinsicht unvergleichbar ist. Das Kommende ist ungewiß, das Gewesene ist gewiß. Das muß oder müßte auch in juristischen, moralischen, psychologischen Urteilen berücksichtigt werden. Auch daraus folgt, daß das Mögliche oder Wahrscheinliche in der Vorhersage keinen bevorzugten Rang einnimmt; es bleibt offen, daß das Wirkliche auch das als unmöglich Beurteilte ist. Von da bis zu der Behauptung, daß im Wirklichen das Unmögliche verwirklicht wird, ist aber noch ein Schritt. Erst später läßt sich ein Urteil aussprechen, ob die Verwirklichung des Unmöglichen nur in einzelnen oder in allen Fällen vorliegt.

Suchen wir zunächst nach einzelnen Fällen. Was ist dann wirksam? In vielen wichtigen Fällen müssen wir sagen: wirksamer ist nicht das Gelebte, sondern das Ungelebte. Liebende streben zur Vereinung, weil sie etwas *nicht* haben; Nachkommen werden gezeugt, wo sie *fehlen;* Reisen werden gemacht, wenn man das ferne Land, das fremde Volk *nicht* kennt; Wollen ist dort, wo das Gewollte *nicht* da ist. Die pathische Stellung ist eine Stellung zu etwas, was *nicht* ist, und wenn sie wirksam ist, dann darum, daß etwas nicht ist.

Wenn das Wirkliche nur im Werden ergreifbar oder wenigstens vermutbar ist, dann liegt es dem Geiste nahe zu urteilen, man könne es nur als Außer-sich-seiend definieren. So kommt die Ansicht zustande, das Wirkliche sei nur ekstatisch zu definieren; die Wirklichkeit, die eigentliche, werde nur im Überschritt aus dem Gegebenen erfaßt, sie »sei« transzendent. Aber alle diese Definitionen haben die Gefahr bei sich, daß der, welcher sie sich zueignet, sich selbst und nicht die allgemeingültige und gemeinschaftliche Wirklichkeit darstellt. Nun ist *er* allein angeblich transzendent, *er* ist der Metaphysiker, *er* hat Existenz. Am meisten ist mir diese Selbstüberhebung bei der Existenzphilosophie aufgefallen, wenn sie so tat, als sei nur der Existenzphilosoph ein eigentlich-existierender Mensch. Das wäre zunächst nicht wichtig, höchstens ärgerlich; weil wir uns oft weniger darüber ärgern, daß jemand so ist wie er ist, sondern darüber, daß er bewundert wird. Aber bedenklich wird ⟨*die*⟩ durch die Transzendenz oft geförderte soziale Absonderung der von ihr Überzeugten. Sie können sich jetzt nicht mehr einordnen.

In allem Bisherigen ist nun noch etwas nicht in Ordnung. Und jedenfalls nicht ausdrücklich gesagt. Es ist nicht scharf genug betont, daß man eigentlich nichts leistet, wenn man seine Meinung – sei sie auch bedeutend und wohlerwogen – als ein Problem ausspricht. Man kann den Eindruck haben, daß eine Behauptung wie die, daß es im Wirklichen auch das Unvernünftige gibt, oder die Behauptung der Antilogik, oder die der Logophanie, oder die des unmöglichen Wirklichen, – daß alle diese Behauptungen nichts seien als Bekundungen einer Meinung, die man erwägenswert finden kann oder auch nicht; zu der man jene Stellung nehmen kann, welche die Leute auch zu Kunstwerken einnehmen, wenn sie sagen: das gefällt mir, das gefällt mir nicht. Deshalb muß im weiteren, indem die eigentliche Hauptthese vorgetragen wird (nämlich der Umgang mit dem unmöglichen Wirklichen), ein strengeres Verfahren innegehalten werden, so daß nur Unausweichliches gesagt wird. Das äußere Merkmal davon ist die straffere und strengere Methode. Was gemeint ist, wird für viele am deutlichsten, wenn beispielsweise auf diejenige Unausweichlichkeit und Verbindlichkeit hingewiesen wird, welche, in den letzten drei Jahrhunderten als die größte anerkannt, jedenfalls den größten Erfolg erzielt hat: die wissenschaftliche Empirie und dadurch die empirische Wissenschaft. Sie entlehnt sich das Zwingende ihrer Aussagen aus verschiedenen Quellen: bei der folgenden Aufzählung ist deren Rangordnung berücksichtigt: Sinneswahrnehmung, Wiederholbarkeit, widerspruchsfreie Logik, Erklärung, Erfolg. Den höchsten Rang nimmt die Sinneswahrnehmung ein; sie ist kritisierbar, und sie anzufechten ist daher am allerwenigsten tunlich geworden. Die andern Quellen sind oft, aber nicht immer unentbehrlich. Was wir hier andeuten, macht den modernen Begriff der Wahrheit aus, der zugleich von jeder Aussage über die Wirklichkeit gefordert wird, so daß nun nichts wahr sein darf, was nicht von Wirklichem gilt; auch umgekehrt muß, was von Wirklichem ausgesagt wird, auch wahr sein. Diese Forderungen sind so sehr Gewohnheit geworden, daß darüber eine Diskussion, *was* im einzelnen Wahrheit sei, und ferner, *was* im einzelnen Wirklichkeit sei, vernachlässigt und als Spezialthema nur für Philosophen gehalten wird. Es ist schon jetzt deutlich, daß unsere Behauptungen (vom Unvernünftigen, Antilogischen, von Logophanie und Unmöglichkeit des Wirklichen) dieses geruhsame Selbstvertrauen stören müssen.

IV

Wenn wir das Verhältnis von Medizin und Logik betrachten, dann können wir entweder von der Medizin oder von der Logik ausgehen. Mit dieser paritätischen Einstellung wird aber nicht zu vermeiden sein, daß wir später gewisse Entscheidungen treffen. Gibt es eine besondere medizinische Logik überhaupt? Inwieferne ist die Medizin logisch? Ist das Verhältnis beider freundlich oder feindlich? Ist es überhaupt ein Verhältnis und nicht nur ein Formalismus? Was soll Verhältnis hier heißen?
Solche Fragen sind wichtig. Aber wichtiger noch ist das Schicksal der Medizin. Die Konfrontierung der Medizin mit der Logik ist nur eine Gelegenheit, die Medizin weiterzuentwickeln. Ich kann mir jemand vorstellen, der die logische Frage dabei ziemlich nebensächlich, selbst unnütz findet. Aber ich glaube, daß er sich irrt, und daß er gewisse Zusammenhänge nicht kennt oder unterschätzt. Die Medizin ist je nach der Logik in ihr doch verschieden; auch kann sie je nach ihrer Logik besser oder schlechter werden. Daß sie überhaupt keine Logik habe, ist nicht zu behaupten. Das muß schon im Bisherigen deutlich geworden sein.
Nicht um etwas zu beweisen, sondern um die Aneignung des Folgenden zu erleichtern, sei nochmals die Hauptthese vorangestellt. Sie lautet: Medizin ist ein Umgang mit unmöglichem Wirklichem. Und zum gleichen Zwecke nenne ich auch ein Prinzip, nach dem der Umgang geschehen soll: der Umgang soll nach dem Prinzip der Gegenseitigkeit gestaltet werden. Setzen wir die Hauptthese mit dem Prinzip zusammen, dann lautet der Satz: Medizin soll als Umgang in Gegenseitigkeit mit unmöglichem Wirklichem gestaltet werden. Daß der Satz als Soll-Satz formuliert wird, kommt daher, daß er am Anfang einer Erörterung und nicht als deren Resultat hier steht. Am Ende könnte er lauten: die richtige Medizin ist ein Umgang in Gegenseitigkeit mit unmöglichem Wirklichem. In diesem Satze ist das Logische in dem Worte »unmöglich« zusammengedrängt; im übrigen enthält er die Antwort auf die Frage nach dem Verhältnisse von Medizin und Logik. Um aber die damit gestellte Riesenaufgabe in literarisch, didaktisch und sachlich erträglicher Form, das heißt genugsam abgekürzt, wo nicht zu bewältigen, so doch in großen Zügen zu erledigen, müssen wir nach einem vereinfachenden Prinzip, sozusagen nach einer photographischen Linse suchen, welche das Bild der Landschaft

verkleinert; oder besser, nach einem Pinsel, der in einer Stunde auf eine kleine Leinwand bringt, was die Seele gesehen hat.

Dazu gibt es nur ein einziges Mittel. Man *erinnere* sich dessen, was man wie im Traum gesehen und erlebt hat; man wird merken, daß es nur halb gelingt, dieses Erinnern. Und doch bleibt eine Spur, und nun muß man, ja muß man zu übersetzen versuchen, als ob es da nur eine einzige Sprache gäbe, die uns in den Stand setzt, zu übersetzen.

Um diese furchtbar schwere, von irgendeinem Drang gestellte Aufgabe zu erfüllen, gibt es ein technisches Hilfsmittel: es besteht darin, daß man probeweise dem Gegner recht gibt. Der Gegner ist der Mann der Zunft, der Mann des gesunden Menschenverstandes, der Mann des großen Willens, der sich Charakter weiß, der sich für normal hält.

Erinnerungsversuch, unterstützt durch Feindesliebe, das ist es also, was auch die Aufgabe, ein Verhältnis von Medizin und Logik zu erkennen, angreifen läßt; denn eine elegante Lösung, wie die Mathematiker sagen, ist nicht möglich. Oder anders ausgedrückt, Lösungen werden nur elegant aussehen, jedoch keine völlige Ruhe bringen. (Denn hier muß ich eine Warnung, ja Drohung aussprechen: wer sich nicht erinnern kann, der kann nicht sterben. Seine Strafe wird sein, fortzugeistern als Gespenst, wie die berühmten Männer, die für ihren Nachruhm besorgt waren, als ob die Seele ein Interesse daran hätte, nicht zur Ruhe zu kommen, was ein verhängnisvoller Irrtum ist.) Was hier ausgesprochen wird, das ist also nur insoferne wertvoll, als es ein Problem zur Ruhe bringt. Nicht etwas Neues sei gepflanzt, sondern ein alter Streit wird zu begraben versucht.

Die Formeln nun, die hier zum Begräbnis alten, jedoch nicht mehr nötigen Streites vorgebracht werden, stammen aus der ärztlichen Erfahrung. Wenn es Zufall gäbe, dann wäre der Zufall der, daß eine Art von Metier diese Formeln geboren hat. Da es keinen Zufall zu geben scheint – weil »Zufälle« sich bei genauerer Forschung schon so oft als gesetzliche Notwendigkeit herausgestellt haben, also Grund zur Vermutung besteht, keine Zufälle anzuerkennen – so erwarten wir von der Berufserfahrung mehr, nämlich eine Einsicht in etwas auch in anderen Berufen Erfahrbares. Wie dem auch sei: die Berufserfahrung wird über den Berufsbereich hinausreichen. Die Formeln aber, die sich nacheinander ergeben, lauten: 1. ja, aber nicht so, 2. wenn nicht so, dann anders, 3. also so ist das. Wir erläutern diese drei Erfahrungen jetzt im Hinblick auf ihren logischen Gehalt. Das Problem »Medizin und Logik« wird also hier in gleichsamem Hinschielen auf die logische Struktur behandelt, *nachdem* bestimmte Berufserfahrungen erörtert werden. Das bindet natürlich auch unsere Methode.

Ja, aber nicht so

Wenn ich ein Hautgeschwür sehe oder einen Schmerz vom Kranken erzählt bekomme, dann ist die erste Reaktion bei ihm und mir: weg damit. Wenn dann ein Widerstand gegen die Heilung auftaucht, dann nötigt die Erfüllung dieses Wunsches zu einem Umweg: man muß die Ursache oder den Grund der Krankheit angreifen. Jetzt wird jene erste Reaktion zur Vorreaktion, der die Hauptreaktion erst folgt. Wir werden genötigt, den zugrundeliegenden Vorgang anzuerkennen, zu akzeptieren, und damit entsteht jenes »ja«, mit dem unsere Formel beginnt. Während im Beseitigungswunsche ein »nein« erschien, ist jetzt ein »ja« superponiert. Seine volle Macht erhält das »ja« aber erst, wenn ich gewahr werde, daß es nicht nur in einem »Soll« besteht, sondern daß dieses Soll nur in Griff und Blick kommt, nachdem das erste »nein« erfahren wurde. Der fundamentale Irrtum ist dabei, die Gesundheit vor der Krankheit und die Gesundheit nach der Krankheit seien durchaus dasselbe. Die Gesundheit nach der Krankheit hat zwar den gleichen Namen, und auch das wird einen Grund haben, aber es handelt sich doch um eine Abstraktion, hinter der sich eine Zweideutigkeit verbirgt.

Aber der Nachdruck liegt auf dem Ja gegenüber der Krankheit, welches vorher nicht sichtbar war. Abstrakt, wie ein solches Ja verwertbar ist, kann in seinem Rahmen auch manche andere positive Wertung der Krankheit und des Krankseins sich hervortun. Die religiösen oder ethischen Bejahungen sind Beispiele dafür. Auch wirtschaftlich, finanziell gilt, daß eine Anzahl von Menschen ökonomisch davon leben, daß andere krank sind. Die Dinge scheinen sich hier im Kreise zu drehen: was einmal negativ schien, erscheint in anderer Beleuchtung in positivem Lichte. »Warum ist heute das Wartezimmer so leer?« fragt der beschäftigte Arzt.

Um aber die Logizität des Satzes »ja, aber nicht so« zu analysieren, reichen die logischen Kategorien, die sich in der Geschichte der

Logik hervorgetan haben, doch nicht aus. Während Position und Negation in jenem Satze verwertet sind und während das »so« vorläufig in der Kategorie der Qualität unterzubringen ist, findet sich keine Logik, in der der Sinn des »aber« abstrahiert wäre. Dieses »aber« ist gerade für unseren Satz charakteristisch. Es ist eingespannt zwischen Position und Negation, entfernt sie und vermittelt zwischen ihnen. Man merkt, daß grade darin auch ein logischer Gehalt steckt. Es zeigt sich, daß der Sinn des »aber« sich erst enthüllen wird aus dem, was weiter aus der Sache wird. Wir werden am besten tun, wenn wir zu den weiteren Erfahrungsformeln fortschreiten.

Wenn nicht so, dann anders

Wenn die ärztliche Behandlung (auch die Beratung gehört schon dazu) einmal begonnen hat, dann ist damit noch nicht entschieden, daß der Zustand des Kranken sich ändert. Er kann zwar urteilen »besser« oder »schlechter«, aber auch »unverändert«. Er kann dergleichen spontan äußern oder auf die Frage »Wie geht's?« Und seine Äußerungen können als zutreffend oder als falsch beurteilt, sie können kritisiert werden. Doch drückt unser zweiter Satz etwas anderes aus. Er sagt in der Form »wenn, dann«, daß ein fester Zusammenhang, eine unverbrüchliche Bindung zwischen einem und einem andern besteht. Eine solche Bindung gibt es auch bei Kausalität; aber dadurch, daß die Formel »wenn nicht, dann« lautet, ist nicht die kausale, bewirkungsartige Bindung hervorgehoben, sondern eine andersartige. Nämlich die, welche besagt, daß beim Verschwinden des einen ein anderes statt dessen hervortritt. Dieser Zusammenhang kann also in der Struktur eines Ersatzes oder einer Äquivalenz gefunden werden.
Man kann diese Struktur zum Beispiel im ersten Hauptsatze der Wärmetheorie, also dem Gesetze von der Erhaltung der Energie wiederfinden. Dessen Sätze sagen auch aus, daß wenn zum Beispiel eine bestimmte Wärmemenge verschwindet, statt dessen eine bestimmte Menge von anderer Energieart, etwa lebendige Kraft, mechanische Arbeit erscheint (und umgekehrt). Die verschwindende und die aufkommende Energie sind einander »äquivalent«, das heißt, sie sind als Energiemengen gemessen einander gleich. Aber das quantitative Gleichsein ist nicht immer meßbar und auch

nicht conditio sine qua non. Wenn ein psychisches Phänomen, zum Beispiel ein Schmerz oder ein Schwindel, anstelle eines physiologischen auftaucht, oder wenn ein Affekt in einer Motorik abreagiert wird, dann sprechen wir von Äquivalenz auch in Fällen, in denen eine Messung nicht gerade unausführbar ist, sondern wegen der Wesensverschiedenheit von Psychischem und Physischem gar nicht in Frage kommt.

Obwohl der Sinn unseres Satzes immer neue Inhalte aufweist, die ihn vom Kausalsatze entfernen, so ist damit doch der Charakter eines unverbrüchlichen Zusammenhanges nicht abgeschwächt. Man kann diejenige Kategorie in ihm erkennen, welche die Logistik als Implikation bezeichnet und mit dem Zeichen ⊃ symbolisiert. Da diese logistische Kategorie aber in Worten »wenn – dann« lautet, so ist gleich hinzuzufügen, daß dies nicht dasselbe ist wie unser »wenn nicht – dann«. Die Erfahrung der Medizin, aus welcher unsere Formel hervorgeht, ist also verwandt, aber doch anders als die der Implikationen. Was hier gemeint ist, muß ausführlicher gezeigt werden. Es handelt sich um Ersatzleistungen. Wenn jemand anstelle einer psychischen Depression ein Magengeschwür bekommt, dann kann man dies als Ersatzleistung, nach Art eines Tauschhandels, bezeichnen. Ein ständig wachsender Teil der klinischen Erfahrungen kann so interpretiert werden, wobei sich der Begriffsbau der Pathologie immer mehr verändert. Der Antrieb aber, die Dinge so zu sehen, ist der folgende. Er scheint aus einer Idee zu stammen, wonach das Leben ein Prozeß ist, in dem nichts geschenkt wird. Ob normal oder abnorm, immer wird ein Ablauf bestimmter Art nicht verschwinden können, ohne daß statt seiner ein anderer Ablauf erscheint, und jeder Ablauf kann selbst schon als Ersatz eines andern betrachtet werden, der nicht abläuft. So ergibt sich ein Bild des Lebens, das aus schwarz und weiß gezeichnet ist; jede Kontur kann als Kontrast gegen ihre Umgebung betrachtet werden, jede Erscheinung wie ein Positiv zu einem Negativ.

Das Mittel aber zu dieser Interpretation ist irgendeine Ähnlichkeit zwischen dem, was ersetzt und dem, was ersetzt wird. Es wird die Operation dieser Zusammenhangsfindung zu einer Kunst der Analogien. Welche Arten von Ähnlichkeit hier zugelassen und welche verworfen werden – dies würde dann eine ausführliche kritische Darlegung erfordern, die hier keinen Platz finden kann. Die Maxime ist, immer die jeweils erfaßte Erscheinung als Symbol eines nicht daseienden Vorgangs zu interpretieren. Eine andere Maxime, um diese analogische Interpretation durchzuführen, ist die, daß, wie früher ausgesprochen, das ungelebte Leben das Wirksame ist – wirksam nämlich für das Hervorkommen symbolischen Ersatzes. – Es ergibt sich dabei, daß ein krankhafter Prozeß nichts anderes als der Ersatz des gesunden Prozesses, ebenso aber auch das gesunde Leben ein Ersatz des kranken ist. Dies führt natürlich zu einer wesentlich veränderten Begriffsbestimmung von Gesundheit und Krankheit.

Also so ist das

In diesem dritten Hauptsatze enthüllt sich jene Seite ärztlicher Erfahrung, welche wohl die der Logik fernste ist. Wir sprechen den Satz aus, wenn der aufregende Prozeß einer Erkrankung ein Resultat zeigt; er kann auch das Ende der Krankheit oder den Tod oder den Sektionsbefund bezeichnen. Das Wort »also« soll heißen, daß mancherlei Urteil und Befund vorhergingen; er deutet die Konklusion an. Zwar kann das Resultat das nach vorgängigen Überlegungen oder instinktiver Ahnung erwartete sein; es kann aber auch unerwartet sein, und weil wir nicht wissen, ob unsere Vorausberechnung richtig oder falsch, zulänglich oder ergänzungsbedürftig war, so ist der Schluß in jedem Falle eine Art von Überraschung. Das Wort »also« deutet auch an, daß nicht der Anfang, sondern das Ende gemeint ist. Auch zu Beginn der Konsultation erscheint der vorgelegte Fall als eine Neuigkeit; aber am Ende erst ist das erfahrbar, was wie eine Schlußabrechnung aussieht. Die gewisse Originalität jedes Falles ist auch zu Beginn erlaubt; aber die nach einer Untersuchung, nach einem Krankheitsverlauf erlebte Originalität ist etwas anderes: nur sie besitzt jenen Charakter der Erfahrung – so wie sokratische Ironie ein Nichtwissen nach dem Wissen, nicht die Unwissenheit des Anfängers markiert.

Also *so* ist das. Die Betonung liegt auf dem »so«. Der erkennende Geist verliert sich nicht ins nebelhaft Unerkennbare. Das Resultat ist präzise, anschaulich und klar. Es hat die Eindeutigkeit des Neugeborenen: es ist ein Knabe, oder ein Mädchen. Im So steckt eine Qualität und, bedenkt man diese Unbrauchbarkeit für eine logische Vorhersage, so nimmt es wunder, daß die Qualität von den meisten Logikern überhaupt unter die logischen Kategorien aufgenommen wurde. Wir scheinen das Qualitativ-sein als eine logische Kategorie darum genommen zu haben, weil eben dies der Logik einen unüberwindlichen Widerstand entgegensetzt. Zwar kann man Qualitäten, zum Beispiel Farben, Töne, Gerüche klassifizieren. Aber diese Klassifizierbarkeit ist selbst eine nicht logische Tatsache; man muß sie erst zu erklären suchen und stößt dabei von neuem auf Faktizitäten nichtlogischer Art. Das klingt auch im letzten Worte unseres Satzes an: im Worte »das«. Denn mit ihm wird der Einzelfall ins Auge gefaßt, und die Einmaligkeit wäre schon eher eine logische Kategorie gewesen, die man hätte aufsuchen können, aber es geschah nur in der Metaphysik; wie LEIBNIZ (1663) sein principium individuationis in seiner Metaphysik, die es zur Monade entwickelt.

Auch wenn die Qualität kein Recht hatte, in die Logik aufgenommen zu werden, so bleibt doch das Verdienst, daß damit die Grenze der Logik angedeutet wurde. Man sieht, ein wie mangelhafter Begriff der des Systems ist. Dieser Begriff macht geradezu obskur, daß eine jede Grenzziehung ein obskures Unternehmen ist, weil man nicht mit dem Lichte (»claire et distincte«) auch noch das Dunkle beleuchten kann. Täte man es, dann wäre es eben nicht mehr dunkel.

Der Umgang in der Medizin. Gegenseitigkeit

Mit diesen letzten Sätzen ist nun angeregt, abschließend ein Problem zu behandeln, welches die Aufgabe dieser Darlegung schon überschreitet, aber Aussicht hat, wichtig zu werden, wenn derartige Thesen über medizinische Logik angenommen sind. Es ist das Problem des Umgangs selbst. Wie soll denn dieser Umgang mit den Gegenständen eigentlich aussehen? Natürlich handelt es sich hier um die Frage des logischen Umgangs. Damit, daß wir die Logik und ihren Wert im Umgang mit etwas zu erforschen unternehmen, haben wir freilich auf die Autonomie der Logik hier schon verzichtet, die strenge Unterscheidung von bloßem Gelten und von Sein, wie LOTZE (1874) sie betont hat, verlassen, auf eine absolute Trennung von Soll und Ist, von normativer und konstatierender Wissenschaft verzichtet. (Die Gründe und die Rechtfertigung, dies zu tun, würde eine eigene Darlegung erfordern; man kann nicht immer alles tun.) Es soll hier jedenfalls nicht erlaubt sein, einfach vorauszusetzen, daß es eine »rein logische« Sphäre gibt, so als ob man schon gerettet und gesichert wäre, wenn man sich wissenschaftlich abgrenzt.

Nun wurde bereits erörtert, daß wir im Umgang mit den Dingen nicht voraussetzen dürfen, diese Dinge seien durchweg vernünftig, also logisch geordnet; oder nur insoferne und nur so weit sie logisch seien, könne man mit ihnen umgehen. Ferner wurde auch erörtert, inwieferne der Grund der Umgangsfähigkeit allein eine Art von Entsprechung, sei es formaler, anschaulicher, bildhafter Ähnlichkeit, sei es gefühlsmäßiger Verwandtschaft, sei es einer sonstwie gearteten Analogie sei. Allerdings: man wird in einer Gesellschaft leichter aufgenommen, wenn man in Kleidung, Sprache, Sitten mit dieser übereinstimmt; es gibt da ein gegenseitiges Entgegenkommen. Aber im weiteren Verlauf geschehen da auch andere Dinge, von denen dann doch abhängt, ob ein Umgang möglich ist oder nicht.

Wenn es das gibt, was hier »Logophanie« genannt wurde, wenn also Logik nicht nur gilt, sondern auf irgendeine Weise entsteht, dann ist diese Entstehungsweise interessant, und es könnte sein, daß hier die Wurzel auch umgehender Logik zu suchen ist. Ferner wird diese Entstehung von Logik, Gedanken, Denkweisen, Kategorien eine eigene Funktion haben können. Zum Beispiel könnte es sein, daß logophan entstehende Abstraktionen, Begriffsbildungen einen Gebrauch derselben ermöglichen, der ohne sie nicht gekommen wäre: wenn ich mit dem Begriffe Licht so verschiedene Dinge zusammenfasse wie Laterne und Sonne, dann erlaubt mir diese Abstraktion auch eine Zweideutigkeit; aus der Zweideutigkeit kann dann List, Irrtum, Trug entstehen, und solche Funktionen können dann weitere Folgen nach sich ziehen. Auch ist es nicht gleichgültig, ob mein Zimmer dunkel ist, weil es Nacht ist, oder weil die Läden geschlossen sind.

Es gibt auch einige Arten von Ablehnung jeder Art von Logik, gegen die wir uns bei bestimmten Aufgaben zu verwahren haben. Zum Beispiel gibt es im praktischen Leben einen übertriebenen Ästhetizismus. Es gibt Kunstentwicklungen und Künstler, die wegen Ästhetizismus ihrer Werke Gegner finden. Hier zeigt sich, daß Logizität soviel wie Realität bedeuten kann; wo eine Schilderung, eine Handlung an bestimmten Stellen unlogisch ist, wird ihr dann vorgeworfen, daß sie nicht nur wirklichkeitsfremd, sondern falsch ist. Der Mangel an Objektivität führt dann zu logischer, diese zu sittlicher, diese zu feindseliger Verwerfung.

Man sieht jetzt, ein wie riskanter Begriff der der Antilogik und der der Verwirklichung des Unmöglichen ist. Man kann diese beiden Begriffe nicht im Stiche lassen, nur weil sie riskant sind. Es wird hier ein ganz bestimmter Vorschlag zu ihrer Verteidigung und zu einer Befestigung gemacht, von der aus dann Ausfall und Angriff möglich sind. Der Vorschlag ist, die Funktionen der Logik im *Umgang* zu beobachten und nach einem Grundsatze der *Gegenseitigkeit* zu kritisieren. Dabei zeigt sich dann, welche Art von Logik im Umgang auftaucht, wie sie wirkt und wie sie zu bewerten ist.

KANT scheint den Verstand für ein eigenes Gebilde gehalten zu haben, das man erforschen muß. Man findet dann Begriffe und Regeln in ihm vor. Aber im Gebrauche des Verstandes zeigt er sich dann nicht als so selbständig und in sich gefestigt. Es kommt auch darauf an, was ihm begegnet. Und hier zeigt sich auch teils eine übertriebene Herrschsucht, die dann als übermäßige Subjektivität zu bemängeln ist, teils aber auch eine übertriebene Unselbständigkeit, die man als allzugroße Objektivität oder Hingabe an den Gegenstand verurteilen muß. Zwischen solchen Extremen mag dann der Verstandesgebrauch schwanken.

Um aber solches Schwanken zwischen Subjekt und Objekt zur Ruhe oder wenigstens in eine Ordnung zu bringen, erweisen die logischen Kategorien sich, bisher wenigstens, nicht als tauglich. Die meisten von ihnen müssen darauf warten, ob in der Erfahrung etwas gegeben wird, worauf sie anwendbar sind. KANTS Behauptung, es könne die Bedingung »jeder möglichen Erfahrung« aufgefunden werden, dreht sich im Kreise: wenn andere Erfahrungen als unmöglich abgewiesen werden, dann beweist die Analytik das, was sie von Anfang an vorausgesetzt hatte. Aber ein fester Punkt, von dem aus die kritische Scheidung von subjektivem Bedingen (von Anschauungsvermögen und Verstand) und objektivem Sachverhalt vorgenommen werden könnte, ist so nicht möglich. Sondern der »feste Punkt« taucht nur jetzt und dann, hier und dort immer wieder auf, und daraufhin könnte man versuchen, diese Punkte zu verbinden, miteinander zu vergleichen und dergleichen, was dann wieder eine Menge neuer Aufgaben stellt, zum Beispiel die Entscheidung, ob dies ohne ein festes »Koordinatensystem« (im Sinne des Raumes gesprochen) überhaupt tunlich sei.

Ein *Übergang* vom logischen Formalismus zur logischen Struktur der Wirklichkeit wird jetzt gewöhnlich als Erkenntnistheorie bezeichnet, nachdem die kritische Philosophie die Metaphysik entmutigt und die Aufgabe der Philosophie so mächtig eingeschränkt hatte. Wenn nun aber die einzelnen Wissenschaften sich so zuversichtlich entfaltet hatten, so entstand die neue Frage, ob eine Erkenntnistheorie für alle oder besondere Erkenntnistheorien für jede einzelne möglich oder nötig seien. Ich finde es nun aber ganz unmöglich, daß ein einzelner, selbst wenn er begabt ist, richtig erkenne, worauf es in den Einzelwissenschaften ankomme, wie gewisse Termini in diesen und gar von bestimmten Forschern gebraucht werden. Um *ein* Beispiel für viele zu nennen: die Relativitätstheorie von A. EINSTEIN. Man kann dann Interpretationen hören, die so lauten, als habe EINSTEIN selbst nicht gewußt, was er damit sagte, und darauf komme es auch gar nicht an, was er davon gewußt. Und so weiter. Bei solchen erkenntnistheoretischen Erwägungen sieht man dann die hohe Bedeutung, welche ein Kategorienpaar spielt, das man personal nennen muß, das aber in vielen Logiken gar nicht vorkommt, nämlich individuell und kollektiv. Gerade dies ist dann bei näherer Untersuchung des Umgangsbegriffes von höchster Bedeutung. Das zuletzt Gesagte ist wohl ein legitimer Grund, wenn an dieser Stelle die beiden Sondererfahrungen genannt werden, aus denen sich mein Begriff des Umgangs entwickelt hat; freilich auch eine Überzeugung von seiner allgemeineren Bedeutung. Ein Fachgebiet war die Analyse von Wahrnehmung und Bewegung in der Art, wie sie von der Physiologie dargeboten waren; verwandt damit war eine Reflexion über die Beziehungen von Arzt und Krankem. In beiden Fällen nun zeigte sich eben jene Labilität, Relativität, augenblickhafte Individualität, gesetzmäßige Kollektivität dessen, was man jeweils subjektiv und dessen, was man jeweils objektiv nennen muß. Hat man diesen wechselhaften und wandelbaren Charakter des Subjekt-Objekt-Verhältnisses dann bemerkt, so versteht man auch besser eine zweite Erfahrung, nämlich die, daß es gar keinen Sinn hat, sich auf eine unveränderliche, unwandelbare Objektklasse oder Subjektart festzulegen. Zum Beispiel von »einem« Naturbegriff oder »einem« Weltbilde zu sprechen. In der medizinischen Erfahrung ist das so, daß es keinen Sinn hat und kein Recht gibt, von dem Wesen eines bestimmten Menschen oder »dem« Wesen der Menschheit usw. zu sprechen. Man kann dann auch sagen, was ein Gegenstand ist, das hängt davon ab, wie man mit ihm umgeht. Es

ist klar, daß sogleich ein Streit mit vielen überlieferten Ansichten losbricht. Der Kundige bemerkt aber bald, daß auch dieser Streit ein alter ist, und daß die hier vertretene Meinung in der Vergangenheit viele Bundesgenossen und Wegbereiter findet.
Solch große Beweglichkeit sowohl des Subjekts wie des Gegenstandes kann man aber nur dann als eine Enttäuschung oder gar als ein Unglück empfinden, wenn man in parteiischer Weise Mensch und Kosmos sich als etwas im Grunde Festes gewünscht hat. Es würde aber kein sehr ernster Kampf entstehen, wenn es sich hier nur um verschiedene Meinungen handelte, zwischen denen eine zwingende Entscheidung doch nicht erfolgen kann. Die Härte des Kampfes offenbart sich aber doch, wenn wir merken, daß es sich nicht um verschiedene mögliche Meinungen handelt, sondern darum, wie die Sache wirklich ist. Daher sei nun eine weitere Seite behandelt: wir behaupten jetzt, daß der Umgang mit den Dingen nur ein »richtiger Umgang« wird, wenn wir die Objektivität und die Subjektivität so beweglich sein lassen, daß der Gegenstand jeweils nur das ist, als was man mit ihm umgeht. Diese Beweglichkeit ist also die Bedingung eines *richtigen* Umgangs. Was ist »richtig«?
Ein Beispiel. Gibt es Dämonen, Engel, Gespenster, Magie oder nicht? So fragenden Studenten antworte ich, daß ich für meine Person der Antwort jenes Franzosen folge, der sagte: »Ich glaube nicht an Gespenster, aber ich habe welche gesehen.« Seitdem die Psychologie so ernstgenommen wird, wie sie es verdient, ist eine Vorstellung auch eine objektive Realität. Und wenn der Vorstellende seine Vorstellung ernst nimmt, real wie bei einer Sinneswahrnehmung, also außen, oder real wie eine Phantasie, Erinnerung oder einen Traum, also innen, dann ist dieses Realnehmen auch eine Realität. Was also jemand Himmel nennt, ist das, als was er es nimmt. Solche Klarstellungen sind aber nützlich, wenn der Schwerpunkt der Erkenntnistheorie vom Objektbegriff auf den Umgangsbegriff verlagert werden soll, wie hier geschieht.
Nun sagten wir, es komme darauf an, daß der Umgang ein richtiger sei. Wann ist er richtig? Wenn jemand einen Nagel einzuschlagen hat, ist der Umgang richtig, wenn er so verfährt, daß der Nagel in gewünschter Weise zuletzt sitzt; an der Wand zum Aufhängen, in der Kiste, um den Deckel zu schließen. Wenn jemand die Verwandtschaft der Käfer, die Gesetze der Planetenbewegung auffinden will, dann ist der Umgang richtig, wenn die

Verwandtschaft von gemeinsamen Merkmalen bestimmt wurde, wenn das Gesetz die Bewegungen hinreichend erklärt. Hier sieht man, daß eine allgemeine Formel dessen, was richtig ist, nicht herausspringt. Ist dem so und bleibt es dabei, dann verliert die Logik der Widerspruchsfreiheit oder die Logik des Kausalsatzes oder die Logik des Systems sehr viel von ihrem Ruhm. Auch diesmal ist eine heftige Kontroverse zu erwarten. Denn die Widerspruchsfreiheit etwa der Wissenschaft werden nicht viele preisgeben wollen. Und doch kann das nötig werden, wobei freilich eine neue Definition des Widerspruchs und der Widerspruchslosigkeit voraussichtlich nötig wird. Zum Beispiel kann die Logik der algebraischen Operationen im Umgang mit Geld oder mit Backsteinen beim Hausbau einen richtigen Umgang, dieselben Operationen im Umgang mit zeugenden, wachsenden Organismen aber ein falscher Umgang sein.

Wenn wir dann zuletzt das Kriterium der *Gegenseitigkeit* als Zeichen eines richtigen Umganges noch berühren, so ist dabei Reichweite und Struktur, Inhalt und Formalismus dieses Begriffes auf dem dem Verfasser vertrauten Gebiete noch wenig untersucht. Es muß also bei Hinweisen sein Bewenden haben.

Zuvor sei aber angemerkt, daß Anregungen zur Beachtung der Gegenseitigkeit in Naturwissenschaft, Psychologie und Medizin ohne allen Zweifel aus den Religionen kommen. Das Gebot der Nächstenliebe und das der Feindliebe sind Wurzeln einer kritischen Bewertung des Erkennens und des Handelns in Wissenschaft und Medizin, die in der Geschichte bald manifest, bald verborgen oder unbewußt oder mißachtet gewesen sein mögen. Auch ist der Ausdruck Gebot oder Gesetz wohl keine zweifelsfreie Übersetzung des in der Verkündigung Gemeinten. Es handelt sich nicht nur um Vorschriften, sondern auch um Tatsachen oder Ordnungen, deren Übertretung nicht nur strafbar, sondern auch schädlich, dumm oder unangenehm wirken kann. – Neben dem Ursprung in Religionen ist dann auch der in politischen, wirtschaftlichen oder soziologischen Bereichen zu erkennen. Die »Solidarität« im Sozialismus ist wohl ein blasser Bruder der Gegenseitigkeit in der Religion der Liebe. Es ist dann klar, daß überall, wo staatliche, rechtliche, militärische, erzieherische Einwirkungen die Anwendung der Gewalt nicht entbehren können, oder nicht vermeiden zu können glauben, das Prinzip der Gegenseitigkeit verletzt wird. Der Hingerichtete und der Scharfrichter verhalten sich im beschränkten Rahmen der Hinrichtung nicht gegenseitig. Es ist dann offenbar, daß die Erweiterung dieses engen Rahmens das Mittel ist, durch welches die Rettung der Gegenseitigkeit versucht wird.

Man könnte sagen: die Gegenseitigkeit ist die Logik des Umgangs. Aber die Logik der Gegenseitigkeit ist eine andere als die der objektiven Wahrheit. Wenn die Logik der Medizin eine Logik der Gegenseitigkeit sein muß, dann wird sowohl die Medizin wie die Logik eine andere als die aristotelische und die kantische sein. Wir schließen mit einigen Andeutungen über diese Art von Logik.

Der ganze Unterschied der szientifischen Absonderung gegen die künftige Haltung kommt zum Ausdruck, wenn wir jetzt nicht mehr sagen »Medizin und Logik«, sondern »Logik der Medizin«. Es ist ein gichtbrüchiges Verhalten, wenn jemand so tut, als könnte man die Menschen in Mediziner und Logiker einteilen, als ob nicht beide Menschen sein und unteilbar sein müßten. Der Ausdruck »Menschheit« ist doch nur ein Versuch, die Menschheit von den konkreten Beschränkungen zu entbinden und den einzelnen Menschen von der Allmenschlichkeit zu entlasten.

Diese Erwägungen über das Verhältnis von Medizin und Logik finden ihren Abschluß somit darin, daß wir dabei auf eine Logik der Medizin gestoßen sind, deren Merkmal das der Gegenseitigkeit ist. Diese Logik der Medizin kann also nicht auf »Stammbegriffe« einer Logik überhaupt ausgehen, so als ob es eine allgemeine Logik gäbe, die dann in der Medizin nur angewandt zu werden brauchte. Es gibt hier keine solchen Elemente einer beliebig anwendbaren Logik. Auch hat sich hier ergeben, daß Begriff und Stoff in gegenseitigem Verhältnis stehen. Wie der Begriff den Stoff nicht nur formt, sondern auch erzeugt, so muß auch der Stoff den Begriff erst gestalten und damit auch erzeugen. Endlich handelt es sich bei jedem Erzeugen zugleich um ein Zerstören. Man kann nichts erzeugen, ohne auch etwas zu zerstören und umgekehrt. Auch Erzeugung und Zerstörung verhalten sich in Gegenseitigkeit. Und das gilt dann auch für das Verhältnis von Medizin und Logik.

Das Problem des Menschen in der Medizin »Versuch einer neuen Medizin«

Wenn ich hier etwas über den Versuch einer neuen Medizin sage, so bitte ich, nicht zu erwarten, daß es sich darum handelt, zu den altbewährten Methoden unter deren Beibehaltung eine neue hinzuzufügen. Aber es ist sicher richtig, daß bei den Ärzten die Ausbildung in der Tiefenpsychologie unzulänglich ist, und das liegt teils an dem obstinaten Widerstand der Universität, teils aber auch an dem flüssigen Werdecharakter der Tiefenpsychologie. Zwar setze ich mich dafür ein, daß die künftige Ausbildung der Ärzte auch der Tiefenpsychologie mehr Beachtung schenke, aber mein Hauptanliegen ist doch, daß die *gesamte* Medizin sich zu neuen Methoden und Zielen hinentwickele. Ob man nun die ganze Weltordnung und Wissenschaftsordnung in einer solchen Werdekrise betrachte oder nicht: gewiß ist, daß dann auch der Beruf des Arztes eine Wiedereinschränkung erfordert. In jedem Falle handelt es sich um ein Durchgangsstadium, an dem sich zu beteiligen notwendig und ehrenvoll ist.

Wenn man, wie ich, annimmt, daß eine Angina, daß eine Nierenerkrankung, daß eine Lungentuberkulose, daß eine Krankheit überhaupt einen biographischen Sinn hat, dann sind viele Einzeluntersuchungen nötig, die zum größten Teile noch nicht geleistet sind. Jetzt ist es so, daß sogar die Drucklegung solcher Untersuchungen in der Fachpresse Schwierigkeiten macht.

Dazu kommt, daß der Zweck und Sinn des Heilverfahrens diskutiert werden muß und nicht unter Berufung auf ein anerkanntes gesichert ist. Wenn etwa, z. B., nicht die Erhaltung des irdischen Lebens, sondern die Steuerung zu einem Leben nach dem Tode der Sinn der Medizin wird, dann ist die Berufung auf die Naturwissenschaften nur ein Zwischenstadium.

Ich bin nicht der Ansicht, daß der Sinn einer Krankheit nicht empirisch erforschbar und weniger oder gar nicht beweisbar im Gegensatz zu den Beweisverfahren der Physik oder der Naturwissenschaft sei, wie auch noch C. G. Jung behauptet hat. Eine Biographie, z. B., erweist diesen Sinn nicht weniger gültig als ein naturwissenschaftliches Feststellungsverfahren, welches dieselbe Mischung aus Erfahrung und Voreingenommenheit enthält. Weder das eine noch das andere führt zu der Ganzheit oder zu der ganzen

Erkenntnis, welche wir erstreben, aber niemals wirklich erreichen. Die biographische Deutung ist in unserer Zeit wenig gefördert und erforscht. Z. B. ist der Ausbruch einer Lungentuberkulose bei den verlassenen Mädchen ein häufiger, aber durchaus nicht regelmäßiger Befund, ebensowenig, als der Nachweis des Tuberkelbazillus regelmäßig möglich ist. Von beiden beobachtbaren Tatsachen aus kann man Verallgemeinerungen anstreben, die dann Mögliches, aber nicht Beobachtbares festhalten. Ein anderes Beispiel wäre die Ursachenerforschung der Krebse. Auch hier läßt sich eine Neigung zur Selbstvernichtung und in anderen Fällen eine Eigentümlichkeit des Zellstoffwechsels feststellen. Dieses Beispiel zeigt besonders deutlich, daß es sich nicht um einen Widerspruch oder um ein »Entweder-Oder« der psychologischen oder somatischen Theorie handelt.

Wenn es, auch in diesem Falle, nicht nur um neue Forschungen geht, sondern um solche, nach denen sich auch eine andere Behandlung ergäbe, dann müssen wir jetzt noch näher auf diese Behandlung eingehen.

Zuvor möchte ich bekunden, daß man im Augenblick gut daran tut, verschiedene Arten von Medizin zu unterscheiden. Einige Patienten sagen uns von ihrem Standpunkt aus mit Recht: »Wenn ihr, wie ihr sagt, nicht heilen könnt, dann helft uns wenigstens, daß wir weniger leiden!« Das ist dann mit Hilfe bestimmter Kenntnisse auch möglich, aber ich würde solche Sachkenner lieber Techniker als Ärzte nennen. Ärzte dagen sind solche, welche zum Kranken und zur Krankheit nunmehr sagen: »Ja, aber nicht so!«

Das ist eigentlich nichts Neues. Die erste Art hat Ähnlichkeit mit dem, was man früher »Bader« genannt hat; später hat man dann den Unterschied auch gefühlt und wieder nach dem Hausarzt gerufen, womit man meinte, daß jemand, der die Menschen von klein auf kennt und ihre Schicksale beobachtet, das Menschliche doch besser verstünde, weil er eben das Leben und das Schicksal genauer kennt, als Ganzes zusammenfaßt und die einzelne Erkrankung als Teil einer ganzen Biographie wahrnimmt und beurteilt.

Wenn wir also Techniker und Ärzte unterscheiden, führen wir eine Stufung ein, ohne daß wir etwas ganz Neues herstellen, aber, indem wir etwas Altes neu ausgraben. Das Höhere ist dabei das Einfachere und Schwerere. Wenn ich also ein EKG (Elektrokardiogramm) mache, verhalte ich mich als Techniker, wenn ich aber versuche zu begreifen und begreiflich zu machen, was ein Herz ist, verhalte ich mich als Arzt.

Was ist nun im zweiten Falle »Behandlung« zu nennen? Dazu muß ich etwas wissen von der Beziehung von Mensch zu Mensch, weshalb ein berühmter Soziologe kürzlich gesagt hat, die Psychoanalyse sei die wichtigste soziologische Erscheinung der neueren Zeit. *Behandlung wäre also Teilnahme an der Ermöglichung menschlicher Gesellschaft.* In diesem Falle muß hinzugefügt werden, daß ärztliche Behandlung der menschlichen Gesellschaft sich wiedereinschränkt auf solche Störungen, welche diese Gesellschaft als krankhaft bezeichnet, ohne jedoch zu wissen, was dahinter steckt.

Ein wirklicher Arzt soll also mit *zwei* Augen sehen, von denen das eine auf die Natur, das andere aber auf die Gesellschaft, z. B. in der Familie, in einer Heimat oder in einer Nation, gerichtet ist. Nur wenn wir »mit zwei Augen sehen«, bekommen wir auch die Tiefe zu Gesichte, woraus dann sich auch Ausdrücke wie »Tiefenpsychologie« erklären. Selbstverständlich soll auch die Natur in dieser Weise vertieft betrachtet werden, und eine Sicht des Wirklichen ist in einem Doppelbild nur dann vorhanden, wenn eine Vereinigung zu einer Einheit gelingt, woraus sich dann Bestrebungen wie Psychophysik, Psychosomatik usw. ergeben.

Theologisch ist dieses als Inkarnation, d. h. als Verleibung des Geistes, auch als Vergeistung des Leibes bezeichnet worden, im Diesseits und im Jenseits. Bei der ärztlichen Behandlung kommt es also nicht nur auf eine Bedingung, sondern auf eine Anteilnahme an der Verwirklichung hinaus. Dann werden uns die Kranken nicht mehr sagen: »Was nützt mich das, wenn ich das verstehe, ich meine Schmerzen dabei aber behalte!« Sie haben ganz recht, wenn sie verlangen, diese auch loszuwerden. Eine Resignation wäre schlecht und ein Mißerfolg. Aber gut und besser ist die Fähigkeit, diese Schmerzen so zu vergessen, daß man sie gar nicht mehr spürt.

»Versuch einer neuen Medizin«. Was ist nun unter dieser neuen Medizin zu verstehen? Daß wir nicht nur hinnehmen, was da an Symptomen gegeben ist, sondern, daß wir uns auch überlegen, was hinter diesen Symptomen steckt, was sie zu sagen haben. Wenn z. B. jemand eine Lungentuberkulose oder ein Bronchialasthma hat, so ist es nicht nur so, daß sich in seinem Brustkorb ein krankhafter Prozeß abspielt, sondern, daß dieser Prozeß einen

Sinn hat, daß der Körper damit etwas ausdrücken will. Der Körper redet in unserem Leben mit, schwätzt mit, wie ich zu sagen pflege. Und das Entscheidende in dieser neuen Medizin ist nunmehr, daß wir versuchen, aus der Krankheit herauszuhören, was unser Körper damit sagen will, und dann von da aus an die Krankheit herangehen. Daß wir also für die Therapie nicht nur Spritzen und Tabletten zu Hilfe nehmen, sondern uns noch eines weiteren Hilfsmittels bedienen, der Biographie des Patienten nämlich. Aus dieser Biographie wird es meistens gelingen, der Frage »Warum ist die Krankheit gerade jetzt aufgetreten?« und der Frage »Warum ist die Krankheit gerade hier aufgetreten?«, und somit dem Sinn dieser Krankheit und letztlich auch dieser selbst näherzukommen. Wenn, z. B., eine Patientin, die nach Berlin reisen sollte, aber nicht fahren wollte und sich auch nicht entschließen konnte zu bleiben, so schwer krank wird, daß sie nicht reisen kann, oder ein Kind, das bisher alleiniger Mittelpunkt der Familie war und plötzlich diese Mittelpunktstellung an ein zweites Kind verliert, sich diese Stellung durch eine Krankheit zurückzuerobern sucht, oder ein Mann, der nicht heiraten will, kurz vor der Eheschließung schwer erkrankt – man könnte diese Beispielsreihe beliebig fortsetzen –, so kann man doch sagen, daß im Krankwerden eine Stellvertretung beobachtbar ist. Statt einen Konflikt oder ein Problem zu lösen, werden wir krank. Eine Flucht in die Krankheit also, ein Gewinn in der Krankheit. Die Patientin brauchte die Reise, zu deren Antritt sie sich nicht entschließen konnte, die sie sich aber auch nicht abzusagen traute, nicht zu machen, da sie ja krank wurde, das Kind wurde durch seine Erkrankung wieder Mittelpunkt, und die Hochzeit jenes Mannes wurde durch seine Krankheit hinausgeschoben.

Auf dem Wege zum Sinn der Krankheit war also ein Schritt die Frage nach dem Warum-gerade-hier und nach dem Warum-gerade-jetzt. Ein weiterer Schritt war dann, daß wir in der Krankheit eine Stellvertretung und einen Gewinn fanden. Und das nächste ist nun, daß wir dies benützen als Methode, an die Krankheit heranzugehen, von dieser Seite aus dem Kranken zu helfen suchen. Das ist das, was ich den Versuch einer neuen Medizin nennen würde.

Daraus ergibt sich aber auch, daß mit dieser neuen Medizin nicht nur die Methoden, an die Krankheit heranzugehen, sich ändern würden, sondern es muß sich auch die Einstellung ändern, die man zur Krankheit hat. Die alte Einstellung »Weg damit« muß ersetzt werden durch ein »Ja, aber nicht so«. *Ja* zu dem, was der Körper sagen will, und das *aber nicht so* zu dem, wie er es sagt, in der stellvertretenden Form der Krankheit nämlich. Daraus ergibt sich dann die nächste Stufe: »Wenn nicht so, dann anders!« Und als drittes, als letztes demnach erst, »So ist das also«. Wird diese letzte Stufe zuerst genommen, wie es leider nur zu oft geschieht, so wird der Weg bis zur Krankheit verbaut. Dies kann nicht geschehen, wenn wir die Biographie des Kranken nicht außer acht lassen. Es ist nicht so, daß wir durch diese biographische Methode schon am Ende des Weges, bei der Krankheit, und dem, was hinter ihr steckt, dem Sinn nämlich, angelangt wären, aber der Weg dahin ist dadurch offen. Das ist nicht sehr viel, aber auch nicht wenig.

Das Problem des Menschen in der Medizin – oder speziell in dieser neuen Art Medizin – ist, daß er, der Mensch, seine Krankheit, die als Teil seiner ganzen Biographie zu verstehen ist, nicht nur hat, sondern auch macht, daß er die Krankheit, die Ausdrucksgebärde, die Sprache seines Körpers produziert, wie er jede andere Ausdrucksgebärde und jedes andere Sprechen formt. Noch verstehen wir diese Sprache nicht ganz, aber wir kommen immer näher an sie heran.

Wenn der Sinn des Lebens der Tod ist und der Sinn des Todes das Leben, dann ist der Sinn der Krankheit beides, das Überleben sowohl wie das Sterben, der Lebenswille sowohl wie der Todeswille. Darin steht der Mensch. Das ist sein Problem in der Medizin.

Manche Patienten kommen zu mir, die hoffen, daß ihnen eine Hypnose oder irgendein magischer Zauber hülfe. Diesen muß ich sagen, daß ich ein hoffnungsloser Intellektualist bin und mir des Besitzes magischer Kräfte nicht bewußt bin, vielmehr voraussetzen muß, daß diese mir von einzelnen Leuten angedichtet werden und sie überall wirksam sind. Ist dann jemand ansprechbar dafür, dann erzähle ich ihm manchmal, daß FREUD, dem wir alle zu Dank verpflichtet sind, einmal gesagt hat: »Man soll nicht ohne Not das Kupfer der hypnotischen Suggestion an Stelle des Goldes der bewußtmachenden Analyse setzen!« Dies setze ich nicht deswegen an den Schluß dieser Ausführungen, weil ich von der alleinseligmachenden Heilwirkung der bewußtmachenden Prozedur überzeugt wäre, sondern nur, weil die Beobachtung mich gelehrt hat, daß die meisten Menschen nicht so verdummungsfähig sind, wie der geglaubt hat, der wohl im 16. oder 17. Jahrhundert den Spruch aufgestellt hat: »Mundus vult decipi, ergo decipiatur!«, zu deutsch: »Die Leute wollen betrogen sein, also laßt uns sie betrügen!« Immer noch ist der Kampf gegen Betrug und Verdummung nötig.

Meines Lebens hauptsächliches Bemühen

Meine Biographie ist sehr einfach. Ich bin am 21. April 1886 als dritter Sohn des damaligen Ministerialrates Karl WEIZSÄCKER in Stuttgart geboren. Auf den Rat meines Vaters, ein Brotstudium zu wählen, wählte ich die Medizin und glaube, den Vorschlag WINDELBANDS, an dessen Seminar über KANT ich dreimal aktiv teilgenommen hatte, zur Philosophie überzugehen, abgelehnt zu haben. Ich wurde dann Schüler von Johannes VON KRIES, Assistent von KREHL und habe erst verspätet das gemacht, was man eine akademische Karriere nennt. Nur einmal in meinem Leben habe ich ein Semester lang eine medizinische Pflichtvorlesung als kommissarischer Leiter des Physiologischen Institutes im Wintersemester 1945 in Heidelberg gehalten.

Im Jahre 1941 wurde ich als Ordinarius für Neurologie als Nachfolger Otfried FOERSTERS nach Breslau berufen und blieb dort bis Januar 1945, zugleich als Leiter des Neurologischen Forschungsinstitutes daselbst.

Ich habe nie einer politischen Partei angehört. Trotzdem war meine Tätigkeit insofern auch politisch, als ich mich mit Wort, Schrift und Handlung an dem beteiligte, was man sozialpolitische Medizin nennt, und als Reservearzt mehrfach Reservedienst geleistet habe. Als solcher wurde ich am 11. November 1944 Oberstarzt und meldete mich deshalb bei dem damaligen garnisonsältesten Sanitätsoffizier, Doktor Hänisch, mit den Worten: »Spät kommt ihr, doch ihr kommt.«

Nach 1946 wurde ich wieder an der Universität Heidelberg Ordinarius für Allgemeine Klinische Medizin bis zu meiner Emeritierung im September 1952.

Mein Leben ist also zum großen Teil an der Universität erfolglos verlaufen.

Als Student hörte ich einiges über FREUD, und ich habe seine »Vorlesungen zur Einführung in die Psychoanalyse« (1917b, 1933) im Jahr 1933 zum ersten Mal gelesen. Ich sagte damals zu meiner Frau: »Wenn Könige bauen, haben die Kärrner zu tun!« Später ist mein Weg von FREUD zwar bestimmt, aber auch abgesondert gewesen, was ich aus Furcht, zu den Antisemiten gezählt zu werden, bis heute zu verbergen gesucht habe. Obwohl ich geneigt bin, mein persönliches Befinden mit den Worten zu charakterisie-

ren, daß die Zunft mich und ich die Zunft getötet habe, bin ich nicht sehr sicher, daß mein Befinden nur durch die Flucht vor der Schulmedizin verursacht ist. Mit demselben Recht könnte man die Politik der Nazi oder auch persönliche Dinge dafür anklagen.
Mein Verhältnis zur Medizin hat die Welt am genauesten zu kennen, und dieses wird sich nun im Nachstehenden als meines Lebens hauptsächlichstes Bemühen ausweisen.

Wer sich gegenwärtig in wissenschaftlicher Weise über einen für alle Menschen so wichtigen Gegenstand wie die Krankheit äußern will, befindet sich in einer ebenso interessanten wie unbequemen Lage. Denn eben, wie man Wissenschaft treiben solle, welcher Wert Wissenschaft für das Leben habe, ja welche Kraft und welches Recht die Vernunft in unserer Wirklichkeit überhaupt besitze, ist nicht mehr selbstverständlich.
Und diese Ungewißheit wird nur noch fühlbarer, wenn, wie eben bei der Medizin, jeder, nicht nur der Forscher, ein gutes Recht besitzt, verläßliche Aussagen, nicht aber nur problematische Selbstgespräche der Wissenschaft anzuhören. Wenn ich also nunmehr einiges aus dem jetzigen Stande der medizinischen Forschung mitteile, so kann ich es doch nicht vermeiden, zunächst mit einiger Ausführlichkeit auf die Kritik einzugehen, welche wir an unserem ganzen Unterfangen, dem Kranken zu helfen, eben vom Standpunkte der Wissenschaft aus heute üben müssen. Müssen, weil die Tragweite und der Wert rationaler Wissenschaft sich beschränkter erwiesen hat, als unsere Väter und Großväter vermuten konnten.
Um nun diesem Thema eine vereinfachte und faßlichere Form zu geben, will ich hier versuchen, ein konkretes Beispiel herauszuheben, an dem leichter zu erkennen ist, wie sich die Grundlagen unseres Forschens und Handelns verschoben haben. Hier das Beispiel:

Die Bedeutung der Psychologie in der Medizin

Hier ist sofort klar, daß sich mit der Einführung der Psychologie in die vorher rein naturwissenschaftliche Betrachtungsweise eine bedeutende Veränderung vollziehen muß; denn Psychologie ist subjektiv, ist nicht nur verstandesmäßig, sondern auch gefühlsmäßig und kann sich nicht nur auf Sinneswahrnehmungen und Logik

stützen. Denn die Seele sieht man wohl gar nicht, und sie benimmt sich nicht nur logisch.
Es soll uns dabei nicht stören, daß einige meiner ärztlichen Kollegen der Einführung der Psychologie in die Medizin abhold sind. Unser interner Streit darf – zu meiner eigenen Befriedigung – hier einmal außer Betracht bleiben.
Das Unternehmen, die Psychologie in die Medizin einzuführen, besteht nicht nur darin, daß man die kleinere Gruppe der seelischen Erkrankungen, etwa Hysterie, Zwangsneurosen oder Psychosen als seelische studieren muß. Dies ist immer getan worden. Es handelt sich vielmehr um die Frage, ob jede Krankheit, die der Haut, der Lunge, des Herzens, der Leber und der Niere auch von seelischer Natur ist. Gesetzt, dies sei nun der Fall, dann hat die bisher nur naturwissenschaftliche Betrachtung einen Fehler enthalten, einen Fehler, der natürlich auch bestimmte Konsequenzen haben mußte. Wenn nämlich Entstehung und Verlauf der Krankheiten auch seelischer Art sind, dann kann auch bald die Vermutung folgen, der seelische Vorgang sei nicht nur nebenbei vorhanden, sondern er müsse der eigentliche, der führende, der entscheidende sein, und der körperliche sei nur ein sekundäres Produkt des seelischen. Wenn aber dies der Fall wäre, dann folgt daraus geradezu eine Revolution unseres Bildes von der Natur des Menschen und seiner Krankheit; denn nun herrschen hier die Gesetze der Psychologie – wenn es hier überhaupt Gesetze gibt.
Wir haben also ein heißes Eisen angefaßt. Es handelt sich nicht nur darum, daß man zu den verläßlichen Lehren der Physik, Chemie, Physiologie und Pathologie als weitere die Seelenkunde und die Psychiatrie hinzufügt. Keine zusätzliche Vermehrung der Fächer ist gemeint, sondern eine Veränderung der bisherigen Fächer selbst, und zwar auf Grund der Erkenntnis, die materielle Substanz des organischen menschlichen Körpers sei etwas anderes als das, was die Physiologie bisher gelehrt hatte.
Selbstverständlich wird eine so kühne Behauptung mit allen Anfechtungen zu rechnen haben: nach außen Widerspruch, Kampf; nach innen Angst vor der eigenen Courage, Zweifel, Rückzug und Kompromiß. Schließlich wird man erwarten, daß die Wahrheit durch sich selbst siegen müsse. Dies würde heißen, daß Gründe, Beweise, Erfolg und Bewährung die Wahrheit in der Geschichte an den Tag bringen – eine freilich sehr optimistische Geschichtsauffassung, die nicht auf besonders festen Füßen steht.

Verlassen wir dies eigentlich uninteressante Beschreiben der Lage, in der sich jede paradoxe Behauptung befindet, und wenden wir uns einer ganz anderen Seite unseres Themas zu: Wenn ich sage, diese Lungentuberkulose der Braut des Grafen Cavour ist die Folge einer mißglückten Verlobung, dann sage ich da nicht nur etwas, was schwer zu beweisen wäre, sondern etwas, was eigentlich jedermann glaubt. Man kann jetzt feststellen, daß wir mit lauter Einsichten leben, welche die Wissenschaft weder beweisen kann noch will. Der moderne Mensch zeigt sich hier als einer, der glaubt, was er nicht weiß, und mehr glaubt, als er weiß. Trotzdem bringt er der Wissenschaft eine Verehrung entgegen, deren Motive wir im Augenblick gar nicht übersehen. Der gebildete Lungenarzt ist, wenn er ein guter Arzt ist, wahrscheinlich am allerbereitesten zu glauben, daß viele Tuberkulosen durch Liebesschmerz entstehen. Es sieht sogar so aus: je naturwissenschaftlich gebildeter, um so fähiger, den eigentlichen, ganz anderen Zusammenhang anzuerkennen. Man sieht jetzt, die Naturwissenschaft hindert heute nicht, sie fördert sogar die psychologische Einsicht. Wie ist das möglich?

Das ist nun ein weitgespanntes Problem. Mir scheint, es ist möglich, weil sich der Sinn der Wissenschaft verändert hat. Die Wissenschaft ist eine Verhaltensweise des Menschen geworden und hat nicht mehr die Erwartung der reinen oder gar der absoluten Wahrheit in sich. Sie ist nützlich (auch gefährlich), aber sie ist darum nicht ein Ziel, sondern ein Mittel zum Ziel.

Hierzu eine historische Einschaltung! Es gibt in der Geschichte der Wissenschaft der Neuzeit, wenn ich recht sehe, nur eine einzige Wissenschaft, welche das volle Übergewicht des Glaubens über das Wissen niemals ganz abgeworfen hat, und dies ist die Theologie. In ihr also mußte Sinn und Wert des wissenschaftlichen Verhaltens des Menschen immer etwas Fragwürdiges behalten. Und wenn wir dieser Situation nun außerhalb der Theologie, etwa in der Medizin begegnen, so dürfen wir in unserer ersten Not wenigstens soviel erwarten: Alle die Erfahrungen des Zwiespalts, der Verlogenheit, des Schiffbruchs, der Scheinlösungen, in die der Mensch gerät, der mehr glaubt, als er weiß, werden dort und bei denen schon vorgekommen sein, denen das – der Himmel weiß wie entstandene – Schicksal, Theologe zu sein, auferlegt war. Nicht die Theologen nur, die Theologie nämlich befand sich immer in dem Fall, daß das menschliche Wissen nicht aus ihm selbst kommt, sondern aus dem kommt, was man nicht weiß, sondern glaubt, oder nur weiß, sofern man glaubt.

Da diese Beschreibung nur mit sehr unzulänglichen Worten möglich ist (»glauben« und »wissen« sind ja subjektive Ausdrücke), so schreiten wir vom Wissenschaftsproblem jetzt weiter. Diese sonderbare Spannung zwischen Wissenschaft und Lebenswirklichkeit, deren volles Gewicht nur ⟨*die Theologie*⟩ mit allen Fährnissen auszustehen hat, soll sich ja nicht nur ⟨*in ihrem*⟩ Schatten, sondern auch in einem anderen (im Weltlauf doch an verantwortlicher Stelle stehenden) Beruf, dem ärztlichen, offenbaren. Aber wir beginnen zu ahnen: Die Einführung der Psychologie ist zwar vielleicht im Heilberuf sehr nützlich, zeitgemäß und förderungswürdig; aber es steckt etwas mehr dahinter als nur zeitgemäße Anpassung und technische Verbesserung. Es steckt dahinter das wahrhaft tolle Unternehmen des Menschen, über sich selbst hinauszugelangen, wie etwa zu jener Zeit, als der Affe sich vornahm, ein Mensch, oder der Hund sich vornahm, ein Affe, oder die Pflanze sich vornahm, ein Tier, die Erde sich vornahm, ein Lebewesen zu werden. So würde die Rasse Mensch sich vornehmen, wie Nietzsche das nannte, Übermensch zu werden. So würde auch die medizinische Pathologie mit der Psychologie sich vornehmen, mehr als Natur, Übernatur zu erfassen.

In der Tat, so etwas ist dieses Vorhaben, Kein Zweifel, ein Fortschritt ist gemeint. Alles soll helfen, Technik, Methode, Wissenschaft, auch List und Kunst, einen Fortschritt des Menschen über sich selbst hinaus zu bewerkstelligen. Darum soll die Psychologie in die Medizin hinein, denn sie entdeckt im Menschen nicht nur Natur, sondern mehr als Natur, ihn selbst ... Wenn sich nun hinter ihr ein solches kühnes Vorhaben verbirgt, dann würde es vielleicht klüger sein, davon zu schweigen. In der Tat bleibt es schwer verständlich, daß der so unendlich feinfühlige Nietzsche von dem Wahn oder Rausch fortgerissen wurde, einen Übermenschen laut auszurufen. Aber in seinem Bemühen, die Kluft zwischen profaner und religiöser Haltung zu überwinden, hat auch er schon der Medizin ein Stichwort für ihre nächste Aufgabe hingeworfen, das sie nun zu begreifen beginnt: sie muß psychologisch werden. Wir erkennen jetzt noch deutlicher, um was es sich dabei handelt: »Psychologisch werden«, das heißt, den übertriebenen Vorsatz der Wissenschaft und die Befangenheit der Religion von ihrem Bann befreien, wenigstens befreien wollen.

Um dies aber deutlicher zu machen, müssen wir schon etwas mehr auf die Sache eingehen. Zuerst historisch, dann stofflich und schließlich praktisch! Jedenfalls aber nüchtern und nicht mit einem überlauten Akzent. Am Anfang steht die Kinderfrage des Warum. Warum wird man krank?

PYTHAGORAS, 540 vor Christus, in der Meinung der Alten einer der größten Ärzte, sagte (nach IAMBLICHOS): »Daß die Götter unschuldig sind an den Leiden, und daß alle Krankheiten und Schmerzen des Körpers die Erzeugnisse der Ausschweifungen sind!«

Eine große Anzahl von Mäßigkeitsgeboten, besonders im Essen und Trinken, soll man einhalten, sonst stört man die Harmonie, und dies heißt: die Herrschaft der Zahl. Schönheit, körperliche und geistige Leistungsfähigkeit, Wohlbefinden, also Gesundheit, erlangen wir nur durch das Maß der Diät, richtige Verhältnisse von Speise und Trank und durch deren richtige Zubereitung: ungekochte Speisen sind das beste. Zum Frühstück begnügte sich PYTHAGORAS mit Honig und Brot; Wein habe er bei Tage nicht genossen, seine Zukost bestand aus rohem Kohl, nur ausnahmsweise aus Seefischen. Der Wein erzeuge Raserei, Fleisch ist zu meiden.

Ich weiß es, uns wird nicht recht wohl bei dieser Diät. Es ist doch ein Unterschied zwischen einer Askese, die jemand freiwillig auf sich nimmt, weil er sich in die Tugend verliebt hat, und jemand, der hungert und friert, weil er muß. Es ist ehrenvoll, aus der Not eine Tugend zu machen; aber aus Tugend eine künstliche Not zu machen, dafür haben wir keinen rechten Sinn mehr. Aber eines will uns doch gefallen an dieser antiken Medizin: dem Leibe wird sein Recht. Nicht mit einer Politik von Zaubereien und nicht mit abergläubischen Beschwörungen wird der Kranke betrogen, sondern die Natur wird befragt, erforscht, und so entsteht eine wissenschaftliche Medizin. Und wenn wir auch nicht gerade der Diät so überwiegende Bedeutung zuerkennen, so sind wir doch noch die Schüler dieser Männer, welche die Arithmetik und die Geometrie, die Mechanik und die Medizin begründet haben. Ihr kraftvoller Materialismus bedeutet uns noch immer dies: die Überlegenheit wissenschaftlicher Naturerkenntnis über unwissenschaftliche Magie. Verjagung der Dämonen und seelenartiger Naturgeister ist aber die Voraussetzung dazu.

So scheint dieser Fall klar und abgemacht, und ich fürchte, ein größerer Teil meiner Kollegen denkt genau dies: der Fall sei klar und abgemacht. Und es gibt da noch ein sozusagen unterirdisches Bündnis: der wissenschaftliche Materialismus, die materialistische Wissenschaft, der auch der Bürger insgeheim huldigt, stehen in Kommunikation mit dem Sozialismus, der sich auch zunächst einmal für Brot und Käse (bread and cheese), für das Wohl der Massen, für den Lebensstandard interessiert. Das ist der Grund, warum die Bürger und Sozialisten einander schließlich verstehen und seit 1789 wenigstens eine Art von Zusammenleben fertiggebracht haben. Die Frage aber ist bekanntlich, ob diese Basis sich gegen etwas anderes halten kann. Ich persönlich glaube das nicht.

Aber Medizin und Psychologie? Die Krankheit will auch, wenn sie psychologisch angesehen wird, materiell angesehen werden, das heißt hier realistisch. Ob wir uns dafür nur auf PYTHAGORAS berufen dürfen?

Nicht die Götter, sagt PYTHAGORAS, sondern die Ausschweifungen der Menschen sind schuld an den Krankheiten und Schmerzen des Körpers. Also nicht nur die Natur, sondern auch der Mensch selbst! Wenn das richtig wäre! Kann denn der Mensch eine solche Verantwortung für seine Krankheit überhaupt tragen? Er schiebt sie doch lieber dem Schicksal, der Natur oder Gott zu.

Wir treffen aber zuweilen Menschen, die uns versichern, sie seien an der Existenz Gottes irre geworden, weil es undenkbar sei, daß ein Gott das Unglück, das über Unschuldige durch Krieg, Politik und Krankheit hereinbreche, zulasse. Ein solcher Atheist rettet Gottes Ehre, indem er ihn leugnet. Ich bin nicht sicher, ob das logisch ist. Besser scheint es HIOB zu halten, der im Anfang seiner Prüfungen sagt: »Der Herr hat's gegeben, der Herr hat's genommen, der Name des Herrn sei gelobt.« Diesmal ist es weder Natur noch Mensch, sondern Gott, der das Unglück bringt. Aber, wie bekannt, hat er, als die scheußlichste Krankheit seinen Leib befiel, nicht durchgehalten. Jetzt wurde auch er zum Zweifler. Er hadert mit Gott. Als es HIOB ganz schlecht ging, da wurde er zum Rebellen, der etwas zu wissen meint. Da griff Gott selbst ein, er erscheint ihm und gibt ihm die Gesundheit wieder und mehr, als er je zuvor besessen. Erst als es ihm wieder gutging, da demütigte er sich, bekannte seine eigene Schuld. Nun sprach er: »Darum bekenne ich, daß ich habe unweislich geredet, das mir zu hoch ist, und ich nicht verstehe. Darum beschuldige ich mich und tue Buße in Sack und Asche.«

Wie war dies möglich? Als es ihm schlechtging, konnte er keine Schuld erkennen; aber als es ihm gutging, erkannte er sie. Er war eben ein Mensch; denn so ist der Mensch, und so steht er zu seiner Schuldfrage. Das Buch Hiob zeigt aber auch warum.
Die Hauptursache seines Widerstandes gegen Gott wurden seine drei Freunde, als sie ihm weiszumachen suchten, er sei schuld und er müsse seine Schuld bekennen und Buße tun. Ohne diese drei Freunde wäre Hiob wohl niemals zum Haderer und Rebellen geworden. Indem sie ihn aber anklagten, belehren und erziehen wollten, reizten sie seinen Widerstand und machten ihn böse. Es war also nicht klug von ihnen, den Unglücklichen anzuklagen, zu belehren und zu erziehen; man erreicht damit das Gegenteil.
Solches nun nennen wir heute Psychologie. Durch Psychologie begreifen wir solches, und durch psychologisches Verhalten vermeiden wir es. Die drei Freunde waren keine Psychologen, und das Buch Hiob hat auch dies ausgesprochen. Es sagt noch: »Der Herr aber verurteilte die drei Freunde und gab ihnen nichts.« Die drei Freunde haben es vielleicht gut gemeint, sie waren nämlich Idealisten; aber der Herr verurteilte sie und gab ihnen nichts.
Verzichten wir auf die Verurteilung der Freunde und halten uns daran: Sie hatten keinen Erfolg. Und mehr noch daran: Es kam nicht auf ihre Beweisgründe an, sondern auf ihr Verhalten.
Es kommt beim Gang der Dinge nicht nur auf die Dinge an, sondern auf unser gegenseitiges Verhalten. In den Reden der Freunde fehlte die Gegenseitigkeit; denn sie bedachten nicht, daß es ihnen ja gutging, besser jedenfalls als Hiob, und darum hatte ihre Rede den gegenteiligen Erfolg. Es kommt darauf an, wer wen zu Buße mahnt, ärztlich »behandelt«. –
Die Psychologie ist die Frage der Gegenseitigkeit, sie ist, mit modernem Ausdruck, im Grunde ein soziales Problem. Psychologie ist eigentlich immer ein soziales Verhältnis, und man kann beides nicht trennen. Wir haben jetzt den wichtigsten Punkt erreicht, den wir bedenken müssen, wenn wir erfahren wollen, was die Psychologie in der Medizin bedeuten kann.
Es wird nötig sein, dies anschaulicher zu machen. Wir müssen nun die Mittel und die Wege betrachten, die ein Arzt dabei wählen kann. Aber wir haben schon begriffen, daß die Gründung der wissenschaftlichen Medizin durch die Griechen, das heißt die Entdeckung der naturwissenschaftlichen Objektivität in Sachen der Krankheit, eine Gefahr enthielt, nämlich die, den Menschen in

seinem Kampf mit seinem Gott im Stiche zu lassen, weil ihr die menschliche Gegenseitigkeit fehlt. Das Christentum, welches die Hiobfrage aufnimmt und fortführt, hat nicht vermocht, die naturwissenschaftliche Sachlichkeit sich anzueignen und in religiöse Gegenseitigkeit aufzuschmelzen; so entstand die Tatsache einer objektiven, aber psychologielosen Medizin. Ich sage nicht, daß das Christentum oder Hiob im Grunde eine Psychologie seien. Ich sage eher: Die Psychologie ist erschienen, weil die Naturwissenschaft an sich gottlos, weil sie menschlos ist. Solange Wissenschaft und Religion von einander getrennt sind, so lange also behelfen wir uns mit der Psychologie.

Als wir vor etwa fünfzehn Jahren (1933) mit der psychogenen Angina hervortraten, war nur ein Teil von uns mit der Psychoanalyse Freuds in nähere Verbindung getreten. Wir meinten nicht, alle Krankheiten psychologisch erklären zu können. Auch eine Angina bleibt eine Angina. Wenn man aber dann die Einbettung organischer Erkrankungen in die äußere und innere Lebensgeschichte erkundet, so ist man erstaunt, wie oft die Krankheit auf dem Gipfel einer dramatischen Zuspitzung auftritt, wie oft sie eine Katastrophe aufhält oder besiegelt, wie regelmäßig sie dem biographischen Verlauf eine neue Wendung gibt. Die organische Krankheit ist der Biographie als historisch-bedeutsamstes, als geistig-sinnvolles Stück eingefügt, als ob sie dazu gehöre. In der Sprache der Klinik heißt das, daß sie sich ganz ähnlich verhält wie die sogenannten Neurosen. Jetzt entsteht die Versuchung, die organischen Krankheiten einfach als materialisierte Neurosen aufzufassen. In diesem Augenblick nähern wir uns der Psychoanalyse außerordentlich an; denn deren Psychologie begreift, daß die Bildung eines Symptoms aus sinnvollem Zusammenhang, aus Konflikt, Verdrängung und Selbstentfremdung in der Auseinandersetzung eines Menschen mit anderen Menschen entsteht. Dasselbe schien sich in der Entstehung organischer Krankheiten (nicht immer, aber sehr oft) wiederzufinden. Und wir nähern uns auch dem an, was die Kranken oft selbst sagen, namentlich wenn sie nicht durch Bildung ihre Naivität verloren haben, wenn sie nämlich sagen, »ich bin durch Sorgen krank geworden« oder »meine Schwiegertochter oder meine hysterische Frau ist an meiner Krankheit schuld«. Wenn sie das verschweigen, dann sagen sie »ich habe mich erkältet«. Das ist auch ein Ausdruck, der seinen seelischen Tiefsinn hat.

Noch eine Beobachtung drängte auf psychologische Auffassung. Vergleicht man die äußeren mit den inneren Ursachen, etwa den Bombenangriff oder den Besitzverlust mit dem Leid des vereinsamten Kindes oder dem Ehezwist, so fällt die größte Last auf die innerlich, nicht äußerlich verursachten Nöte der Seele. Ich neige zu der Ansicht, daß das äußere Unglück nicht krank macht, sondern das innere, das Mißlingen seiner seelischen Bewältigung, der Kampf der Seele mit sich selbst. Damit nähern wir uns sogar wieder Pythagoras, wenn er sagt, die Ausschweifung ist es, und damit auch die innere Haltung anklagt.

Eine solche biographische Erforschung zeigt aber dann doch, daß organische und neurotische Störungen nicht dasselbe sind. Wir besitzen jetzt wenige, aber genügende psychoanalytische Untersuchungen von Organkrankheiten, um zu verstehen, warum die psychologische Herleitung oft versagt, inwiefern hier noch etwas Wichtiges anders ist. Ich will dies einmal so formulieren: Das Körpergeschehen behält immer etwas Seelenfremdes. Mein Körper kann zwar mein Feind und mein Freund sein; aber ich weiß nicht viel von ihm, er bleibt mir fremd. Dies hat übrigens auch die Psychoanalyse bemerkt, und wer sie kennt, weiß, daß sie den Begriff »Es« gebildet hat und von seiner Übermacht den tiefsten Eindruck empfing. Nun, mein Stoffwechsel, meine Zellfunktionen, mein Kreislauf und meine inneren Organe bleiben mir unbekannt, nicht wahrnehmbar, auch wenn ich Anatomie und Physiologie treibe. Ich habe ein zweifelhaftes Recht, sie als die meinigen zu betrachten. Wie ist das zu verstehen? Wir sind ein Teil der Natur, und zwar auch der organischen Natur. Der Transport des Wassers, der chemischen Elemente, der Kalorien und anderen Energieformen durch unseren Leib hindurch sind doch nur eingebettet in den großen Kreislauf des Wassers, der Substanzen, der Energien in der äußeren Natur und ein Stück davon. Seit der Relativitätstheorie ist diese unzertrennliche Einbettung noch unerbittlicher geworden. Und seitdem die Quantenphysik das Naturbild beherrscht, ist auch die Lokalisation jedes Elementarteiles und seiner Energie eine unbestimmte geworden. Noch pflegt die Physiologie sich den Leib meistens in dem Bilde der klassischen Physik vorzustellen. Aber im Bilde der nachklassischen, der Relativitäts- und Quanten-Physik hat sie dieses Recht eigentlich verloren und die Zeit wird kommen, in der wir auch in der Biologie das Bild von Raum und Zeit, von lokalisiertem Geschehen und lokalisierbarer

Energie verlassen werden müssen. Ein solches Naturbild wird sich aber den Begriffen der Psychologie erstaunlich angenähert finden. Die so mögliche psychophysische Einheit beschreibe ich nicht naturphilosophisch oder metaphysisch, denn es handelt sich hier um Schritte, welche die speziellen Erfahrungswissenschaften ganz aus ihren eigenen Bedürfnissen heraus vollziehen müssen, ohne irgendwelche Anleihen bei einer extraterritorialen Metaphysik oder Theologie. Dabei zeigte sich aber, daß ebenso wie der methodische Unterschied von physikalischer und biologischer Forschung immer kleiner wurde, so auch der Abstand zwischen Naturwissenschaft und Psychologie immer geringer wird.
Diese Abschweifung, die eine eigene Behandlung erfordern würde, scheint nun die Hoffnungen, die wir auf die Wissenschaft setzen dürfen, wieder zu stärken. Jedoch glaube ich, daß in dem Thema Psychologie und Medizin doch noch etwas anderes steckt, was erregender und allgemeingültiger ist. Wenn es nämlich so steht, daß jede Krankheit sowohl einen lebensgeschichtlichen Wert wie Unwert enthält, wenn es so ist, daß ich meine Krankheit sowohl bekomme wie mache; daß sie eine Lösung eines Konfliktes ist, wenn auch keine gute; wenn der pathologische Vorgang ein Objekt ist, das ein Subjekt enthält; wenn, um es noch einmal im Beispiel zu sagen, eine Angina pectoris, ein Herzmuskelschaden nur eine Übersetzung und materielle Darstellung eines Versagens in der Liebe, einer Angst durch Schuld oder schuldgeborener Angst ist; wenn dies alles gilt, dann haben wir nicht nur die Psychologie in die Pathologie eingeführt, sondern mit der Psychologie auch den Gegenstand von Gefühl und Wille, die Schuld selbst, die Liebe selbst, den Haß selbst und so weiter: die Neugier, die Scham, die List, die Vernunft, das Blühen und den Untergang der Leidenschaften. Auch für die Erkenntnis der Leidenschaften hat nun die der Naivität entfremdete, die reflektierende Kultur eine Art von Wissenschaft eingeführt, und ihr Name heißt die Moral. Mit anderen Worten, der eigentliche Sinn der modernen Psychologie ist die Einführung der Moral in die Erkenntnis. Und man kann sagen, die Psychologie sei ein Abkömmling, ein Erbe der Moralwissenschaft. Es wäre ein leichtes zu zeigen, wie auch die Psychoanalyse in ihren hauptsächlichen Grundbegriffen (Verdrängung, Ich, und dann Über-Ich) eigentlich eine Moralwissenschaft ist. Warum aber dann Psychologie und nicht gleich Moral?
Wenn wir Spinozas (1677) Ethik oder die großen Moral-Essay-

isten des 17. und 18. Jahrhunderts, MONTAIGNE (1580), BACON (1597), GRACIÁN oder ROUSSEAU betrachten, so begreifen wir bald, warum sie keine lebendige Macht über uns haben können. Sie sind zum Teil antikisierend an die Philosophie der Alten, etwa EPIKUR und Stoa, angelehnt; teils entbehren sie dessen, was uns besonders angeht, nämlich der Kraft und der Wirkung auf unseren Leib. Die verwandelnde vis formativa fehlt ihnen. Diese Moralen sind vernünftig, aber eben dies ist ihre Schwäche. Sie erhellen das Bewußtsein, aber sie bringen nicht den Schlaf. Wer schlaflos ist, nimmt jetzt Veronal, wer Schmerzen hat, bekommt Morphium, und wer herzkrank ist, Strophantin. Das ist dann, was wir Fortschritt der Wissenschaft nennen, und sie darf es wagen, an eine Abschaffung der Krankheiten zu denken. Seit wir neue Mittel kennen, gibt es kein Hindernis, die Besiegung der Tuberkulose schon morgen für möglich zu halten. Warum nicht auch die des Krebses? Wir wissen, daß die mittlere Lebenserwartung seit dem Altertum von fünfundzwanzig auf nahezu sechzig Jahre gestiegen ist.

Nun wollen wir ein Gedankenexperiment machen! Wir wollen uns das vorstellen, wozu wir im Verlauf der Dinge ein volles theoretisches Recht haben, nämlich eine völlige theoretische Beseitigung aller organischen Krankheiten durch die naturwissenschaftliche Medizin. Es soll uns gleich sein, ob in fünfhundert oder in fünftausend Jahren. Was wird dann für ein Zustand eintreten? Ich will es Ihnen sagen: dann wird der moralische Krieg der Menschen untereinander Dimensionen annehmen, daß sie sich nach der Zeit der Krankheiten zurücksehnen werden wie nach einem Goldenen Zeitalter.

Ob es ihre Neurosen von heute, ihre Eheunfähigkeit, ihr politischer Hader oder ihre soziale Untauglichkeit sein wird, weiß ich nicht. Aber daß sie sich nicht werden gesund preisen dürfen, wenn die organischen Krankheiten verschwunden sind, dies allerdings wage ich zu behaupten. Ihre moralische Krankheit wird eben dadurch ihre volle Wut erst erreichen. Und dieses Urteil stammt aus Beobachtungen, zu denen wir schon heute vollen Zugang haben.

Dieses Gedankenexperiment ist nun die einzige Zumutung an Ihre Phantasie, welche abzuweisen Sie aber nur ein zweifelhaftes Recht haben. Denn ich benutze es nur, um anschaulicher zu machen, um was es sich mit der neuerlichen Einmischung der Psychologie in die Medizin eigentlich handelt.

Wir sagten zuerst, daß Physik, Biologie und Psychologie anfingen, sich stark aufeinander zuzubewegen, so daß eine neue Einheit der Wissenschaft zu erwarten ist. Dann besannen wir uns darauf, daß Psychologie als Nachfolgerin der Moralwissenschaften das ethische Element der Leidenschaften in unser natürliches Menschenbild einführt. Schließlich sollen wir einsehen, daß die Krankheit der Medizin nur Vorstufen, Materialisierungen, auch Verhinderungsmittel des Menschenkampfes sind, den wir eben einen moralischen nennen, weil er menschlich ist, leidenschaftlich ist, uns sittlich anrührt und sicher auch das Thema von Theologie und Religion ist. Dies letzte nun, daß Lungenentzündung, Zuckerkrankheiten, Herzleiden etwas mit unserem Menschenkampf und Mensch-Sein zu tun haben, ihn eigentlich selbst darstellen, dies ist die Behauptung einer neueren medizinischen Richtung, die ich Ihnen nahebringe.
Ohne Zweifel sind hier Verwechslungen mit Christian Science, Anthroposophie und ähnlichen häretischen Richtungen möglich, die mir nicht angenehm sein würden. Auch liegt in dem im Volk verbreiteten abergläubischen Kurpfuscherwesen eine Tatsache vor, die ich mißbilligen muß. Sie alle haben doch einen Grund als Tatsache, der einen stillen Vorwurf gegen die Medizin der Schule enthält und auch ein gewisses Recht dadurch erhält, daß die Schulmedizin etwas verspricht, was sie nicht hält. Es ist nämlich gerade dies, daß die naturwissenschaftliche Medizin die Seele nicht erreicht, und daß auf der anderen Seite die Theologie, Religionsübung und moralische Belehrung den Leib nicht erreichen.
Weil es in diesem Rahmen nicht möglich ist, Ihnen die Ergebnisse der neueren Forschung vorzutragen, ihre Methoden und ihre Probleme näher zu entwickeln, so wollen wir jetzt von der stofflichen Darlegung zu praktischen Fragen übergehen, wobei aber aus den praktischen Verhältnissen ein gewisses Licht auch auf die stofflich-theoretischen zurückfällt. Ich kann aber die Bemerkung nicht unterdrücken, daß in den Vereinigten Staaten heute eine sogenannte psychosomatische Medizin entwickelt worden ist, die zwar nicht nach der Tiefe, aber nach der Breite das in Deutschland Geleistete um ein Vielfaches übertrifft, und auch nicht die Bemerkung, daß der Widerstand der deutschen Psychiater gegen die unerläßliche Psychoanalyse ein kräftiges Verdienst an dieser Rückständigkeit hat. Als ich als Internist mich diesen Aufgaben zuwandte, konnte ich bald bemerken, daß ich, wenn ich eine psycho-

somatische Medizin vertreten will, auch FREUDS Psychoanalyse verteidigen muß.

Welches also sind die praktischen Konsequenzen dieser meiner neuen Wegrichtung, dieser Krankheitsauffassung? Beginnen wir damit, sie nochmals zu charakterisieren. Scheint sich aus dem bisher Mitgeteilten nicht ein ganz einheitliches Bild zu ergeben? Die Anknüpfung an die Antike, die meist »hippokratisch« genannte Medizin, und das ist die wissenschaftliche, rationale Medizin des Körpers, behält ihre Geltung, aber nicht als eine Wahrheit, sondern als Beherrschungsinstrument, als eine Verhaltensweise des Menschen unter anderen Menschen, als Mittel zum Zweck. Als Ordnungsruf an den schweifenden oder spielenden Geist zur Disziplin und zum Realismus! Und dies ist jener »kräftige Materialismus«, den man auch dem PYTHAGORAS entnehmen kann, dessen Stellung unter den Vorsokratikern ja im übrigen in so viel verborgenem Dunkel bleibt und der über den Begriff der Zahl ins Geschichtslose der Mystik weist.

Dem gegenüber steht aber jener gegenwartsnahe Zweifel am Wert der Wissenschaft überhaupt, ja an der Kraft der Vernunft.

Wenn der homo sapiens ein vernünftiges Wesen ist, warum ist er dann so unvernünftig? Wenn wir so viel wissen, warum glauben wir dann noch viel mehr, als wir wissen? Und dies besonders, wenn wir durch Krankheit schon geschwächt und bedroht sind?

Nicht wegen ihres Wissens vertrauen wir dann der Wissenschaft, sondern weil wir in unserer Not an das glauben, von dem wir etwas erhoffen. So überschreiten wir uns selbst, der Kranke samt seinem Arzt, und in diesem Überschritt, in dieser Transzendenz besteht unser Mehr-als-Natur-Menschsein-Wollen, das insgeheime Vorhaben eben der Psychologie.

Denn in der Psychologie will der Mensch sich selbst erkennen und fühlen, nicht Objekt sein, sondern als Subjekt sich begreifen, und diesmal durch die Krankheit und in der Krankheit. Sie soll das Senkblei sein und der Prüfstein, an dem ich erfahre, wer eigentlich ich bin.

Und nun die praktischen Folgen! Es sind nicht eben meine Berufskollegen, sondern die Patienten, welche uns zwingen, die widerstrebende Zweiheit von körperlich und seelisch zur Einheit zu drängen. Die Kranken sind die ersten, welche ihre Krankheit aus ihren Schicksalsnöten herleiten möchten, die von ihrer Lebensgeschichte erzählen und schließlich widerstrebend folgen, wenn wir deren inneren und unbewußten Sinn aufdecken. So ist unser erstes, zuzuhören, was der Kranke von seinem Leben erinnert. Der erste methodische Akt psychologischer Medizin ist die biographische Erforschung. Dabei bereits vollzieht sich unmerklich so etwas wie eine Drehung.

Indem ich mit dem Kranken bedenke, wie seine Krankheit aus der Lebensgeschichte erwachsen ist, kehrt sich die Richtung des kausalen Denkens um: Es ist richtig, als ihn das Gallenleiden oder Lungenleiden befiel, da folgte, daß aus seiner Hoffnung nichts werden würde; daran ist die Krankheit schuld. Aber genauso richtig ist es dann zu sagen: Weil er spürte, daß nichts werden würde, oder weil er mutlos wurde, weil er eigentlich nicht recht wollte, darum wurde er krank. Jetzt sind also Ursache und Wirkung miteinander vertauscht. Als Freud die Psychoanalyse entdeckt hatte, verglich er sie (1917a) mit der kopernikanischen Umkehrung: die Sonne und die Sterne drehen sich nicht um die Erde, sondern die Erde dreht sich, und unsere sichere Ruhe auf ihr ist ein Schein gewesen. Dazu, sagte er, kam die Demütigung durch Darwin, als dieser behauptete, der Mensch stamme nicht von den Göttern, sondern vom Affen ab, eine zweite Einbuße unseres Stolzes. Die Psychoanalyse zeigt uns auch, daß wir nicht einmal in unserem Bewußtsein Herr im eigenen Hause sind, sondern von unbewußten Gewalten abhängig, weit mehr, als wir ahnten.

Und nun soll ein vierter Schritt kommen. Wird auch er eine solche Entmutigung bedeuten? Wir sollen einsehen, daß unser Leid keine lenkbare Maschine ist, sondern selbst eine Art von Seele, ein Mensch im Menschen, oft Feind, aber auch Freund, oft unbelehrbar, aber auch uns belehrend. Und oft wie dumm, dann auch wieder klug, listig, vernünftig und leidenschaftlich.

Dieser letzte Schritt ist also nicht nur eine Verkürzung, sondern diesmal eine Hoffnung. Die Drehung, die sich da vollzieht, bringt bei der Krankheit, wie der Embryo der Mutter, einen alter ego, ein Ich im Ich, ein Wesen zustande, das ich nicht bin und das ich doch bin. (Man könnte auch sagen: Verstärkung des weiblichen Prinzips.)

Man sieht jetzt, daß die Psychologie in der Medizin ein unerwartetes Ergebnis zeitigt. Sie hat nicht nur die Kenntnis der Seele zu bringen, sondern sie hat den Körper so beleuchtet, daß er in einem anderen, in einem neuen Licht erscheint. Der Körper ist jetzt nicht mehr das, was er zuvor schien und was uns Anatomie und Physiologie lehrten. Die Physiologie bleibt dann nur eine Sache, durch welche wir eine verborgene oder verschüttete Qualität des Körpers entdecken.

Auch die psychologische Medizin geht den Körper an, aber es ist dies etwas ganz anderes, so zeigt sich nun. Wir müssen ihn »Leib« nennen und meinen damit, daß seine Materie (von »mater«) das Ebenbild und der ebenbürtige Kamerad der Seele ist, mit dem sich freilich nicht immer leicht leben läßt; er ist gleichsam der Ehekamerad in einer unlösbaren Ehe.

Unterdessen hat sich unser Zwiegespräch und die Untersuchung des Kranken weiterentwickelt zur Behandlung. Wir haben Verschiedenes angeordnet, sind aus Wissern auch Täter geworden. Und dabei hat sich nun eine zweite Methode gebildet, die im Verhältnis zu der ersten, der psychobiographischen, noch stärker abweicht von der Physiologie der Schule.

Der Kranke sagt: »Hier tut es weh«, »das kann ich nicht«. Schon solches ist ein Leidgeschehen, ein Hinweis darauf, und wird berücksichtigt. Dann aber sagt der Kranke: »Mir ist, als ob sich etwas zusammenschnürte«, oder »ich fühle etwas wie einen Stein in mir«, oder »wie wenn mein Herz im Magen wäre«, oder auch »wie wenn Tropfen in mir herabfielen«.

Jetzt beginnt der psychologisch geschulte Arzt einen Tiefsinn dieser Worte zu suchen, während der nur physiologisch erzogene Arzt sich mit den Worten »Sinnestäuschung« oder »Phantasie« abwendet. Wir aber haben gefunden, daß diese Aussagen der Kranken Wahrheitswert enthalten, weil nämlich die innere Sinneswahrnehmung des Kranken eine Selbstwahrnehmung ist. Sie hat den vollen Wert einer gleichnishaften Darstellung seines Leibgeschehens. Wir also nehmen sie ernst, während der physikalistische Arzt sie nicht ernst nimmt.

Schließlich hat der Kranke auch Träume. Da haben wir wieder aus der Psychoanalyse gelernt, daß die Traumanalyse ein unersetzlicher und wirklich unvergleichlich guter Weg zur Erschließung verborgener Wahrheit dessen ist, was wir von einem Kranken wissen müssen.

Beschwerden, Sensationen und Träume also lehrten wir als Gleichnisse verborgenen Leibgeschehens, als Übersetzungen materiellen Geschehens in mitteilbare Sprache. Und dies ist eine zweite Methode anthropologischer Medizin.

Hier will ich mit den methodischen Anmerkungen abbrechen;

denn es ist richtig zu vermuten, daß neben und nach der Erkundung der Biographie und der Analyse der Selbstwahrnehmungen sich eine längere Reihe von weiteren Methoden und Problemen ergibt, die teils nicht leicht zu erläutern, teils auch noch unbearbeitet und wenig reif sind.

Nun müssen wir noch zwei Fragen berühren. Die erste lautet, ob sich auf diesem Wege eine bestimmte Lehre vom Menschen, vom Wesen des Menschen ergibt und welche? Die zweite ist die Frage der Therapie: Was hat der Kranke davon für einen Vorteil? Beides hängt aber zusammen.

Wir haben keine naturphilosophische Lehre über das Verhältnis von Körper und Seele bevorzugt. Wenn jemand einen Nervenschuß hat und gelähmt wird, oder das Auge verliert und erblindet, dann glauben wir an die psychophysische Kausalität. Wenn aber jemand rot wird oder Schwangerschaftserbrechen hat, dann glauben wir an einen psychophysischen Parallelismus. Und wenn jemand statt einer Depression ein Magengeschwür bekommt (statt einer Heldentat eine Selbstverstümmelung) oder statt eines Gelenkrheumatismus ein Gedicht schreibt, dann sprechen wir von Stellvertretung und glauben an psychophysische Verwandlung. Eine festgelegte Theorie, eine Naturphilosophie, würde uns dabei nur einengen. Die Theorie ist dabei ein dem Gegenstand folgendes Verhalten des Denkens.

Aber die Beobachtung hat uns dabei noch viel präzisere Dinge gelehrt. Geht man nämlich bei Infektions-, Stoffwechsel-, Kreislaufkrankheiten daran, Psychologie zu treiben, dann verstärkt sich immer mehr der Eindruck, daß an der Pforte der Störung ein Konflikt steht und daß der Konflikt von zwischenmenschlicher Art ist. Wir alle haben einmal bemerkt, daß uns, nachdem unser Leben die größten und furchtbarsten Konflikte, Verluste, Katastrophen gebracht hat und wir diese zufällig überlebten, auch dann noch eine lächerliche Kleinigkeit, eine vergleichsweise bedeutungslose Situation in höchstem Maße erregen kann. Das ist nun genauso, wenn statt einer gefährlichen großen Krankheit uns Zahnweh oder ein Hautausschlag schachmatt setzt. Was hat dies zu bedeuten? Es beruht darauf, daß eine kleine Störung von irgendeiner fundamentalen großen Unzulänglichkeit abstammt, als ihr Vertreter auftritt. Was aber ist die große Unzulänglichkeit, was der fundamentale Konflikt? Zunächst ergibt sich da, daß es die menschlichen Beziehungen zu Vater, Mutter, Geliebte, Kind, also

die nächsten und vitalsten Familien- und Blutsbeziehungen sind, von deren ursprünglichem Gestörtsein die weiteren Störungen ausgehen.
Trotzdem haben wir erfahren, daß eine praktische Verwertung von Psychologie etwa in der inneren Medizin auf einen sehr bedeutsamen Widerstand stößt, auf den man nicht recht gefaßt war, der aber dieses ganze Unternehmen als etwas erkennen läßt, das mit einer viel größeren und viel wichtigeren Sache zusammenhängt, als die Medizin es ist.
Man könnte sich nämlich vorstellen, der Hauptwiderstand sei die naturwissenschaftliche Denkweise, an der die Ärzte nach ihrer Tradition und Erziehung nun einmal sich anklammern und die auch so tief in die Vorstellungen und Erwartungen des Publikums eingedrungen ist. Aber der viel stärkere Widerstand kommt von etwas ganz anderem; er stammt aus dem Idealismus, nicht aus dem Materialismus. Und damit verhält es sich nun so:
Ich hole ein wenig aus. Wenn wir uns im allgemeinen darüber unterhalten, daß Aufregungen uns schwächen können, so daß wir für eine Krankheit anfälliger werden, dann erhebt sich kein Widerspruch. Solche psychischen Einflüsse will jeder zugestehen. Wenn ich aber einem bestimmten Kranken vorschlage, seine Angina oder sein Magengeschwür mit seinem höchst eigenen Versagen vor einem Konflikt in Zusammenhang zu bringen, dann widerspricht er energisch.
Wir sind nicht bereit, den Balken im eigenen Auge zu sehen, und verhalten uns wie Hiob. Und unsere Ideen, wenn sie Überzeugungen sind, verteidigen wir erst recht als unsere heiligsten Güter. Es ist schon schwer, eine eigene Schuld anzuerkennen, aber es ist noch viel schwerer zuzugeben, durch eigene Mitwirkung eine Krankheit bekommen zu haben, zumal von einer Krankheit, der sich der Mensch nicht bewußt ist.
Und nun hat uns die Beobachtung noch viel präzisere Dinge gelehrt, nämlich daß an der Pforte der Krankheiten nicht nur die persönlichen Konflikte mit den nächsten und blutsverwandten Personen stehen, sondern auch die Konflikte der Ideen, der Gebote, der Treue zu ihnen, der Hingabe an sie. Zeugung und Tod, aber auch Glaube und Gebot, Kirche und Staat bringen die Konflikte, in denen und durch die der Mensch seine Krankheit bekommt.
Unterfängt sich nun die Psychologie, diesen Bereich anzurühren,

dann stößt sie auf Leib und Geist. Nun mutet sie uns zu, auch unsere Überzeugungen, unsere Ideen unter Beweis zu stellen. Sie sollen auch teilhaben an unserer Angina, unserem Magengeschwür oder Herzleiden, und diesmal wird die Psychologie zum Kritiker persönlich verkörperter Ideen. Und sie geht auch so weit zu behaupten, die Ideen hätten uns krank gemacht, ja sie seien es, die destruktiv gewirkt hätten. Ideen sind jetzt destruktive Ideen, und der idealistische Mensch sei ein destruktiver Mensch.

So etwas gibt es in der Tat. Wenn der Arzt etwas zu der Frage des destruktiven Menschen sagen darf, dann dieses und aus gut begründeter Erfahrung: Der destruktive Mensch ist in den schlimmsten Fällen ein Idealist.

Die Psychologie kann nicht alles tun, und so kann sie wohl auch am wenigsten dem Anspruch auf Wahrheit der Ideen Genüge tun. Daß aber auch Ideen es sind, welche den Menschen besessen machen, entzweien, spalten, zerfleischen und töten, soviel kann sie von Fall zu Fall mit aller Gewißheit erkennen. Denn hier muß sie sagen: worum ihr zu streiten glaubt, ist nicht das, worum ihr wirklich streitet. Ihr glaubt, ihr streitet für euer Recht, um euren Glauben, für die Wahrheit. Aber so, wie ihr streitet, tut ihr's nur, um zu streiten.

Die Psychologie kann ganz gewiß nicht abstrakt erklären, was der Streit an sich ist; aber die Selbsttäuschung der Streitenden kann sie aufdecken, und sie darf auch von sich sagen, daß sie manchen Streit aus der Welt schaffte, der es wert war zu verschwinden. Darin wird sie, will mir scheinen, eines Tages die objektive Naturwissenschaft in den Schatten stellen, deren menschen- und völkerverbindende Funktion mehr als fraglich ist. Warum aber? Nun, ich meine, die Psychologie sei doch wärmer, liebender und anerkennender in ihrem Verhältnis zum Menschen. Ich meine natürlich eine Psychologie, die nicht erklärt, sondern begreift. Und wenn wir mit der Ansicht recht behalten, daß auch die organische Krankheit eigentlich ein Streit, ein leidenschaftliches Gegeneinander, diesmal der Zellen, Gewebe, Organe und Funktionen ist, dann kann die Psychologie auch hier diese heilsame Wirkung erreichen.

Dies wäre dann das Beste, dessen eine psychologisch gewonnene Medizin sich rühmen könnte, und rühmen möchte sie sich nicht. Dazu wird man ihr auch weder die Zeit noch die Ruhe noch vor allem die Macht lassen, die zum Selbstlob nötig ist. Auch ist ihr Kampf gegen die destruktive Idee oder – wenn man PLATOS

gefeiertes Wort schonen will – gegen die destruktiven Ideologien nicht der einzige ihr auferlegte Kampf.
Eine psychologische Medizin gerät natürlich auch in Konflikt mit dem technischen Ausbau der Medizin, die schon vielfach eine Übertechnik wurde. Diese Erscheinungsform aber ist wieder eng verknüpft mit der modernen Wirtschaftsform, mit der Industrie, mit den Einkommensquellen der Ärzte, mit dem riesigen Täuschungsbedürfnis der Patienten und manchem anderen mehr.
Das sind nun Zusammenhänge, die uns überhaupt an das Krankenlager der sogenannten modernen Kultur führen. Und hier sind wir Ärzte nicht mehr allein, nicht mehr die einzigen, sondern in der großen Gesellschaft aller derer, die dieses Riesenkrankenlager umstehen, nicht wegen ihres sogenannten Materialismus, sondern weil dieser ihr Materialismus die Züge eines destruktiven Idealismus bzw. einer destruktiven Ideologie angenommen hat.
Abschließend sei noch ein Wort für den Menschen eingelegt. Die Anklagen gegen ihn lauten oft so: Die Vernunft ist gut, aber die Menschen setzen sie falsch oder gar nicht ein. Oder: die Wissenschaft ist wahr; aber der Mensch mißbraucht sie. Nur edelmütigen Menschen dürfen wir sie in die Hand geben, oder wir müssen solche Menschen erziehen, die sie nur zum Wohle der Menschheit anwenden. Oder auch: Die Religion ist gut, aber die Menschen sind von ihr abgefallen (als ob die Menschen früher religiös gewesen wären!).
Dies alles klingt, als verhielten sich die Menschen als Untermenschen, als hätten sie die Wahl, Übermenschen zu werden. Woher aber wissen wir, daß Vernunft, Wissenschaft, Religion und Gebote an sich gut sind, der Mensch an sich ungut ist? Hat er sie doch selbst geschaffen oder mindestens gefunden und aufgenommen. Von Mensch zu Mensch aber wissen wir nichts davon. Da finden wir die Ideen gleichsam im Menschen vor und merken nun: nachdem er sie einmal hat, kann er, der Mensch, nicht mehr zur Naivität zurückfinden, am allerwenigsten durch Befehl und Gewalt.
Wir wissen als Ärzte, auch in dem erweiterten Sinn von Ärzten der großen Krankheit dieser Zeit, nichts davon, daß der Mensch von Natur böse oder ursprünglich gut sei. Dagegen sehen wir aber, daß es einen Rückzug zur Naivität wirklich gibt, und dies ist eben die Krankheit.
Wenn wir in die Klinik aufgenommen werden, so werden wir

gleichnishaft wieder Kinder. Wir haben Ruhe und Wärme im Bett wie einst im Mutterleib. Und eine Schwester beugt sich über uns wie eine Mutter. Die Schonkost, die sie bringt, ist so wie damals, als wir Milch und Brei bekamen. Nun geht die Tür auf, und ein Vater erscheint in Gestalt des Arztes. Dieser Infantilismus des klinischen Rituals ist gleich einer Kindheitsszene, die der Naivität genau entspricht, mit der Krankheit und Krankheitsbedürfnis uns begaben. Dies aber ist das Gegenteil von Vergeistigung und sagt uns: Du kannst neu anfangen, du bist von einer zerstörenden Ideologie befreit. So etwas meint auch die Psychologie.
So werden wir also weder den Menschen schelten noch die Krankheit nur mißbilligen. Die Psychologie in der Medizin gibt der Versuchung nicht nach, eine »Idee des Menschen« zu kreieren. Die Therapie ist überhaupt kein endlicher Vorgang. Ihr praktischer Realismus bedeutet, daß sie das Unzulängliche annimmt und die ewige Naivität der Krankheit, als ihr eigentliches Geheimnis, respektiert.

Heidelberg, im Mai 1955

Anhang

Zur Edition

Die Schriften Viktor von Weizsäckers werden in einer Werkausgabe vorgelegt, die die meisten Publikationen enthält. Die nicht aufgenommenen Texte – fremdsprachige Aufsätze, einige Vorworte, Rezensionen, Diskussionsbeiträge u. a. – sind in der Bibliographie nachgewiesen. Die Bände sind unter Leitbegriffen geordnet, mit denen von Weizsäcker selbst »seines Lebens hauptsächliches Bemühen« formuliert hat. In den einzelnen Bänden wurden die Beiträge chronologisch zusammengestellt. Am Ende jedes Bandes steht ein biographischer Abriß. Band 1 enthält eine chronologisch geordnete Bibliographie.

Editorische Notiz

Alle Texte wurden unverändert abgedruckt. Korrigierende Zusätze sind durch Kursivdruck und ⟨ ⟩ gekennzeichnet. Fehler in Zitaten wurden stillschweigend korrigiert. Mit der Ausnahme von Band 1 sind Namen – außer in den Fällen von historischen und literarischen Beispielen sowie unbekannten Personen – in Kapitälchen gesetzt; kleingedruckte Passagen sind in Normaltype gesetzt. Rechtschreibung und Interpunktion wurden behutsam heute gültigen Regeln angepaßt.
Die gewählte Textfassung ist im »Anhang« zusammen mit bibliographischen Angaben und Bemerkungen zur Entstehung des Textes aufgeführt.

Der »Anhang« enthält neben der »Literatur« erläuternde »Anmerkungen« sowie ein »Personen-« und »Sachverzeichnis«. Die Literaturangaben wurden ergänzt und für die jeweiligen Texte gesondert im Anhang zusammengestellt. Ergänzungen sind mit * gekennzeichnet. Das in Klammern hinter die Autorennamen im Text gedruckte Erscheinungsjahr verweist auf das Literaturverzeichnis.
Mehrfach aufgeführte Werkausgaben sind als WW zitiert.

Literatur, Anmerkungen

Allgemeine Medizin

Die »Beiträge aus der Allgemeinen Medizin. Eine Schriftenreihe herausgegeben von Prof. Dr. Viktor von Weizsäcker« sind im ersten Heft (1947, Stuttgart: Enke) mit dem folgenden »Vorwort« eingeleitet (Anschließend V von Weizsäcker: Der Begriff der Allgemeinen Medizin. Einführung in die Schriftenreihe. In diesem Band):

Vorwort

Für die Schriftenreihe, welche hier dank der Mitwirkung von Herrn Dr. Alfred Enke begonnen wird, war kein ganz treffender Name zu entdecken. Sie entstand so, daß ein gewisser Kreis sich gewillt fand, Arbeiten aus recht verschiedenen Stoffen zu veröffentlichen: jedoch nicht, um als besonderer Personenkreis hervorzutreten, sondern um zu einer Richtung in der jetzt vorhandenen Medizin beizutragen, die im Gegenteil eben einen »allgemeinen« Charakter hat. Das Besondere der Autoren meint also ein Allgemeines. Ich selbst stelle mir darunter eine bestimmte ärztliche Einstellung und eine allgemeine Wissenschaft vom kranken Menschen vor. Dies wäre also ein enger persönlicher Rahmen, aber ein weitgespanntes Programm. Beides kann sehr anspruchsvoll erscheinen. Meine persönlichen Beschränkungen wie die der anderen Autoren, können entlastet werden, wenn wir einander ergänzen, und wenn auf anderem Boden gewachsene Erzeugnisse sich im Laufe der Zeit zugesellen.

Von einer Zeitschrift unterscheidet sich die Sammlung nicht nur in ihrer äußeren Gestaltung, sondern auch nach ihrem inneren Charakter in mehrfachem Sinne. Sie braucht nicht die in der Fachpresse gebotene Toleranz auf sich zu nehmen. Der Herausgeber einer neurologischen Zeitschrift müßte sich hüten, eine Arbeit abzuweisen, welche über die Operation bei Epilepsie eine andere Ansicht vertritt, als er selbst. Demgegenüber wird in dieser Reihe eine bestimmte Richtung zur Geltung gebracht werden, und hier darf also in der Auswahl intolerant verfahren werden. Auf der anderen Seite wird es keine Fachgrenzen geben. Ob eine Abhandlung sich der physiologischen, der soziologischen, der psychologischen oder der klinischen Methode bedient, soll nebensächlich sein. Wenn sie wissenschaftlich in einem bestimmten Sinne verfährt, dann soll sie keine unwissenschaftlichen Argumente enthalten. Wenn sie aber vorzieht, das Auszusprechende nicht in wissenschaftlicher Form zu sagen, dann soll nur gelten, daß eine bestimmte Gesinnung deutlich wird, welche man als anthropologische Medizin bezeichnen kann. Wie das gemeint ist, versuche ich mit einigen der folgenden Ausführungen zu erläutern. Sie halten nur einige Punkte fest, welche im gegenwärtigen Augenblick als wichtig erscheinen. Das Allgemeine, welches mit dem Anthropologischen gesucht werden soll, liegt nicht jenseits der Medizin. Es kann aber der Fall eintreten, daß der hier vertretene Gesichtspunkt von Medizinern als jenseits der Medizin beurteilt wird und dann um Einlaß werben muß. Umgekehrt interessieren sich für die Medizin auch die übrigen Menschen, und wir hoffen, daß auch der Weg zu ihnen beschritten wird und Anteil finden möge. Denn was in der Medizin ein Allgemeines ist, das gehört zugleich der öffentlichen Allgemeinheit.

Heidelberg, Frühjahr 1947 *V. von Weizsäcker*

Von V von Weizsäcker wurden Heft 1-11 der »Beiträge aus der Allgemeinen Medizin« (Stuttgart: Enke) herausgegeben: H 1 (1947) V von Weizsäcker: Der Begriff der allgemeinen Medizin. W Kütemeyer: Wandlungen medizinischer Anthropologie; H 2 (1947) E Hantel: Verborgenes Kräftespiel. (Vorwort von V von Weizsäcker); H 3 (1947, [2]1951) V von Weizsäcker: Fälle und Probleme. Anthropologische Vorlesungen in der Medizinischen Klinik; H 4 (1948) P Christian: Vom Wertbewußtsein im Tun. Ein Beitrag zur Psychophysik der Willkürbewegung. A Derwort: Zur Psychophysik der handwerklichen Bewegung bei Gesunden und Hirngeschädigten; H 5 (1948) W Hollmann, E Hantel: Klinische Psychologie und soziale Therapie; H 6 (1949) E von Gadow: Irrenpflege. F Schilling: Selbstbeobachtungen im Hungerzustand. (Geleitwort von V von Weizsäcker, Bd 6); H 7 (1949) P Christian, R Haas: Wesen und Formen der Bipersonalität. Grundlagen für eine medizinische Soziologie; H 8 (1952) H Huebschmann: Psyche und Tuberkulose (Geleitwort von V von Weizsäcker); H 9 (1953) W Kütemeyer: Körpergeschehen und Psychose. (Geleitwort von V von Weizsäcker); H 10 (1954) E Wiesenhütter: Ecce homo. Existenzkrise eines Fürsorgezöglings. H 11 (1956) E Wiesenhütter: Existenzkrise einer Künstlerin. H 12-14: »begründet von Viktor von Weizsäcker«, ohne Angabe des Hrsg; die weiteren Hefte wurden von E Wiesenhütter herausgegeben (zuletzt erschienen H 22, 1971).

Dieser Band der »Gesammelten Schriften« enthält einen großen Teil (vgl auch Bd 1 u 6) der Arbeiten aus »Diesseits und Jenseits der Medizin. Arzt und Kranker/Neue Folge« (1950, Stuttgart: Koehler; s Bibliographie: 1950, 11, in Bd 1). Das folgende Vorwort kennzeichnet dieses Buch als 2. Band der Aufsatzsammlung »Arzt und Kranker 1« (1941, [2]1947, [3]1949, Stuttgart: Koehler; s Bibliographie: 1941, 4, in Bd 1, Beiträge in Bd 3, 5, 6):

Dieser zweite Band von »Arzt und Kranker« erhielt den eigenen Obertitel »Diesseits und Jenseits der Medizin«, weil die in ihm gesammelten Reden und Aufsätze, mehr noch als die früheren, auch Gedanken aussprechen und Gegenstände behandeln, welche weniger die Medizin als den Rahmen betreffen, innerhalb dessen sich die Heilkunde wandelt. Die Einzelstücke erscheinen hauptsächlich in chronologischer Reihenfolge, sind aber außerdem auch nach dem Inhalte geordnet, so daß zum Beispiel Stücke, die bestimmten Personen der Geschichte gelten, als die letzten vereinigt wurden. Dadurch bekommt die

Sammlung erst recht ein zufälliges Aussehen: aber nicht die Individualität des Autors überwindet diese Zufälligkeit, sondern die Tatsache, daß wir immer mehr wahrnehmen können, wie in dieser Welt alles mit allem zusammenhängt: Politik, Religion, Philosophie, Wissenschaft, Beruf.
Man hört jetzt oft über Zerfall, Nihilismus, Sinnlosigkeit des Daseins lamentieren. Aber man sollte begreifen, daß solche Phänomene nötig sind, wenn die umfassende Einheit des Bewußtseins mit dem Unbewußten ihren königlichen Einzug halten soll. Zu diesem möchte ich ein kleines Stückchen beitragen.
Noch ist der sprechende Mensch nicht erschienen, der etwas sagt, was *alle* verstehen, weil *er* alle versteht. Noch ist die Sprache der Dichter, der Gelehrten, der Redner eine Art von Klassen- oder Kastensprache. Und wir wissen nicht einmal, ob dieser Sprecher kommen wird, ob wir ihn überhaupt wünschen sollen. Als Karl Marx die Arbeitsteilung als die Verfehlung hinstellte, konnte er nicht wissen, daß die gerade ihm dann Nachfolgenden die Arbeitsteilung noch verstärken würden. So daß wir jetzt nicht recht wissen, woran wir damit sind. Wir sind dabei, »die Liebe gegen die Ehrlosigkeit, und die Ehre gegen die Lieblosigkeit zu schützen«. Vor allem diesem Bestreben wird der Mut entsprungen sein, früher Gedrucktes und bisher Ungedrucktes hier erscheinen zu lassen.
Heidelberg, im Juli 1950 *Viktor von Weizsäcker*

Anmerkungen

die bestimmten Personen der Geschichte gelten: Jean Paul Sartres »Sein und Nichts«, Nach Freud, Zur Farbenlehre, Erinnerungen an Alexander von Humboldt, Über F. W. J. Schelling (alle in Bd 1).

Karl Marx ... Arbeitsteilung: vgl bes 3. Manuskript: K Marx (1844) Ökonomisch-philosophische Manuskripte.

»Die Liebe gegen die Ehrlosigkeit und die Ehre gegen die Lieblosigkeit schützen«: »Der große Künder und Täter der Zukunft wird aber der sein, welcher die Ehre gegen die Lieblosigkeit und die Liebe gegen die Ehrlosigkeit zu schützen vermag.« S 136 in: von Weizsäcker V (1949) Begegnungen und Entscheidungen. (Bd 1, S 316).

Die Grundlagen der Medizin

a) Medizinische Fachbeilage der Kurznachrichten für Frontstudenten (Breslau), Fachbeilage 1, 1-14 (November 1944)
b) In: Diesseits und Jenseits der Medizin. Arzt und Kranker/Neue Folge. 49-73, Stuttgart: Koehler (1950, ^{2}1951)
Vortrag. Universität Breslau 1943; b: geringfügige Textveränderungen; in diesem Band: a

*Behring E, Kitasato Sh (1890)
Über das Zustandekommen der Diphterieimmunität und der Tetanusimmunität bei Thieren. Dtsch med Wschr 16, 1113-4

*Bier A (1939)
Homöopathie und harmonische Ordnung der Heilkunde. Hrsg v O Schlegel, München: Lehmanns; (²1949) Stuttgart: Hippokrates

*Brodman K (1909, ²1925)
Vergleichende Lokalisationslehre der Großhirnrinde in ihren Prinzipien dargestellt auf Grund des Zellenbaues. Leipzig: Barth

*Broca P (1861a)
Remarques sur la siège de la faculté du langage articulé, survies d'une observation d'aphémie (perte de la parole). Bull Soc Anat (Paris) 2. Série, 6, 330-57

*Broca P (1861b)
Nouvelle observation d'aphémie produite par une lésion de la moitié postérieure de deuxième et troisième circonvolution frontale gauche. Bull Soc Anat (Paris) 2. Série, 6, 398-407

*Descartes R (1649)
Traité des passions et de l'âme. (1967) Oeuvres de Descartes. Publ par Ch Adam, P Tannery, Nouv prés, Tom 11, Paris: Vrin; (³1911) Über die Leidenschaften der Seele. René Descartes' Philosophische Werke. Übers u erl v A Buchenau, 4. Abt, Philosophische Bibliothek Bd 29, Leipzig: Meiner

*Descartes R (1662)
De homine. (1664) Traité de l'homme. (1963) Le monde et le traité de l'homme. In: René Descartes oeuvres philosophiques. Tom 1, Ed F Alquié, Paris: Garnier; (1969) Über den Menschen, sowie Beschreibung des menschlichen Körpers. Nach der ersten französischen Ausgabe von 1664, übers u m e hist Einl u Anm vers v KE Rothschuh, Heidelberg: Schneider

*Ferrier D (1873)
Experimental researches in cerebral physiology and pathology. West Riding Lun Asy med Rep (London) Vol III

*Foerster O (1936a)
Motorische Felder und Bahnen. In: Handbuch der Neurologie. Hrsg v O Bumke u O Foerster, Bd 6, Berlin: Springer

*Foerster O (1936b)
Sensible corticale Felder. In: Handbuch der Neurologie. Hrsg v O Bumke u O Foerster, Bd 6, Berlin: Springer

*Fritsch G, Hitzig E (1870)
Über die elektrische Erregbarkeit des Großhirns. Arch Anat Physiol wiss Med 37, 300-32

*von Haller A (1753)
De partibus corporis humani sensibilibus et irritabilibus. Commentarii societatis regiae scientiarum Gottingensis, Tom II ad annum MDCCLII, Göttingen: Vandenhoeck; (1922) Von den empfindlichen und reizbaren Teilen des menschlichen Körpers. Dtsch hrsg u eingel v K Sudhoff, Klassiker der Medizin Bd 27, Leipzig: Barth

*Harvey W (1628)
Exercitatio anatomica de motu cordis et sanguinis in animalibus. Frankfurt: Fitzer; (1910) Die Bewegung des Herzens und des Blutes. Übers u erl v R von Töply. Klassiker der Medizin Bd 1, Leipzig: Barth

*Heisenberg W (1941)
Die Goethesche und die Newtonsche Farbenlehre im Lichte der modernen Physik. Geist der Zeit 19, 261-75; in: (¹⁰1973) Wandlungen in den Grundlagen der Naturwissenschaft. 10 Vorträge. Stuttgart: Hirzel

*von Helmholtz H (1847)
Über die Erhaltung der Kraft. Eine physikalische Abhandlung, vorgetragen in der Physikalischen Gesellschaft zu Berlin am 23. Juli 1847. Berlin: Reimer; (1889) Klassiker der exakten Wissenschaften Bd 1, Leipzig: Engelmann

*von Helmholtz H (1851)
Beschreibung eines Augenspiegels zur Untersuchung der Netzhaut im lebenden Auge. Berlin: Förstner'sche Buchhandlung; (1910) eingel v H Sattler, Klassiker der Medizin Bd 4, Leipzig: Barth

von Helmholtz H (1877)
Das Denken in der Medizin. Rede, gehalten zur Feier des Stiftungstages der Militärärztlichen Bildungsanstalten am 2. August 1877. Berlin: Hirschwald; in: (⁵1903) Vorträge und Reden. Bd 2, Braunschweig: Vieweg

*Heyer GR (1921a)
Die Magensekretion beim Menschen unter besonderer Berücksichtigung der psychischen Einflüsse. 1. Saftmenge und eiweißverdauende Kraft. Arch Verdauungskr 27, 227-40

*Heyer GR (1921b)
Magensekretion und Psyche. Verh Dtsch Ges Inn Med 33, 447-51

*Heyer GR (1923)
Psychische Einflüsse auf die Motilität von Magen und Darm, zugleich ein Beitrag zur Gastroptosenfrage. Klin Wschr 2, 2274-7

*Hippokrates (1930-1940)
Das ehrbare (ärztliche) Verhalten. In: Die Werke des Hippokrates. Die Hippokratische Schriftensammlung in neuer deutscher Übersetzung. Hrsg v R Kapferer unt Mitw v G Sticker, Bd 1, 1, Stuttgart: Hippokrates

*Hitzig E (1972)
Über einen interessanten Abszeß der Hirnrinde. Arch Psychiat, 3, 231-41

*Jackson JH (1873)
On the localization of movements in the cerebral hemispheres, West Riding Lun Asyl med Rep (London) Vol III

Kant I (1781, [2]1787)
Kritik der reinen Vernunft. ([4]1975) Immanuel Kant. Werke in sechs Bänden. Hrsg v W Weischedel, Bd II, Darmstadt: Wissenschaftliche Buchgesellschaft

*Kleist K (1934)
Gehirnpathologie, vornehmlich auf Grund der Kriegserfahrungen. Leipzig: Barth

4*Koch R (1876)
Die Ätiologie der Milzbrandkrankheit, begründet auf die Entwicklungsgeschichte des Bacillus Anthracis. In: F Cohns Beiträge zur Biologie der Pflanzen Bd II, H 2, Dresden: Kern; (1910) Eingel v M Ficker, Klassiker der Medizin Bd 9, Leipzig: Barth

*Koch R (1882)
Die Ätiologie der Tuberkulose. Berl klin Wschr 9, 221-30; (1912) Die Ätiologie und die Bekämpfung der Tuberkulose. Eingel v M Kirchner, Klassiker der Medizin Bd 19, Leipzig: Barth

*Koch R (1912)
Gesammelte Werke. Unt Mitw v G Gaffky u E Pfuhl hrsg v J Schwalbe, 2 Bde, Leipzig: Thieme

*Kraus F (1897)
Die Ermüdung als Maß der Constitution. Bibliotheca medica D[I] H 3, Cassel: Fischer

*Kraus F (1919)
Die allgemeine und spezielle Pathologie der Person. Klinische Syzygiologie. Nach gehaltenen Vorlesungen. Allgemeiner Teil. (1926) Besonderer Teil 1: Tiefenperson. Leipzig: Thieme

*Kühn A (1943)
Die Ausprägung organischer Formen in verschiedenen Dimensionen und die Grundfragen der Entwicklungsphysiologie. Naturwissenschaften 31, 373-83

*Lavater JK (1775-1778)
Physiognomische Fragmente zur Beförderung der Menschenkenntnis und Menschenliebe. 4 Bde, Leipzig, Winterthur: Weidmann u Reich, Steiner; (1908) Berlin: Barsdorf

Leibniz GW (1714)
Monadologie. In: ([2]1924) GWLeibniz. Philosophische Werke. Hrsg v A Buchenau u E Cassirer, Bd 2: Hauptschriften zur Grundlegung der Philosophie 2. Bd, übers v A Buchenau, durchges u mit Einl u Erl vers v E Cassirer, Philosophische Bibliothek Bd 108, Leipzig: Meiner

*von Linné C (1735)
Systema naturae per regna tria naturae, secundum classes, ordines, genera, species cum characteribus, differentiis, synonymis, locis; (1964) Facsimile of the first edition, Intr by MSJ Engel-Ledeboer, H Engel, Nieuw Koop: de Graaf

*Lister J (1912)
Erste Veröffentlichungen über antiseptische Wundbehandlung (1867, 1868, 1869). Übers u eingel v F Trendelenburg, Klassiker der Medizin Bd 17, Leipzig: Barth

*Marx H (1926)
Untersuchungen über den Wasserhaushalt. II. Mitteilung: Die psychische Beeinflussung des Wasserhaushaltes. Klin Wschr 5, 92-4

*von Monakow C (1902)
Über den gegenwärtigen Stand der Frage nach der Lokalisation im Großhirn. Ergebn Physiol, 2. Abt, 1, 534-641

*von Monakow C (1913)
Theoretische Betrachtungen über die Lokalisation im Zentralnervensystem, insbesondere im Großhirn. Ergebn Physiol, 13, 206-78

*von Monakow C (1914)
Die Lokalisation im Großhirn und der Abbau der Funktion durch kortikale Herde. Wiesbaden: Bergmann

Morgagni GB (1761)
De sedibus et causis morborum per anatomen indagatis libri V, Venedig; (1827-1829) Leipzig: Voss; (1771-1776) Vom Sitze und den Ursachen der Krankheiten, welche durch die Anatomie sind erforscht worden. Jena: Akademische Buchhandlung; (1967) Sitz und Ursachen der Krankheiten, aufgespürt durch die Kunst der Anatomie. Ausgew, übertr, eingel u m Erkl vers v L Premuda, Bern, Stuttgart: Huber

*Munk H (1881, ²1890)
Über die Funktionen der Großhirnrinde. Gesammelte Mitteilungen aus den Jahren 1877-1880 mit Erläuterungen und Anmerkungen. Berlin: Hirschwald

*Pasteur L (1880)
Über die ansteckenden Krankheiten und insbesondere über die sogenannte Hühnercholera; (1923) Die Hühnercholera, ihr Erreger, ihr Schutzimpfstoff. 4 Vorträge, übers u eingel v G Sticker, Klassiker der Medizin Bd 30, Leipzig: Barth

*Pasteur L (1933)
Oeuvres réunis par P Valery-Radot. Tom VI: Maladies virulentes, virus vaccins et prophylaxie de la rage. Paris: Masson

*Pawlow IP (1897)
Vorlesungen über die Arbeit der Hauptverdauungsdrüsen. In: (1954) IP Pawlow. Sämtliche Werke. Gesamtred dtsch Ausg L Pickenhain, Bd II/2 Berlin: Akademie-Verlag

*Pawlow IP (1903)
Experimentelle Psychologie und Psychopathologie bei Thieren. WW III/1

Platon (1977)
Πρωταγόρας. Protagoras. In: Platon. Werke in 8 Bänden. Griechisch und deutsch. Hrsg v G Eigler, Bd 1, bearb v H Hofmann, Darmstadt: Wissenschaftliche Buchgesellschaft

*Pötzl O (1928)
Die Aphasielehre vom Standpunkte der klinischen Psychiatrie. Handbuch der Psychiatrie, Reihe B, Spez Tl, 3. Abt, 2. Hälfte, 2. Tl, Leipzig: Deuticke; (Separatausgabe:) (1928) Die optisch-agnostischen Störungen. Leipzig: Deuticke

*Sydenham Th (1676)
Observationes medicae circa morborum acutorum historiam et curationem. London; in: (1827) Opera universa medica. Hrsg CG Kühn, Leipzig: Voss; ([2]1845) Sämtliche medizinische Schriften. Übers v I Kraft, hrsg v RH Rohatzsch, 2 Bde, Ulm: Ebner

*Wernicke C (1874)
Der aphasische Symptomenkomplex. Breslau: Cohn & Weigert

Anmerkungen

7 *35 Jahre zuvor*
Vgl den Anfang der Rede, S 167 in: von Helmholtz H (1903).

(er denkt dabei an Schelling)
Schelling wird nicht erwähnt. Vgl aber die Gegenüberstellung von induktiver und deduktiver Methode.
S 170-3, 188-90 in: von Helmholtz H (1903).

(er denkt dabei an Stahl und Brown)
GE Stahl (1660-1694) vertrat, daß die anima (Seele) alle körperlichen Vorgänge bestimmt. Die anima wird auch als natura verstanden.
J Brown (1653-1688) begründete das System des Brownianismus. Die Krankheiten wurden als Folge des Mißverhältnisses von Reizen und der Erregbarkeit des Organismus verstanden (Asthenie – zu schwache Erregbarkeit, Sthenie – zu starke Erregbarkeit).
S 177f in: von Helmholtz H ([5]1903).

einer der Entdecker
JR Mayer berechnete 1842 erstmals das mechanische Wärmeäquivalent. Von Helmholtz (1847) formulierte den Satz von der Erhaltung der Energie unabhängig von JR Mayer.
JR Mayer (1845) Die Organische Bewegung in ihrem Zusammenhange mit dem Stoffwechsel. Ein Beitrag zur Naturkunde. Heilbronn: Drechsler.
H von Helmholtz (1883) Robert Mayers Priorität. In: ([5]1903) Bd 1.

Erfinder des Augenspiegels
H von Helmholtz (1851) wird meistens als Erfinder des Augenspiegels genannt. Der englische Mathematiker Charles Babbage hatte bereits vor von Helmholtz (1847) unbeachtet den Augenspiegel entwickelt.

8 *Seit 1886*
Ernst von Bergmann führte 1886 in seiner Klinik (Berlin) aufgrund von Kochs Entdeckungen die Dampfsterilisation in die Medizin ein.
Vgl K Schimmelbusch (1891) Die Durchführung der Asepsis in der Klinik des Herrn Geheimrath von Bergmann in Berlin Arch klin Chir 42, 123-71. – (1892) Anleitung zur aseptischen Wundbehandlung. Vorw v E von Bergmann, Berlin: Hirschwald.

Listers Antiseptik
Vgl: J Lister (1912).

1880 fand Pasteur
Pasteur hielt 1880/81 einige Vorträge über die Hühnercholera. Diese Texte sind zusammengestellt: S 287 ff in: Pasteur L (1933).

Strahlentherapie
Die Heilung eines Hautkrebses durch Röntgenstrahlung wurde erstmals 1900 bekanntgegeben (Sjögren u Steinbeck). 1910 begründet Werner die Telecurietherapie mit Radium, ebenfalls 1910 ermöglichte »die schwingende Röhre« (Meyer) die Bewegungsbestrahlung.

Insulin
Den Zusammenhang von Pankreas und Diabetes mellitus erkannten J von Mering und U Minkowski:
J von Mering, U Minkowski (1890) Diabetes mellitus nach Pankreasexstirpation. Arch exper Pathol Pharmakol 26, 371-87.
1921 gelang es FG Banting und H Best Pankreasextrakte herzustellen, 1926/27 folgte die Darstellung von reinem Insulin. Therapeutischer Einsatz von Insulin seit 1922.

Germanin
Es handelt sich um Harnstoffsulfosäure in wäßriger Lösung.
L Haendel, LB Joetten (1920) Über chemotherapeutische Versuche mit »205 Bayer«, einem neuen trypanoziden Mittel von besonderer Wirkung. Berl klin Wschr 57, 821-3.

Sulfonamide
G Domagk (1935) Ein Beitrag zur Chemotherapie der bakteriellen Infektionen. Dtsch med Wschr 160, 250-3.

Fieber- und Elektroschocktherapie
Julius Wagner Ritter von Jauregg (1857-1940) führte die Fiebertherapie als Behandlungsmethode in die Psychiatrie ein. J Wagner Ritter von Jauregg (1936) Fieber- und Infektionstherapie. Ausgewählte Beiträge 1887-1935, mit verknüpfenden und abschließenden Bemerkungen. Wien-Leipzig-Bern: Weidmann.

Die Elektrokrampftherapie wurde 1937 von L Bini und U Cerletti erstmals in der Psychiatrie angewandt.

Lebertherapie

WP Murphy, GR Minot (1926) Treatment of pernicious anemia by a special diet. J amer med Assoc 87, 470-6.

Die Gabe von frischer Leber wurde später durch Leberextrakte ersetzt.

Prostigmin

Prostigmin (Handelsname) ist eine synthetische Anticholinesterase mit ähnlicher Wirkung wie das aus Physostigma venenosum gewonnene Physostigmin.

O Loewi, E Navratil (1926) Über den Mechanismus der Vaguswirkung von Physostigmin und Ergotamin. Arch ges Physiol 214, 689-96.

9 *Goethe*

Kap x »Schluß« in: Mitscherlich A (1946, [2]1948) Freiheit und Unfreiheit in der Krankheit. Das Bild des Menschen in der Psychotherapie. Hamburg: Claassen & Goverts; S 131 f in: (1983) Alexander Mitscherlich. Gesammelte Schriften. Hrsg v K Menne, Bd 1: Psychosomatik 1. Hrsg v T Allert, Frankfurt/M: Suhrkamp.

Das Zitat stammt aus einem »schematischen Text«, den Goethe dem Brief an CE Schubarth vom 21.4.1819 als Antwort auf dessen Brief vom 11.4.1819 beilegte. Das Schema lautet:

Auf
Glaube Liebe Hoffnung
ruht des Gottbegünstigten Menschen
Religion Kunst Wissenschaft
diese nähren und befriedigen
das Bedürfniß
anzubeten hervorzubringen zu schauen
alle drei sind eins
von Anfang und am Ende
wenn gleich in der Mitte getrennt.

CE Schubarth an Goethe: S 345 f in: (1915) Goethes Werke. Hrsg im Auftrage der Großherzogin Sophie von Sachsen, IV. Abt: Goethes Briefe, 31. Bd: 2. November 1818 bis 25. April 1819. Weimar: Böhlau.

Goethes Antwort: S 136 aaO; Nr 1130, S 450 f in: (1965) Goethes Werke. Hamburger Ausgabe: Goethes Briefe, 3. Bd: Briefe 1805-1821. Hrsg v B Morawe, Hamburg: Wegner.

Platon

314a, b in: Platon (1977) Gorgias. WW 1.

10 *»Imaginatio«*

Vgl zB 7. Buch, 4. Kap in: Paracelsus (1529) Vom Ursprung und Herkommen der Franzosen samt der Recepten Heilung, 8 Bücher. – S 328-30 in: Theophrast von Hohenheim gen. Paracelsus (1923) Sämtliche Werke. Hrsg v K Sudhoff u W Matthießen, 1. Abt, Bd 7, München: Barth.

Register zu dieser Ausgabe: M Müller (1960) Registerband zu Sudhoffs Paracelsus-Gesamtausgabe. Medizinische, naturwissenschaftliche, philosophische Schriften. Nova acta paracelsica, Suppl 1960, Einsiedeln: Eberle.

im Arzte den Philosophen

Anspielung auf das bekannte Wort des Hippokrates: ἰητϱὸς γὰϱ φιλόσοφος ἰσόδεος – Gottgleich der Arzt, der Philosoph ist (So V von Weizsäcker: 1926, Bilden und Helfen. Bd 5, S 148). Kap 5, S. 34 in: Hippokrates WW I, 1.

es gibt nicht Krankheiten

»Krankheiten existieren nicht, wir kennen nur kranke Menschen.« S 2 in: von Krehl L (^{12}1923) Pathologische Physiologie. Leipzig: Vogel.
Ähnliche Sätze auch bei E Schweninger und G Groddeck: »Wir kennen keine Verstopfung, sondern nur verstopfte Menschen.« – S 1029 in: Schweninger E, Groddeck G (1898) Verstopfung. In: Bibliothek der gesamten medicinischen Wissenschaften für practische Ärzte und Spezialärzte. Hrsg A Drasche, Interne Medizin und Kinderkrankheiten Bd III, Wien, Leipzig: Prochaska.

Name des Paracelsus

Vgl S 202 in: von Weizsäcker V (1954, ^{2}1955) Natur und Geist. (Bd I, S. 160).

Sydenham

Th Sydenham (1622-1689) formulierte auf dem Hintergrund der hippokratischen Humoralpathologie: »Erstens ist es nützlich, daß alle Krankheiten unter bestimmte und gewisse Gattungen gebracht werden, und zwar mit solchem Fleiße und Aufmerksamkeit, wie wir das von Botanikern in ihren Pflanzenbüchern ausführen sehen.«
Vorrede in: Sydenham Ch (1676). Zitiert nach (^{2}1845).

11 *Harvey*

Vgl auch das unveröffentlichte Manuskript (Britisches Museum London) von W Harvey: De Musculis et motu animalium locali.
Auszüge in: GE Paget (1850) Notice of an unpublished manuscript of Harvey. London.

claire et distincte

Im lat Text: clare et distincte. – zB 2. u 4. Meditation in: Descartes R (1641) Meditationes de prima philosophia in qua dei existentiae et animae immortalis demonstratur. (1964) Oeuvres de Descartes. Publ par Ch Adam, P Tannery, Nouv prés, Tom VII, Paris: Vrin. – (1647) Les méditations métaphysiques de René Descartes; (1964) WW IX, 1. – (1960) Meditationen über die Grundlagen der Philosophie. Aufgrund d Ausg v A Buchenau, neu hrsg v L Gäbe, Philosophische Bibliothek Bd 271, Hamburg: Meiner.

Wir sehen darin ein Bild

Figur 7, S 68 in: Descartes R (1969).

»Lebensgeister«

lat: Spiritus animales; franz: esprits animaux – Die Vorstellung von den spiritus animales geht auf Galen zurück. Die geläufige Übersetzung »Lebensgeister« wird von KE Rothschuh kritisiert, da sie »ganz falsche Assoziationen« weckt:

»Sie werden vom Gehirn nicht erzeugt, sondern dort über die allerfeinsten Poren aus den Blutgefäßen herausgedrückt. Sie sind materieller Natur und schnell bewegt, einer lebhaften und reinen Flamme ähnlich ... Sie sind ihrer körperlichen Natur nach keine Mittelglieder zwischen Leib und Seele.«
S 52, Anm 2 des Hrsg in: Descartes R (1969).

erste Darstellung eines »Reflexes«

Descartes kannte den Begriff des Reflexes noch nicht. Obwohl die hier beschriebene unwillkürliche, komplexe Schutzbewegung nicht als Reflex im Sinne der Neurophysiologie aufgefaßt werden kann, gelten die Beobachtungen von Descartes als Beginn der Reflexforschung.

12 *Ein anderes Bild*

Die Zirbeldrüse (Epiphyse) ist in Figur 23 bis 39 dargestellt. S 100 ff in: Descartes R (1969).

die Seele konzentriert

1. Tl, Art 34 »Über die gegenseitige Wirksamkeit von Körper und Seele«, S 19 in: Descartes R (1911).

obwohl mit zwei Augen sehend

1. Tl, Art 32 »Wodurch man erkennt, daß diese Eichel der Hauptsitz der Seele ist« S 18 in: Descartes R (1911).

mit einer Orgel

S 96 in: Descartes R (1969).

Die geistige Gegenbewegung

Vgl zum Folgenden die »Einleitung« von E Cassirer, S 5-34 in: Leibniz GW (^{2}1924) WW 11. (V von Weizsäcker hat diese Ausgabe benutzt, s S 158).

Die arabischen und die Renaissance-Denker

Gemeint sind wahrscheinlich vor allem Averroes und Pietro Pomponazzi (1516, De immortalitate animae).
Vgl Einleitung von E Cassirer, S 31 f in: Leibniz GW (^{2}1924) WW 11.

13 *dem Tiere die Seele*

Descartes unterscheidet die unsterbliche menschliche von der vergänglichen tierischen Seele. Er spricht den Tieren die Vernunft ab und zweifelt an ihrer Bewußtseinsfähigkeit.
5. Tl, 19-22 in: Descartes R (1637) Discours de la méthode. – 1. Tl, Art 50 in: Descartes R (1649). – 1. Abt S 48 f, 4. Abt S 29 in: Descartes R (1911) Philosophische Werke. Übers u hrsg v A Buchenau, Philosophische Bibliothek Bd 26-29, Leipzig: Meiner.

Leeuwenhoek

Anton van Leeuwenhoek (1632-1723) entdeckte mit selbst hergestellten Mikroskopen neben den Spermatozoen auch Infusorien, Bakterien, Blutkörperchen. Um seine Auffassung von der Beseelung der Materie und ihrer Umformung ohne Anfang und Ende zu stützen, beruft sich Leibniz auf Leeuwenhoeks Entdeckungen.

zB: Leibniz GW (1702) Betrachtungen über die Lehre von einem einigen, allumfassenden Geiste. – Brief an Arnauld (September 1687). – (1695) Neues System der Natur und der Gemeinschaft der Substanzen, wie der Vereinigung zwischen Körper und Seele. – S 55, 247, 262 in: Leibniz GW ([2]1924) WW II.

Kritik durch Kant

»Anmerkung zur Amphibolie der Reflexionsbegriffe« S 291-308 (A 268-92, B 324-49) in: Kant I (1781, [2]1787) WW II. – »Von den Paralogismen der reinen Vernunft« S 341-61 (B 399-432), S 362-99 (A 349-405) aaO.

Franz Josef Gall

zB: FJ Gall (1802) Darstellung des Gehirns als Organ der Seelenfähigkeiten. Leipzig: Schieg.

14 *jene Gelehrten*

Vgl die Schilderung der Funktion des Gehirns in: Descartes R (1649), (1662).

15 *Wir sind darum jetzt dabei*

Vgl II, 2 »Abbau motorischer Leistungen« S 46-54 in: von Weizsäcker V ([4]1950) Der Gestaltkreis. (Bd 4).

Schlafen und Wachen

Vgl: V von Weizsäcker (1942) Der Schlaf. (Bd 6).

angelsächsische Schule

zB: ChS Sherrington (1906) The integrative action of the nervous system. New York: Scribner; (1947) Cambridge: University Press.

17 *»welcher Art der Einfluß ... nicht«*

S 27 f in: Kühn A (1943).

18 *Schizophrenie*

»Ursache und Sitz« der Schizophrenie wurden nicht aufgefunden. Die Frage, ob die Schizophrenie von unspezifischen organischen Veränderungen begleitet sein kann, ist in der Diskussion.
zB: Backmund H (1986) Neuroradiologie in der Schizophrenieforschung. Nervenarzt 57, 80-7.

Zuckerkrankheit s Anm zu S 8.

des Zwischenhirns

Vgl: V von Weizsäcker (1942) Der Schlaf. (Bd 6).

19 *Gegner der aufblühenden Anatomie*

Paracelsus versteht Anatomie als eine Wesensbestimmung des Lebens auf dem Hintergrund der Entsprechung von Makrokosmos und Mikrokosmos. Daher polemisiert er gegen die empirische anatomische Forschung, da diese für ihn nur untergeordnete Bedeutung haben kann.
Vgl 1. Buch, 6. Kap in: Paracelsus (1531) Opus paramirum. – S 66 ff in: (1925) Theophrast von Hohenheim gen. Paracelsus. Medizinische, naturwissenschaftliche und philosophische Schriften. Hrsg v K Sudhoff, Bd 9, München-Planegg: Barth.

Personalpathologie
Vgl: F Kraus (1919). – Besprechung von V von Weizsäcker: (1919) Zum Begriff der Krankheit. (Bd 1).

Ludolf Krehl
zB: L von Krehl (1929) Krankheitsform und Persönlichkeit. Leipzig: Thieme. Das Hauptwerk: L von Krehl (1930-1933) Entstehung, Erkennung und Behandlung innerer Krankheiten. Bd 1: Die Entstehung innerer Krankheiten: Pathologische Physiologie; Bd 2: Die Erkennung innerer Krankheiten; Bd 3: Die Behandlung innerer Krankheiten. Leipzig, Berlin: Vogel.

Pervitin
Handelsname des Methamphetamins. Wirkt erregend auf das zentrale Nervensystem; die Wirkung auf den Kreislauf entspricht der des Adrenalins; »leistungssteigernd« und euphorisierend.

20 *durch die gleiche Lücke*
Anspielung auf: »Studierzimmer« V 1410 in: von Goethe JW (1808) Faust 1.

21 *vorbeugenden Gesundheitsführung*
Zentraler Begriff der nationalsozialistischen Gesundheitspolitik.

22 *von psychischem Magensaft*
5. Vorlesung: »Die Stellung und Bedeutung des psychischen Magensafts oder Appetitsafts in der gesamten Sekretionsarbeit des Magens – die Unwirksamkeit der mechanischen Reizung für den Innervationsapparat der Magendrüsen.« S 318-32 in: Pawlow IP (1897) WW II, 2.

mechanistische Reflextheorie
Zusammenfassend: IP Pawlow (1936) Der bedingte Reflex. – S 532-49 in: Pawlow IP (1953) WW III, 2.

Ihm selbst war allerdings aufgefallen
4. Vorlesung: »Allgemeines Funktionsschema des gesamten Innervationsapparates – die Arbeit des Innervationsapparates der Speicheldrüsen, der Appetit als erster und stärkster Reiz für die Nerven der Magendrüsen.« S 306-17 in: Pawlow IP (1897) WW II, 2.

23 *»autonomes Nervensystem«*
Die Bezeichnung »autonomes Nervensystem« stammt von JN Langley (1852-1925).
Zusammenfassend: JN Langley (1921) The autonomic nervous system. Cambridge. Heffer; (1921) Das autonome Nervensystem. Tl 1, übers v E Schilf, Berlin: Springer.

»sympathisch«
Der früher als Intercostalnerv bezeichnete Teil des vegetativen Nervensystems wurde 1732 von JB Winslow »großer Sympathicus« genannt.
JB Winslow (1732) Exposition anatomique de la structure du corps humain. Paris: Desprez et Desessarts; (1733) Anatomische Abhandlung von dem Bau des menschlichen Leibes. Berlin: Rüdiger.

Kants Kritik der rationalen Psychologie
»Von den Paralogismen der reinen Vernunft« S 341-61 (A 341-405, B 399-432) in: Kant I (1781, [2]1787) WW 11.

24 *in einer Drehtür*
S 21, 201 in: von Weizsäcker V ([4]1950) Der Gestaltkreis. (Bd 4).

25 *Am Anfang war die Tat*
Studierzimmer, V 1237 in: von Goethe JW (1808) Faust 1.

26 *Die sorgfältige Untersuchung*
zB P Christian (1948) Vom Wertbewußtsein im Tun. Ein Beitrag zur Psychophysik der Willkürbewegung. A Derwort: Zur Psychophysik der handwerklichen Bewegung (insbesondere des Hammerschlags) bei Gesunden und Hirngeschädigten. Beiträge aus der Allgemeinen Medizin H 4, Stuttgart: Enke.

27 *Komplementarismus der theoretischen Physik*
Niels Bohr führte den Begriff der Komplementarität zur Deutung des Formalismus der Quantentheorie ein.
S 36 f in: Bohr N (1931) Das Quantenpostulat und die neuere Entwicklung der Atomistik. In: Atomtheorie und Naturbeschreibung. Berlin: Springer.

28 *Heisenberg*
S 106 in: Heisenberg W ([10]1973).

Der Begriff des Lebens

Über das Erforschliche und das Unerforschliche

a) Die Wandlung 1, 132-43 (1946)
b) In: Diesseits und Jenseits der Medizin. Arzt und Kranker/Neue Folge. 83-96, Stuttgart: Koehler (1950, [2]1951)
Nach einem Vortrag an der Universität Heidelberg

Literatur

*Boveri Th (1887-1907)
Zellen-Studien. H 1-6, Jena: Fischer

*Carnot NLS (1824)
Réflexions sur la puissance motrice du feu et sur les machines propres à développer cette puissance. (1953) Nouv éd, Paris: Blanchard; ([2]1902) Betrachtungen über die bewegende Kraft des Feuers und die zur Entwicklung dieser Kraft geeigneten Maschinen. Übers u hrsg v W Ostwald, Klassiker der exakten Wissenschaften Bd 37, Leipzig: Engelmann

*Carrel A, Burrows MT (1910)
Manifested live of tissues outside of the organism. Smithonian institution. Annual report. Washington

*Carrel A, Lindbergh ChA (1938)
The culture of organs. New York: Hoeber

*Clausius R (1850)
Über die bewegende Kraft der Wärme und die Gesetze, welche sich daraus für die Wärmelehre ableiten lassen. Poggendorffs Annalen 79, 368 ff, 500 ff; (1898, ^{2}1921) Hrsg v M Planck, Klassiker der exakten Wissenschaften Bd 99, Leipzig: Akademische Verlagsgesellschaft

*Clausius R (1867)
Über den zweiten Hauptsatz der Wärmetheorie. Ein Vortrag, gehalten in einer Allgemeinen Sitzung der 41. Versammlung Deutscher Naturforscher und Ärzte in Frankfurt a. M. am 23. September 1867. Braunschweig: Vieweg

*Clausius R (1864, 1867)
Abhandlungen über die mechanische Wärmetheorie. 2 Bde, Braunschweig: Vieweg; (^{2}1876, 1879, 1889) Die mechanische Wärmetheorie. 3 Bde, Braunschweig: Vieweg

*Driesch H (1891)
Entwicklungsmechanische Studien I: Der Wert der beiden ersten Furchungszellen in der Echinodermen-Entwicklung. Entwicklungsmechanische Studien II: Über die Beziehung des Lichtes zur ersten Etappe der tierischen Formbildung. Z wiss Zoolog 53, 160 ff, 178 ff

Driesch H (1909, ^{2}1921)
Philosophie des Organischen. Gifford-Vorlesungen, gehalten an der Universität Aberdeen in den Jahren 1907-1908. 2 Bde, Leipzig: Engelmann

*Gauss CF (1829)
Über ein neues allgemeines Grundgesetz der Mechanik. Crelles Journ reine u angew Mathem 4, 232-5; in: (1973) Carl Friedrich Gauss. Werke. Hrsg v d Königlichen Gesellschaft der Wissenschaften zu Göttingen, Bd 5, Hildesheim, New York: Olms

*Hamilton WR (1834)
On a general method in dynamics. London: Taylor

*Harvey W (1628)
Exercitatio anatomica de motu cordis et sanguinis in animalibus. Frankfurt: Fitzer; (1910) Die Bewegung des Herzens und des Blutes. Übers u eingel v R von Töply. Klassiker der Medizin Bd 1, Leipzig: Barth

*Hertz H (1894)
Die Prinzipien der Mechanik in neuem Zusammenhange dargestellt. Hrsg Ph Lenard, m e Vorw v H von Helmholtz. Gesammelte Werke. Bd 3, Leipzig: Barth; (1963) Darmstadt: Wissenschaftliche Buchgesellschaft

Jaspers K (1945)
Erneuerung der Universität. Eine Rede. Die Wandlung 1, 66-74

*Kant I (1781, [2]1787)
Kritik der reinen Vernunft. ([4]1975) Immanuel Kant. Werke in sechs Bänden. Hrsg v W Weischedel, Bd II, Darmstadt: Wissenschaftliche Buchgesellschaft

*Kant I (1790)
Kritik der Urteilskraft. In: WW v

*Lavoisier AL (1789, [3]1801)
Traité élémentaire de chimie, présenté dans un ordre nouveau et d'après les découverts modernes, Paris: Cuchet; (1792, [3]1903) System der antiphlogistischen Chemie. Übers wie auch m Anm u Zusätzen begl v SF Hermbstedt, Berlin: Nicolai; (1965) Oeuvres de Lavoisier. Vol 1, New York, London: Johnson

Leibniz GW (1715/16)
Streitschriften zwischen Leibniz und Clark. In: ([2]1924) GW Leibniz. Philosophische Werke. Hrsg v A Buchenau u E Cassirer, Bd 1: Hauptschriften zur Grundlegung der Philosophie 1. Bd, übers v A Buchenau, durchges u m Einl u Erl hrsg v E Cassirer, Philosophische Bibliothek Bd 107, Leipzig: Meiner

*de Maupertuis PL (1746)
Le loi du mouvement et du repos. In: (1768) Oeuvres. Nouv éd, Bd II, Lyon: Bruyset; (1965) hrsg v G Tonelli, Hildesheim, New York: Olms

*Mayer R (1876)
Über Auslösung. Bes Beil Staatsanz Württemb Nr. 7, 104-7. In: ([3]1893) Die Mechanik der Wärme in gesammelten Schriften. Hrsg v JJ Weyrauch, Stuttgart: Cotta

*Mendel G (1866)
Versuche über Pflanzen-Hybriden. Bruenn; (1970) komm v F Weiling, Klassiker der exakten Naturwissenschaften NF Bd 6, Braunschweig: Vieweg

*Mittasch A (1940)
Julius Robert Mayers Kausalbegriff, seine geschichtliche Stellung, Auswirkung und Bedeutung. Berlin: Springer

Oehme C (1944)
Über Altern und Tod. Rede zur Stiftungsfeier der Akademie der Wissenschaften in Heidelberg am 4. Juni 1944. Sitzungsber Heidelb Akad Wiss math-naturw Klasse Jg 1944, 1. Abh, Heidelberg: Weiß

*Pasteur L (1922)
Oeuvres de Pasteur. Réunis par Pasteur Valery-Rodat, Tom II: Fermentations et générations dites spontanés. Paris: Masson

*Planck M (1900)
Über irreversible Strahlungsvorgänge. Ann Phys, 4. Folge 1, 69-123. In: (1958) Physikalische Abhandlungen und Vorträge. Aus Anlaß seines 100. Geburtstages (23. April 1958) hrsg v d Verband Deutscher Physikalischer Gesellschaften u d Max-Planck-Gesellschaft zur Förderung der Wissenschaften, Bd 1, Braunschweig: Vieweg

*Planck M (1901) Über das Gesetz der Energieverteilung im Normalspektrum. Ann Phys, 4. Folge, 9, 553-63; In: (1958) WW I

*Planck M (1914)
Das Prinzip der kleinsten Wirkung. In: Die Kultur der Gegenwart Tl 3, Abt 3, Bd 1, Leipzig: Teubner; (1958) WW III

*Stanley WM (1935)
Isolation of crystalline protein possessing properties of tobacco-mosaic virus. Science 81, 644-5

*Weismann A (1892a)
Das Keimplasma. Eine Theorie der Vererbung. Jena: Fischer

*Weismann A (1892b)
Aufsätze über Vererbung und verwandte biologische Fragen. Jena: Fischer

*Wöhler F (1828)
Über künstliche Bildung des Harnstoffs. Ann Phys Chem 12, 253-6

Anmerkungen

30 *Immanuel Kant*
2. Tl, 2. Abt: »Dialektik der teleologischen Urteilskraft« S 498 ff (A 307 ff, B 310 ff) in: Kant I (1790, [2]1793) WW V.
Die »Dialektik der teleologischen Urteilskraft« wurde von V von Weizsäcker herausgegeben und eingeleitet: (1923) (Einleitung zu) Kant: Der Organismus. (Bd 1).

Mechanisten und Vitalisten
Der Streit der Mechanisten und Vitalisten wird in der »Dialektik der teleologischen Urteilskraft« von Kant im Zusammenhang der »Antinomie der Urteilskraft« erörtert. Vgl: H Driesch (1922) Geschichte des Vitalismus. Natur- und kulturphilosophische Bibliothek Bd 3, Leipzig: Barth.

31 *Herstellung des Homunculus*
Dtsch: Menschlein. – Seit dem 13. Jahrhundert ist die alchimistische Idee von der Herstellung eines künstlichen Menschen bezeugt. JW von Goethe läßt in Faust II (1832) (2. Akt, »Laboratorium«, V 6819 ff) den Homunculus nach einem Text von Paracelsus erzeugen.
»Liber primus de generationibus rerum naturalium« in: Paracelsus (1537) De natura rerum. – S 312 ff in: (1928) Theophrast von Hohenheim gen. Paracelsus. Sämtliche Werke. 1. Abt: Medizinische, naturwissenschaftliche und philosophische Schriften. Hrsg v K Sudhoff, Bd 11, München, Berlin: Oldenbourg.

Lebensgeister s Anm zu S 11.

32 *den Stichtag*
S 87 in: von Weizsäcker V (1950) Diesseits und jenseits der Medizin: »dem Stichtag«. Diese Korrektur setzt voraus, daß V von Weizsäcker Wöhlers Synthese des Harnstoffs (1828) auf 1840 datierte. Gemeint ist wahrscheinlich,

daß vom »Stichtag« der Harnstoffsynthese eine »Eindruckswirkung« ausging, die um 1840 ihren Höhepunkt fand. Der Text der Druckvorlage »Stichtag von Wöhlers Synthese« wird daher korrigiert: »Stichtag bei Wöhlers Synthese«.
In der Druckvorlage heißt es: »Synthese des Harnstoffs aus Ammoniak und Kohlesäure«; nach Wöhler (1828): Ammoniak und Cyansäure.

Reflexphysiologie
Vgl: E Marx (1939) Die Entwicklung der Reflexlehre seit Albrecht von Haller bis in die 2. Hälfte des 19. Jahrhunderts. M e Geleitw v V von Weizsäcker, vorgelegt durch Herrn von Weizsäcker in der Sitzung am 16. November 1938. Sitzungsber Heidelberg Akad Wiss, math-naturw Klasse Jg 1938, 10. Abh, Heidelberg: Weiss (das Geleitwort: Bd 4).

Goethe
Vgl: V von Weizsäcker (1949) Zur Farbenlehre. (Bd 1).

Johannes Müller
Vgl die ausführliche Darstellung: M Müller (1926) Über die philosophischen Anschauungen des Naturforschers Johannes Müller I-III. Arch Gesch Med 18, 130-50, 209-34, 328-50.

33 *vis formativa ... Hans Driesch*
Der Begriff der »vis formativa« wurde bei Driesch und auch bei anderen Autoren nicht aufgefunden. Driesch erwähnt die Wendung »nisus formativus« von JF Blumenbach (1752-1840) (1787 Institutiones physiologicae. Göttingen; 1789 Über den Bildungstrieb. Göttingen). Blumenbach bezeichnet den »nisus formativus« als »peculiaris vis corporibus organicis vivis connata« (Inst, S 462). S 56 in: Driesch H (1922) Geschichte des Vitalismus. Natur- und kulturphilosophische Bibliothek Bd III, Leipzig: Barth.
Vgl Drieschs Ausführungen über Formbildung und Entelechie in: Driesch H (1909).

omne vivum ex vivo
Die Formulierung geht zurück auf Francesco Redi (1626-97), der sich als Parasitologe, Embryologe, Helminthologe als erster mit der Theorie der Urzeugung auseinandersetzte. Ähnlich auch W Harvey: Omne vivum ex ovo – Alles Lebendige stammt aus dem Ei (1651 Exercitationes de generationibus animalium. London).

Pasteur
L Pasteur (1822-95) widerlegte die Theorie der Urzeugung, indem er bei Gärungsversuchen nachwies, daß in sterilen Nährflüssigkeiten keine Mikroorganismen entstehen (daher das sog. Pasteurisieren). Die entsprechenden Arbeiten sind zusammengestellt in: Pasteur L (1922).

Nun kommt die Zeit
Vgl: E Du Bois-Reymond (1872) Über die Grenzen des Naturerkennens. Ein Vortrag in der 2. Öffentlichen Sitzung der 45. Versammlung deutscher Naturforscher und Ärzte zu Leipzig am 14. August 1872 gehalten. Leipzig: Veit; in:

([2]1922) Reden von Emil Du Bois-Reymond, hrsg v E Du Bois-Reymond, Bd I, Leipzig: Veit.

Nachdem schon Driesch

Driesch begann mit Versuchen an zweizelligen Seeigelkeimen (1891, vgl S 59 ff in: 1909) und experimentierte später auch mit weiterentwickelten Organismen: (1897-1902) Studien über das Regulationsvermögen der Organismen I-VI, Arch Entw Mech V-XIV.

34 *künstliche Parthenogenese*

Vgl bes die Arbeiten von Jacques Loeb (1859-1924). zB J Loeb (1909) Die chemische Entwicklungserregung des tierischen Eies (künstliche Parthenogenese). Berlin: Springer.

Man stellt sich jetzt vor

Vgl: R Doerr (1943) Die Infektion als Gast-Wirt-Beziehung mit besonderer Berücksichtigung der tierpathogenen Virusarten. Arch ges Virusforsch 2, 88-153.

35 *eigenes Forschungsgebiet*

Zusammenfassend: V von Weizsäcker (1940, [4]1950) Der Gestaltkreis. (Bd 4).

Mittasch

Tl IV. »R. Mayers Auslösungs- oder Anstoßkausalität: ›Auslösung‹ als eine besondere Form kausalen Wirkens« S 55 ff in: Mittasch A (1940). – Mayer R (1876).

Zum Gesetz von der Erhaltung der Kraft s Anm zu S 7.

die Katalyse entdeckt

JJ Berzelius prägte 1835 den Begriff Katalyse. Katalytische Erscheinungen waren schon früher bekannt.

J Berzelius (1836) Einige Ideen über eine bei Hervorbringung organischer Verbindungen in der lebenden Natur bisher nicht beachtete, mitwirkende Kraft. In: Jahrbuch, hrsg v HC Schuhmacher, Stuttgart, Tübingen: Cotta.

Dazu: A Mittasch (1935) Berzelius und die Katalyse. Zum Gedächtnis der Aufstellung des Katalyse-Begriffs 1835. Leipzig: Akademische Verlagsgesellschaft. – (1939) Kurzgeschichte der Katalyse in Praxis und Theorie. Berlin: Springer.

36 *Begriffe der ... »kleinsten Wirkung«*

V von Weizsäcker orientiert sich im Folgenden wahrscheinlich an: M Planck (1914).

1707 bei Leibniz

Gemeint ist ein umstrittener Brief von Leibniz, er wurde von S König benutzt, um Leibniz gegenüber Maupertuis die Priorität bei der Aufstellung des Prinzips der kleinsten Wirkung zuzuweisen.

»Über das Kontinuitätsprinzip. Aus einem Briefe von Leibniz an Varignon« S 74-8, 556-9 in: Leibniz GW ([2]1924) WW II.

Zum Streit um diesen Brief: Anm 329 von E Cassirer, S 74 in: Leibniz GW

(^{2}1924) WW II. – 2. Buch, 2. Kap, 2. »Der Streit mit König und Voltaire, Maupertuis' Abreise von Berlin und Rückkehr 1751-1754« in: (1900) Geschichte der Königlich Preußischen Akademie der Wissenschaften zu Berlin. Im Auftrage der Akademie bearbeitet von A Harnack. 3 Bde, Berlin: Reichsdruckerei. – H von Helmholtz (1887) zur Geschichte des Princips der kleinsten Aktion. In: (1895) Wissenschaftliche Abhandlungen, 3. Bd, Leipzig: Barth. – Die Literatur ist zusammengestellt in: P Brunet (1938) Étude historique sur le principe de la moindre action. Actualités scientifiques et industrielles Bd 693, Paris, Hermann.

Hamilton
Gemeint ist das Hamiltonsche Prinzip (1834).

Gauss
Gemeint ist das Gaussche Prinzip des kleinsten Zwanges (1829).

Hertz
Gemeint ist das Hertzsche Prinzip der geradesten Bahn (1894).

Wir schreiben diesen Ausdruck
Das Plancksche Wirkungsquantum h hat die Dimension Energie · Zeit. Die Formel $\varepsilon = h \cdot \nu$ erstmals in: M Planck (1901).

37 *Kant*
Bezieht sich auf: »Des Systems der Grundsätze des reinen Verstandes 3. Abschnitt: Systematische Vorstellung aller synthetischen Grundsätze desselben«: »1. Axiome der Anschauung.«, »2. Antizipationen der Wahrnehmung.«, »3. Analogien der Erfahrung.« S 201-42 (A 159-211, B 197-257) in: Kant I (1781, ^{2}1782) WW II.

Kategorientafel
S 118 (A 80, B 106) in: Kant I (1781, ^{2}1787) WW II.

»natura non facit saltus«
s Anm zu S 321.

38 *Sinnesorgane ... Bewegungsorgane*
V von Weizsäcker postuliert ein »Relativitätsprinzip der Sinnesleistungen« S 78 f in: (^{4}1950) Der Gestaltkreis. (Bd 4). – Bewegungsorgane: vgl S 142 f aaO.

Jaspers
»Diese Rede wurde zur feierlichen Eröffnung der medizinischen Kurse an der Universität Heidelberg am 15. August 1945 gehalten ...« S 66, Anm in: Jaspers K (1945).
S. 72: »Die Freiheit des Menschen ist seine entschiedenste Wirklichkeit, aber für die wissenschaftliche Erfahrungserkenntnis gibt es keine Freiheit. Daher gehört zur Humanität ein Bild des Menschen, das über das Erkennbare hinaus vergegenwärtigt, was der Mensch sei und sein könnte.«

bestimmter Staatsgesetze
Gemeint sind »Das Gesetz zur Verhinderung erbkranken Nachwuchses«

(1933) sowie die antijüdischen Gesetze (Arierparagraph 1933, Nürnberger Gesetze: Reichsbürger-Gesetz, Blutschutzgesetz 1935).

39 *Ehrfurcht vor dem das Leben Hervorbringenden*
Wahrscheinlich kritische Anspielung auf Jaspers: »Der andere Pfeiler neben der Wissenschaftlichkeit ist die Humanität: Sie bedeutet die Ehrfurcht vor dem Menschsein ...« S 71 f in: Jaspers K (1945).

Anonyma

Sammlung »Überlieferung und Auftrag«, Reihe Schriften, H. 4, Bern: Francke (1946)

Literatur

*Diels H ([8]1956)
Die Fragmente der Vorsokratiker. Griechisch und deutsch. Hrsg v W Kranz, 3 Bde, Berlin: Weidmann

*Fichte JG (1794)
Grundlage der gesamten Wissenschaftslehre, als Handschrift für seine Zuhörer. Leipzig: Gabler; (1962) Johann Gottlieb Fichte. Ausgewählte Werke in sechs Bänden. Hrsg v F Medicus, Bd 1, Darmstadt: Wissenschaftliche Buchgesellschaft

*Hegel GWF (1812, 1816)
Wissenschaft der Logik, 2 Bde, Nürnberg: Schrag; (1958) Georg Wilhelm Friedrich Hegel. Sämtliche Werke. Jubiläumsausgabe in 20 Bänden, hrsg v H Glockner, Bd 4, 5, Stuttgart: Frommann

*Kant I (1781, [2]1787)
Kritik der reinen Vernunft. ([4]1975) Immanuel Kant. Werke in sechs Bänden. Hrsg v W Weischedel, Bd II, Darmstadt: Wissenschaftliche Buchgesellschaft

*Keyserling H (1932, 1951)
Südamerikanische Meditationen. Stuttgart: Deutsche Verlags-Anstalt

*Leibniz GW (1666)
Dissertatio de arte combinatoria. Leipzig; (1962) G. W. Leibniz. Mathematische Schriften. Hrsg v CI Gerhardt, Bd 5: Die mathematischen Abhandlungen. Hildesheim: Olms

*Leibniz GW (1702)
Betrachtungen über die Lehre von einem einigen, allumfassenden Geiste. In: ([2]1924) G. W. Leibniz. Philosophische Werke. Hrsg v A Buchenau u E Cassirer, Bd II: Hauptschriften zur Grundlegung der Philosophie 2. Bd, übers v A Buchenau, durchges u m Einl u Erl hrsg v E Cassirer, Philosophische Bibliothek Bd 108, Leipzig: Meiner

Leibniz GW (1714)
Monadologie. (^{2}1924) WW ii

Leibniz GW (1858)
De analysi situs. (1962) G. W. Leibniz. Mathematische Schriften. Hrsg v CI Gerhardt, Bd v: Die mathematischen Abhandlungen. Hildesheim: Olms

*Pascal B (1670)
Pensées de M. Pascal sur la religion et sur quelques autres sujets qui ont esté trouvées après sa mort parmy ses papiers. Paris; (1904, ^{4}1948) Pensées. Hrsg L Brunschwicg. Paris: Garnier; (^{6}1963) Über die Religion und über einige andere Gegenstände (Pensées). Hrsg u übertr v E Wasmuth, Heidelberg: Schneider; (^{8}1978) Werke. Bd i, Heidelberg: Schneider

Platon (1974)
Συμπόσιονο Symposion. In: Platon. Werke in acht Bänden. Griechisch und deutsch. Hrsg v G Eigler, Bd iii, bearb v D Kurz, Darmstadt: Wissenschaftliche Buchgesellschaft

Anmerkungen

Anonyma
Vgl S xix in: von Weizsäcker V (^{4}1950) Der Gestaltkreis. (Bd 4). – S 136 in: (1949, ^{2}1951) Begegnungen und Entscheidungen. (Bd i, S 316).

43 *nicht überarbeitet ... Anmerkungen und Ausführungen*
Eine Überarbeitung sowie Anmerkungen und Ausführungen sind nicht bekannt.

44 *Einige geniale Männer*
Xenophon: Συμπόσιον. (Symposion), Lukian: Συμπόσιον ἢ Λαπίθαι. (Das Gelage oder die Lapithen), Plutarch: Συμπόσιον τῶν ἑπτὰ σοφῶν. (Das Gelage der sieben Weisen).

44 *Vestigia terrent*
Die Spuren schrecken. – Nach einer Fabel von Aesop sagt der Fuchs zum kranken Löwen in seiner Höhle: Ich träte schon ein, wenn ich nicht sähe, daß viele Spuren hinein, keine aber hinausführt.

47 *Kant*
»Die menschliche Vernunft hat das besondere Schicksal in einer Gattung ihrer Erkenntnisse: daß sie durch Fragen belästigt wird, die sie nicht abweisen kann, denn sie sind ihr durch die Natur der Vernunft selbst aufgegeben, die sie aber auch nicht beantworten kann, denn sie übersteigen alles Vermögen der menschlichen Vernunft.«
S 11 (A vii) Vorrede in: Kant I (1781) WW ii.

48 *Um Lebendes zu erkennen*
Vgl S V in: von Weizsäcker V (^{4}1950) Der Gestaltkreis. (Bd 4).

50 *A = A*

Aristoteles formuliert den Satz von der Identität zB in: Analytica priora I 32, 47a, 8.

53 *schlechthinnigen Abhängigkeit* s Anm zu S 179.

das will, kann, darf, soll, muß

Vgl v, 3 »Die pathischen Kategorien, das Grundverhältnis und der Lebenskreis« in: von Weizsäcker V (⁴1950) Der Gestaltkreis. (Bd 4). – Kap 12-17 in: (1956) Pathosophie.

56 *Fichte*

1. Teil: »Grundsätze der gesamten Wissenschaftslehre« in: Fichte JG (1794).

Hegel

1. Kap »Seyn« in: Hegel (1812).

Empedokles

Fragmente 16, 17, 20 in: Diels H (⁸1956) WW 1.

Heraklit

Fragmente 63-66 in: Diels H (⁸1956) WW 1.

Anaximandros

Nr. 9 in: Diels H (⁶1958) WW 1.

59 *Grundsatz der Ontologie*

Parmenides, Fragment 5: τὸ γὰρ αὐτὸ νοεῖν ἔστιν τε καὶ εἶναι – wörtlich: Dasselbe aber ist denken und sein. In: Diels H (⁶1958) WW 1.

61 *Ersatz des Wortes Ich*

Vgl S 179 in: von Weizsäcker V (⁴1950) Der Gestaltkreis. (Bd 4).

64 *(Paulus)*

Wahrscheinlich Kompilation von Röm 8, 19 u 26.

Vgl auch: »Die Religion ist der Seufzer der bedrängten Kreatur, das Gemüt einer herzlosen Welt, wie sie der Geist geistloser Zustände ist.«

S 17 in: Marx K (¹⁴1982) Zur Kritik der Hegelschen Rechtsphilosophie. In: Karl Marx, Friedrich Engels. Studienausgabe. Hrsg I Fetscher, Bd 1, Frankfurt/M: Fischer Taschenbuch-Verlag

Betrachtung ... eines Werkzeuges

Vgl S 98 in: von Weizsäcker V (1954) Natur und Geist. Bd 1, S 81.

67 *Amor fati*

Aph 276 »Zum Neuen Jahre« S 161 in: Nietzsche F (1955) Die fröhliche Wissenschaft. In: Friedrich Nietzsche. Werke in 3 Bänden. Hrsg v K Schlechta, Bd 2, München: Hanser. – Epilog 1, S 1057 in: Nietzsche contra Wagner. WW 2. – »Der Fall Wagner« 4, S 1151; »Warum ich so klug bin« 10, S. 1098 in: Ecce homo, wie man wird, was man ist. WW 2. – »Mein neuer Weg zum Ja« S. 834 in: (1956) Aus dem Nachlaß der achtziger Jahre. WW 3.

Um Lebendes zu verstehen

s Anm zu S 48.

73 *Sokrates ist ein Mensch*
Standardbeispiel der Logiker für den Syllogismus »Barbara«.
Aristoteles: Analytica priora, A 4, 25, b 37-39. (dort in der allgemeinen Form unter Benutzung von Synsolen).

75 *Auslösung* s Anm zu S 35.

petites perceptions
S 57 in: Leibniz GW (1702) Die Lehre von einem einzigen, allumfassenden Geist. WW II. – S 440 in: Leibniz GW (1714) Monadologie. WW II. – Der Sache nach vgl auch S 182, 215, 234, 281 in: WW II.

esprit de finesse
»Différence entre l'esprit de géometrie et l'esprit de finesse« Fragment 1-4 in: Pascal B (1904).

formae des Aristotelismus
Anspielung auf die in der Geschichte des Aristotelismus tradierten vier causae des Aristoteles: causa materialis, causa formalis, causa efficiens, causa finalis.

76 *contra vim mortis*
Mittelalterliche Sentenz. Vgl das deutsche Sprichwort: Gegen den Tod ist kein Kraut gewachsen.

77 *den Frieden erhofft*
Wahrscheinlich eine Interpretation späterer Äußerungen von Leibniz zur Kombinatorik: Die Kombinatorik gehört als »Wissenschaft der Formen« zur Metaphysik. Sie behandelt die »Qualität im allgemeinen oder das Verhältnis des Ähnlichen und Unähnlichen«. Auf dem Hintergrund der »prästabilierten Harmonie« verleiht sie Einsicht in den harmonischen Zusammenhang der Welt. Vgl »Die Methoden der universellen Synthesis und Analysis« S 50; »Aus den ›Metaphysischen Anfangsgründen der Mathematik‹« S 62 in: Leibniz GW (²1924) WW I.
Vgl auch Kap 38c u 39, S 86f in diesem Band in: V von Weizsäcker. Anonyma.

78 *Keyserling*
Kap »Schicksal«, S 114f in: Keyserling H (1932).
Vgl S 108 in: von Weizsäcker V (1954) Natur und Geist. (Bd 1, S 88).

»Als es Zeit war ... sollte.«
Luk 2,6.

(Kant)
zB S 74 (B 41) in: Kant I (²1787) WW II. – »Wie ist reine Mathematik möglich?« § 6-13 in: Kant I (1783) Prolegomena zu einer jeden künftigen Metaphysik, die als Wissenschaft wird auftreten können. WW III.

79 *Der Drang*
Zum Begriff des Dranges vgl M Scheler (1928) Die Stellung des Menschen im Kosmos. Darmstadt: Reichl; (⁶1962) Bern, München: Francke; (1976) Max Scheler. Gesammelte Werke. Bd 9: Späte Schriften. Hrsg v MS Frings, Bern, München: Francke.

80 *ebenso für rot*
Vgl S 246 in: von Weizsäcker V (1927) Über medizinische Anthropologie (Bd 5, S 186).
dazu: S 50 in: Lipps Th (^{2}1906) Leitfaden der Psychologie. Leipzig: Engelmann.

Hegel
S 354, 361 in: Hegel GWF (1955) System der Philosophie. Tl 1: Die Logik. WW 8. – S 409 f in (1959) Vorlesungen über die Philosophie der Religionsgeschichte, Bd 2, WW 16.

81 *suum cuique*
Jedem das Seine – Ausspruch von Cato (d Ä): suum cuique per me uti atque frui licet – soweit es an mir liegt, soll jeder das Seine nutzen und genießen dürfen.

84 *»Faulheit der Vernunft«*
Vgl S 596, 654 (A 689, 773; B 717, 801) in: Kant I (1781, ^{2}1787) WW II.

85 *durch das Schema*
»Von dem Schematismus der reinen Verstandesbegriffe« S 187-94 (A 137-48, B 176-87) in: Kant I (1781, ^{2}1787) WW II.

86 *Leibniz erkannte*
S 71 in: Leibniz GW (^{2}1924) WW I. – S 172 in: Leibniz GW (1962) WW V.

87 *»daß ähnlich das ist ... kann.«*
S 71 f in Leibniz GW (^{2}1924) WW I. – S 180 in: Leibniz GW (1962) WW V.

»gleichsam nur ein geistiges Auge ... verfügt«
S 72 f in: Leibniz (^{2}1924) WW II. – S 180 in: Leibniz GW (1962) WW V.

»Euthanasie« und Menschenversuche

a) Psyche 1, 68-102 (1947)
b) Heidelberg: Schneider (1947)

Literatur

*Freud, S (1915)
Einige Charaktertypen aus der psychoanalytischen Arbeit. (1940 ff) Gesammelte Werke. A Freud (eds) Bd X, Frankfurt/M: Fischer

*Hippokrates
Ὅρκος. In: (1839-1861) Oeuvres complètes d'Hippocrate. Ed E Littré, Bd IV Paris (1961/62) Amsterdam: Hakkert; Der (Ärzte-)Eid. In: (1933-1940) Die Werke des Hippokrates. Die hippokratische Schriftensammlung in neuer deutscher Übersetzung. Hrsg v R Kapferer unt Mitw v G Sticker, Bd I, 1, Stuttgart: Hippokrates; In: Lichtenthaeler Ch (1984) Der Eid des Hippokrates, Entste-

hung und Bedeutung. Köln: Deutscher Ärzteverlag; ([6]1985) Eid des Hippokrates. Hrsg v H Schipperges, Heidelberg: Haug

Mitscherlich A (1946, [2]1948)
Freiheit und Unfreiheit in der Krankheit. Das Bild des Menschen in der Psychotherapie. Hamburg: Claasen & Goverts; (1977) Studien zur psychosomatischen Medizin III. Frankfurt/M: Suhrkamp; (1983) Alexander Mitscherlich. Gesammelte Schriften. Bd 1: Psychosomatik 1, Frankfurt/M: Suhrkamp

Mitscherlich A, Mielke F (1947)
Das Diktat der Menschenverachtung. Eine Dokumentation. (Aus der Deutschen Ärztekommission beim Amerikanischen Militärgericht 1 in Nürnberg) Heidelberg: Schneider; (1949) Wissenschaft ohne Menschlichkeit. Medizinische und eugenische Irrwege unter Diktatur, Bürokratie und Krieg. M e Vorw der Arbeitsgemeinschaft der Westdeutschen Ärztekammern, Heidelberg: Schneider; (1960, [7]1983) Medizin ohne Menschlichkeit.
Dokumente des Nürnberger Ärzteprozesses. Frankfurt/M: Fischer Taschenbuch Verlag

Platon (1973)
Γοργίας. Gorgias. In: Platon. Werke in acht Bänden. Griechisch und deutsch. Hrsg v G Eigler, Bd II, bearb v H Hofmann, Darmstadt: Wissenschaftliche Buchgesellschaft

Platon (1971)
Πολιτεία. Politeia. WW IV

von Schiller F (1803)
Die Braut von Messina oder die feindlichen Brüder. Ein Trauerspiel mit Chören. In: (1959) Friedrich Schiller. Sämtliche Werke. Hrsg v G Fricke u in Verb m H Stubenrauch v HG Göpfert, Bd 2: Dramen II, München: Hanser

von Uexküll Th (1947)
Krise der Humanität. Die Zeit 2, Nr. 7, 3

von Weizsäcker V (1934, [2]1935)
Ärztliche Fragen. Vorlesungen über allgemeine Therapie. Leipzig: Thieme (Bd 5)

Anmerkungen

91 *Nürnberger Ärzteprozeß*
Der Prozeß begann am 9. 12. 1946, er dauerte bis 20. 8. 1947. (In der Nachfolge des Prozesses gegen die Hauptkriegsverbrecher 14. 11. 1945-1. 10. 1946; Informationen über den Prozeßverlauf bei A Mitscherlich, F Mielke (1947).

im gleichen Verlag
Die »Psyche. Eine Zeitschrift für Tiefenpsychologie und Menschenkunde in Forschung und Praxis.« (Hrsg H Kunz, A Mitscherlich, F Schottlaender) erschien 1947-1951 im Lambert Schneider Verlag Heidelberg.

95, Anm 1 *von Weizsäcker ... A Mitscherlich*
V von Weizsäcker: s Bd 5, S 323 f.
IX, 4 »Heilung und Vernichtung, der Todestrieb« S 124 ff in: Mitscherlich A (1983).
Aus der Stellungnahme Mitscherlichs zur Forderung einer ärztlichen Vernichtungslehre: »Hinter derartigen erschreckenden Forderungen bedeutender Männer verbirgt sich ein Problem. Der naturwissenschaftliche Arzt hat seit langem gänzlich aus dem Auge verloren, daß er auch zum Tode und zur Würde des Todes hinzuführen hat. Es wäre deshalb wohl weniger mißverständlich, von Todeslehre als von Vernichtungslehre zu sprechen. Aber das Beispiel der Schwangerschaftsunterbrechung, ihre unausgesetzte praktische Durchführung bei gesetzlichem Verbot und offizieller Ratlosigkeit zeigt, daß auch Vernichtung vom Arzt gefordert wird und daß sie sich ethisch keineswegs ein für allemal ablehnen läßt. Was allerdings als »Euthanasie« in der jüngsten Vergangenheit signiert wurde, war nichts anderes als ein Paroxysmus jener schon oben erwähnten verstümmelten ›Therapie‹, ihr ›natürliches‹ Ende: die Gesamtausschaltung des Menschen. Die Aggression, die sich hier befriedigte, ist ein Kind des Todestriebes (Freud), jenes in jeder Krankheit wirkenden und deshalb sehr wohl in den ärztlichen Aufgabenbereich gehörenden Triebes, der sich um so reißender und furchtbarer offenbart, je tiefer die Kluft zwischen bewußter und unbewußter Lebensführung ist und je brüchiger deshalb die bewußte Bindung ans Leben ist. Überdies wäre jener rasche Rückschritt von der durch aufgeklärte Sentimentalität unterbauten Aggressivität bei der Tötung unheilbar Geisteskranker zur vollkommerzialisierten und politisierten Menschenschlachtung unmöglich gewesen ohne ein schon sehr lange dem Bewußtsein vermitteltes Menschenbild, in dem wissenschaftsoffiziell ein Subjekt nicht enthalten ist. Es ist undenkbar, daß so etwas geschieht, wo menschliche Freiheit als soziale Wirklichkeit nicht längst und gründlich verloren wurde.« (S 125 aaO).

97 *Die gegenwärtigen Versuche*
Die Charta der Vereinten Nationen (1945) forderte im Dienst des Zieles »künftige Geschlechter vor der Geisel des Krieges zu bewahren« (Präambel) in Artikel 1, 3 die »Achtung vor den Menschenrechten und Grundfreiheiten«. Auf diesem Hintergrund führte die Arbeit der Menschenrechtskommission (1. Sitzung Januar/Februar 1947) zur allgemeinen Erklärung der Menschenrechte am 10. 12. 1948.

Status nascendi
Entstehungszustand – Chemie: besonders reaktionsfähiger Zustand von Stoffen zum Zeitpunkt ihrer Freisetzung.

98 *exzitierender Mittel*
d h anregende Mittel.

99 *Malariatherapie der Paralyse*
Julius Wagner Ritter von Jauregg (1857-1940) wandte 1917 erstmals die Malariatherapie (Malaria tertiana) bei Paralyse an:

J Wagner Ritter von Jauregg (1918/19) Über die Einwirkung der Malaria auf die progressive Paralyse. Psychiat neurol Wschr 20, 132ff, 251ff. – (1936) Fieber- und Infektionstherapie. Ausgewählte Beiträge 1887-1935 mit verknüpfenden und abschließenden Bemerkungen. Wien, Leipzig, Bern: Weidmann

Fieber- und Schocktherapien

Insulinschock (M Sakel 1933), Cardiazolschock (L von Meduna 1934), Elektroschock (U Cerletti, L Bini, 1937), Amphetaminschock (Reznikow 1941). Fiebertherapien wurden auch in der Inneren Medizin bei rheumatischen und allergischen Erkrankungen eingesetzt.

101 *nicht mitzuleiden*

Anspielung auf die Übersetzung von V 523 der »Antigone« von Sophokles (Karl Reinhardt): »Nicht mitzuhassen mitzulieben bin ich da.«

103 *Abraham opfert den Sohn*

Gen (1. Mos) 22.

Agamemnon die Tochter

Agamemnon versucht, von dem Seher Kalchas veranlaßt, Iphigenie der Artemis zu opfern, da sie das Auslaufen der Flotte nach Troja verhindert. Die Göttin entrückt Iphigenie und ersetzt sie durch eine Hirschkuh.

108 *Dr. Mitscherlich*

Vorwort S 11 f, Nachwort S 171-3 in: Mitscherlich A, Mielke F (1947).
Vgl auch: »Die freie Gesellschaft duldet keine Diktatur« S 26-30 in: Mitscherlich A (1946) Entwicklungsgrundlagen eines freien Sozialismus. In: Mitscherlich A, Weber A: Freier Sozialismus, Heidelberg: Schneider, Winter.
In: (1983) Alexander Mitscherlich. Gesammelte Schriften. Hrsg v K Menne Bd 6: Politisch-publizistische Aufsätze 1, hrsg v H Wiegandt, Frankfurt/M: Suhrkamp.

109 *Schiller*

»Das Leben ist der Güter Höchstes nicht, der Übel Größtes aber ist die Schuld.«
Schluß von: F von Schiller (1803) Die Braut von Messina.

110 *(»Habeas-corpus-Akte der Medizin«)*

Habeas-corpus-Akte: Englisches Staatsgesetz von 1679, Verbot von Verhaftungen ohne richterliche Untersuchungen, Regelung des gerichtlichen Vorgehens usw.
Vgl VI »Eine Habeas-corpus-Akte der Medizin« S 71-80 in: von Weizsäcker V (1948) Zum Begriffe der Arbeit. Eine Habeas-corpus-Akte der Medizin? (Bd 8, S 259-67).

»Du sollst nicht töten«

Dtn (5. Mos) 5,17; Ex (2. Mos) 20,13.

112 *den älteren Sprachgebrauch*

Im Hellenismus bedeutet Euthanasie so viel wie eines glücklichen und ehrenhaften Todes sterben. Im Sinne von Sterbehilfe erstmals bei F Bacon (»Euthanasie der Vernunft« A 407, B 433 in: Kant I, 1781, ²1784, Kritik der reinen Vernunft) Die Sterbehilfe wurde im 19. Jahrhundert diskutiert. Um die Jahrhundertwende unter dem Einfluß des Monistenbundes Diskussion über die sogenannte »erweiterte Sterbehilfe« (Beschleunigung des Sterbens und Tötung auf Verlangen bei unheilbarer Krankheit, vgl die Diskussion in: Das monistische Jahrhundert, 2, 1913) Schließlich: K Binding, A Hoche (1920) Die Freigabe der Vernichtung lebensunwerten Lebens. Leipzig: Meiner.

liebe den anderen
Lev (3. Mos) 19,18; Matth 19,19; 22,39; Luk 10,27.

115 *»nil nocere«*
Griech: μὴ βλάπτειν – nicht schaden. Hippokrates: Epidemische Krankheiten, 1. Buch.
S 634 in: (1839 ff) Oeuvres complètes d'Hippocrate. Ed E Littré, Bd II, Paris.

118 *Versuche an warmblütigen Tieren*
Home Office: Britisches Innenministerium.
Vgl auch § 7-10 des Deutschen Tierschutzgesetzes: Bundesgesetzblatt Teil 1, Nr. 74, 29. 7. 1972.

119/120 *Anwendung der Gewalt ... sittlich gerechtfertigt*
Der Satz ist gemeint als Forderung: Gewalt darf nur angewendet werden, wenn sie sittlich gerechtfertigt ist.

123 *Protokolle und Dokumente des Nürnberger Prozesses*
Die Dokumente des Nürnberger Ärzteprozesses sind vollständig zugänglich im Institut für Zeitgeschichte, München sowie im Bundesarchiv Koblenz.
Eine vollständigere Dokumentation des Nürnberger Ärzteprozesses als die von Mitscherlich und Mielke (1947) konnte für die Zeit der Entstehung dieses Aufsatzes nicht nachgewiesen werden.
Der Nürnberger Ärzteprozeß ist dokumentiert in Bd 1 u 2 von: (1950-53) Trails of War Criminals before the Nuernberg Military Tribunals under Contral Counsil Law Nr 10, Nuernberg Octobre 1946-April 1949, Vol 1-15. Washington: US Gouvernm Print Off.
Die dort ausführlich behandelten Verbrechen werden auch bereits erwähnt in: (1947-49) Trial of the War Criminal, before the International Military Tribunal, Nuremberg 14 novembre 1945-1 octobre 1946. Vol 1-42. Nuremberg: International Military Tribunal.

125 *felix culpa*
»O Felix culpa quae talem ac tantum meruit habere redemptorem« – O glückselige Schuld, die einen so großen Erlöser verdient hat.
Aus dem »Exsultet«. Katholische Liturgie: Lobpreis der Osterkerze in der Osternachtsfeier.

128 *nulla poena sine lege*
Keine Strafe ohne Gesetz. – Rechtsgrundsatz, er umfaßt in seiner heutigen Bedeutung: 1. Verbot der Rückwirkung von neuen oder veränderten Strafgeset-

zen, 2. Verbot der Anwendung von Gewohnheitsrecht und rechtlichen Analogien, 3. Gebot der Bestimmtheit der Strafgesetze nach Strafvoraussetzung und Rechtsfolge. Die historischen Wurzeln des Grundsatzes reichen zurück bis ins römische Recht. Zu seiner heutigen Geltung wurde das Prinzip in der Aufklärung weiterentwickelt. PJA Ritter von Feuerbach (1775-1883) formulierte den gebräuchlichen lateinischen Wortlaut und führte den Grundsatz ins deutsche Strafrecht ein. Im Nationalsozialismus wurde das Prinzip weitgehend außer Kraft gesetzt. Aufnahme ins Grundgesetz für die Bundesrepublik Deutschland Art 103, Abs 2 und ins Strafgesetzbuch § 1. – Die Rechtmäßigkeit der Nürnberger Prozesse konnte mit diesem Grundsatz nicht bestritten werden, da er nicht völkerrechtlich verankert war. Inzwischen in Art 7 der Menschenrechtskonvention und in Art 99 der 3. Genfer Konvention über die Kriegsgefangenen.

133 *(Gorgias und Politeia)*
496c in: Platon (1973) WW II.
Die Frage nach Recht und Unrecht ist Thema des 1. Buches der Politeia (1973) WW IV.

Menschenrechte
s Anm zu S 97.

Der Begriff der Allgemeinen Medizin

Beiträge aus der Allgemeinen Medizin H. 1, 1-44, Stuttgart: Enke

Literatur

Bacon F (1620)
Novum organum scientiarum. London; (1981) Neues Organon der Wissenschaften. Übers u hrsg v ATh Brück, Darmstadt: Wissenschaftliche Buchgesellschaft

*Breuer J, Freud S (1895, ⁴1922)
Studien über Hysterie. Leipzig, Wien: Deuticke; Freud S (1940 ff) Gesammelte Werke. A Freud (eds) Bd I, Frankfurt/M: Fischer

*Bumke O (1926)
Das Unterbewußte. Eine Kritik. Berlin: Süringer

*Bumke O (1931)
Die Psychoanalyse. Eine Kritik. Berlin: Springer; (²1938) Die Psychoanalyse und ihre Kinder. Eine Kritik. Berlin: Springer

Cohnheim J (1872, ²1878)
Vorlesungen über allgemeine Pathologie. Ein Handbuch für Studierende und Ärzte. Berlin: Hirschwald

Darwin ChR (1859)
On the origin of the species by means of natural selection, or the preservation of favoured races in the struggle for live. London: Murray; ([6]1876) Die Entstehung der Arten durch natürliche Zuchtwahl, oder, die Entstehung der begünstigten Rassen im Kampfe um's Dasein. Gesammelte Werke. Übers v JV Carus, Bd 2, Stuttgart: Schweizerbarth; (1963) Übers v CW Neumann, Reclams Universal-Bibliothek, Stuttgart: Reclam

Descartes R (1662)
De homine. (1664) Traité de l'homme; (1963) Le monde et le traité de l'homme. In: René Descartes: Oeuvres philosophiques. Tom I, Ed F Alquié, Paris: Garnier; (1969) Über den Menschen. Sowie Beschreibung des menschlichen Körpers. Nach der ersten französischen Ausgabe von 1664, übers u m e hist Einl u Anm vers v KE Rothschuh, Heidelberg: Schneider

*Descartes R (1641)
Meditationes de prima philosophia in qua dei existentiae et animae immortalis demonstratur. (1964) Oeuvres de Descartes. Publ par Ch Adam, P Tannery, Nouv prés, Tom 7, Paris: Vrin; (1960) Meditationen über die Grundlagen der Philosophie. Aufgrund der Ausgaben v A Buchenau neu hrsg v L Gäbe Philosophische Bibliothek Bd 271, Hamburg: Meiner

*Du Bois-Reymond E (1872)
Über die Grenzen des Naturerkennens. Ein Vortrag in der zweiten öffentlichen Sitzung der 45. Versammlung deutscher Naturforscher und Ärzte zu Leipzig am 14. August 1872 gehalten. Leipzig: Veit; In: ([2]1912) Reden von Emil Du Bois-Reymond, mit einer Gedächtnisrede von J Rosenthal, hrsg v E Du Bois-Reymond, Leipzig: Veith

*Freud S (1920)
Jenseits des Lustprinzips. (1940 ff) Gesammelte Werke. A Freud (eds) Bd XIII, Frankfurt/M: Fischer

*Freud S (1923)
Das Ich und das Es. WW XIII

von Goethe JW (1774; 1787)
Die Leiden des jungen Werther. In: (1951) Goethes Werke. Hamburger Ausgabe in 14 Bänden. Hrsg E Trunz, Bd VI: Romane und Novellen 1. Bd, Hamburg: Wegner

von Goethe JW (1832)
Faust, der Tragödie 2. Teil. In: ([6]1962) Goethes Werke. Hamburger Ausgabe in 14 Bänden. Hrsg E Trunz, Bd III: Dramatische Dichtungen 1. Bd, Hamburg: Wegner

*Hoche A (1910)
Eine psychische Epidemie unter Ärzten. Med Klin 6, 1007-10

*Hoche A (1913)
Über den Wert der »Psychoanalyse«. Arch Psychiatr Nervenkr 51, 1053-79

Kant I (1781, [2]1787)
Kritik der reinen Vernunft. ([4]1975) Immanuel Kant. Werke in 6 Bänden. Hrsg v W Weischedel, Bd II, Darmstadt: Wissenschaftliche Buchgesellschaft

Kant I (1788)
Kritik der praktischen Vernunft. In: WW IV

von Krehl L (1898, [12]1923)
Pathologische Physiologie. Leipzig: Vogel, ([13]1930) Entstehung, Erkennung und Behandlung innerer Krankheiten, Bd I: Pathologische Physiologie. Leipzig, Berlin: Vogel

von Krehl L (1902)
Über die Entstehung hysterischer Erscheinungen. Volkmanns Sammlung klinischer Vorträge NF 330, Leipzig: Breitkopf u Härtel

*von Kries J (1923)
Allgemeine Sinnesphysiologie. Leipzig: Vogel

Kütemeyer W (1947)
Wandlungen medizinischer Anthropologie. Beiträge aus der Allgemeinen Medizin H I, Stuttgart: Enke

Leibniz GW (1695)
Système nouveau de la nature et de la communication des substances aussi bien que de l'union qu' il y a entre l'âme et le corps; ([2]1924) Neues System der Natur und der Gemeinschaft der Substanzen, wie der Vereinigung zwischen Körper und Seele. In: G. W. Leibniz. Philosophische Werke. Hrsg v A Buchenau u E Cassirer Bd 2: Hauptschriften zur Grundlegung der Philosophie 2. Bd, übers v A Buchenau, durchges u m Einl u Erl hrsg v E Cassirer, Philosophische Bibliothek Bd 108, Leipzig: Meiner

Leibniz GW (1714)
Monadologie. WW 2

Lotze H (1842)
Allgemeine Pathologie und Therapie als mechanische Naturwissenschaften. Leipzig: Weidmann

Lotze H (1843)
Logik. Leipzig: Weidmann. (1874) System der Philosophie I: Logik. Drei Bücher vom Denken, vom Untersuchen und vom Erkennen. Leipzig: Hirzel; (1912, 1928) hrsg u eingel v G Misch, Philosophische Bibliothek Bd 141, Leipzig: Meiner

*de Montesquieu Ch (1748)
De l'esprit des lois. Genève: Barrillot

*Pascal B (1670)
Pensées de M. Pascal sur la religion et sur quelques autres sujets qui ont esté trouvés après sa mort parmy ses papiers. Paris; (1946) Pensées et opuscules. Publ par ML Brunschwicg, Paris: Hachette. ([6]1963) Über die Religion und über

einige andere Gegenstände (Pensées) hrsg u übertr v E Wasmuth, Heidelberg: Schneider. (^{8}1978) Werke. Bd 1, Heidelberg: Schneider.
(^{8}1978) Werke. Bd 1, Heidelberg: Schneider

*Ramón y Cajal S (1894)
Les nouvelles idées sur la structure de système nerveux chez l'homme et chez les vertébrés. Ed francaise rev et augm par l'auteur, Tr WL Azoulay, Paris: Reinwald

*Ramón y Cajal S (1906)
Studien über die Hirnrinde des Menschen. H 5: Vergleichende Strukturbeschreibung und Histogenesis der Hirnrinde. Anatomisch-physiologische Betrachtungen über das Gehirn. Struktur der Nervenzellen des Gehirns. Übers v J Bresler, Leipzig: Barth

Rindfleisch GE (1883)
Die Elemente der Pathologie. Ein natürlicher Grundriß der wissenschaftlichen Medicin. Leipzig: Engelmann

*Sartre JP (1943)
L'être et le néant. Essai d'ontologie phénomenologique. Paris: Gallimard; (1962) Das Sein und das Nichts. Versuche einer phänomenologischen Ontologie. Übers J Streller, KA Ott, A Wagner. Hamburg: Rowohlt

*Sartre JP (1946)
L'existentialisme est un humanisme. Collection Pensées, Paris: Nagel; (1947) Ist der Existenzialismus ein Humanismus? Zürich: Europa Verlag

*Schleiermacher F (1821/22)
Der christliche Glaube. Nach den Grundsätzen der evangelischen Kirche im Zusammenhang dargestellt. Berlin: Reimer; (1980) Kritische Gesamtausgabe. Bd 7, 1, 2, hrsg v H Peiter, Berlin: de Gruyter; (1984) Studienausgabe, 2 Bde, hrsg v H Peiter, Berlin: de Gruyter

Zola E (1886)
L'oeuvre. Les Rougon Macquart, histoire naturelle et sociale d'une famille sous le seconde empire, Vol 14, Paris: Charpentier; (1983) Paris: Gallimard. (1976) Das Werk. Übers v H Balzer, München: Kindler

Anmerkungen

135 *Der Begriff der Allgemeinen Medizin*
Der Untertitel »Einführung in die Schriftenreihe« findet sich nur auf dem Titelblatt von H 1 der »Beiträge aus der Allgemeinen Medizin«.

Sokrates und Platon
s Anm zu S 239.

liebe deinen Nächsten
Lev (3. Mos) 18, 19; Matth 19, 19; 22, 39; Luk 10, 27.

138 *Nietzsche*
Vgl: F Nietzsche (1887) Also sprach Zarathustra. Ein Buch für Alle und Keinen. In (1955) Friedrich Nietzsche. Werke in 3 Bänden. Hrsg v K Schlechta, Bd 2, München: Hanser.

139 *Joh. v. Kries*
S 12 in: von Weizsäcker V (1954) Natur und Geist. (Bd 1, S 16).

140 *mit ihren Gegnern identifiziert*
s Anm zu S 237.

141 *man hat gesagt*
Wahrscheinlich Anspielung auf S 72 in: Jaspers K (1945) Erneuerung der Universität. Eine Rede. Die Wandlung 1, 66-74.
Vgl S 38 u Anm.

Knecht und Herr
Anspielung auf IV, A »Selbständigkeit und Unselbständigkeit des Selbstbewußtseyns, Herrschaft und Knechtschaft« S 148-58 in: Hegel GWF (1806) Phänomenologie des Geistes. (1951) Sämtliche Werke. Jubiläumsausgabe in zwanzig Bänden, neu hrsg v H Glockner, Bd 2, Stuttgart: Frommann.

144 Prinzip des Sündenbocks
Lev (3. Mos) 16, 10.

Christian Science
Christliche Wissenschaft – von Mary Baker Eddy (1821-1910) gegründete Glaubensgemeinschaft. Da Gott Geist und alles in allem ist, werden Materie, Tod, Krankheit als Illusion aufgefaßt. Die mentale Heilung besteht daher in der Einsicht in die geistige Natur des Menschen.

152 *medizinische Habeas-Corpus-Akte*
s Anm zu S 120.

157 *»Die Menschen ... zu besitzen«*
Nr. 28, S. 441 f in: Leibniz GW (²1924) WW II.

»Die Erkenntnis ... Geist nennt.«
Nr. 29, S 442 in: Leibniz GW (²1924) WW II.

158 *Ernst Cassirer*
S 442 Anm 486 in: Leibniz GW (²1924) WW II.
(In Cassirers Anmerkung werden die Begriffe »Materialismus« und »Idealismus« nicht benutzt.

158 *res cogitans ... res extensa*
Denkende Substanz und ausgedehnte Substanz – 6. Meditation in: Descartes R (1641).

»beseelten Punkte« ... formae substantiales
Wahrscheinlich ist gemeint: »Nun kann die Vielheit ihre Realität nur von den wahrhaften Einheiten haben ... Um also diese reellen Einheiten zu finden, mußte ich zu einem reellen und sozusagen beseelten Punkte zurückgehen, d. h.

zu einem substantiellen Atome, das etwas Formales oder Aktives einschließen muß, um ein vollständiges Wesen zu bilden. Ich sah mich also gezwungen, die heute so verschrienen substantiellen Formen zurückzurufen und gewissermaßen wieder zu Ehren zu bringen ... Ich fand nun, daß ihre Natur in der Kraft besteht und daß daraus etwas dem Vorstellen und Begehren Verwandtes folgt, daß man sie demnach analog der Art, in der wir die Seele denken, auffassen muß ... Aristoteles nennt sie erste Entelechien; ich bezeichne sie, vielleicht verständlicher, als ursprüngliche Kräfte ...«
S 260 in: Leibniz GW (1695) ([2]1924) WW II. – Vgl auch Leibniz an Arnauld (September 1687) S 231 in: Leibniz ([2]1924) WW II. – Abschn 11 ff in: Leibniz (1686) Metaphysische Abhandlung. ([2]1924) WW II.
Vgl ferner S 5 ff in: Cassirer E ([2]1924) Einleitung zu: WW II.

159 *Kant*
s Anm zu S 13.

160 *der Anatomie ... gegenüberzustellen*
Einführung S 8 ff in: von Krehl ([12]1923).

162 *Glauben können wir eigentlich nur*
Vgl Kap 18 in: von Weizsäcker V (1946) Anonyma. (In diesem Band, S 65).

Ubiquität
Theologischer Begriff: Allgegenwart Gottes.

167 *(Vermögen der Ideen) ... (Vermögen der Begriffe)*
zB: »Von der Vernunft überhaupt« S 311-4 (A 298-301, B 355-9) in: Kant I (1781, [2]1787) WW II. – § 41 in: (1783) Prolegomena zu einer jeden künftigen Metaphysik, die als Wissenschaft wird auftreten können. WW III. – § 76 in: (1790) Kritik der Urteilskraft. WW V.

168 *Du Bois-Reymonds Ignorabimus*
Anspielung auf die Schlußsätze der 1872 bei der 45. Versammlung Deutscher Naturforscher und Ärzte in Leipzig gehaltenen Rede »Über die Grenzen des Naturerkennens«: »Gegenüber den Rätseln der Körperwelt ist der Naturforscher längst gewöhnt, mit männlicher Entsagung sein ›Ignoramus‹ auszusprechen. Im Rückblick auf die durchlaufene siegreiche Bahn trägt ihn dabei das stille Bewußtsein, daß, wo er jetzt nicht weiß, er wenigstens unter Umständen wissen könnte, und dereinst vielleicht wissen wird. Gegenüber dem Rätsel aber, was Materie und Kraft seien, und wie sie zu denken vermögen, muß er ein für allemal zu dem viel schwerer abzugebenden Wahlspruch sich entschließen: ›Ignorabimus‹.«

173 *»behandelnder Psychologe«*
Im Mai 1936 wurde das »Deutsche Institut für Psychologische Forschung und Psychotherapie« auf Veranlassung des Reichsärzteführers und des Reichsministeriums des Inneren mit der Aufgabe gegründet, eine »Neue deutsche Seelenheilkunde« zu vertreten. Das Institut bestand bis zu seiner Zerstörung bei der russischen Besetzung von Berlin. – Nichtärztliche Therapeuten mit abgeschlos-

senem akademischem Studium konnten nach einer zweijährigen Ausbildung an diesem Institut vom Reichsinnenministerium als »Behandelnder Psychologe« zugelassen werden. – Nach dem 2. Weltkrieg begann das »Institut für Psychotherapie und Tiefenpsychologie e. V. Stuttgart« (gegründet am 2. 4. 1948) ebenfalls mit der Ausbildung von behandelnden Psychologen. Wegen des Widerstandes der Ärzteschaft wurde dieser Ausbildungsgang bereits 1949 aufgegeben.
Kap 6.1 u 6.3 in: Lockot R (1985) Erinnern und Durcharbeiten. Zur Geschichte der Psychoanalyse und Psychotherapie im Nationalsozialismus. Frankfurt/M: Fischer Taschenbuch-Verlag.
W. Bohleber (1986) Zur Geschichte der Psychoanalyse in Stuttgart. Psyche 40 377-411.

174 *Zola's »L'Oeuvre«*
Eine fiktive Künstlerbiographie aus der Zeit der Entstehung des Impressionismus. Die Hauptperson trägt Züge von Cézanne. Es ist keine Schilderung der Entstehung des Impressionismus, sondern eine Darstellung der gesellschaftlichen Situation des Künstlers beabsichtigt.

175 *Bleuler*
E Bleuler (1857-1939) hatte nicht geringe Bedeutung für die Entwicklung der Psychoanalyse und Psychotherapie, auch wenn er ihr nicht unkritisch gegenüberstand. Ansätze zum psychoanalytischen Verstehen der Psychosen (1906, Freud'sche Mechanismen in der Symptomatologie von Psychosen), Einführung der Begriffe Ambivalenz (1914 Die Ambivalenz), Autismus (1911 Dementia praecox oder Gruppe der Schizophrenien; 1919 Das autistisch-undisziplinierte Denken in der Medizin und seine Überwindung); Verteidigung der Psychoanalyse gegen ihre Kritiker (1911 Die Psychoanalyse Freuds. Eine Verteidigung und kritische Bemerkungen) Seit 1906 setzte sich Bleuler in seinen Veröffentlichungen immer wieder mit der Psychoanalyse auseinander. Erst in seinen späteren Werken zeigt er wenig Interesse an ihr, ohne sich von ihr völlig zu distanzieren.
Dazu: S Freud (1914) Zur Geschichte der psychoanalytischen Bewegung. WW x.

Pötzl
O Pötzl, der Nachfolger von Ritter Wagner von Jauregg in Wien, versuchte in frühen Arbeiten Verbindungen zwischen Hirnpathologie und Psychoanalyse zu zeigen. Auch später war er an der Psychoanalyse interessiert.
zB: O Pötzl (1917) Über einige Wechselwirkungen hysterieformer und organisch-zerebraler Störungsmechanismen. Jahrb Psychiat Neurol 37. – (1926) Zur Metapsychologie des »déjà vu«. Imago 12, 393-402.

Hoche
A Hoche schrieb ferner Bücher über den Traum. Er versuchte die Träume unanalytisch vom organischen Geschehen her zu interpretieren: (1927) Das träumende Ich. Jena: Fischer; (1928) Schlaf und Traum. Berlin: Ullstein.

Bumke
Vgl auch V von Weizsäckers Bemerkungen zu Bumke in: von Weizsäcker V (1954) Natur und Geist. (s auch Bd 1, S 585, Anm zu S 119).
s Anm zu S 176.

176 *v. Bergmann*
G von Bergmann äußerte sich in seinen Schriften nur zurückhaltend zur Psychoanalyse. S 14 in: von Bergmann G (1922) Seele und Körper in der inneren Medizin. Frankfurter Universitätsreden 1922, Frankfurt: Werner u Winter. – Kap 16 »Psychophysische Verhaltungsweisen« in: (^{2}1936) Funktionelle Pathologie. Eine klinische Sammlung von Ergebnissen und Anschauungen einer Arbeitsrichtung. Berlin: Springer. – S 5 in: (1947) Neues Denken in der Medizin. München: Piper.

Siebeck
zB: R Siebeck (1939) Organisch, funktionell, neurotisch in Diagnose und Therapie. In: Siebeck R, Schultz-Hencke H, von Weizsäcker V: Über seelische Krankheitsentstehung. Schriftenreihe zur Deutschen medizinischen Wochenschrift H 3; Leipzig: Thieme. – Siebeck R (1947) Die Medizin in der Verantwortung. In: Siebeck R, von Weizsäcker V: Die Medizin in der Verantwortung. Zwei Vorträge. Schriftenreihe der evangelischen Akademie, Reihe v: Naturwissenschaft und Medizin H 2, Tübingen: Furche.
Vgl V von Weizsäcker (1928) (Besprechung von:) Siebeck R (1928) Über Beurteilung und Verhalten von Kranken. (Berlin: Springer) Dtsch Arch klin Med 160, 252-3 (Bd 1, S 542 f).

Sobald dies wieder möglich war
Im Wintersemester 1945/46 hielt V von Weizsäcker eine Sondervorlesung über »Sigmund Freuds Psychoanalyse«.

Ablehnung des Terminus Neurose
Vgl: O Bumke (1925) Die Revision der Neurosenfrage. Münch med Wschr 72, 1815-19 (»Referat, erstattet auf der 15. Jahresversammlung des Vereins deutscher Nervenärzte in Kassel am 3. September 1925«; vgl dazu Bd 1, S 119 u Anm S 585 ff; Referat von V von Weizsäcker: 1926, über neurotischen Aufbau bei inneren Krankheiten. Bd 6).

177 *im Aufbau aller möglichen Krankheiten*
Vgl von Weizsäcker V (1926) Über neurotischen Aufbau bei inneren Krankheiten. (Bd 6). – (1926) Der neurotische Aufbau bei den Magen- und Darmerkrankungen. (Bd 6).

179 *der analytische Protest*
Gemeint ist: Der Protest gegen die Analyse.

die »schlechthinige Abhängigkeit«
Einleitung, bes § 4 in: Schleiermacher S (1821/22).
Die These zu § 4 lautet: »Das Gemeinsame aller noch so verschiedenen Äußerungen der Frömmigkeit, wodurch diese sich zugleich von allen anderen

Gefühlen unterscheiden, also das sich selbst gleiche Wesen der Frömmigkeit ist dieses, daß wir uns unsrer selbst als schlechthin abhängig, oder, was dasselbe sagen will, als in Beziehung mit Gott bewußt sind.«

180 *Krise ... der normativen Wissenschaften*
Gemeint sind wahrscheinlich Mathematik und Logik. Zur Kritik des Psychologismus in der Logik vgl: G Frege (1879) Begriffsschrift, eine der arithmetischen nachgebildete Formelsprache des reinen Denkens. Halle: Nebert. ([2]1964) Begriffsschrift und andere Aufsätze. Mit E Husserls u H Schulz' Anm, hrsg v I Angelelli, Hildesheim: Olms. – (1882) Über den Zweck der Begriffsschrift. Jen Z Naturwissensch 16, H 1, 1-10.

181 *dii minorum gentium*
Umkehrung einer Wendung von Cicero: dii maiorum gentium – die Götter der Vornehmen, die Vornehmeren. Hier also: Die Götter der kleinen Leute, die kleinen Leute.

von der englischen Philosophie
H Spencer (1820-1903) hatte bereits vor Darwin eine Entwicklungshypothese entwickelt. Die Formulierungen »survival of the fittest« und »struggle for life« stammen von ihm.
H Spencer (1852) A theory of population, deduced from the general law of animal fertility. Westminster Rev 57. – (1852) The development hypothesis. Westminster Rev 57.

von der Politischen Ökonomie
Darwin wurde beeinflußt durch die Lektüre von: Th R Malthus (1798) An essay on the principles of population, as it effects the future improvement of society. London: Johnson. (1977) Das Bevölkerungsgesetz. Hrsg u übers v Chr M Barth, München: Deutscher Taschenbuch-Verlag.
Malthus leitete den Selektionsdruck aus dem Verhältnis von Bevölkerungswachstum (geometrische Reihe) und Zunahme der Nahrungsgrundlage (arithmetische Reihe) ab (S 13-27 in: 1977).

182 *Ramón y Cajal*
Begriffe »psychische Zelle« bzw »psychisches Neuron«: S 1 f, 39 f, 80 in: Ramón y Cajal (1906).

(v Kries)
S 3, 88 f in: von Kries (1923).

184 *Goethe*
1. Buch »Am 12. August« S 48 in: von Goethe JW (1951) WW 6. V von Weizsäcker zitiert die zweite Fassung (1787, erste Fassung 1774) des Romans.

187 *Luther*
Luther verstand den Beruf als Möglichkeit unter der Voraussetzung der Rechtfertigung durch den Glauben, also ohne Anspruch der Selbstrechtfertigung, gute Werke zu tun. Im protestantischen Arbeitsethos bestand die Tendenz, den Beruf ohne Bezug auf die Rechtfertigungslehre als Berufung zu verstehen.

G Wingren (1952) Luthers Lehre vom Beruf. Übers v E Franz, Forschungen zur Geschichte und Lehre des Protestantismus Bd 10, 3 München: Kaiser.

188 *Descartes*
s Anm zu S 257.

189 *»Wir stehen auf einem Grunde*
Wahrscheinlich kein Zitat. Vgl Kap I »Das Grund-Verhältnis« in: von Weizsäcker V (1946) Anonyma (In diesem Band, S 47). – Kap V, 3 »Die pathischen Kategorien, das Grundverhältnis und der Lebenskreis« S 188 in: ([4]1950) Der Gestaltkreis. (Bd 4).

190 *Krankheit zum Tode*
s Anm zu S 184.

191 *Zum Philosophen geworden*
s Anm zu S 10.

»Das Unzulängliche ...«
Schlußverse (V 12101 ff) aus JW von Goethe (1832) Faust II.

192 *Ignorabimus*
s Anm zu S 168.

Zentrierung ... auf die Übertragung
Freud betrachtete die Übertragung anfänglich als ein »Hindernis« für den psychoanalytischen Prozeß, während er später meinte, daß sie, im »Dienste des Widerstandes«, »zum mächtigsten Hilfsmittel der Behandlung« wird.
S 302 f in: Breuer J, Freud S (1895) Studien über Hysterie. WW I. – S 223 in: Freud S (1923) »Psychoanalyse« und »Libidotheorie«. WW XIII.

Unbestimmtheitsrelation der Physik
H Heisenberg formulierte die Unschärferelation in der Arbeit: (1927) Über den anschaulichen Inhalt der quantentheoretischen Kinematik und Mechanik. Z Phys 43, 172-98. In: W Heisenberg, N Bohr (1963) Die Kopenhagener Deutung der Quantentheorie. Dokumente der Naturwissenschaft, Abt Physik Bd 4, Stuttgart: Blattenberg.

193 *Als man dann anfing*
Vgl S 137 in: von Weizsäcker V (1948) Grundfragen medizinischer Anthropologie. In: (1950) Diesseits und jenseits der Medizin. (In diesem Band, S 255).

Im »dynamischen Gestaltkreis«
V von Weizsäcker meint die Beschreibung des Gestaltkreises im Bilde einer Dynamik zwischen Subjekt und Objekt, Leib und Seele. Dieser Dynamik entspricht der Begriff der psychophysischen Äquivalenz (S 57 in: 1939, Individualität und Subjektivität) (Bd 6, S 381).
V von Weizsäcker (1933) Der Gestaltkreis, dargestellt als psychophysiologische Analyse des optischen Drehversuchs. (Bd 4).
Vgl S V, VII, 169, 174, 185 in: von Weizsäcker V ([4]1950) Der Gestaltkreis. (Bd 4).

194 *»Einführung des Subjektes«*
Vgl S VII, Kap V, 2 »Einführung des Subjekts und komplementäre Akteinheit« in: von Weizsäcker V ([4]1950) Der Gestaltkreis. (Bd 4).

Pascal's berühmtes Wort
Im Zusammenhang einer auch auf Descartes bezogenen Kritik der Vernunft: »Humiliez-vous, raison impuissante; taisez-vouz nature imbécile: apprenez que l'homme passe infiniment l'homme, et entendez de votre maître votre condition véritable que vous ignorez. Écoutez Dieu.«
Aus Fragment 434, S 531 in: Pascal B (1946).

196 *selig sind*
Joh 20, 29.

J. P. Sartre
»... ich bin verurteilt frei zu sein. Das bedeutet, daß wir für unsere Freiheit keine anderen Grenzen als sie selbst finden können, oder wenn man will, daß wir nicht die Freiheit haben, aufzuhören, frei zu sein.«
S 560 in: Sartre JP (1962); S 515 in: (1943). – Vgl S 37 in: Sartre JP (1946); S 25 in: (1947).

Sokrates
Vgl Sokrates Aussagen über das Nichtwissen in: Platon (1973) ʽΑπολογία. Apologie. In: Platon. Werke in acht Bänden. Griechisch und deutsch. Hrsg v G Eigler, Bd II, bearb v H Hofmann, Darmstadt: Wissenschaftliche Buchgesellschaft.

Die Medizin im Streite der Fakultäten

a) In: Vom neuen Geist der Universität. Hrsg K. H. Bauer, Schriften der Universität Heidelberg, Bd 2, 158-170, Berlin, Heidelberg: Springer (1947)
b) In: Diesseits und Jenseits der Medizin. Arzt und Kranker/Neue Folge. 97-114, Stuttgart: Koehler (1950, [2]1951)
c) Grundfragen der modernen Medizin. Universitas 5, 513-21 (1950)
Vortrag. Universität Heidelberg 1946; c: gekürzt, in diesem Band: a

Literatur

*Féré ChS (1888, [4]1907)
Dégénérescence et criminalité. Essai physiologique. Paris: Alcan

*Féré ChS (1894, [2]1898)
La famille névropathique. Théorie tératologique de l'hérédité et de la présdisposition morbide et de la dégénérescence. Paris: Alcan

*Fournier AF (1886)
La syphilis héréditaire tardive. Paris: Masson; (1894) Vorlesungen über syphilis hereditaria tarda. Übers u bearb v K Körbl u M von Zeissl, Wien, Leipzig: Deuticke

*Fournier AF (1891)
L'hérédité syphilitique. Leçons cliniques, rec et red par P Portalier, Paris: Masson; (1892) Die Vererbung der Syphilis. Im Einvernehmen m d Verf bearb v E Finger, Leipzig: Deuticke

Kant I (1798)
Der Streit der Fakultäten. In: ([3]1975) Immanuel Kant. Werke in 6 Bänden. Hrsg v W Weischedel, Bd VI: Schriften zur Anthropologie, Geschichtsphilosophie, Politik und Pädagogik. Darmstadt: Wissenschaftliche Buchgesellschaft

Anmerkungen

197 *Ein Religions- und ein Zensuredikt*
Vgl Vorrede S 267 ff in: Kant I (1798) WW VI.

Universitas literarum
In b steht hier (S 97) die folgende Anmerkung: »Man wußte nicht mehr, daß mit dieser ›universitas‹ zuerst die Gemeinschaft von Lehrern und Schülern gemeint war, worüber E. R. Curtius aufklärt (Curtius, Europäische Literatur und lateinisches Mittelalter, 1948, A. Francke, Bern).«
Kap 3, § 6 »Die Universität«, S 62 in: Curtius ER (1948).

198 *Heidelberger Lehrkanzel*
W Windelband (1848-1915) unterschied erstmals zwischen Natur- und Kulturwissenschaft in:
W Windelband (1894, [3]1904) Geschichte und Naturwissenschaft. Rede beim Stiftungsfest der Kaiser-Wilhelm-Universität Straßburg, 1. Mai 1894; Straßburg: Heitz.
H. Rickert (1863-1936, Nachfolger von W Windelband in Heidelberg) beschäftigte sich besonders mit der Werttheorie:
zB: H Rickert (1898, [7]1929) Kulturwissenschaft und Naturwissenschaft. Tübingen: Mohr.

Vgl Kap »Südwestdeutsche Philosophie« in: von Weizsäcker V (1954) Natur und Geist. Bd 1.

Schleiermacher
Vgl die Zusammenfassung der Vorgänge: Anhang XI. »Hegels Stellung innerhalb der Berliner Gelehrtenwelt« S 1216 ff in: Fischer K (1963, Nachdr) Hegels Leben, Werke und Lehre. 2. Tl, Geschichte der neueren Philosophie Bd 8, 2, Darmstadt: Wissenschaftliche Buchgesellschaft.
Fischer beruft sich auf die ausführliche Darstellung im 4. Buch, 1. Kap von: (1900) Geschichte der königlich-preußischen Akademie der Wissenschaften zu Berlin. Im Auftrage der Akademie bearbeitet von A. Harnack. 3 Bde, Berlin: Reichsdruckerei.
V von Weizsäcker bezieht sich hier wahrscheinlich auf Fischers Bemerkung, daß Schleiermacher bereits 1811 (Hegel kam 1818 nach Berlin) in seiner ersten

Akademierede sagte, »daß er die spekulative Philosophie nicht für eine akademische Disziplin halte« (S 1216 aaO).
Einleitung zu: F Schleiermacher: Über Diogenes von Appolonia. (Vorgelesen am 29.1.1811), S 149 ff in: (1835) Friedrich Schleiermacher's sämmtliche Werke. 3. Abt: Zur Philosophie Bd 2, Berlin: Reimer.
Ähnlich äußerte sich Schleiermacher bereits in seiner Rede beim Eintritt in die Akademie am 10. Mai 1810, S 3-8 in: WW 3. Abt, 3. Bd.

Blüte der südwestdeutschen Philosophie

V von Weizsäcker verstand die Existenzphilosophie von Jaspers und Heidegger als Konsequenz der südwestdeutschen Philosophie. Hier vor allem Anspielung auf K Jaspers. Vgl Kap »Südwestdeutsche Philosophie« in: von Weizsäcker V (1954) Natur und Geist. (Bd 1).
K Jaspers (1931/32; [2]1948) Philosophie. 1. Bd: Philosophische Weltorientierung. 2. Bd: Existenzerhellung. 3. Bd.: Metaphysik. Berlin: Springer.
Zum Verhältnis von Philosophie und Wissenschaft: S 154 ff in: Jaspers K (1947) Von der Wahrheit. Philosophische Logik. 1. Bd, München: Piper.
K Jaspers (1948) Philosophie und Wissenschaft. Antrittsvorlesung an der Universität Basel. Die Wandlung 3, 721-33.

201 *Als ich jung war*

Vgl Kap »Johannes von Kries«, »Ludolf Krehl«, »Innere Medizin« in: von Weizsäcker V (1954) Natur und Geist. (Bd 1).

204 *Eine Heidelberger Klinik*

Gemeint ist die Ludolf-Krehl-Klinik in Heidelberg.

206/207 *Physiologie der willkürlichen Bewegung*

Vgl: P Christian (1948) Vom Wertbewußtsein im Tun. Beiträge aus der Allgemeinen Medizin H 4, Stuttgart: Enke.

207 *Virchow*

Virchow vergleicht häufig den Organismus mit einem Gemeinwesen. Den Begriff der »Demokratie« oder andere begriffliche Einordnungen verwendet er dabei nicht. zB: »... daß die Zusammensetzung eines größeren Körpers immer auf eine Art von gesellschaftlicher Einrichtung herauskommt, eine Einrichtung socialer Art, wo eine Masse von einzelnen Existenzen aufeinander eingerichtet ist, aber so, daß jedes Element für sich eine besondere Thätigkeit hat, und daß jedes, wenn es auch die Anregung zu seiner Thätigkeit von anderen Teilen her empfängt, doch die eigentliche Leistung von sich aus gehen läßt.«
S 12 in: Virchow R (1858) Die Cellularpathologie in ihrer Begründung auf physiologische und pathologische Gewebelehre. Berlin: Hirschwald.

Bild der Welle

Gemeint ist der von de Broglie durch die Untersuchung der Materiewellen bestätigte Dualismus von Welle und Korpuskel und die darauf aufbauende Schrödinger'sche Wellenmechanik einerseits sowie die mathematische Beschreibung eines Teilchens durch die Wellenfunktion in der Quantenmechanik andererseits.

208 *vom Werke der Sozialversicherung*
1881 kündigte Bismarck in einer Botschaft von Wilhelm I. die Sozialgesetzgebung der kommenden Jahre an: 1883 Krankenversicherung, 1884 Unfallversicherung, 1889 Invaliditäts- und Altersversicherung. Die Sozialgesetze wurden nach mehreren Änderungen 1911 in der Reichsversicherungsordnung zusammengefaßt.

Die allgemeine Wehrpflicht
1793 wurde vom Nationalkonvent in Paris auf dem Hintergrund des Gleichheitsgedankens die »Levée en masse« angeordnet. 1798 Gesetzliche Verankerung der Wehrpflicht. Die preußische Heeresreform knüpfte an die Ideen der Französischen Revolution an. Am 3.9.1814 wurde unter dem ersten preußischen Kriegsminister Hermann von Boyen das »Gesetz über die Verpflichtung zum Kriegsdienst« erlassen.

209 *Shakespeare*
W Shakespeare: Der Sturm. 2. Akt, 2. Szene: »Thought is free.« In der Übersetzung von Schlegel-Tieck: »Gedanken sind frei.« In der Formulierung »Gedanken sind zollfrei« auch deutsches Sprichwort.

Habeas-Corpus-Akte
s Anm zu S 110.

»Der Geist ist willig
Matth 26, 41.

210 *Sogar die neue Physik*
s Anm zu S 192, 249.

Die Dame Medizin
S 167, 190 in: von Helmholtz H (1877) Das Denken in der Medizin. In: ([5]1903) Vorträge und Reden. Bd 2, Braunschweig: Vieweg. (Vgl S 7f in diesem Band).

Lehrstuhl für »Allgemeine klinische Medizin«
Für Viktor von Weizsäcker wurde mit dem Wintersemester 1945/46 ein Lehrstuhl für »Allgemeine klinische Medizin« an der Universität Heidelberg eingerichtet.
S 159ff in: Henkelmann CH (1986) Viktor von Weizsäcker (1886-1957) Materialien zu Leben und Werk. Berlin, Heidelberg, New York, Tokyo: Springer.

211 *vor etwa zehn Jahren*
Bezieht sich wahrscheinlich auf die Entwicklung der psychosomatischen Medizin in den USA nach der Emigration psychosomatisch forschender Ärzte aus Deutschland (vgl S 269 in diesem Band).
V von Weizsäckers Arbeit »Körpergeschehen und Neurose. Analytische Studien über somatische Symptombildungen.« erschien bereits 1933. (Bd 6).

Über das Wesen des Arzttums

a) Hippokrates 18, 351-4 (1947)
b) In: Diesseits und jenseits der Medizin. Arzt und Kranker/Neue Folge. 192-201, Stuttgart: Koehler (1950, [2]1951)
Vortrag. Arbeitstagung der Westdeutschen Ärztekammern in Bad Nauheim am 18. 10. 1947; in diesem Band: a

Literatur

*Hippokrates
Ὅρκος. In: (1839-1861) Oeuvres complètes d'Hippocrate. Ed E Littré, Bd IV, Paris; Der (Ärzte-)Eid. In: (1933-1940) Die Werke des Hippokrates. Die hippokratische Schriftensammlung in neuer deutscher Übersetzung. Hrsg v R Kapferer unt Mitw v G Sticker, Bd I, 1, Stuttgart: Hippokrates; Lichtenthaeler Ch (1984) Der Eid des Hippokrates. Entstehung und Bedeutung. Köln: Deutscher Ärzte Verlag; ([6]1985) Eid des Hippokrates. Hrsg v H Schipperges, Heidelberg: Haug

Anmerkungen

212 *im Bilde des Samaritaners*
Luk 10, 25-37.

213 *ärztliche Ausbildung*
Vgl: V von Weizsäcker (1949) Zur Studienreform. (Bd 6). – (1950) Studienreform der Medizin. Eine Reform des Studiums hat nur Sinn, wenn sie aus einer Reform der Lehre erfließt. (Bd 6).

217 *der modernen Sozialversicherung*
s Anm zu S 208.

seit 30 Jahren empört
Gemeint ist die Zeit nach dem Ende des Ersten Weltkrieges. Damals wurde die Einschätzung der Erwerbsfähigkeit von Kriegsverletzten und Kriegsneurotikern zu einem großen ärztlichen Problem. (Vgl Bd 8).

Wehrmacht-Fürsorge und Versorgungsgesetz
Vgl S 135 in: von Weizsäcker V (1938) Über seelische Einflüsse auf den Ablauf der Kreislaufkrankheiten. (Bd 6, S 371).

218/18 *Habeas-Corpus-Akte*
s Anm zu S 110.

219 *ein Teil von jener Kraft*
Mephistopheles: »Ein Teil von jener Kraft, die stets das Böse will und stets das Gute schafft.« – »Studierzimmer«, v 1336 in: JW von Goethe (1808) Faust I.

Zur Frage der christlichen Medizin

Tutzinger Ärztebrief Nr. 2, 9-15 (1948)
Brief an den Herausgeber des »Tutzinger Ärztebrief« Dr. med. A. Knorr, geschrieben im September 1947.

Literatur

*Hippokrates
Ὅρκος. In: (1839-1861) Oeuvres complètes d'Hippocrate. Ed E Littré Bd IV, Paris; Der (Ärzte-)Eid. In: (1933-1940) Die Werke des Hippokrates. Die hippokratische Schriftensammlung in neuer deutscher Übersetzung. Hrsg v R Kapferer unt Mitw v G Sticker, Bd I, I, Stuttgart: Hippokrates; Lichtenthaeler Ch (1984) Der Eid des Hippokrates. Entstehung und Bedeutung. Köln: Deutscher Ärzte Verlag; ([6]1985) Eid des Hippokrates. Hrsg v H Schipperges, Heidelberg: Haug
*Thielicke H (1947)
Kirche und Öffentlichkeit. Zur Grundlegung einer lutherischen Kulturethik. Forschungen der Evangelischen Akademie Bd I, Tübingen: Furche

Anmerkungen

221 *Zur Frage der »christlichen Medizin«*
Der Adressat des Briefes, Dr. med. A. Knorr, leitete (1946-1950) ein »Evangelisches Heimkehrer- und Freizeitenheim« in Schloß Tutzing (seit 1950 »Evangelische Akademie«).
Der von ihm herausgegebene »Tutzinger Ärztebrief« sollte u a über Ärztetagungen in verschiedenen Evangelischen Akademien berichten. Der zweite Tutzinger Ärztebrief informiert über die dritte Ärztetagung in der Evangelischen Akademie Bad Boll vom 24.-30. 9. 1947. Richard Siebeck hatte dort einen Vortrag gehalten: »Gibt es eine christliche Medizin?« (Sonntagsblatt, Hannover, 9. 5. 1948, S 3). Nach Hinweisen auf den Inhalt dieses Vortrages und seine Diskussion schreibt Dr. Knorr: »Da die Frage der ›christlichen Medizin‹ auch weiter uns bewegen wird, werde ich einen Brief von Herrn Prof. V. v. Weizsäcker anfügen, den ich um eine Äußerung dazu gebeten hatte ...« (S 4).
»Zur Frage der ›christlichen Medizin‹ hat mir Herr Prof. von Weizsäcker eine Abhandlung zur Verfügung gestellt. Er schreibt dazu Folgendes:
Sie finden in dem beifolgenden Brief: 1. eine Analyse der gegenwärtigen und geschichtlichen Situation; 2. einige Erfahrungen, die das eigentliche Thema eröffnen sollen und die auf das christliche Paradox hinweisen können und 3. einen Ausblick auf eine mögliche weitere Entwicklung, die auch zu einer Konvergenz von Medizin und Theologie in der Zukunft führen könnte. Ich weiß nicht, ob Sie etwas davon als Anregung brauchen können, stelle es Ihnen aber zu beliebiger Verwertung zur Verfügung und bitte Sie nur, einen Anlauf,

ein Irgendwie in dem ungewohnten Thema darin zu sehen. Ich weiß, daß es auch ganz andere Zugänge gibt, namentlich, wenn man nicht von der Medizin, sondern vom Arzt oder vom Kranken her ausgeht. Man wird aber bedenken müssen, daß dann der Zwang, sich die Form und den Inhalt der Medizin als veränderlich vorzustellen, wegfällt. – Ich kann mir aber auch denken, daß Sie Rückfragen, Einwendungen, ganz andere Gesichtspunkte haben, und ich bitte Sie, mir Derartiges mitzuteilen; ich will versuchen, darauf zu antworten. Ich denke, wir sind alle skeptisch und desillusioniert genug geworden, um einem Verschönerungsverein nicht beizutreten.« (S 6).

221 *und meine ... Suchbewegung*
Ergänzung nach einer Abschrift des Briefes (Handschrift V von Weizsäcker; Nachlaß bei Cora Penselin, Bonn).

Diskussion in Bad Boll
Gemeint ist die Gründungstagung und erste Plenarsitzung der Studiengemeinschaft der Evangelischen Akademie in Bad Boll vom 29. 3.-1. 4. 1947 unter dem Thema »Kirche und Öffentlichkeit«. (Referat: H Thielicke, 1947).

Atmosphäre von Blumhardt
Johann Christoph Blumhardt (1805-1880) wirkte von 1852 bis 1880 in Bad Boll.
Vgl F Zündel (1880) Johann Christoph Blumhardt, Ein Lebensbild. ([17]1962) Neu bearb v H Schneider, Gießen, Basel: Brunnen-Verlag.

222 *als Heilung von Hysterie*
»Mein Vorbild war dabei (scil: Verhältnisbestimmung von Psychoanalyse und Seelsorge) Jesus, der in der Heilung des Lahmen (Mt 9, V 1-7) fast 1900 Jahre vor Freud Analyse getrieben hatte, indem er zuerst den seelischen Konflikt in Angriff nahm, dann aber auch folgerichtig die hysterische Lähmung aufhob. ›Zurück zu Jesus!‹ wurde meine Losung gegenüber der ekklesiastischen Verengerung des Begriffes der Seelsorge (vgl. meine Schrift ›Analytische Seelsorge‹, S 5-25).«
Aus: O Pfister (1929) Psychoanalyse und Seelsorge. Antwort. Ethik 5, 82-91; S 90 in: (1977) Psychotherapie und Seelsorge. Hrsg v V Läpple u J Scharfenberg. Wege der Forschung Bd CCCLIV, Darmstadt: Wissenschaftliche Buchgesellschaft.
Der Aufsatz gibt eine Antwort auf die von E Abderhalden (1928, Psychoanalyse und Seelsorge. Ethik 4, 33-4; S 55-8 in: 1977 aaO) eingeleitete Rundfrage zum Verhältnis von Psychoanalyse und Seelsorge.
(Antwort 2, erteilt von Prof. Dr. med. Frhr von Weizsäcker, Heidelberg. Ethik 4, 36; S 63 f in: 1977 aaO).
O Pfister (1927) Analytische Seelsorge. Einführung in die praktische Psychoanalyse für Pfarrer und Laien. Göttingen: Vandenhoeck & Ruprecht.

den Aposteln noch zugeteilt
Matth 10, 1, 8; Mk 6, 13; Apg 5, 12 ff.

Cosma e Damiano
Kosmas und Damianus, nach der Legende Märtyrer der diokletianischen Verfolgung, Zwillingsbrüder und wundertätige Ärzte, daher Schutzpatrone der Ärzte.

Tod als der Sünde Sold
Röm 6, 23.

223 *Er erschrak*
Vgl Mk 6, 30 ff. – Psychologische Auslegungen der Evangelientexte begannen mit: W Baldensperger (1888, Das Selbstbewußtsein Jesu im Lichte der messianischen Hoffnungen seiner Zeit.). Sie wurden besonders von der dialektischen Theologie bekämpft. – Nach heutiger Auffassung handelt es sich bei der genannten Stelle im Zusammenhang der markinischen Komposition um eine Vorwegnahme der Ölbergszene (M 14, 26 ff) und nicht um eine Aussage über die Gefühle Jesu.

224 *»Kirche und Öffentlichkeit«*
s Anm zu S 221.

protestantische Gewissensregung
Vgl III »Luthers Auffassung der Religion; die Religion als Gewissensreligion« S 35-107 in: Holl K ([3]1923) Was verstand Luther unter Religion? In: Gesammelte Aufsätze zur Kirchengeschichte Bd 1: Luther, Tübingen: Mohr.
Die Auffassung des Protestantismus als Gewissensreligion führt zu der von V von Weizsäcker kritisierten »subjektiven Gewissenserforschung«, wenn sie von der Rechtfertigungslehre losgelöst wird. Nach Luther erfährt sich der Mensch im Gewissen coram Deo als gerechtfertigter Sünder.

224 *personalistisch-anthropologische Ansicht*
Vgl Kap 12, S 81 ff in: Thielicke H (1947).

225 *Verzicht auf das Naturrecht*
Die Diskussion der Naturrechtsfrage war wahrscheinlich durch H Thielickes Referat angeregt: Vgl Kap 8 »Der römisch-katholische Ansatz im Öffentlichkeitsanspruch« S 48 ff in Thielicke H (1947).

Autonomie der positiv-wissenschaftlichen Sachbereiche
Vgl Kap 10: »Gibt es bei Luther eine Preisgabe der Ordnungen an die Eigengesetzlichkeit?« S 65 ff u Kap 13, d, II: »Die Naturwissenschaft« S 115 ff in: Thielicke H (1947).

von der Existenzphilosophie
Vgl S 198 u Anm zu K Jaspers.

von der dialektischen Theologie
Vgl Kap 6 »Die Krise des Öffentlichkeitsauftrages«, b: »Von der dialektischen Theologie gesehen« S 36 ff in: Thielicke H (1947).

226 *Krankheit ist ein Fluch*
Dtn (5. Mos) 7, 12 bezieht die Krankheit in das Gegenüber von Segen und Fluch ein. Vgl auch Prov (Spr) 26, 2.

In der biblischen und systematischen Theologie werden solche Aussagen übereinstimmend nicht als Zusammenhang von Einzelsünde und Strafe, sondern als Ausdruck der (ontologischen) Verfallenheit des Menschen aufgefaßt.

Genfer Konvention
Die Genfer Konvention vom 27.7.1929 ersetzte frühere Abkommen zum Schutz von Verwundeten. Das Rote Kreuz erhielt mit ihr einen völkerrechtlich gesicherten Status. Die Genfer Konvention wurde 1949 und 1977 neu gefaßt und erweitert.

(Baseler Mission)
Evangelische Missionsgesellschaft in Basel, 1815 aus dem Pietismus entstanden, mit großer Bedeutung für die evangelische Missionsbewegung im 19. Jahrhundert.

227 *Christian Science*
s Anm zu S 144.

Charisma
Griechisch: Χάρισμα – Gnadengabe. Gnadengabe der Heilung: 1. Kor 12, 28.

229 *an Neurose leidende Geistliche*
Vgl Kap »Eine Diplopie« in: von Weizsäcker V (1935) Studien zur Pathogenese. (Bd 6, S 317 ff).

230 *Über alle Vernunft*
Phil 4, 7.

Feindesliebe
Matth 5, 44.

Der Begriff sittlicher Wissenschaft

a) Forum Academicum, Frankfurt/M: Schulte-Bulmke (1948)
b) In: Diesseits und Jenseits der Medizin. Arzt und Kranker/Neue Folge. 167-91, Stuttgart: Koehler (1950, [2]1951)
Vortrag. Forum Academicum, Frankfurt/M. 1947; b: geringfügige Textveränderungen, in diesem Band: a

Literatur

*von Goethe JW (1907)
Maximen und Reflexionen. Nach den Handschriften des Goethe- und Schiller-archivs hrsg v M Hecker, Schriften der Goethe-Gesellschaft Bd 21, Weimar: Verlag der Goethe-Gesellschaft; (1953) Goethes Werke. Hamburger Ausgabe in 14 Bänden. Hrsg v E Trunz, Bd 12, Hamburg: Wegner

*Huizinga J (1935)
In de schaduwen van morgen. En Diagnose van het geestelijk lijden van ozen tijd. Haarlem: Willink; (1950) J. Huizinga. Verzamelde Werken. Bd VIII, Haarlem: Willink; (1935) Im Schatten von morgen. Eine Diagnose des kulturellen Leidens unserer Zeit. Dtsch v W Kaegi, Bern-Leipzig: Gotthelf

*Hegel GWF (1842)
Vorlesungen über Naturphilosophie. Hrsg v KL Michelet, Enzyklopädie der philosophischen Wissenschaften im Grundrisse Bd 2. Vollständige Ausgabe durch einen Verein von Freunden des Verewigten, Hrsg Ph Marheineke, J Schulze (et al) Bd 7, 1 Berlin: Duncker u Humblot; ([3]1958) Georg Wilhelm Friedrich Hegel: Sämtliche Werke. Jubiläumsausgabe in 20 Bänden, hrsg v H Glockner, Bd 9: System der Philosophie, 2. Teil: Naturphilosophie. Stuttgart: Frommann

Kant I (1781, [2]1787)
Kritik der reinen Vernunft. ([4]1975) Immanuel Kant. Werke in sechs Bänden. Hrsg v W Weischedel, Bd II, Darmstadt: Wissenschaftliche Buchgesellschaft

*Le Bon G (1895)
Psychologie des foules. Paris: Alcan. (1964) Psychologie der Massen. M e Einf v H Dingeldey, Stuttgart: Kröner

*Leibniz GW (1710)
Essais de Theodicée sur la bonté de Dieu, la liberté de l'homme et l'origine du mal. Amsterdam. ([5]1763) Theodicée oder Versuch von der Güte Gottes, Freyheit des Menschen und vom Ursprung des Bösen. Aus d Franz m Fontenelles Lobschrift auf Leibniz v JC Gottsched, Hannover: Behring. ([2]1924) Die Theodicee. GW Leibniz. Philosophische Werke. Hrsg v A Buchenau u E Cassirer, Bd IV, übers u hrsg v A Buchenau, Philosophische Bibliothek Bd 71, Leipzig: Meiner

*Luther M (1546)
Predigt am 2. Sonntag nach Epiphaniä, 17. Januar 1546. In: (1914, Nachdr 1967) D. Martin Luthers Werke. Kritische Gesamtausgabe. Bd 51, Weimar: Böhlau; (1950) Luthers Werke in Auswahl, unt Mitw v A Leitzmann hrsg v O Clemen, Bd 7: Predigten, hrsg v E Hirsch, Berlin: de Gruyter

*Luther M (1566)
Tischreden oder Colloquia D. Martin Luthers, so er in vielen Jahren gegen gelarten Leuten auch frembden Gesten und seine Tischgesellen gefüret, nach den Heubtstücken unserer christlichen Lere zusammengetragen. Hrsg J Aurifaber, Eisleben: Gaubisch; (1921, Nachdr 1967) Tischreden aus Johannes Aurifabers Sammlung FB, hrsg v E Kroker. In: D. Martin Luthers Werke. Kritische Gesamtausgabe. Tischreden Bd 6, Weimar: Böhlau

*Mach E (1882)
Die ökonomische Natur der physikalischen Forschung. Vortrag, gehalten in der feierlichen Sitzung der Kaiserlichen Akademie der Wissenschaften am

25. Mai 1882. Wien: Gerold; In: ([5]1923) Populärwissenschaftliche Vorlesungen. Leipzig: Barth

*Mach E (1883)
Die Mechanik in ihrer Entwickelung kritisch-historisch dargestellt. Internationale Wissenschaftliche Bibliothek Bd 59, Leipzig: Brockhaus; ([8]1921) Mit einem Anhang »Das Verhältnis der Mach'schen Gedankenwelt zur Relativitätstheorie« v J Petzoldt, Leipzig: Brockhaus

*Marx K (1844)
Ökonomisch-philosophische Manuskripte aus dem Jahre 1844. In: (1966) Karl Marx. Friedrich Engels. Hrsg v I Fetscher, Bd II, Frankfurt: Fischer Taschenbuch-Verlag

*de Montesquieu Ch (1748)
De l'esprit des lois. Genève: Barrillot

*Ortega y Gasset J (1929/30)
La rebelión de las masas. Madrid: Rev occidente; (1958, 1977) Der Aufstand der Massen. Übers v H Weyl, wesentl erw u aus d Nachlaß erg Neuausg, Stuttgart: Deutsche Verlags-Anstalt. (1978) Gesammelte Werke, Bd 2, Stuttgart: Deutsche Verlags-Anstalt

*Platon (1971)
Πολιτεία. Politeia. Platon. Gesammelte Werke in acht Bänden. Griechisch und deutsch. Hrsg v G Eigler, Bd 4, bearb v D Kurz, Darmstadt: Wissenschaftliche Buchgesellschaft

Platon (1973)
Γοργίας. Gorgias. In: Platon. Werke in acht Bänden. Griechisch und deutsch. Hrsg v G Eigler, Bd 2, bearb v H Hofmann, Darmstadt: Wissenschaftliche Buchgesellschaft

von Schiller F (1795)
Über die ästhetische Erziehung des Menschen in einer Reihe von Briefen. In: (1959) Friedrich Schiller. Sämtliche Werke Hrsg v G Fricke u HG Göpfert, Bd 5: Erzählungen, theoretische Schriften. München: Hanser

*Weber A (1946)
Um das Problem der Macht. Die Wandlung 1, 242-52

*Weber M (1917/18)
Der Sinn der »Wertfreiheit« der soziologischen und ökonomischen Wissenschaften, Logos 7, 40-88; In: (1922) Gesammelte Aufsätze zur Wissenschaftslehre. Tübingen: Mohr

Anmerkungen

233 *Zauberlehrling*
Anspielung auf die Ballade »Der Zauberlehrling« (1797) von JW von Goethe;

S 276 in. (1948) Goethes Werke. Hamburger Ausgabe in 14 Bänden. Hrsg v E Trunz, Bd 1: Gedichte und Epen 1. Bd, Hamburg: Wegner.

das Goldene Kalb

Ex (2. Mos) 32.

Quäker

Die Quäker (Selbstbezeichnung: Society of Friends) erhielten 1947 den Friedensnobelpreis für ihre Hilfsaktionen nach dem 2. Weltkrieg.

eritis sicut Deus

Ihr werdet sein wie Gott und wissen, was gut und böse ist. – Schülerszene, V 2047 in JW von Goethe (1808) Faust 1; nach Gen (1. Mos) 3, 5 (Die Vulgata übersetzt. Eritis sicut Dii ...).

Denken ein Probehandeln

zB S 233 in: Freud S (1911) Formulierungen über die zwei Prinzipien des psychischen Geschehens. (1940 ff) Gesammelte Werke. Hrsg A Freud (eds) Bd VIII, Frankfurt/M: Fischer.

234 *Einstein ... an Roosevelt*

Zusammen mit einem Bericht über die Umstände seines Entstehens wird Einsteins Brief vom 2. 8. 1939 wiedergegeben in Kap 9 »Geburt des Atomzeitalters« S 301 ff in: (1975) Albert Einstein. Über den Frieden. Weltordnung oder Weltuntergang? Hrsg v O Nathan, H Norden, Bern: Lang.

Mißerfolg des Baruch-Planes

MB Baruch legte als Vertreter der USA im Atomenergie-Ausschuß der UNO 1946 einen Vorschlag zur internationalen Kontrolle der Atomenergie vor, der von der UdSSR abgelehnt wurde.

236 *Goethe*

»Wenn ich von liberalen Ideen reden höre, so verwundere ich mich immer, wie die Menschen sich gern mit leeren Wortschällen hinhalten: eine Idee darf nicht liberal sein! Kräftig sei sie, tüchtig, in sich selbst abgeschlossen, damit sie den göttlichen Auftrag, produktiv zu sein, erfülle! Noch weniger darf der Begriff liberal sein; denn der hat einen ganz anderen Auftrag.«
Nr 216 in: von Goethe JW (1907). – Nr 146 in: von Goethe JW (1953) WW 12.

Lavoisier In der Druckvorlage steht: »Laplace«.

237 *Leibniz*

S 101, 410 in: Leibniz GW (1925) WW IV.

Ernst Mach

Kap 4, 4 »Die Ökonomie der Wissenschaft« in: Mach E (1883).

Simplex signum veri

Einfachheit ist das Zeichen der Wahrheit.

238 *Entgottung, Entseelung und Entmenschung*

Vgl bes Vorlesung I, V, VI in: von Weizsäcker V (1954, [6]1963) Am Anfang schuf Gott Himmel und Erde. (Vorlesung von 1919/20) (Bd 2).

239 *sokratisch-platonische Lehre*
Der Zusammenhang von Tugend und Wissen wird vor allem in den Frühdialogen Platons behandelt (Laches, Menon, Charmides).
Zusammenstellung der Quellen Kap 3 »Der Satz vom Tugendwissen« in: Maier H (1913) Sokrates, sein Werk und seine geschichtliche Stellung. Tübingen: Mohr.

Gorgias
460d ff in: (1973) Platon WW II.

platonisch wäre es
508-509b in: Platon (1971) Politeia WW IV.

240 *Karl Marx*
3. Manuskript in: Marx K (1844).
Der Begriff der »Selbstentfremdung« S 80 in: Marx K, Engels E (1966).

241 *»der Weg zu der Gottheit ... Sinnen«*
»Die Anlage zu der Gottheit trägt der Mensch unwidersprechlich in seiner Persönlichkeit in sich; der Weg zu der Gottheit, wenn man einen Weg nennen kann, was niemals zum Ziele führt, ist ihm aufgetan in den Sinnen.«
11. Brief in: Schiller F (1795) Über die ästhetische Erziehung des Menschen in einer Reihe von Briefen. – S 603 in: Schiller F (1959).

»es gibt keinen anderen Weg ... macht«
23. Brief in: Schiller F (1795). – S 641 in: Schiller F (1959).

242 *gute Köpfe unter uns*
Möglicherweise Anspielung auf: 3. Tl, 3. Abschnitt, 3. »Vollendung der Wahrheit in ursprünglichen Anschauungen (Beispiel: das tragische Wissen)«. S 915-60 in: Jaspers K (1947) Von der Wahrheit. Philosophische Logik 1. Bd, München: Piper.
Jaspers lehnt die »Verkehrung des tragischen Wissens in eine tragische Weltanschauung« ab, aber indem die Erfahrung des Tragischen über sich hinausweist, ist sie gewissermaßen notwendig. »Weil das Eine mit Zeitdasein scheitert, erscheint es in der Gestalt des Tragischen.« »Zum tragischen Wissen gehört Geschichtlichkeit.« »Die Gespaltenheit des Wahrseins ... ist ein Grundbefund des tragischen Wissens.« (S 920, 934, 960 aaO).
Vgl auch: A Weber (1943) Das Tragische und die Geschichte. München: Piper.

243/44 *besonders der lutherischen*
Wahrscheinlich ist gemeint, daß die Reformation auf dem Hintergrund der lutherischen Lehre von den zwei Regimentern (Zwei-Reiche-Lehre) mit ihrem säkularen Verständnis der Welt zu den Wurzeln der Aufklärung und damit auch der Lehre von der Gewaltenteilung bei Montesquieu gezählt werden kann.

244 *Danaergeschenk*
Danaer: Bezeichnung für die Griechen bei Homer und Vergil. Danaergeschenk: das Trojanische Pferd (Vergil, Äneis II, 49).

247 *nach Luthers grimmigem Ausdruck*
»Wir Christen lassen uns nicht anfechten, daß die Vernunft, des Teufels Hure, ihrer Blindheit nach sich dünken lässet, es sei kein ungereimeter, thörlicher Glaube, denn eben der Christen, die an einen gekreucigten Jüden, Jesum Christum, gläuben.«
»Wider der Vernunft Hindernis« Nr 6619 S 82 in: (1921; 1967) Tischreden aus Johannes Aurifabers Sammlung FB, hrsg v E Kroker. In: D Martin Luthers Werke. Kritische Gesamtausgabe. Tischreden 6. Bd, Weimar: Böhlau. – Nr 82, S 41 in: (³1960) Luther Deutsch. Die Werke Martin Luthers in neuer Auswahl für die Gegenwart. Hrsg v K Aland, Bd 9, Stuttgart: Klotz.
Vgl auch »die höchste Hur, die der Teuffel hat« S 126 in: (1921) Predigten des Jahres 1546 Nr 3: Predigt am 2. Sonntag nach Epiphaniae, 17. Januar 1546. In: (1921, 1967) D. Martin Luthers Werke. Kritische Gesamtausgabe Bd 51, Weimar: Böhlau. – S 412 in: (1950) Luthers Werke in Auswahl. Unt Mitw v A Leitzmann hrsg v O Clemen, Bd 7: Predigten. Hrsg v E Hirsch. Berlin: de Gruyter.
Luther kritisiert die Vernunft nicht generell, sondern nur ihre Unfähigkeit, die Wahrheit des Glaubens zu begreifen.

allgemeine Wehrpflicht
s Anm zu S 209.
Wahrscheinlich ist gemeint, daß über die Gleichheitsidee ein Bezug zum sozialistischen Gedankengut gegeben ist.

Forum Academicum
Im Zusammenhang mit der Erstveröffentlichung dieses Vortrages findet sich eine kurze Selbstdarstellung des Forum Academicum. Darin heißt es: »Das Forum Academicum, das im Herbst 1945 in Frankfurt am Main gegründet wurde und seither mit Unterstützung der Universitäten in verschiedenen größeren Städten Deutschlands tätig ist, verfolgt das Ziel, einem möglichst breiten Hörerkreis Vorträge international anerkannter Vertreter des geistigen Lebens über die brennendsten Fragen der Zeit zu vermitteln. Es will dadurch erreichen, daß der von den Nationalsozialisten um Deutschland gelegte Ring gesprengt und der Einzelne wieder zum Bewußtsein der Mitverantwortung an allen gemeinsamen Problemen der Politik und Kultur zurückgeführt wird.«

249 *Einführung des Beobachters in die Physik*
N Bohr (1931) Atomtheorie und Naturbeschreibung. Berlin: Springer. (Komplementarität).
W Heisenberg (1927) Über den anschaulichen Inhalt der quantentheoretischen Kinematik und Mechanik. Z Phys 43, 172-98. (Unschärferelation).
W Heisenberg, N Bohr (1963) Die Kopenhagener Deutung der Quantentheorie. Dokumente der Naturwissenschaft, Abt Physik Bd 4, Stuttgart: Blattenberg.

jeweilige Begegnung von Subjekt und Objekt
Die Verschieblichkeit des Schnittes zwischen Subjekt und Objekt wird behan-

delt S 62, 64 in: Bohr N (1931) Wirkungsquantum und Naturbeschreibung. In: Atomtheorie und Naturbeschreibung. Berlin: Springer.

Ignorabimus
S Anm zu S 168.

Einführung des Subjektes
CF von Weizsäcker berichtet über ein Gespräch zu diesem Thema zwischen V von Weizsäcker, Heidegger und Heisenberg: »Erinnerungen an Martin Heidegger« S 404 ff in: von Weizsäcker CF (1977) Der Garten des Menschlichen. Beiträge zur geschichtlichen Anthropologie. München, Wien: Hanser.

250 *Maschinentheorie des Lebens*
Vgl: R Descartes (1662) De homine. – JO Lamettrie (1748) L'homme machine. Hier wahrscheinlich auch Anspielung auf einen zum Schlagwort gewordenen Titel von H Driesch:
H Driesch (1896) Die Maschinentheorie des Lebens. Biol Zentralbl 16, 353 ff. Driesch setzt sich in diesem Aufsatz mit seinen früheren Arbeiten auseinander. Sie enthielten einen »biologischen Mechanismus« aber noch keinen Vitalismus.
S 46: Driesch H (1921) Mein System und sein Werdegang. In: Die deutsche Philosophie der Gegenwart in Selbstdarstellungen. Hrsg v R Schmitt, Bd 1, Leipzig: Meiner – S 100 in: (1951) Lebenserinnerungen Aufzeichnungen eines Forschers und Denkers in entscheidender Zeit. München, Basel: Reinhardt.

252 *Mit Hegel zu reden*
s Anm zu S 80.

253 *die neue Landschaft*
Vgl S 29 in: von Weizsäcker V (1948) Grundfragen medizinischer Anthropologie. (In diesem Band, S 277). – 10. Kap »Eine neue Landschaft«, S 57 in: von Weizsäcker V (1956) Pathosophie. (Bd 10).

Tücke des Objektes
Vgl Kap 2 »Die Tücke des Objekts«, Kap 4 »Die Leidenschaft der Bewegung«, Kap 6 »Die Leidenschaft der Bewegung. Fortsetzung« Kap 8 »Der Unernst der Dinge« in: von Weizsäcker V (1956) Pathosophie. (Bd 10).

(Hegel hat es gesagt)
»Die Natur ist an sich, in der Idee göttlich – aber wie sie ist, entspricht ihr Seyn ihrem Begriffe nicht, sie ist vielmehr der unaufgelöste Widerspruch. Ihre Eigentümlichkeit ist das Gesetztseyn, das Negative, wie die Alten die Materie überhaupt als das non-ens gefaßt haben.«
S 54 in: Hegel GWF (1958) WW 9.

die Letzten die Ersten
Matth 19,30; 20,16.

a) Studiengemeinschaft der Evangelischen Akademie: Forschungen und Studien H. 6, Tübingen: Furche (1948)
b) In: Diesseits und Jenseits der Medizin. Arzt und Kranker/Neue Folge. 136-66, Stuttgart: Koehler (1950, ²1951)
c) In: Medizinisch-psychologische Anthropologie. Hrsg W Bräutigam, Wege der Forschung Bd CCXXVIII, 319-48, Darmstadt: Wissenschaftliche Buchgesellschaft (1980)
Vortrag. Evangelische Akademie Bad Boll 3. Plenartagung der Studiengemeinschaft der Evangelischen Akademie 19.-21. 3. 1948 über »Medizinische Anthropologie und ärztliche Erkenntnis«; b: geringfügige Textveränderungen; c: Abdruck von b; in diesem Band: a

Literatur

*Descartes R (1637)
Discours de la méthode pour bien conduire sa raison et chercher la verité dans les sciences. (1965) Oeuvres de Descartes. Publ par Ch Adam, P Tannery, Nouv prés Tom VI: Discours de la méthode et essais. Paris: Vrin. (1960) Von der Methode. Aufgrund d Ausg v A Buchenau neu übers u hrsg v L Gäbe, Philosophische Bibliothek Bd 26a, Hamburg: Meiner

*Descartes R (1641)
Meditationes de prima philosophia in qua dei existentiae et animae immortalis demonstratur. (1964) Oeuvre de Descartes, Publ par Ch Adam, P Tannery, Nouv prés Tom VII, Paris: Vrin; (1960) Meditationen über die Grundlagen der Philosophie. Aufgrund d Ausg v A Buchenau neu hrsg v L Gäbe, Philosophische Bibliothek Bd 271, Hamburg: Meiner

*Eckermann JP (1836)
Gespräche mit Goethe in den letzten Jahren seines Lebens. Leipzig: Brockhaus. (²⁶1959) Hrsg v HH Houben. Wiesbaden: Brockhaus

*Freud S (1921)
Massenpsychologie und Ich-Analyse. (1940 ff) Gesammelte Werke. A Freud (eds) Bd 13, Frankfurt/M: Fischer

*Hippokrates
Ὅρκος. In: (1839-1861) Oeuvre complètes d'Hippocrate. Par E Littré Bd IV, Paris. Der (Ärzte-)Eid. In: (1933-1940) Die Werke des Hippokrates. Die Hippokratische Schriftensammlung in neuer deutscher Übersetzung. Hrsg v R Kapferer unt Mitw v G Sticker, Bd I, 1, Stuttgart: Hippokrates; Lichtenthaeler Ch (1984) Der Eid des Hippokrates. Entstehung und Bedeutung. Köln: Deutscher Ärzte Verlag. (⁶1985) Eid des Hippokrates. Hrsg v H Schipperges, Heidelberg: Haug

*Klages L (1936)
Grundlegung der Wissenschaft vom Ausdruck. Leipzig: Barth; ([9]1970) Bonn: Bouvier

*Klages L (1964)
Sämtliche Werke. Hrsg E Frauchiger, G Funke, 3. Abt: Ausdruckskunde, Bd VI, Bonn: Bouvier

*Marx K (1845)
Thesen über Feuerbach. In: (1966) Karl Marx, Friedrich Engels. Studienausgabe in 4 Bänden. Hrsg. v I Fetscher, Bd. 1, Frankfurt/M: Fischer Bücherei

Platon (1974)
Φαίδων. Phaidon. In: Platon. Werke in acht Bänden. Griechisch und deutsch. Hrsg v G Eigler, Bd III, bearb v D Kurz, Darmstadt: Wissenschaftliche Buchgesellschaft

von Weizsäcker V (1926/27a)
Der Arzt und der Kranke. Stücke einer Medizinischen Anthropologie. Die Kreatur 1, 69-86 (Bd 5)

von Weizsäcker V (1926/27b)
Die Schmerzen. Stücke einer Medizinischen Anthropologie. Die Kreatur 1, 315-35 (Bd 5)

von Weizsäcker V (1927)
Über Medizinische Anthropologie. Philosophischer Anzeiger 2, 236-54 (Bd 5)

von Weizsäcker V (1928)
Krankengeschichte. Die Kreatur 2, 455-73 (Bd 5)

von Weizsäcker V (1940)
Der Gestaltkreis. Theorie der Einheit von Wahrnehmen und Bewegen. Leipzig: Thieme. ([4]1950) Stuttgart: Thieme (Bd 4)

von Weizsäcker V (1947)
Von den seelischen Ursachen der Krankheit. In: Siebeck R, von Weizsäcker V: Die Medizin in der Verantwortung. Zwei Vorträge. Schriftenreihe der Evangelischen Akademie, Reihe V: Naturwissenschaft und Medizin H 2, Tübingen: Furche (Bd 6)

Anmerkungen

255 *Das Alter der Volljährigkeit*
V von Weizsäcker bezeichnet also das Jahr 1927 als Geburtsjahr der medizinischen Anthropologie; 1926/1927 u 1928 erschienen in der Zeitschrift »Die Kreatur« die »Stücke einer medizinischen Anthropologie.« (Bd 5).

Max Scheler
Vgl S 30-35 in: von Weizsäcker V (1954) Natur und Geist. (Bd 1, S 29-33).

Sigmund Freud
Vgl bes Kap »Freud. Die Psychotherapeuten« S 142-241 in: von Weizsäcker V (1954) Natur und Geist. (Bd 1, S 115-90).

Im Jahre 1926
V von Weizsäckers Vortrag: (1927) Psychotherapie und Klinik in: Psychotherapie. Bericht über den 1. allgemeinen ärztlichen Kongreß für Psychotherapie in Baden-Baden, 17. bis 19. April 1926. Hrsg v W Eliasberg. Halle: Marhold (Bd 5).
Vgl S 152 f in: von Weizsäcker V (1954) Natur und Geist. (Bd 1, S 122 f).

im folgenden in Köln
Vortrag bei einer Tagung der Kant-Gesellschaft auf Einladung von Max Scheler: V von Weizsäcker (1927) Über medizinische Anthropologie. (Bd 5). Vgl S 31 in: von Weizsäcker V (1954) Natur und Geist. (Bd 1, S 30 f).

1927 ... Drei Aufsätze
Gemeint sind die »Stücke einer medizinischen Anthropologie«: Der Arzt und der Kranke. Die Kreatur 1, 1926/27 – Die Schmerzen. Die Kreatur 1, 1926/27 – Krankengeschichte. Die Kreatur 2, 1927/28. (Bd 5).

256 *»Ich denke, also bin ich.«*
4. Tl 1. Abschnitt in: Descartes R (1637). – Vgl auch die 2. Meditation in: (1641).
Lat: Cogito ergo sum – 1,7 u 10 in: Descartes R (1644).

Prometheus ... Epimetheus
Griechische Mythologie: Prometheus (Προμηθεύς – Der Vorbedachte) bildete die Menschen aus Ton und brachte ihnen das Feuer, das er Zeus gestohlen hatte. Epimetheus (Ἐπιμηθεύς – der Nachher-Bedenkende, jüngerer Bruder des Prometheus) nahm Pandora zur Frau, die von Zeus zur Bestrafung der Menschen geschickt wurde (Büchse der Pandora).

257 *vom Zweifel geboren*
Bes 1. Meditation in: Descartes R (1641). – 1. Tl »Über die Prinzipien der menschlichen Erkenntnis« in: Descartes R (1644).

258 *seit vielen Jahren bemüht*
Vgl Kap »Neurologie« S 65-141 in: von Weizsäcker V (1954) Natur und Geist. (Bd 1, S 56-113). – »Zur 4. Auflage« S IX ff, Kap IV »Die Bedingungen der Bewegung« S 119-45 in: von Weizsäcker V (^{4}1950). (Bd 4).

im Experiment
Vgl den Abschnitt »Wesen der Versuchsanordnung« S 633 f in: von Weizsäcker V (1933) Der Gestaltkreis, dargestellt als psychophysiologische Analyse des optischen Drehversuchs. – S 161 f in: (^{4}1950). (Bd 4).

Prinzip der Idealsuche, der Nomophilie
Der Begriff der Nomophilie wurde zuerst im Zusammenhang von sinnesphysiologischen Untersuchungen formuliert.
Vgl S XI f in: von Weizsäcker V (^{4}1950). – S 46 ff in: (^{2}1960) Gestalt und Zeit. (Bd 4).

Zur Willkürbewegung vgl S x in: ([4]1950) sowie das »Gesetz der konstanten Figurzeit«, S 15 ff in: von Weizsäcker V ([2]1960) Gestalt und Zeit. (Bd 4).

medizinische Psychologie
Der Begriff der medizinischen Psychologie wurde geprägt von H Lotze: H Lotze (1852) Medicinische Psychologie oder Physiologie der Seele. Leipzig: Hirzel; (1966) Amsterdam: Bonset.

260 *Das Wort Sympathicus*
von griech: συμπάθειν – mitfühlen, mitleiden, in Übereinstimmung und in Wechselwirkung mit etwas oder jemandem stehen.
s Anm zu S 23.

261 *Marx*
Wahrscheinlich Anspielung auf die elfte These über Feuerbach (1845): »Die Philosophen haben die Welt nur verschieden interpretiert, es kömmt drauf an, sie zu verändern.«

nach der Entdeckung der Quanten
M Planck (1900) Über irreversible Strahlungsvorgänge. Ann Phys, 4. Folge 1, 69-123. – (1901) Über das Gesetz der Energieverteilung im Normalspektrum. Ann Phys, 4. Folge 9, 553-63.

der Folgerung nicht ausgewichen
s Anm zu S 27, 192, 249

Diese platonische Frage
Anspielung auf das Problem der sogenannten »Ideenhypothese« in Platos Dialogen »Sophistes« und »Parmenides«. Die Annahme, daß es Ideen gibt, die identisch und immer gleichbleibend sind, ist eine notwendige Hypothese, weil sonst der Verstand (διάνοια, Parm 135b) keinen Bezugspunkt hätte und eine Untersuchung, ein Gespräch (διαλέγεσθαι Parm 135c) unmöglich wäre. Die Unwandelbarkeit der Ideen (des wahrhaft Seienden) führt aber auf das Problem der Erkenntnis, wie das Werdende und Wandelbare an den Ideen teilhat (μέτεξις, Soph 249b). Diese Frage wird in der sogenannten Gigantomachie zwischen den Ideenfreunden und den Materialisten (Soph 246a-250a) erörtert.

262 *Roi d'Yvetot*
»Le roi d'Yvetot«, Chanson (1813) von Pierre Jean de Béranger (1780-1857). S 1 in: (1839) Oeuvres complètes de Béranger. Nouv éd, Tom 1, Paris: Fournier.

neuere Wahrnehmungsanalyse
Vgl: von Weizsäcker V (1926) Einleitung zur Physiologie der Sinne. (Bd 3). – Kap »Neurologie« S 65-141 in: (1954) Natur und Geist. (Bd 1, S 56-113). – Kap III »Die Bedingungen der Wahrnehmung« S 81-118 in: ([4]1950) (Bd 4).

Analyse der willkürlichen Bewegung
Kap »Neurologie» S 65-141 in: von Weizsäcker V (1954) Natur und Geist. (Bd 1, S 56-113). – Kap IV »Die Bedingungen der Bewegung« S 119-145 in: ([4]1950). (Bd 4).

keine Unterscheidung ... der Subjekte
Vgl S x in: von Weizsäcker V (^{4}1950) (Bd 4).
P Christian, R Haas (1949) Wesen und Formen der Bipersonalität. Grundlagen für eine medizinische Soziologie. Beiträge aus der Allgemeinen Medizin H 7, Stuttgart: Enke.

Antilogik
Bes: von Weizsäcker V (1923) Das Antilogische. (Bd 2). – (1927) Über medizinische Anthropologie. (Bd 5). – (1950) Das Antilogische. (In diesem Band). – (1951) Medizin und Logik. (In diesem Band).

Grundverhältnis
Bes: Kap v,3 »Die pathischen Kategorien, das Grundverhältnis und der Lebenskreis« S 181 ff, S 201 f in: von Weizsäcker V (^{4}1950) (Bd 4). – Kap 1 in: (1946) Anonyma. (In diesem Band). – S 39 f in: (1947) Der Begriff der Allgemeinen Medizin. (In diesem Band, S 189).

Es-Bildung
Bes: 11. »Der Fall A. Untergang der Moralität und Es-Bildung« in: von Weizsäcker V (1933, 1947) Körpergeschehen und Neurose. (Bd 6, S 213-26). – Kap 12 »Es-Bildung« S 24 in: (1946) Anonyma (In diesem Band, S 49). – 3. Tl »Gestaltkreis und Es-Bildung« u Kap 18 »Aus Ich soll Es werden« S 307 ff, 352 ff in: (1951) Der Kranke Mensch. (Bd 9). – 45. Kap »Die Es-Bildung« S 350 ff in: (1956) Pathosophie. (Bd 10).

Gestaltkreis
Bes: von Weizsäcker V (1927) Über medizinische Anthropologie. (Bd 5). – (1933) Der Gestaltkreis, dargestellt als psychophysiologische Analyse des optischen Drehversuchs. (Bd 4). – (^{4}1950) (Bd 4).

263 *J.-P. Sartre*
Vgl: V von Weizsäcker (1947) Jean-Paul Sartres »Sein und Nichts«. (Bd 1).

Entstehungsweise
Vgl den späteren Aufsatz: von Weizsäcker V (1949) Der Widerstand bei der Behandlung von Organkranken. Mit Bemerkungen über Werke von Jean-Paul Sartre. (Bd 6).

266 *gemäß der Solidarität*
Bes Kap »Die Solidarität des Todes« S 180-6 in: von Weizsäcker V (1949, ^{2}1951) Begegnungen und Entscheidungen. (Bd 1, S 359-65).

»Du sollst nicht töten«
Ex (2. Mos) 20,13; Dtn (5. Mos) 5,17.

Krankheit zum Tode
Vgl S 36 in: von Weizsäcker V (1947) Der Begriff der Allgemeinen Medizin. (In diesem Band, S 184).
Kierkegaard S (1849) Die Krankheit zum Tode. Eine christliche psychologische Erörterung zur Erbauung und Erweckung. (1957) Gesammelte Werke. 24. u 25. Abt, Düsseldorf: Diederichs.

267 *an einer früheren Stelle*
Vgl S 261.

268 *sinnvoll kämpfender Friede*
Vgl V von Weizsäckers Beitrag zur Festschrift für Martin Buber zum 50. Geburtstag (jeder Gratulant kommentiert dort ein von ihm ausgewähltes Zitat aus Philosophie oder Literatur):

Ein Spruch des Laotse

Wertvoller Mensch ist streitlos,
streitvoller Mensch ist wertlos. (Laotse)
Ja, denn: Wertvoller Kampf ist streitlos,
kampfloser Streit ist wertlos.

S 28 in: (1928) Aus unbekannten Schriften. Festgabe für Martin Buber zum 50. Geburtstag. Berlin: Schneider.

269 *Seit 1939*
Psychosomatic medicine, experimental and clinical studies. New York.

Lehrbücher
V von Weizsäcker nennt einige Bücher in: (1949) Psychosomatische Medizin. (Bd 6, S 454, Anm).

Verein
1939 wurde die American Psychosomatic Society gegründet.

mit der Psychiatrie verschmolzen
Die American Psychiatric Association richtete 1934 eine Section on Psychoanalysis ein.

271 *Menschenrechte*
s Anm zu S 97.

Zehn Gebote
Ex (2. Mos) 20; Dtn (5. Mos) 5.

272 *Begriff des politischen Arztes:*
Vgl die Ausführungen zur »politischen Medizin« in: von Weizsäcker V (1934) Ärztliche Aufgaben. (Bd 8, S 149 ff). – Zum Begriff des »politischen Arztes«: Vorlesung 9 »Die Verflechtung der Therapieformen« in: Ärztliche Fragen ([2]1935) (Bd 5, S 327 ff).

glänzende Isolierung
Die außenpolitische Haltung Großbritanniens wurde in der Viktorianischen Ära als splendid isolation bezeichnet.

273 *sinnlich-sittliche Bedeutung*
Vgl 6. Abt »Sinnlich-sittliche Wirkung der Farbe« in: von Goethe JW (1810) Zur Farbenlehre; S 494 ff in: (1955) Goethes Werke. Hamburger Ausgabe in 14 Bänden. Hrsg v E Trunz, Bd 13: Naturwissenschaftliche Schriften. Hamburg: Wegner.

Armen im Geiste
Anspielung auf Matth 5,3.

275 *professionelle Pelagianer*
»Der gerechte Gott gibt das Gesetz, weil der Mensch es erfüllen kann. Als Schöpfer verleiht er ihm die Gnade des Guten der Natur (possibilitas boni, Willensfreiheit), welches schon ein Gesetz Gottes mit sich führt (naturalis quaedam sanctitas) und erneuert in der Heilsgeschichte die Kenntnis des Gesetzes. Von der Gnade Gottes her fallen Seins-Gesetzlichkeit und Sollens-Gesetzlichkeit des Menschen zusammen ...«
Sp 206 in: Lorenz R (1961) Pelagius und Pelagianismus. In: Die Religion in Geschichte und Gegenwart, 3. Aufl, Bd 5, Tübingen: Mohr.
Der Pelagianismus wurde auf der Versammlung der afrikanischen Kirchenprovinz in Karthago 418 verurteilt. Papst Zosimus bestätigte diese Verurteilung.

Klages
Bes: L Klages (1936) in: (1964).

276 *Begriff der Arbeit*
Bes: von Weizsäcker V (1931) Über den Begriff der Arbeitsfähigkeit. (Bd 8). – (1943) Arbeitstherapie bei Hirnverletzten. (Bd 8). – (1948) Zum Begriffe der Arbeit. (Bd 8).

277 *neue Landschaft*
Vgl S 27 in: von Weizsäcker V (1948) Der Begriff sittlicher Wissenschaft. (In diesem Band, S 253). – 10. Kap »Eine neue Landschaft« S 57 in: (1956) Pathosophie. (Bd 10).

279 *einem Geheimnis der Freundschaft zudank*
R Siebeck unterstützte Weizsäckers Berufung 1945/46 auf den für ihn eingerichteten »Lehrstuhl für Allgemeine klinische Medizin« und überließ ihm zwei Stationen der Medizinischen Klinik (Klinik für Innere Medizin).
Vgl S 160 ff: In: Henkelmann Th (1986) Viktor von Weizsäcker (1886-1957) Materialien zu Leben und Werk. Berlin, Heidelberg, New York, Tokyo: Springer.

concursus und confluxus
concursus – Zusammentreffen, Mitwirkung, Zusammenströmen mehrerer Gewässer; confluxus – Zusammenfließen. Der Begriff des Concursus divinus bezeichnete im Okkasionalismus die Mitwirkung Gottes als Bedingung der Wechselwirkung von Leib und Seele. In der (altprotestantischen) Schöpfungslehre bezeichnete der Terminus die Mitwirkung Gottes an der Schöpfung.

280 *Solidarität des Todes*
Kap »Die Solidarität des Todes« S 180-86 in: (1949, [2]1951) Begegnungen und Entscheidungen. (Bd 1, S 359-65).

281 *Phaidon*
Diskussion dieser Frage 92e-95a in: Platon (1974) WW III.

Schon einmal habe ich hier
S 43 in: von Weizsäcker V (1947) Von den seelischen Ursachen der Krankheit. (Bd 6, S 415).

Wort des alten Goethe
»Der Mensch muß wieder ruiniert werden!« Gespräch vom 11.3.1828. In: Eckermann JP (1836) 3. Bd: 1822-1832.

An Leib, Seele und Ehre krank
Grundlagen einer neuen Medizin

a) Deutsche Zeitung und Wirtschaftszeitung (Stuttgart) 3.9.1949
b) In: Diesseits und Jenseits der Medizin. Arzt und Kranker/Neue Folge. 202-13, Stuttgart: Koehler (1950, ²1951)

Anmerkungen

283 *An Leib, Seele und Ehre krank*
Der Untertitel »Grundlagen einer neuen Medizin« ist in b wahrscheinlich irrtümlich Überschrift des 1. Abschnittes.

284 *forschende Ärzte*
Gemeint ist die Schule Gustav von Bergmanns, s die folgende Anm.

285 *»funktionelle Pathologie«*
Zusammenfassend: G von Bergmann (1932, ²1936) Funktionelle Pathologie. Eine klinische Sammlung von Ergebnissen und Anschauungen einer Arbeitsrichtung. Berlin: Springer.

286 *dem Es gegenüberzustellen*
S Freud (1923) Das Ich und das Es. (1940 ff) Gesammelte Werke. Hrsg A Freud (eds) Bd XIII, Frankfurt/M: Fischer.

287 *Reichspräsident Ebert*
Vgl W Birkenfeld (1965) Der Rufmord am Reichspräsidenten. Zu Grenzformen des politischen Kampfes gegen die frühe Weimarer Republik (1919-1925). Arch Sozialgesch 5, 453-500.

288 *der deutsche Internistenkongreß*
Gemeint ist der 55. Kongreß der Deutschen Gesellschaft für Innere Medizin in Wiesbaden, 24.5.-28.5.1949. V von Weizsäcker hielt dort den Vortrag: (1949) Psychosomatische Medizin. (Bd 6).

noli me tangere
Rühre mich nicht an – Übersetzung der Vulgata von Joh 20, 17.

291 *divide et impera*
Teile und herrsche – »diviser pour régner« in: Vorrede zu P Merimée (1829, 1895) Chronique du règne de Charles IX.

die kolossale Unordnung
Anspielung auf: »Zwei Dinge erfüllen das Gemüt mit immer neuer und zunehmender Bewunderung und Ehrfurcht, je öfter und anhaltender sich das Nachdenken damit beschäftigt: Der bestirnte Himmel über mir und das moralische Gesetz in mir.«
A 289 in: Kant I (1788) Kritik der praktischen Vernunft; S 300 in: ([4]1975) Immanuel Kant. Werke in 6 Bänden. Hrsg v W Weischedel, Bd IV: Schriften zur Ethik und Religionsphilosophie. Darmstadt: Wissenschaftliche Buchgesellschaft.

293 *»Navigare ... necesse«*
Schiffahrt ist notwendig, zu leben ist nicht notwendig – Inschrift am Haus der Seefahrt (1661) in Bremen.

Wert und Unwert der Psychoanalyse

Schweizer Rundschau, 8/9, 723-32 (1949)

Literatur

*Adler A (1907)
Studie über die Minderwertigkeit von Organen. Berlin, Wien: Urban & Schwarzenberg

*Aichhorn A (1925)
Verwahrloste Jugend. Die Psychoanalyse in der Fürsorgeerziehung. Zehn Vorträge zur ersten Einführung. M e Geleitw v S Freud. Internationale Psychoanalytische Bibliothek Bd 19, Wien: Internationaler Psychoanalytischer Verlag; ([5]1965) Bücher des Werdenden, Reihe 2, Bd 3, Bern, Stuttgart: Huber

*Freud A (1980)
Die Schriften der Anna Freud. 10 Bde, München: Kindler

*Freud S (1920)
Jenseits des Lustprinzips. (1940 ff) Gesammelte Werke. A Freud (eds) Bd XIII, Frankfurt/M: Fischer

*Freud S (1923)
Das Ich und das Es. WW XIII

*Freud S (1930)
Das Unbehagen in der Kultur. WW IV

*Jaspers K (^{4}1946, ^{8}1965)
Allgemeine Psychopathologie. Berlin, Heidelberg, New York: Springer

Platon (1973)
Γοργίας. Gorgias. In: Platon. Werke in acht Bänden. Griechisch und deutsch. Hrsg v G Eigler, Bd II, bearb v H Hofmann, Darmstadt: Wissenschaftliche Buchgesellschaft

*Sartre JP (1943)
L'être et le néant. Essai d'ontologie phénomenologique Paris: Gallimard; (1962) Das Sein und das Nichts. Versuch einer phänomenologischen Ontologie. Übers J Streller, KA Ott, A Wagner, Hamburg: Rowohlt.

Sartre JP (1946)
L'existentialisme est un humanisme. Collection Pensées, Paris: Nagel; (1947) Ist der Existentialismus ein Humanismus? Zürich: Europa Verlag

Anmerkungen

294 *Karl Jaspers*
S 299 ff, 646 in: Jaspers K (^{4}1946).
Mit ähnlichen Argumenten hatte Karl Jaspers gegen den Antrag von A Mitscherlich argumentiert, an der Heidelberger Universität ein Institut für Psychotherapie zu eröffnen. V von Weizsäcker entgegnete mit »Bemerkungen zu dem Gutachten von Herrn Jaspers über den Antrag Mitscherlich« (1946). (Nachlaß bei C Penselin, Bonn)
S 166 ff in: Henkelmann Th (1986) Viktor von Weizsäcker (1886-1957). Materialien zu Leben und Werk. Berlin, Heidelberg, New York, Tokyo: Springer.

294/95 *Platon im »Gorgias«*
469c in: Platon (1973). Die Übersetzung im Text ist nicht von Schleiermacher.

295 *der Ausdruck »Psychoanalyse«*
»Psychische Analyse«, »Psychologische Analyse«, S 59-74 in: Freud S (1894) Die Abwehr-Neuropsychosen. WW I.
»psycho-analyse« S 407-22 in: Freud S (1896) L'hérédité et l'étiologie des névroses. WW I.
»Psychoanalyse« S 379, 383 in: Freud S (1896) Weitere Bemerkungen über die Abwehr-Neuropsychosen. WW I.

297 *Karl Barth und Thurneysen*
Vgl Kap »Karl Barth« S 19-24 in: von Weizsäcker V (1949, ^{2}1951) Begegnungen und Entscheidungen. (Bd 1, S 206-11).
Thurneysen E (1929) Rechtfertigung und Seelsorge. Zwischen den Zeiten 6, 197-218.
V von Weizsäcker antwortete auf diesen Aufsatz: (1930) Medizin und Seelsorge. (Bd 5).

298 *von einer ... Vorzeit*
S 85, 173 in: Freud S (1913) Totem und Tabu. WW IX.

mit der christlichen Lehre
Vgl S 192: Freud S (1939) Der Mann Moses und die monotheistische Religion. WW XVI.

paulinische Herleitung
Die Lehre von der Erbsünde wurde mit Röm 5, 12 ff begründet.

durch das Gesetz
Röm 7, 7 ff.

299 *erinnern, wiederholen, durcharbeiten*
S Freud (1914) Erinnern, wiederholen, durcharbeiten. WW X.

300 *Übertragungsdynamik*
s Anm zu S 192.
S Freud (1912) Zur Dynamik der Übertragung. WW VIII. – (1914) Erinnern, Wiederholen und Durcharbeiten. WW X. – (1915) Bemerkungen über die Übertragungsliebe. WW X.

301 *bemerkt Freud gelegentlich*
zB S 285 f in: Freud S (1913) Das Unbewußte. WW X. – S 80 in: (1933) Neue Folge der Vorlesungen zur Einführung in die Psychoanalyse. WW XV.
Vgl auch Freuds briefliche Stellungnahme zu V von Weizsäckers »Körpergeschehen und Neurose«, S 184 in: von Weizsäcker V (1954) Natur und Geist. (Bd 1, S 147), S 6 in: (1947) Körpergeschehen und Neurose. (Bd 6, S 122).

302 *den Hunger*
zB S 55 in: Freud S (1920) Jenseits des Lustprinzips. WW XIII. – S 230 in: Freud S (1923) »Psychoanalyse« und »Libidotheorie«. WW XIII.

das dunkelste Stück
Vgl S 101 in: Freud S (1933) Neue Folge der Vorlesungen zur Einführung in die Psychoanalyse. WW XV. – 22.VIII., S 152 in: Freud S (1938) Ergebnisse, Ideen, Probleme. WW VII.

sein Atheismus
Vgl S 198 in: von Weizsäcker V (1954) Natur und Geist. (Bd 1, S 157). – (1949) Nach Freud. (Bd 1, S 441).

»Psychoanalyse existentielle«
4. Tl, Kap 2, 1 »La psychanalyse existentielle« in: Sartre JP (1943).

»Il n'y a pas de nature humaine«
S 22 in: Sartre JP (1946).
»Also gibt es keine menschliche Natur, da es keinen Grund gibt, um sie zu entwerfen.« S 14 in: Sartre JP (1947).

»L'homme est ce qu'il se fait«
»Der Mensch ist, wozu er sich macht.« (ebd.).

»L'homme est pleinement responsable«
S 24 in: Sartre JP (1946). »Der Mensch ist voll und ganz verantwortlich.« S 15 in (1947).

»L'homme invente l'homme«

S 38 in: Sartre JP (1946). »Der Mensch erfindet den Menschen.« S 26 in: (1947).

um sie zu besitzen

Nacht, V 682 f in: von Goethe JW (1808) Faust 1.

Der Mensch und seine Krankheiten

a) Deutsche Zeitung und Wirtschaftszeitung (Stuttgart) 3. 12. 1949
b) In: Diesseits und Jenseits der Medizin. Arzt und Kranker/Neue Folge. 214-25, Stuttgart: Koehler (1950, ²1951)

Literatur

von Goethe JW (1774, 1787)
Die Leiden des jungen Werther. (1951) Goethes Werke. Hamburger Ausgabe in vierzehn Bänden. Hrsg E Trunz, Bd VI: Romane und Novellen 1. Bd, Hamburg: Wegner

Anmerkungen

305 *Unentschiedenheit*

Vgl Kap »Unentschiedenheit als Prinzip« S 46 ff in: (1949) Begegnungen und Entscheidungen. (Bd 1, S 232 ff).

Basilisk

Griechisches Fabeltier: Mischwesen zwischen Drache und Hahn mit tödlichem Blick.

Gröning

B Gröning behauptete, über parapsychologische Heilkräfte zu verfügen.
Vgl: V von Weizsäcker (1949) Zur Affäre Gröning.

306 *Herr und Knecht*

s Anm zu S 141.

314 *jeder morbus*

morbus – die Krankheit, morbus sacer – heilige Krankheit (auch Bezeichnung für die genuine Epilepsie).

Das Antilogische

In: Diesseits und Jenseits der Medizin. Arzt und Kranker/Neue Folge. 74-82, Stuttgart: Koehler (1950, ²1951)

Literatur

*Aristoteles ([4]1983)
Physikvorlesung. In: Aristoteles. Werke in deutscher Übersetzung. Begr v E Grumach, hrsg v H Flashar, Bd XI, übers v H Wagner, Darmstadt: Wissenschaftliche Buchgesellschaft

*Diels H ([8]1956)
Die Fragmente der Vorsokratiker. Griechisch und deutsch. Hrsg v W Kranz, 3 Bde, Berlin: Weidmann

*Leibniz GW (1714)
Monadologie. In: ([2]1924) G W Leibniz. Philosophische Werke. Hrsg v A Buchenau u E Cassirer, Bd 2: Hauptschriften zur Grundlegung der Philosophie 2. Bd, übers v A Buchenau, durchges u m Einl u Erl vers v E Cassirer, Philosophische Bibliothek Bd 108, Leipzig: Meiner

*de Spinoza B (1677)
Ethica ordine geometrico demonstrata. (1955) Die Ethik. Nach geometrischer Methode dargestellt. Übers O Baensch, Einl A Schottlaender, Philosophische Bibliothek Bd 92, Hamburg: Meiner; (1976) Baruch de Spinoza. Sämtliche Werke in sieben Bänden. In Verb m O Baensch u A Buchenau hrsg v C Gebhardt, Bd 2, Hamburg: Meiner

Anmerkungen

316 *Das Antilogische*
Im Inhaltsverzeichnis von (1950) »Diesseits und Jenseits der Medizin« ist vermerkt: »Beitrag zu einer Festschrift für Karl Jaspers 1942. Bisher nicht erschienen.« Gemeint ist: (1943) Offener Horizont. Festschrift für Karl Jaspers zum 70. Geburtstag. Hrsg v K Piper. München: Piper.
Mit gleichem Titel: (1923) Das Antilogische. (Bd 2).

Contra Deum nemo
Motto des 4. Teiles S 75, auch S 177 in: von Goethe JW (1955) Dichtung und Wahrheit. Goethes Werke, Hamburger Ausgabe in 14 Bänden. Hrsg v E Trunz, Bd 10: Autobiographische Schriften 2. Bd, Hamburg: Wegner.
Die Herkunft des Satzes (wörtlich übersetzt: Gegen Gott niemand, wenn nicht Gott selbst) ist umstritten.
Vgl die Anm des Hrsg S 616 aaO. Von der dort genannten Literatur vgl bes: M Mommsen (1951) Zur Frage der Herkunft des Spruches »Nemo contra Deum nisi Deus ipse«. Jahrbuch der Goethe-Gesellschaft 13, 86-104.
Mommsen interpretiert den Spruch u a im Zusammenhang von Goethes naturwissenschaftlichen Denken als »die ins religiöse abgewandelte Polaritätsformel« (S 103 aaO).

317 *Shakespeare*
Wahrscheinlich ist gemeint: »He that complies against his will is of his own opinion still.«

3. Part, Canto III, V 547 in: Butler S (1663-1678) Hudibras. (1967) Ed J Wilders, Oxford: Clarendon Press; (1845) Hudibras. Ein schalkhaftes Heldengedicht. Zum ersten Mal vollständig im Versmaße des Originals frei verdeutschet und neu mit Commentar ausgestattet v J Eiselen, Freiburg: Lippe.

Spinoza
III. Teil, 1. Lehrsatz; IV. Teil, Lehrsätze 23 ff in: de Spinoza B (1677).

amor intellectualis Dei
5. Teil, Lehrsätze 33-37 in: de Spinoza B (1677).

Satz des Widerspruchs
s Anm zu S 337.

318 *Heraklit*
Πόλεμος πάντων μὲν πατὴρ ἔστι ... – Krieg ist der Vater aller Dinge. Fragment 53 in: Diels H ([8]1956) WW I.

319 *der Hinaufsteigende und der Herabsteigende*
Anspielung auf: »Der Weg auf und ab ist ein- und derselbe.« Heraklit, Fragment 60 in: Diels H ([6]1958) WW I.

Aristoteles
IV, S, 212b ff in: Aristoteles ([4]1983) Physikvorlesung.

leugnet den leeren Raum
IV, 6-9 in: Aristoteles ([4]1983) Physikvorlesung.

320 *fensterlose Mannigfaltigkeit*
Abschnitt 7 in: Leibniz GW (1714) WW II.

credo quia absurdum
Ich glaube, weil es widersinnig ist – Die Wendung hat sich entwickelt aus: »Et mortuus est Dei Filius, prorsus credibile, quia ineptum est« – Und gestorben ist Gottes Sohn, es ist gewiß glaubhaft, weil es widersinnig ist.«
Kap 5, S 806 in: Tertullianus F (1844) De Carne Christi. In: Patrologia. Serias latina Bd 2, Hrsg JP Migne, Paris.
»... tam multa fabulosissima et absurdissima, quia demonstrari non poterant, credenda imperari.« – ... soviel Erdichtetes und Absurdes, das nicht bewiesen werden kann, muß geglaubt werden.
VI, 5, S 722 in: Augustinus A (1877) Confessiones. In: Patrologia. Series latina Bd 32, Hrsg JP Migne, Paris.

Luther
Eine Kennzeichnung von Luthers Einschätzung der Vernunft. Vgl Anm zu S 247.

321 *Natura non facit saltus*
Der Gedanke geht auf Aristoteles zurück: »Die Natur schreitet so allmählich von den unbeseelten Dingen zu den belebten Wesen fort, daß man bei dem stetigen Zusammenhang nicht gewahr wird, wo die Grenze der beiden Arten liegt.«

1, 588 B 4 in: Aristoteles: Historia de animalibus.
Mit dem Plural »saltus« erstmals Nr 77 in: von Linné C (1751) Philosophia botanica.

seit Leibniz

Vgl das Kontinuitätsprinzip bei Leibniz.
zB S 63 f in: Leibniz GW (²1924) WW I, S 74 ff in: Leibniz (²1924) WW II.

einen neuen Lehrstuhl

V von Weizsäcker übernahm 1941 das Ordinariat für Neurologie als Nachfolger von Otfried Foerster in Breslau.
Vgl: V von Weizsäcker (1942) Otfried Foerster (1873-1941). (Bd 3).

322 *ihr Rennen*

Möglicherweise Anspielung auf 1. Kor 9, 24.

Parmenides

Fragmente 6-8 in: Diels H (⁸1956) WW I.

Zenon

Die antike Überlieferung zu Zenons Leben und Werk ist zusammengestellt in: Diels H (⁶1958) WW I.
s bes die Auseinandersetzung von Aristoteles mit Zenon Z, 233a 21; 9, 239b 5 ff; Θ 263a, b in: Aristoteles (⁴1983) Physikvorlesung.

hat Parmenides bestimmt nicht

Im Lehrgedicht des Parmenides offenbart die Göttin ϑίκη (Gerechtigkeit) die Wahrheit.
Fragment 1 in: Diels H (⁸1956) WW I.

Bestimmtheit und Unbestimmtheit in der Medizin

In: Diesseits und Jenseits der Medizin. Arzt und Kranker/Neue Folge. 226-38, Stuttgart: Koehler (1950, ²1951)
Vortrag. Gehalten im Freien Deutschen Hochstift Frankfurt/M 1950

Literatur

*Kant I (1788)
Kritik der praktischen Vernunft. (⁴1975) Immanuel Kant. Werke in sechs Bänden. Hrsg v W Weischedel, Bd IV: Schriften zur Ethik und Religionsphilosophie. Darmstadt: Wissenschaftliche Buchgesellschaft

von Weizsäcker V (1947)
»Euthanasie« und Menschenversuche. Psyche 1, 68-102 (In diesem Band)

*Whyte LL (1950)
Das wissenschaftliche Denken in den nächsten Jahrzehnten. Merkur 4, 137-145

323 *Bestimmtheit und Unbestimmtheit in der Medizin*
Im Inhaltsverzeichnis von (1950) »Diesseits und Jenseits der Medizin« lautet der Titel: »Die Bestimmtheit ...« Ferner wird dort der Aufsatz 1950 datiert, während im Text (S 226) unter dem Titel 1949 angegeben ist. 1950 ist richtig, da der im Text erwähnte Aufsatz von LL Whyte 1950 erschien.

Das Hochstift
Freies deutsches Hochstift in Frankfurt am Main, 1849 gegründet zur Pflege von Wissenschaft, Kunst und Bildung, heute besonders Erforschung der Goethe-Zeit und der Romantik, graphische Sammlung, Goethe-Museum.

324 *Saint-Exupéry*
zB S 158 f (1931 Nachtflug. Paris. Gallimard), S 222 f (1939 Wind, Sand und Sterne. Paris: Gallimard) in: de Saint Exupéry A (1978) Gesammelte Schriften in 3 Bänden, Bd 1, München: Deutscher Taschenbuchverlag.

325 *lassen's am Ende gehen*
Studierzimmer, Ein Schüler tritt auf, V 2012-4 in: von Goethe JW (1808) Faust 1.

327 *Maschinentheorie des Lebens*
s Anm zu S 250.

Margret Boveri
Die Formulierung »Spaltung in militärisches und politisches Denken« konnte nicht nachgewiesen werden. Wahrscheinlich ist gemeint:
M Bovery (1948) Der Diplomat vor Gericht. Berlin-Hannover: Minerva.
Das Buch stellt M Boveris Berichte über Ausschnitte aus dem Nürnberger Wilhelmstraßen-Prozeß (d h gegen Angehörige des Auswärtigen Amtes und anderer hoher Reichsbehörden), besonders zur Anklage gegen Ernst von Weizsäcker (1882-1951, 1938-1943 Staatssekretär im Auswärtigen Amt, 1943-1945 Botschafter am Vatikan; Bruder von Viktor von Weizsäcker) zusammen. Boveri versteht E von Weizsäckers politisches Handeln als eine Folge des Gegensatzes von totalitärer und demokratischer Gesinnung. Auf dem Hintergrund des 2. Weltkrieges ist dieses Gegenüber auch als Spaltung in militärisches und politisches Denken zu verstehen: »Wir müssen also, um unsere Zeit zu erfassen und zu bewältigen, in das Dickicht hineinleuchten, das als Folge der Durchdringung zweier Prinzipien entstanden ist, die einander so wesensfremd sind, daß sie nicht einmal wie zwei Pole als Gegensätze Teile eines Ganzen zu bilden scheinen, sondern aneinander vorbeireden, handeln und schlagen in Fremdsprachen, Fremdmotiven und Fremdtaten ...« (S 52, vgl auch S 78) Da in dieser Situation ein politisches Ordnungsprinzip fehlt, fragt Boveri nach »dem bescheideneren Prinzip« der »Gegenseitigkeit«. Sie findet sie aber vor allem nur als »negative Gegenseitigkeit« in der atomaren Aufrüstung im Sinne eines Circulus vitiosus verwirklicht. (Kap IV »Die Entstehung der Kriege«, S 80).

Identifizierung mit dem Gegner

Vor allem: Kap 9 »Die Identifizierung mit dem Angreifer« in: Freud A (1936) Das Ich und die Abwehrmechanismen. (1980) Die Schriften der Anna Freud. Bd 1: 1922-1936. München: Kindler

»Das Subjekt, das sich einer äußeren Gefahr gegenübersieht ..., identifiziert sich mit seinem Angreifer, indem es sich entweder für die Aggression als solche verantwortlich macht oder die Person des Angreifers physisch oder moralisch imitiert, oder sich bestimmte Machtsymbole aneignet, die ihn kennzeichnen. Nach Anna Freud ist dieser Mechanismus bei der Bildung der Vorstufe des Über-Ichs bestimmend. Die Aggression bleibt also gegen die Außenwelt gerichtet und wendet sich noch nicht in der Form der Selbstkritik nach innen.«

Artikel »Identifizierung mit dem Angreifer« S 224 in: Laplanche J, Pontalis JB (1972) Das Vokabular der Psychoanalyse. Unt d Leitung v D Lagache. Frankfurt/M: Suhrkamp.

328 *Beschreibung der Schizophrenie*

Der Begriff der Schizophrenie wurde von E Bleuler eingeführt.

E Bleuler (1911) Dementia praecox oder Gruppe der Schizophrenien. In: Handbuch der Psychiatrie. Hrsg G Aschaffenburg, Spez Tl, 4. Abt, 1. Hälfte, Leipzig, Wien: Deuticke.

Einführung des Begriffes der »Spaltung«

Bes: P Janet (1909) Les névroses. Bibliothèque de philosophie scientifique, Paris: Flammarion. – ([2]1911) L'état mental des hystériques. Paris: Alcan.

Vgl S 60 in: Freud S (1894) Die Abwehr-Neuropsychosen. In: (1940 ff) S Freud. Gesammelte Werke. Hrsg A Freud (eds) Frankfurt/M: Fischer.

329 *William James*

Vgl: W James (1909) A pluralistic universe. Hibbert lectures at Manchester College on the present situation in philosophy. London: Longmans. (1914) Das pluralistische Universum. Vorlesungen am Manchester-College über die gegenwärtige Lage der Philosophie. Übers v J Goldstein, Philosophisch-soziologische Druckerei Bd 33, Leipzig: Kröner.

Identifizierung mit dem Gegner s Anm zu S 327.

an den »fremden Gott«

Anspielung auf die Warnungen vor fremden Göttern im Alten Testament.

zB Gen (1. Mos) 35, 2; Jos 24, 20, 23; Jer 3, 13; 5, 19.

330 *vor einigen Jahren*

S 68 in: von Weizsäcker V (1947) (In diesem Band, S 91).

331 *Risiko seiner Bestrafung*

S 85 in: von Weizsäcker V (1947) (In diesem Band S 112).

»Handle so ... könnte«

Freie Formulierung des kategorischen Imperativs: »Handle so, daß die Maxime deines Willens jederzeit zugleich als Prinzip einer allgemeinen Gesetzgebung gelten könne.«

§ 7 »Grundgesetz der reinen praktischen Vernunft« S 140 (A 54) in: Kant I (1788) WW IV.

die Linke solle nicht wissen
Matth 6, 3.

333 *Kollegen Grassi*
Der Philosoph Ernesto Grassi (geb. 1902) war Mitherausgeber der Sammlung »Überlieferung und Auftrag« (V von Weizsäcker, 1946, Anonyma; in diesem Band). Er veröffentlichte dort zusammen mit Th von Uexküll (1945) Wirklichkeit als Geheimnis und Auftrag. Die Exaktheit der Naturwissenschaften und die philosophische Erfahrung. Überlieferung und Auftrag, Reihe Schriften Bd I, Bern: Francke. – (1950) Vom Ursprung und Grenzen der Geisteswissenschaften und Naturwissenschaften. Überlieferung und Auftrag, Reihe Studia humanitatis Bd I, Bern: Francke.
Vgl Abschnitt »Der Mythos als Hauptelement der Tragödie« S 134 f in: Grassi E (1962) Die Theorie des Schönen in der Antike. DuMont Dokumente: Reihe I: Kunstgeschichte Deutung Dokumente, Geschichte der Ästhetik Bd I: Antike. Köln: DuMont.

Goethe den Molière
Vgl: 1. Bd: Donnerstag, den 12. Mai 1825, Sonntagabend, den 29. Januar 1826; 3. Bd: Mittwoch, den 28. März 1827 in: Eckermann JP (1836) Gespräche mit Goethe in den letzten Jahren seines Lebens.

Medizin und Logik

a) Dialectica 5, 25-58 (1951)
b) In: von Weizsäcker V, Wyss D: Zwischen Medizin und Philosophie. Mit einer Gedächtnisrede von Wilhelm Kütemeyer. Göttingen: Vandenhoeck & Ruprecht, 147-80 (1957)

Literatur

*Aristoteles (1949)
Prior and posterior analytics. Ed BD Ross, Oxford; (1922) Lehre vom Schluß oder erste Analytik. Neu übers u mit e Einl u erkl Anm v E Rolfes, Philosophische Bibliothek Bd 10, Leipzig: Meiner; ([2]1922) Lehre vom Beweis oder zweite Analytik. Neu übers u m e Einl u erkl Anm vers v E Rolfes, Philosophische Bibliothek Bd 11, Leipzig: Meiner

*Aristoteles (1985)
Kategorien. Werke in deutscher Übersetzung. 20 Bde, begr v E Grumach, hrsg v H Flashar, Bd I, Tl I, übers u erl v K Oehler, Darmstadt: Wissenschaftliche Buchgesellschaft

*Augustinus A (1845)
De civitate Dei. In: Patrologiae cursus completus, ed JP Migne, Series latina Bd 41 (Augustinus opera omnia, Tom 7) Paris; (1981/82) Der Gottesstaat. Lateinisch-deutsch, 2 Bde, Deutsche Augustinus-Ausgabe. Hrsg u übers v C Perl, Paderborn: Schöningh

Einstein A (1948)
Quanten-Mechanik und Wirklichkeit. Dialectica 2, 320-4

*Heidegger M (1927)
Sein und Zeit. In: Jahrbuch für Philosophie und phänomenologische Forschung Bd 8, Halle: Niemeyer; (1927) Halle: Niemeyer; (15 1984) Tübingen: Niemeyer

*Heidegger M (5 1949)
Was ist Metaphysik? Frankfurt/M: Klostermann

*Hegel GWF (1821)
Grundlinien der Philosophie des Rechts. Berlin: Nicolai. (1954) Grundlinien der Philosophie des Rechts oder Naturrecht und Staatswissenschaft im Grundrisse. Mit e Vorw v E Gans. Sämtliche Werke. Jubiläumsausgabe in zwanzig Bänden. Hrsg v H Glockner, Bd 7, Stuttgart: Frommann

Kant I (1781, 2 1782)
Kritik der reinen Vernunft. (4 1975) Immanuel Kant. Gesammelte Werke in sechs Bänden. Hrsg v W Weischedel, Bd II, Darmstadt: Wissenschaftliche Buchgesellschaft

*Leibniz GW (1663)
Disputatio de principio individui. In: (1960) Die Philosophischen Schriften von Gottfried Wilhelm Leibniz, hrsg v CI Gerhardt, Bd 4, Hildesheim: Olms

*Lotze H (1843)
Logik. Leipzig: Weidmann. (1874) System der Philosophie I: Logik. Drei Bücher vom Denken, vom Untersuchen und vom Erkennen. Leipzig: Hirzel; (1912, 1928) Hrsg u eingel v G Misch, Philosophische Bibliothek Bd 144, Leipzig: Meiner

Reichenbach H (1948)
The principle of anomaly in quantum mechanics. Dialectica 2, 337-50

Anmerkungen

335 *»alles Wirkliche vernünftig«*
»Was vernünftig ist, das ist wirklich; und was wirklich ist, das ist vernünftig.« Vorrede S 33 in: Hegel GWF (1952) WW 7.

337 *»Satz des Widerspruchs«*
»Es ist unmöglich, daß eins und dasselbe einem und demselben in einer und derselben Hinsicht zugleich zukomme und nicht zukomme.«
1005b 19 f in: (1924) Aristotle's Metaphysics. By WD Ross, Oxford: Clarendon

Press; (^{2}1920/21) übers u erl v E Rolfes, 2 Bde, Philosophische Bibliothek Bd 2, 3, Leipzig: Meiner.

Augustinus

»Nemo igitur quaeret efficientem causam malae voluntatis: non enim est efficiens, sed deficiens ...« – So frag mich niemand nach der bewirkenden Ursache des bösen Willens: sie ist nicht bewirkend, sondern versagend ...
XII, 7, S 355 in: Augustin A (1845).
Vgl S 198 in: von Weizsäcker V (1949, ^{2}1951) Begegnungen und Entscheidungen. (Bd 1, S 376).

Existenzphilosophie

Vgl: JP Sartre (1946) L'existentialisme est un humanisme. Collection Pensées, Paris: Nagel; (1947) Ist der Existentialismus ein Humanismus? Zürich: Europa-Verlag.

338 *drei »Modalitäten«*

»Die Postulate des empirischen Denkens überhaupt« S 248-63 (A 219-325, B 265-77) in Kant: I (1781, ^{2}1787) WW II. – s auch S 114 (A 74 f, B 108 f) aaO.

340 *Kant den Aristoteles*

S 120 (A 81, B 107) in: Kant I (1781, ^{2}1787) WW II.

Tafel Kants

S 119 (A 80 f, B 106 f) in: Kant I (1781, ^{2}1787) WW II.

die Zahl

S 189, 191 (A 140, 142; B 179, 182) in: Kant I (1781, ^{2}1787) WW II.

des »Schematismus«

»Von dem Schematismus der reinen Verstandesbegriffe« S 187-94 (A 137-59, B 176-85) in: Kant I (1781, ^{2}1787) WW II.

341 *»Postulate des empirischen Denkens überhaupt«*

s Anm zu S 338.

345 *von einer modernen Philosophie*

Der Begriff der Phänomenologie wurde von E Husserl (1900/1901, Logische Untersuchungen; 1913 Ideen zu einer reinen Phänomenologie) transzendental begründet, von M Heidegger (1927 Sein und Zeit) im Sinne einer Fundamentalontologie und von M Scheler als geistiges Schauen bzw Teilhaben am Wesentlichen der Wirklichkeit interpretiert.

Logophanie

Vgl bes Kap 25 »Logophanie und Eidologie« in: von Weizsäcker V (1956) Pathosophie. (Bd 10).

346 *wie Kant meint*

»Gedanken ohne Inhalt sind leer, Anschauungen ohne Begriffe sind blind.«
S 98 (A 52, B 76) in: Kant I (1781, ^{2}1787) WW II.

Entstehung des Über-Ich

Nach Freud entsteht das Über-Ich aus der Verdrängung des Ödipus-Komplexes.

S 262 in: Freud S (1923) Das Ich und das Es. (1940 ff) Gesammelte Werke. A Freud (eds) Bd XIII, Frankfurt/M: Fischer, – S 136 f in: (1940) Abriß der Psychoanalyse. WW XVII.

347 *später eine Umschau*
s S 360 ff; vgl Kap 25 »Logophanie und Eidologie« in: von Weizsäcker V (1956) Pathosophie. (Bd 10).

»Er muß heraus«
»Denn einzig in der engen Höhle / des Backenzahnes weilt die Seele, / und unter Toben und Gesaus / reift der Entschluß: Er muß heraus!!«
Kap 8 in: Busch W (1883) Balduin Bählamm der verhinderte Dichter; S 61 in: Wilhelm Busch. Historisch-kritische Gesamtausgabe. Hrsg v F Bohne, Bd IV, Wiesbaden, Berlin: Vollmer.

Art von überwertiger Idee
Psychiatrie: Abnormes Überwiegen einer Idee oder eines Zieles infolge starker Affektbesetzung, reale Einsicht ist noch möglich (Begriff von Wernicke, Ziehen).

349 *läßliche Sünden*
Katholische Theologie: Im Gegensatz zu den Todsünden Verfehlungen, die wegen Geringfügigkeit, mangelnder Erkenntnis oder verringerter Verantwortlichkeit die Gottesbeziehung stören, aber nicht zerstören.

φ-Funktion
Sogenannte Schrödinger-Gleichung.
E Schrödinger (1926) Quantisierung als Eigenwertproblem Ann Phys 79, 361-76, 489-528.

350 *»Kunst des Möglichen«*
Aus verschiedenen Äußerungen Bismarcks entstandene Formulierung; der Urheber ist nicht bekannt.

Möglichkeitssatz
»Das erste Postulat ist das Postulat der Möglichkeit der Dinge.« S 248 (A 219, B 265); »Alles Wirkliche ist möglich ...« S 260 (A 291, B 283) in: Kant I (1781, ²1787) WW II.

351 *ekstatisch zu definieren*
Vgl §§ 65, 68, 69c, 79 in: Heidegger M (1927).
S 15 in: Heidegger M (⁵1949).

357 *mit dem Zeichen*
Heute ist das Zeichen → gebräuchlich.

359 *»claire et distincte«*
s Anm zu S 11.

Lotze
Abschnitt 136, S 510 ff in: Lotze H (1912).

361 *dreht sich im Kreise*
Kant argumentiert gegen den Begründungszirkel: »So kann niemand den Satz: Alles, was geschieht, hat seine Ursache. Aus diesen gegebenen Begriffen allein gründlich einsehen ... Er heißt aber Grundsatz und nicht Lehrsatz, ob er gleich bewiesen werden muß, darum, weil er die besondere Eigenschaft hat, daß er seinen Beweisgrund, nämlich Erfahrung, selbst zuerst möglich macht, und bei dieser immer vorausgesetzt werden muß.«
S 630 (A 737, B 765) in: Kant I (1781, ^{2}1787) WW II. – Die gleiche Beweisstruktur S 244 (A 213, B 259 f) aaO.

364 *Nächstenliebe ... Feindliebe*
Lev (3. Mos) 19, 18; Matth 19, 19; 22, 39; Luk 10, 27; Matth 5, 44.

keine zweifelsfreie Übersetzung
Der Begriff der Thora im Alten Testament kann als einsehbare »Weisung« verstanden werden. Gegenüber einem gesetzlichen Verständnis erneuert das Neue Testament die ursprüngliche Bedeutung der Gebote und stellt sie in den Zusammenhang von Indikativ (Zusage der Erlösung) und Imperativ (an sie gebundene ethische Forderung).

365 *»Stammbegriffe«*
Kant bezeichnet die Kategorien als »die wahren Stammbegriffe des reinen Verstandes«.
S 119 (A 81, B 107) in: Kant I (1781, ^{2}1782) WW II.

Das Problem des Menschen in der Medizin
»Versuch einer neuen Medizin«

a) In: Lebendiges Wissen. Hrsg H Friedrich, Sammlung Diederich Bd 99, 415-22, Wiesbaden: Diederich'sche Verlagsbuchhandlung (1953)
b) In: Kraft und Innigkeit. Hans Ehrenberg als Gabe der Freundschaft im siebzigsten Lebensjahr überreicht. Heidelberg: Schneider, 123-8 (1953)
c) Die Frage nach dem Sinn der Krankheit. Deutsche Kommentare. Wochenzeitung für das ganze Deutschland (Stuttgart) 13. 2. 1954
d) Versuch einer neuen Medizin. Evangelische Welt 8, 399-400 (1954)
Rundfunkvortrag in der Reihe »Lebendiges Wissen« beim Hessischen Rundfunk; b: mit »Brief an seine Mutter« vom 1. 11. 1908, geändert und erweitert; c: Textveränderungen; d: gekürzt und geändert; in diesem Band: b

Anmerkungen

366 *Das Problem des Menschen in der Medizin*
Der als Zitat gekennzeichnete Untertitel »Versuch einer neuen Medizin« war

der Titel des Rundfunkvortrages (Maschinenskript, Nachlaß bei Cora Penselin, Bonn). In b geht dem Text der folgende Briefausschnitt voraus, der anscheinend über den Beginn der Beziehung zu Hans Ehrenberg berichtet:

Brief an seine Mutter

– daß ich gestern einen längst geplanten Ausflug nach Schwetzingen und Speyer unternommen habe. Dr. Ehrenberg, ein Vetter meines Freundes[1] war mit. Schwetzingen hat mich sehr befriedigt, Schloß und Park aus dem 18. Jahrhundert erinnern, wie die Bauart des Städtchens an Ludwigsburg. Speyer ist abgesehen von dem ziemlich nüchternen Dom, recht reizlos und kleinstädtisch. Der historische Frisson[2] aber, im Dom und bei den Kaisergräbern gab der Expedition ein gewisses Relief. Mein Begleiter setzte mir unterwegs den Inhalt seines philosophischen Buches* auseinander, so daß der Tag zweckmäßig ausgefüllt war.
Heidelberg, 1. November 1908

* H Ehrenberg (1910) Kritik der Psychologie als Wissenschaft, Tübingen: Mohr.[3] Diese durchaus jugendlich-kantianische Arbeit hatte also seinerzeit dasselbe Thema wie die spätere geniale Konzeption der anthropologischen Methode, heute der Gegenstand des gleichzeitigen Interesses von Medizinern und Theologen.

368 *Theologisch ist dieses*
Möglicherweise eine Wiedergabe des Verständnisses der Inkarnation Christi als Vorbild des psychophysischen Zusammenhanges bei W Kütemeyer. W Kütemeyer versucht am Beispiel einer Magersucht die Krankengeschichte als eine »Art Hermeneutik« heilsamer religiöser Wahrheit zu verstehen. Die Schlußsätze lauten: »Wenn Gabriel Marcel kürzlich gesagt hat, daß die Inkarnation, die christliche Inkarnation, im Begriffe sei, ein neues Schema zu einer Auffassung menschlichen Leibes abzugeben, so meint er dasselbe (scil: Unterscheidung von kranker und gesunder Autorität, kranker und gesunder Religion). Die Formel des Konzils von Chalcedon über das Verhältnis der menschlichen und göttlichen Natur Christi »unvermischt und ungetrennt« enthält auch die einzig zulängliche Auffassung über das Verhältnis von Geist und Körper, Seele und Leib. Das ist mehr als eine Analogie. Kann nicht eine kranke Wahrheit auch die leidende Wahrheit sein? Das eröffnet einen Zugang zu der Pathologie der Wahrheit. Und das wird wohl der einzige Weg sein zu einer wahren Pathologie.«
S 36 in: Kütemeyer W (1953) Das neue Bild des Menschen in der Medizin. In: Kraft und Innigkeit. Hans Ehrenberg als Gabe der Freundschaft im 70. Lebensjahr überreicht. Heidelberg: Schneider.

1 Vetter meines Freundes: gemeint ist der Arzt und Biologe Rudolf Ehrenberg. (Mitteilung von C Penselin, Bonn)
2 Frisson: Schauder, Frösteln.
3 (1910) Kritik der Psychologie: Das Buch ist eine Ausarbeitung der Inauguraldissertation (1910 Kants mathematische Grundsätze der reinen Naturwissenschaft. Leipzig: Hirschfeld) und der Habilitationsschrift (1910, Kritik der Psychologie als Wissenschaft als Dialektik der inneren Erfahrung. Leipzig: Hirschfeld).

»Versuch einer neuen Medizin«
s Anm zum Titel.

370 *»Man soll nicht ohne Not ... setzen!«*
Das Zitat konnte in dieser Form nicht nachgewiesen werden. Freud kommt zu einer sinnverwandten Formulierung, wo er sich mit dem Problem einer »Psychotherapie fürs Volk« auseinandersetzt: »Wir werden auch sehr wahrscheinlich genötigt sein, in der Massenanwendung unserer Therapie das reine Gold der Analyse reichlich mit dem Kupfer der direkten Suggestion zu legieren, und auch die hypnotische Beeinflussung könnte dort wie bei der Behandlung der Kriegsneurotiker wieder eine Stelle finden.«
S 193 in: Freud S (1919) Wege der psychoanalytischen Therapie. (1940 ff) Gesammelte Werke. A Freud (eds) Bd XII, Frankfurt/M: Fischer.

371 *»Mundus vult decipi, ergo decipiatur!«*
Mit dem folgernden Nachsatz seit Luther belegt, deutsches Sprichwort.

Meines Lebens hauptsächliches Bemühen

In: Wegweiser in der Zeitwende. Selbstzeugnisse bedeutender Menschen. Hrsg v E Kern, München/Basel: Reinhardt, 243-63 (1955)
Mit einer autobiographischen Einleitung versehener, redigierter und etwas gekürzter Vortrag. Hamburg am 27. 6. 1947 und Lübeck am 28. 6. 1947

Literatur

*Bacon F (1597)
The essays or counsels civil and moral. (1952) Essays. Dtsch v E Schücking, hrsg v LL Schücking, Sammlung Diederich Bd 71, Wiesbaden: Diederich

*Freud S (1917a)
Eine Schwierigkeit der Psychoanalyse. (1940 ff) Gesammelte Werke. A Freud (eds) Bd XII, Frankfurt/M: Fischer

Freud S (1917b)
Vorlesungen zur Einführung in die Psychoanalyse. WW XI

*Freud S (1933)
Neue Folge der Vorlesungen zur Einführung in die Psychoanalyse. WW XV

*Iamblichos (1963)
Pythagoras. Legende. Lehre, Lebensgestaltung. Griechisch und deutsch. Hrsg, übers u eingel v M von Albrecht, Zürich, Stuttgart: Artemis

*de Montaigne M (1580, [3]1588)
Essais. (1976) Essays. Hrsg v RR Wuthenow, Frankfurt: Insel

de Spinoza B (1677)
Ethica ordine geometrico demonstrata. (1955) Die Ethik. Nach geometrischer Methode dargestellt. Übers O Baensch, Einl R Schottlaender, Philosophische Bibliothek Bd 92, Hamburg: Meiner; (1976) Sämtliche Werke in sieben Bänden. In Verbindung mit O Baensch u A Buchenau hrsg v C Gebhardt, Bd 2, Hamburg: Meiner

von Weizsäcker V (1933)
Körpergeschehen und Neurose. Analytische Studie über somatische Symptombildungen. Int Z Psychoanal 19, 16-116; (1947) Forschungen zur Psychoanalyse und Psychotherapie, Stuttgart: Klett (Bd 6)

Anmerkungen

372 *Meines Lebens hauptsächliches Bemühen*
Ein Maschinenskript des Vortrages von 1947 findet sich im Nachlaß (Cora Penselin, Bonn). Der Vortrag wird eingeleitet: »Wer sich gegenwärtig ...« S 373. Die Zeile: »Die Bedeutung der Psychologie in der Medizin« (S 373) ist in der Druckvorlage als Überschrift hervorgehoben.

des damaligen Ministerialrates
Karl Hugo Weizsäcker (1853-1926) wurde 1901 württembergischer Justizminister und war 1906 bis November 1918 württembergischer Ministerpräsident und Minister des Äußeren, 1916 in den erblichen Freiherrenstand erhoben.

Seminar über Kant
Vgl S 18 in: von Weizsäcker V (1954) Natur und Geist. (Bd 1, S 20 f).

Johannes von Kries
Vgl Kap »Johannes von Kries« in: von Weizsäcker V (1954) Natur und Geist. (Bd 1).

Assistent von Krehl
Vgl Kap »Ludolf Krehl« in: von Weizsäcker V (1954) Natur und Geist. (Bd 1).

sozialpolitische Medizin
Vgl Bd 8 und Kap »Praktische Bemühungen, Sozialpolitik«, »Nach 1933« S 79-97 in: von Weizsäcker V (1949, [2]1951) Begegnungen und Entscheidungen. (Bd 1, S 263 ff).

»Spät kommt ihr, doch ihr kommt.«
1. Akt, 1. Szene in: von Schiller F (1800) Die Piccolomini. (Zweiter Teil der Wallenstein-Trilogie).

als Student
»Dagegen hat Freud seit etwa 1908 mich zunehmend beeinflußt ...« S XIV in: von Weizsäcker V ([4]1950) Der Gestaltkreis. (Bd 4).

»wenn Könige bauen,
Kant und seine Ausleger

Wie doch ein einziger Reicher so viele Bettler in Nahrung
setzt! Wenn die Könige bauen, haben die Kärrner zu tun.

Nr 775 in: (1893) Xenien 1796. Nach den Handschriften des Goethe- und Schiller-Archivs hrsg v E Schmidt u B Suphan. Schriften der Goethe-Gesellschaft Bd 8, Weimar: Verlag der Goethe-Gesellschaft; J W von Goethe (1985) Xenien. Hrsg v R von Otto, Frankfurt/M: Insel.

376 *deren volles Gewicht*
Unklare Textstelle. In der Druckvorlage: »deren volles Gewicht nur der Theologe ... soll sich ja nicht nur ihren Schatten ...« – Im unkorrigierten Maschinenskript: »deren volles Gewicht nur der Theologe ... soll ja nun ihren Schatten auch in einem anderen, im Weltlauf, doch an bescheidener Stelle stehenden Beruf ...« – Von V von Weizsäcker handschriftlich korrigiert »deren volles Gewicht nur der Theologe ... soll ja nicht nur ihren Schatten, sondern auch in einem anderen, (im Weltlauf doch an bescheidener Stelle stehenden Beruf)«. Vermutlich blieb die Änderung der ersten Textfassung sowohl in der handschriftlichen Korrektur V von Weizsäckers wie auch beim Druck unvollständig.

Übermensch
Vgl: Nietzsche F (1887) Also sprach Zarathustra. Ein Buch für Alle und Keinen. In: (1955) Friedrich Nietzsche. Werke in 3 Bänden. Hrsg v K Schlechta, Bd 2, München: Hanser.

der Medizin ein Stichwort
Vorrede zur 2. Ausgabe, 2 in: Nietzsche F (1955) Die fröhliche Wissenschaft. In: Friedrich Nietzsche. Werke in 3 Bänden. Hrsg v K Schlechta, Bd 2, München: Hanser

377 *(nach Iamblichos)*
Abschnitt 218, S 213 in: Iamblichos (1963) Pythagoras (erste deutsche Ausgabe des Textes).
Der Herausgeber übersetzt: »... daß die Götter unschuldig am Bösen und daß die Krankheiten und alle körperlichen Leiden Samen der Zuchtlosigkeit sind.« (Vgl Anm 117, S 277: σπέρμ ατα im Sinne von Nachkommen).

Anzahl von Mäßigkeitsgeboten
Vgl XII, XVI, XXI in: Iamblichos (1963).

378 *(bread and cheese)*
»Bread and cheese are two targets against death« – aus: Th Moffett (1655) Health's Improvement. Cov and cul by Ch Bennett, London.

»Der Herr hat's gegeben«
Hi 1, 21.

»Darum bekenne ich«
Hi 42, 3.

379 *drei Freunde*
Die Reden von Eliphas, Bildat und Zophar: Hi 4-27.

»Der Herr aber
Der Vers kommt im biblischen Hiob-Buch nicht vor. Vgl: Hi 42,7 ff.

380 *Als wir vor etwa fünfzehn Jahren*
s auch: R Bilz (1936) Psychogene Angina. Epikritische Betrachtungen über eine Mandelentzündung und ihre Psychopathologie. Zentralbl Psychother 9, 1. Beih, Leipzig: Hirzel. Vgl S 10, Anm 1 in: von Weizsäcker V ([2]1946) Studien der Pathogenese. (Bd 6, S 260).

381 *Relativitätstheorie ... Quantenphysik*
Das Planck'sche Wirkungsquantum wurde im Jahre 1900 entdeckt, Einstein begründete 1905 die spezielle Relativitätstheorie.
s Anm zu S 36. – A Einstein (1905) Zur Elektrodynamik bewegter Körper. Ann Phys 17, 891-921.

Lokalisation jedes Elementarteiles
Die Heisenberg'sche Unschärferelation (1927) und das Bohr'sche Komplementaritätsprinzip sind Inhalt der Kopenhagener Deutung der Quantentheorie.
s Anm zu S 249.

vis formativa
s Anm zu S 33.

Veronal
Handelsname, Schlafmittel: Diätylbarbitursäure.

Strophantin
Glycosid im Samen von Strophantus mit digitalisähnlicher Wirkung auf die Herzfunktionen. Die intravenöse Strophantintherapie wurde 1906 durch A Fraenkel eingeführt.

384 *Christian Science* s Anm zu S 144.

385 *»hippokratisch« genannte Medizin*
Vgl von Weizsäcker V (1926) Bilden und Helfen. (Hippokrates und Paracelsus). (Bd 5).

»kräftiger Materialismus«
s o S 377.

Pythagoras
Die antike Überlieferung zu Pythagoras ist zusammengestellt in: Diels H ([6]1958) Fragmente der Vorsokratiker. Griechisch und deutsch. Hrsg v W Kranz, Bd 1, Berlin: Weidmann

386 *Kopernikanische Umkehrung ... Herr im eigenen Haus*
S 7 ff, 11 in: Freud S (1917) WW XII.

alter ego
Ein anderes (zweites) Ich. – Geht zurück auf Aristoteles, Nikomachische Ethik IX, 4: »Der Freund ist nämlich ein anderes Ich«.

389 *Balken im eigenen Auge*
Matth 7, 3.

kein endlicher Vorgang
Vgl S 180 in: von Weizsäcker V (1954) Natur und Geist. (Bd 1, S 144).
Vgl auch S Freud (1937) Die endliche und die unendliche Analyse. WW XVI.

Biographische Stationen

1886

Viktor von Weizsäcker, Enkel und Urenkel schwäbischer Theologen, wurde am 21. April als Sohn des späteren württembergischen Ministerpräsidenten Karl Weizsäcker (1916 in den erblichen Freiherrenstand erhoben) und seiner Frau Paula, geb. von Meibom in Stuttgart geboren.

1904

Militärzeit und Beginn des Medizinstudiums in Tübingen.

1906

Fortsetzung des Studiums in Freiburg, Arbeit am Physiologischen Institut bei Johannes von Kries über die Fortpflanzung der Erregung in den Nerven. Beginn der Freundschaft mit Franz Rosenzweig.

1908

Wintersemester in Berlin, Famulatur im Krankenhaus Am Urban, verstärkte Auseinandersetzung mit sozialen Fragen.
Fortsetzung des Studiums in Heidelberg.
Begegnung mit der südwestdeutschen Philosophie, Teilnahme an den Seminaren von Wilhelm Windelband. Freundschaft mit Hans Ehrenberg.

1909

Medizinisches Staatsexamen.

1910

Dissertation: *Beitrag zur Frage der Blutgeschwindigkeit bei Anämie.*
Assistent an der Medizinischen Klinik in Heidelberg bei Ludolf von Krehl. Zunächst ein Jahr (1910) am Physiologischen Institut in Freiburg bei J. von Kries. Experimentelle Arbeiten zur Herzphysiologie.

1914

Beschäftigung mit physikalischer Chemie bei R. Zsigmondy in Göttingen und physiologische Arbeiten in Cambridge bei A. V. Hill und J. N. Langley.
Mit Beginn des Ersten Weltkrieges Truppenarzt in Frankreich und Polen.

1915

Arzt in einem Seuchenlazarett an der Maas.

1916

Kritischer und spekulativer Naturbegriff.

1917

Versetzung in ein Lazarett in Montmédy unter der Leitung von L. von Krehl.
Habilitation für Innere Medizin: *Über die Energetik der Muskeln und insbesondere des Herzmuskels sowie ihre Beziehung zur Pathologie des Herzens.*
Erste neurologische Untersuchungen zur Entwicklung einer pathologischen Physiologie der Sinne.

1918

Französische und amerikanische Kriegsgefangenschaft in Virton (Belgien).

1919

Wieder Assistent an der Medizinischen Klinik in Heidelberg.
Vorlesung: *Am Anfang schuf Gott Himmel und Erde.*
Über einige Täuschungen in der Raumwahrnehmung bei Erkrankung des Vestibularapparates.

1920

Hospitation bei M. Nonne und A. Jakob an der Nervenklinik der Universität Hamburg.
Leiter der Nervenabteilung der Medizinischen Klinik in Heidelberg.
Heirat mit Olympia Curtius, geb. am 26. 12. 1887 als Tochter von Friedrich Curtius, Jurist, Präsident der evangelischen Kirche Augsburgischer Konfession im Elsaß, und Louise, geb. Gräfin von Erlach in Thann im Elsaß.

1921

Geburt des Sohnes Robert.

1922

Außerordentlicher Professor für Neurologie.
Erste Begegnung mit Max Scheler.
Das Antilogische.

1923

Über den Funktionswandel, besonders des Drucksinnes bei organisch Nervenkranken und über Beziehungen zur Ataxie.
Geburt der Tochter Ulrike.

1924

Über eine systematische Raumsinnstörung.

1925

Randbemerkungen über Aufgabe und Begriff der Nervenheilkunde.
Geburt des Sohnes Eckhart.

1926

Besuch bei Sigmund Freud in Wien.
Über neurotischen Aufbau bei inneren Krankheiten.
Der neurotische Aufbau bei den Magen- und Darmerkrankungen.
Psychotherapie und Klinik.
Gründung der Zeitschrift »Die Kreatur« mit Martin Buber und Josef Wittig.
Darin: *Stücke einer medizinischen Anthropologie.*
Seelenbehandlung und Seelenführung.

1928

Auseinandersetzung mit sozialmedizinischen und sozialpolitischen Fragen.
Einrichtung von arbeitstherapeutischen Abteilungen in Heidelberg und Schlierbach.
Weitere Untersuchungen zur Physiologie und Pathologie der Sensibilität und Motilität.

1929

Über Rechtsneurosen.
Geburt der Tochter Cora.

1930

Persönlicher ordentlicher Professor für Neurologie.
Auseinandersetzung mit der dialektischen Theologie.
Medizin und Seelsorge.
Soziale Krankheit und soziale Gesundung.

1931

Ärztliche Gedanken zur Versicherungsreform.

1932

Der Gestaltkreis, dargestellt als psychophysiologische Analyse des optischen Drehversuchs.
Körpergeschehen und Neurose.
Was lehrt die neuere Pathologie der Sinnesorgane für die Physiologie der Sinnesleistungen?

1934

Ärztliche Fragen.

1935

Studien zur Pathogenese.

1936

Verleihung der Wilhelm-Erb-Denkmünze.

1939

Das Nervensystem und seine Korrelationen.

1940

Der Gestaltkreis. Theorie der Einheit von Wahrnehmen und Bewegen.

1941

Berufung auf das Ordinariat für Neurologie und Bestellung zum Direktor des neurologischen Forschungsinstituts in Breslau in der Nachfolge von Otfried Foerster.
Als Sanitätsoffizier Leitung und Beratung von Lazaretten während des Krieges, Einrichtung eines arbeitstherapeutischen Lazaretts für Hirnverletzte in Breslau.
Klinische Vorstellungen.
Arzt und Kranker 1.

1942

Gestalt und Zeit.

1943

Wahrheit und Wahrnehmung. Über das Nervensystem.
Sohn Robert vermißt.

1944

Niederschrift von *Natur und Geist* und *Anonyma.*

1945

Verläßt Breslau auf militärischen Befehl, kommt in amerikanische Gefangenschaft in Heiligenstadt, Göttingen, Heidelberg. Niederschrift von *Begegnungen und Entscheidungen.* Verlust seiner Stellung, seines Besitzes sowie zahlreicher wissenschaftlicher Arbeiten. Rückkehr nach Heidelberg.
Sohn Eckhart gefallen.
Im Wintersemester 1945/46 Vertretung des Lehrstuhls für Physiologie an der Universität Heidelberg mit Hauptvorlesung, physiologischem Praktikum und einer Sondervorlesung über »Sigmund Freuds Psychoanalyse«.

1946

Berufung auf ein unter Mitwirkung des Freundes Richard Siebeck (Nachfolger L. von Krehls) eingerichtetes Ordinariat für Allgemeine klinische Medizin an der Medizinischen Universitätsklinik in Heidelberg.

1947

Euthanasie und Menschenversuche.
Fälle und Probleme.
Zum Begriff der Allgemeinen Medizin.
Die Medizin im Streite der Fakultäten.

1948

Zum Begriff der Arbeit.
Tod der Tochter Ulrike.

1949

Der Widerstand bei der Behandlung von Organkranken.
Psychosomatische Medizin.

1950

Funktionswandel und Gestaltkreis.
Diesseits und jenseits der Medizin. Arzt und Kranker, Neue Folge.

1951

Medizin und Logik.
Der kranke Mensch.

1952

Emeritierung nach Parkinsonscher Erkrankung.
Ehrenmitglied der Deutschen Gesellschaft für Neurologie.

1955

Meines Lebens hauptsächliches Bemühen.

1956

Pathosophie.

1957

Am 8. Januar in Heidelberg gestorben.

Personenverzeichnis

Sachverzeichnis

Viktor von Weizsäcker
Gesammelte Schriften in 10 Bänden
Inhaltsübersicht

Band 1
Natur und Geist
Begegnungen und Entscheidungen

Einleitungen und Rezensionen

Besprechung von F. Kraus: Die allgemeine und spezielle Pathologie der Person. Klinische Syzygiologie 1919
Einleitung zu: G. Th. Fechner: Tages- und Nachtansicht 1922
Einleitung zu: Kant: Der Organismus 1923
Besprechung von: E. Dacqué: Urwelt, Sage und Menschheit 1925
Besprechung von: W. von Hauff: Sexualpsychologisches im Alten Testament 1925
Besprechung von: A. Adler: Praxis und Theorie der Individualpsychologie 1925
Besprechung von: G. R. Heyer: Das körperlich-seelische Zusammenwirken in den Lebensvorgängen 1925
Besprechung von: E. Straus: Wesen und Vorgang der Suggestion 1925
Besprechung von: J. H. Schultz: Die Schicksalsstunde der Psychotherapie 1925
Mystik, Magie, Dämonie. Besprechung von: E. Dacqué: Natur und Seele; E. Dacqué: Leben als Symbol; J. von Görres: Mystik, Magie, Dämonie, »Die christliche Mystik« in Auswahl 1928
Besprechung von: R. Siebeck: Über Beurteilung und Behandlung von Kranken 1928
»Romantische Medizin«. Zum Werk von Werner Leibbrand 1937
Besprechung von: R. Bilz: Pars pro toto. Ein Beitrag zur Pathologie menschlicher Affekte und Organfunktionen 1940
Besprechung von: C. Binger: The Doctors Job 1949
Besprechung von: E. Husserl: Erfahrung und Urteil 1949
Besprechung von: H. Zimmer: The King and the Corpse; H. Zimmer: Der Weg zum Selbst 1950
Vorbemerkung. Zu: G. Groddeck: Psychosomatische Forschung als Erforschung des Es. Aus einem nicht gehaltenen Vortrag 1951
Besprechung von: C. G. Jung: Antwort auf Hiob 1952

Band 2
Empirie und Philosophie
Herzarbeit/Naturbegriff

Herzphysiologie

Beitrag zur Frage der Blutgeschwindigkeit bei Anämie 1910
Neue Versuche zur Theorie der Muskelmaschine 1915

Über die Energetik der Muskeln und insbesondere des Herzmuskels sowie ihre Beziehung zur Pathologie des Herzens 1917
Über das Prinzip der Beziehung zwischen Muskelmasse, Muskelform und Arbeitsform, besonders beim Herzen 1920
Die Entstehung der Herzhypertrophie 1921
Stoffwechsel und Wärmebildung des Herzens 1926
Fortschritte der Physiologie und Pathologie des Herzens 1929

Naturphilosophie

Neovitalismus 1911
Kritischer und spekulativer Naturbegriff 1916
Empirie und Philosophie 1917

Kritische Wende

Am Anfang schuf Gott Himmel und Erde. Grundfragen der Naturphilosophie 1954
Wissenschaft und Volkshochschule. Offener Brief an den Herausgeber 1922
Über Gesinnungsvitalismus 1923
Das Antilogische 1923

Rezensionen

Besprechung von: N. Ph. Tendeloo: Allgemeine Pathologie 1920
Besprechung von: E. Kretschmer: Körperbau und Charakter 1922
Besprechung von: O. Bumke: Kultur und Entartung 1923
Besprechung von: A. Strümpell: Lehrbuch der speziellen Pathologie und Therapie der inneren Krankheiten 1927

Band 3
Wahrnehmen und Bewegen
Die Tätigkeit des Nervensystems

Klinische Vorstellungen 1941

Neurologische Arbeiten

Über einige Täuschungen in der Raumwahrnehmung bei Erkrankung des Vestibularapparates 1919

Neuere Forschungen und Anschauungen über Reflexe und ihre physiologische Bedeutung 1922
Über das Verhalten von Reflex- und Willkürbewegungen bei der Einwirkung äußerer, die Bewegungen störender Kräfte (mit O. Clauss) 1922
Über den Funktionswandel, besonders des Drucksinnes, bei organisch Nervenkranken und über Beziehungen zur Ataxie 1923
Untersuchungen des Drucksinnes mit Flächenreizen bei Nervenkranken. (Phänomen der Verstärkung) 1924
Über eine systematische Raumsinnstörung. (Der Fall H. B.) 1924
Über die raumsinnlichen Leistungen im Gebiete des Drucksinnes der Haut. (mit F. Kronenberger) 1925
Randbemerkungen über Aufgabe und Begriff der Nervenheilkunde 1925
Einleitung zur Physiologie der Sinne 1926
Die Analyse pathologischer Bewegungen 1926
Der Abbau der sensiblen Funktionen. Eine sinnesphysiologische Analyse der Hypästhesie. (mit H. Stein) 1927
Kasuistische Beiträge zur Lehre vom Funktionswandel bei stato-opto-sensiblen Syndromen 1931
Ataxie und Funktionswandel. (mit Bemerkungen zur Frage der Eigenreflexe) 1931
Leitung, Form und Menge in der Lehre von den nervösen Funktionen 1931
Was lehrt die neuere Pathologie der Sinnesorgane für die Physiologie der Sinnesleistungen? 1933
Zur Klinik der Schmerzen 1936
Das Nervensystem und seine Korrelationen 1939
Funktionswandel der Sinne 1940
Otfried Foerster 1873-1941 1942

Über die Hirnverletzten 1948

Rezensionen

Besprechungen von: E. Kretschmer: Über Hysterie 1923
Besprechung von: J. von Kries: Allgemeine Sinnesphysiologie 1924
Besprechung von: P. Schröder: Bauplan und Verrichtungen der Großhirnrinde des Menschen 1925
Besprechung von: D. Katz: Der Aufbau der Tastwelt 1926
Besprechung von: J. H. Jackson: Eine Studie über Krämpfe 1926

Band 4
Der Gestaltkreis
Theorie der Einheit von Wahrnehmen und Bewegen

Biologischer Akt, Symptom und Krankheit 1931

Der Gestaltkreis, dargestellt als psychophysiologische Analyse des optischen Drehversuchs 1933

Zum Begriffswandel der Biologie. (mit Prinz A. von Auersperg) 1935

Geleitwort zur nachstehenden Abhandlung von Ernst Marx (E. Marx: Die Entwicklung der Reflexlehre seit Albrecht von Haller bis zur 2. Hälfte des 19. Jahrhunderts.) 1939

Der Gestaltkreis. Theorie der Einheit von Wahrnehmen und Bewegen ^{4}1950

Gestalt und Zeit 1942

Über das Sehen figurierter Bewegungen von Lichtpunkten. (mit P. Christian) 1943

Wahrheit und Wahrnehmung 1943

Über das Nervensystem 1943

Über Psychophysik 1943

Über ein Farbenphänomen. (Polyphäne Farben). (mit P. Christian, R. Haas) 1948

Band 5
Der Arzt und der Kranke
Stücke einer medizinischen Anthropologie

Stücke einer medizinischen Anthropologie

Der Arzt und der Kranke 1926

Die Schmerzen 1926

Krankengeschichte 1928

Seelenbehandlung und Seelenführung. Nach ihren biologischen und metaphysischen Grundlagen betrachtet 1926

Bilden und Helfen. (Hippokrates und Paracelsus) 1926

Psychotherapie und Klinik 1926

Über medizinische Anthropologie 1927
Medizin, Klinik und Psychoanalyse 1928
Kranker und Arzt. Eine Wirklichkeit der Gemeinschaft 1929
Medizin und Seelsorge 1930
Ärztliche Fragen. Vorlesungen über allgemeine Theorie ^{2}1935

Band 6
Körpergeschehen und Neurose
Psychosomatische Medizin

Über neurotischen Aufbau bei inneren Krankheiten 1926
Der neurotische Aufbau bei den Magen- und Darmerkrankungen 1927
Epileptische Erkrankungen, Organneurosen des Nervensystems und allgemeine Neurosenlehre 1929
Kreislauf und Herzneurose 1932
Körpergeschehen und Neurose. Analytische Studie über somatische Symptombildung ^{2}1947
Wege psychophysischer Forschung 1934
Studien zur Pathogenese 1935
Entstehung und psychophysische Behandlung sogenannter Organneurosen 1937
Über Träume bei sogenannter endogener Magersucht 1937
Über seelische Einflüsse auf den Ablauf der Kreislaufkrankheiten 1938
Individualität und Subjektivität 1939
Der Schlaf 1942
Von den seelischen Ursachen der Krankheit 1947
Geleitwort. Zu: E. Gadow: Irrenpflege. F. Schilling: Selbstbeobachtungen im Hungerzustand 1948
Der Widerstand bei der Behandlung von Organkranken. Mit Bemerkungen über Werke von Jean-Paul Sartre 1949
Psychosomatische Medizin 1949
Umgang mit der Hysterie 1950
Zwei Arten des Widerstandes 1950
Was fangen wir mit unseren Träumen an? 1950
Das Mißliche am Schmerz 1951
Über Traumdeutung 1951
Über psychosomatische Medizin 1952

Zur Studienreform 1949
Studienreform der Medizin. Eine Reform des Studiums hat nur Sinn, wenn sie aus einer Reform der Lehre erfließt 1950

Band 7
Allgemeine Medizin
Grundfragen medizinischer Anthropologie

Die Grundlagen der Medizin	1944
Der Begriff des Lebens. Über das Erforschliche und das Unerforschliche	1946
Anonyma	1946
»Euthanasie« und Menschenversuche	1947
Der Begriff der Allgemeinen Medizin	1947
Die Medizin im Streite der Fakultäten	1947
Über das Wesen des Arzttums	1947
Zur Frage der »christlichen« Medizin	1948
Der Begriff sittlicher Wissenschaft	1948
Grundfragen medizinischer Anthropologie	1948
An Leib, Seele und Ehre krank	1949
Wert und Unwert der Psychoanalyse	1949
Der Mensch und seine Krankheiten	1949
Das Antilogische	1950
Die Bestimmtheit und Unbestimmtheit in der Medizin	1950
Medizin und Logik	1951
Das Problem des Menschen in der Medizin. »Versuch einer neuen Medizin«	1953
Meines Lebens hauptsächliches Bemühen	1955

Band 8
Soziale Krankheit und soziale Gesundung
Soziale Medizin

Über Rechtsneurosen	1929
Soziale Krankheit und soziale Gesundung	1930
Über den Begriff der Arbeitsfähigkeit	1931
Ärztliche Gedanken zur Versicherungsreform	1931
Versicherung oder Sicherung?	1932
Geleitwort zu: E. Hollmann: Die ärztliche Begutachtung in der Sozialversicherung. Beitrag zu ihrer Reform	1934
Ärztliche Aufgaben	1934

Soziologische Bedeutung der nervösen Krankheiten und der Psychotherapie 1935
Geleitwort zu: K. Hebel: Arbeitstherapeutische Erfahrungen. Eine Studie zur Fragestellung der Leistungspathologie 1940
Über sogenannte Unfallneurosen 1940
Arbeitstherapie bei Hirnverletzten 1943
Zum Begriff der Arbeit. Eine Habeas-Corpus-Akte der Medizin? 1948

Band 9
Fälle und Probleme
Klinische Vorstellungen

Fälle und Probleme. Anthropologische Vorlesungen in der medizinischen Klinik 1947
Vorwort zu: Klinische Vorstellungen 1947
Klinische Vorstellungen VII-X 1948
Der kranke Mensch. Eine Einführung in die medizinische Anthropologie 1951

Band 10
Pathosophie

Pathosophie 1956
Ontisches und Pathisches
Das Pathische
Entwurf einer allgemeinen Krankheitslehre
Entwurf einer Speziellen Krankheitslehre
Versuch einer Enzyklopädie